Endonasal Endoscopic Surgery of Skull Base Tumors:
An Interdisciplinary Approach

Senior Editor    Edited by
Wolfgang Draf    Ricardo L. Carrau

Ulrike Bockmühl

Amin B. Kassam

Peter Vajkoczy

# 经鼻内镜颅底肿瘤手术学

## 多学科合作

主　编　〔德〕沃尔夫冈·德拉夫

主　审　张亚卓　许　庚

主　译　马驰原　王德辉

天津出版传媒集团

天津科技翻译出版有限公司

著作权合同登记号:图字:02-2016-21

**图书在版编目(CIP)数据**

经鼻内镜颅底肿瘤手术学:多学科合作 /(德)沃尔夫冈·德拉夫(Wolfgang Draf)主编;马驰原,王德辉主译. 一天津:天津科技翻译出版有限公司,2019.10
书名原文:Endonasal Endoscopic Surgery of Skull Base Tumors:An Interdisciplinary Approach
ISBN 978-7-5433-3921-7

Ⅰ. ①经… Ⅱ. ①沃… ②马… ③王… Ⅲ. ①内窥镜 - 应用 - 颅底 - 外科手术 Ⅳ. ①R651.1

中国版本图书馆 CIP 数据核字(2019)第 051765 号

授权单位:Georg Thieme Verlag KG
出　　版:天津科技翻译出版有限公司
出 版 人:刘子媛
地　　址:天津市南开区白堤路 244 号
邮政编码:300192
电　　话:(022)87894896
传　　真:(022)87895650
网　　址:www.tsttpc.com
印　　刷:山东临沂新华印刷物流集团有限责任公司
发　　行:全国新华书店
版本记录:889mm×1194mm　16 开本　20 印张　200 千字
　　　　　2019 年 10 月第 1 版　　　2019 年 10 月第 1 次印刷
　　　　　定价:198.00 元

(如发现印装问题,可与出版社调换)

**[使用说明]**

　　欢迎加入到读者学习交流社群。通过社群一起交流经鼻学习心得,群内回复关键词,还有视频资源帮您更好地掌握医学要点。

**[入群步骤]**

1. ▶ 用微信扫描本页二维码
2. ▶ 根据提示,选择加入感兴趣的交流群
3. ▶ 群内回复关键词领取学习资源

# 本书配有
# 读者交流群

建 议 配 合 二 维 码 一 起 使 用 本 书

微信扫描二维码　加入本书交流群　▼▼

**[群服务说明]**

**学习打卡群:**
夯实医学知识,
开拓医学视野。

**能力提升群:**
专家解读医学要点,
提升临床诊断技能。

**交流研讨群:**
分享临床案例心得,
探讨医学前沿技术。

# 主审简介

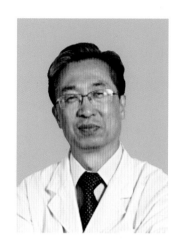

**张亚卓** 教授,博士研究生导师。首都医科大学附属医院北京天坛医院神经外科主任医师。北京市神经外科研究所所长,北京市脑重大疾病研究院脑肿瘤研究所所长,中国医师协会神经内镜培训学院院长,首都医科大学垂体腺瘤临床诊疗与研究中心主任,中国神经科学学会神经肿瘤分会主任委员,中国医师协会神经修复专业委员会主任委员,中国医师协会内镜医师分会副会长,中国医师协会神经内镜专业委员会主任委员,世界华人神经外科协会主席,北京医学会神经外科分会名誉主任委员,《中华神经外科杂志》总编。

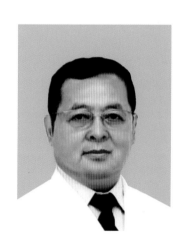

**许庚** 教授,博士研究生导师。中山大学附属第一医院耳鼻喉科医院首席专家,在国内率先开展经鼻内镜鼻窦手术,同期在国内率先开展经鼻内镜颅底、眶周和眶内的手术,出版《内窥镜鼻窦外科学》专著,为我国鼻内镜外科学的发展奠定了理论与实践基础。作为主要发起人参与制订《慢性鼻窦炎临床诊疗评定标准:FESS-95广州标准》。在国内主办手术培训班超过50期,培训鼻内镜手术的专业医师近万人次。

# 主译简介

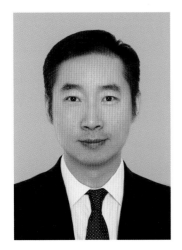

**马驰原** 主任医师,教授,博士研究生导师。现任中国人民解放军东部战区总医院神经外科副主任、神经内镜及垂体瘤诊治中心主任、脑积水诊治中心主任。兼任中华医学会神经外科学分会青年委员会副主任委员,中国医师协会神经外科医师分会全国委员,中国医师协会神经外科医师分会神经内镜专家委员会委员,中国医师协会内镜医师分会神经内镜专家委员会委员,中国垂体腺瘤协作组专家委员会委员,中国研究型医院学会神经创伤专业委员会常委,中国研究型医院学会神经微侵袭治疗专业委员会常委,江苏省神经科学学会神经肿瘤与神经创伤分会副主任委员,江苏省医学会神经外科学分会青年委员会副主任委员,江苏省医学会神经外科学分会神经内镜学组副组长。

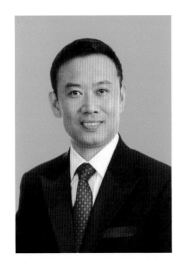

**王德辉** 教授,博士研究生导师。现任复旦大学眼耳鼻喉科医院副院长。兼任中华医学会耳鼻咽喉科分会常委,鼻科学组组长;中国医师协会耳鼻咽喉头颈外科分会常务理事,颅底外科学组组长;中国医师协会内镜医师分会副会长;中国医师协会内镜医师分会耳鼻咽喉专委会副会长;中国医疗保健国际交流促进会耳鼻喉科分会副会长;中国医疗保健国际交流促进会颅底外科分会副会长;中国医疗保健国际交流促进会过敏科学分会副会长。中华医学会上海市耳鼻咽喉科分会前任主任委员。现担任 Laryngoscope 中文版主编,《中国眼耳鼻喉科杂志》副主编,担任 Laryngoscope、American Journal of Rhinology & Allergy、International Forum of Allergy & Rhinology,以及《中华耳鼻咽喉科杂志》《临床耳鼻咽喉科杂志》等多种杂志的编委。担任 European Position Paper on Rhinosinusitis and Nasal Polyps-2020 编委。

# 译者名单

主　审　张亚卓　许　庚

主　译　马驰原　王德辉

译　者（按姓氏汉语拼音排序）

高大宽　桂松柏　洪　涛　华清泉　黄振校　贾　亮

贾　旺　李储忠　刘　钢　刘　全　刘卫平　楼美清

鲁晓杰　乔　梁　史怀璋　史剑波　孙崇璟　孙希才

王　林　王　清　王汉东　王奎吉　王镛斐　魏永祥

文卫平　吴　群　吴安华　徐远志　许　昱　薛亚军

伊西才　余洪猛　张　罗　张庆九　张晓彪　周　兵

秘　书　朱俊豪　丛子翔

# 主编名单

Senior Editor
Wolfgang Draf†, MD, PhD
Formerly Professor and Director
Department of Otolaryngology–Head and Neck Surgery
Klinikum Fulda
Fulda, Germany
International Neuroscience Institute
Hannover, Germany

Editors
Ricardo L. Carrau, MD
Professor and Director
Comprehensive Skull Base Surgery Program
Depar tment of Otolaryngology–Head and Neck Surgery
James Cancer Center and Solove Research Institute
Wexner Medical Center at The Ohio State University
Columbus, Ohio, USA

Ulrike Bockmühl, MD, PhD
Professor and Director
Department of Otolaryngology–Head and Neck Surgery
Klinikum Kassel
Kassel, Germany

Amin B. Kassam, MD
Vice President
Neurosciences System Clinical Program
Aurora Neuroscience Innovation Institute
Medical Director, Neurosurgery
Aurora St. Luke's Medical Center
Milwaukee, Wisconsin

Peter Vajkoczy, MD, PhD
Professor and Director
Department of Neurosurgery
Charité University Medicine
Berlin, Germany

# 编者名单

Isam Alobid, MD, PhD
Department of Otorhinolaryngology, Rhinology Unit
Hospital Clinic de Barcelona
Faculty of Medicine
Universitat de Barcelona
Barcelona, Spain

Paolo Battaglia, MD
Otorhinolaryngologist
Division of Otorhinolaryngology,
  Ospedale di Circolo Fondazione Macchi
Department of Biotechnology and Life Sciences,
  University of Insubria
Varese, Italy

Manuel Bernal-Sprekelsen, MD, PhD
Professor and Director
Servicio de ORL
Hospital Clinic Universitat de Barcelona
Barcelona, Spain

Ulrike Bockmühl, MD, PhD
Professor and Director
Department of Otolaryngology–Head and
  Neck Surgery
Klinikum Kassel
Kassel, Germany

Ricardo L. Carrau, MD
Professor and Director
Comprehensive Skull Base Surgery Program
Department of Otolaryngology–Head and
  Neck Surgery
James Cancer Center and Solove Research Institute
Wexner Medical Center at The Ohio State University
Columbus, Ohio

Paolo Castelnuovo, MD, FRCS(Ed)
Professor and Chairman
Division of Otorhinolaryngology, Ospedale di Circolo
  Fondazione Macchi
Department of Biotechnology and Life Sciences,
  University of Insubria
Varese, Italy

Iacopo Dallan, MD
First ENT Unit
Azienda Ospedaliero-Universitaria Pisana
Pisa, Italy

Wolfgang Deinsberger, MD, PhD
Professor and Director
Department of Neurosurgery
Kassel Hospital
Kassel, Germany

Wolfgang Draf[†], MD, PhD
Formerly Professor and Director
Department of Otolaryngology–Head
  and Neck Surgery
Klinikum Fulda
Fulda, Germany
International Neuroscience Institute
Hannover, Germany

Joaquim Enseñat, MD, PhD
Division of Neurosurgery
Hospital Clinic de Barcelona
Faculty of Medicine
Universitat de Barcelona
Barcelona, Spain

Davide Farina, MD
Radiologist
Department of Radiology
Spedali Civili of Brescia
Brescia, Italy

Juan C. Fernandez-Miranda, MD
Assistant Professor
Department of Neurological Surgery
University of Pittsburgh Medical Center
Pittsburgh, Pennsylvania

Leo F. S. Ditzel Filho, MD
Clinical Instructor
Department of Neurological Surgery
Wexner Medical Center
The Ohio State University
Columbus, Ohio

Giorgio Frank, MD
Center of Surgery for Pituitary Tumors and Endoscopic
  Skull Base Surgery
Neurosurgical Department
Bellaria Hospital
Bologna, Italy

Dietmar Frey, MD, PhD
Attending Physician
Department of Neurosurgery
Charité University Medicine
Berlin, Germany

Marco Faustini Fustini, MD
Consultant Endocrinologist
Department of Neurosurgery
IRCCS Istituto delle Scienze Neurologiche
Ospedale Bellaria
Bologna, Italy

Stefania Gallo, MD
Otorhinolaryngologist
Division of Otorhinolaryngology, Ospedale di Circolo
  Fondazione Macchi
Department of Biotechnology and Life Sciences,
  University of Insubria
Varese, Italy

Fred Gentili, MD, MSc, FRCSC
Professor and Director of the Skull Base Centre
Deputy Chief of the Division of Neurosurgery
University of Toronto
Toronto, Canada

Erich Hofmann, MD, PhD
Professor and Director
Department of Diagnostic and Interventional
  Neuroradiology
Fulda Hospital
Fulda, Germany

Apostolos Karligkiotis, MD
Otorhinolaryngologist
Division of Otorhinolaryngology, Ospedale di Circolo
  Fondazione Macchi
Department of Biotechnology and Life Sciences,
  University of Insubria
Varese, Italy

Pornthep Kasemsiri, MD
Lecturer
Department Otorhinolaryngology
Khon Kaen University
Khon Kaen, Thailand

Amin B. Kassam, MD
Vice President
Neurosciences System Clinical Program
Aurora Neuroscience Innovation Institute
Medical Director, Neurosurgery
Aurora St. Luke's Medical Center
Milwaukee, Wisconsin

Daniel F. Kelly, MD
Director
Brain Tumor Center & Pituitary Disorders Program
John Wayne Cancer Institute
Providence Saint John's Health Center
Santa Monica, California

Danielle de Lara, MD
Department of Neurological Surgery
Wexner Medical Center
The Ohio State University
Columbus, Ohio

Davide Lombardi, MD
Otorhinolaryngologist
Department of Otorhinolaryngology
University of Brescia
Brescia, Italy

Diego Mazzatenta, MD
Department of Neurosurgery
IRCCS Istituto delle Scienze Neurologiche
Ospedale Bellaria
Bologna, Italy

Nancy McLaughlin, MD, PhD, FRCSC
Assistant Clinical Professor
Department of Neurosurgery
University of California
Los Angeles, California

Philip Michael, FRCS(ORL-HNS), MA(ODE)
Consultant
Department Rhinology
The Royal Victorian Eye and Ear Hospital
Honorary Senior Clinical Fellow
University of Melbourne
Melbourne, Australia

Amir Minovi, MD, PhD, MHA
Department of Otorhinolaryngology,
   Head and Neck Surgery
Ruhr University of Bochum
St. Elisabeth Hospital
Bochum, Germany

Piero Nicolai, MD
Professor and Chairman
Department of Otorhinolaryngology,
   Head and Neck Surgery
University of Brescia
Brescia, Italy

Matteo de Notaris, MD, PhD
Department of Neuroscience
Division of Neurosurgery
G. Rummo Hospital
Benevento, Italy

Eng H. Ooi, MBBS, PhD, FRACS
Head of Otolaryngology Head and Neck Surgery
Department of Surgery
Flinders Medical Centre
Flinders University
Adelaide, Australia

Bradley A. Otto, MD
Assistant Professor
Department of Neurological Surgery
Wexner Medical Center
The Ohio State University
Columbus, Ohio

Ernesto Pasquini, MD
Chief of ENT Unit Metropolitan Area
Azienda Unità Sanitaria Locale di Bologna
Bologna, Italy

Carlos Diogenes Pinheiro-Neto, MD, PhD
Assistant Professor
Co-Director, Cranial Base Surgery Program
Department of Otolaryngology
Albany Medical College
Albany, New York

Andrea Pistochini, MD
Otorhinolaryngologist
Division of Otorhinolaryngology, Ospedale di Circolo
   Fondazione Macchi
Department of Biotechnology and Life Sciences,
   University of Insubria
Varese, Italy

Andreas Prescher, MD, PhD
Professor
Department of Pathology
Institute for Molecular and Cellular Anatomy
University Hospital of the RWTH Aachen
Aachen, Germany

Daniel M. Prevedello, MD
Associate Professor
Department of Neurological Surgery
Wexner Medical Center
The Ohio State University
Columbus, Ohio

Federica Sberze, MD
Otorhinolaryngologist
Division of Otorhinolaryngology, Ospedale di Circolo
   Fondazione Macchi
Department of Biotechnology and Life Sciences,
   University of Insubria
Varese, Italy

Alberto Schreiber, MD
Otorhinolaryngologist
Department of Otorhinolaryngology,
   Head and Neck Surgery
Spedali Civili of Brescia
Brescia, Italy

Bernhard Schuknecht, MD, PhD
Professor
Diagnostic and Interventional Neuroradiology
Neuroradiology, Head and Neck Radiology
Medical Radiological Institute
Zurich, Switzerland

Vittorio Sciarretta, MD
Department of Otolaryngology
University of Bologna
Bologna, Italy

Ralf Siekmann, MD, PhD
Chief Physician Neuroradiology
Center for Radiology
Institute of Neuroradiology
Klinikum Kassel
Kassel, Germany

Domenico Solari, MD
Division of Neurosurgery
Universita' degli Studi di Napoli Federico II
Naples, Italy

Manfred Tschabitscher, MD
Professor
Department of Clinical and Experimental Sciences
Brescia University
Brescia, Italy

Mario Turri-Zanoni, MD
Otorhinolaryngologist
Division of Otorhinolaryngology, Ospedale di Circolo
  Fondazione Macchi
Department of Biotechnology and Life Sciences,
  University of Insubria
Varese, Italy

Peter Vajkoczy, MD, PhD
Professor and Director
Department of Neurosurgery
Charité University Medicine
Berlin, Germany

Andrea Bolzoni Villaret, MD
Otorhinolaryngologist
Department of Otorhinolaryngology,
  Head and Neck Surgery
Spedali Civili of Brescia
Brescia, Italy

Gerhard Franz Walter, MD, PhD
Professor and Dean
PhD-Program Clinical Neurosciences
International Neuroscience Institute Hannover
Hannover, Germany

Ian J. Witterick, MD, MSc, FRCSC
Professor and Chair
Department of Otolaryngology,
  Head and Neck Surgery
University of Toronto
Toronto, Canada

Matteo Zoli, MD
Center of Surgery for Pituitary Tumors and Endoscopic
  Skull Base Surgery
Neurosurgical Department
Bellaria Hospital
Bologna, Italy

# 中文版序言一

伴随着医学信息化进程以及医学影像技术的飞速发展,寂静的鼻颅底区域因临床疾病诊疗所需,非凡热闹起来,逐渐成为临床热点发展领域之翘楚。

颅底是人体最复杂的区域之一,是脑部重要神经血管进出颅的通道。治疗发生在该区域的良恶性肿瘤是外科领域最具挑战性的工作。

近三十年来,随着鼻内镜外科技术的发展且不断成熟,诊疗领域不断延伸,鼻颅底区域不再被视为"禁区",成熟的鼻颅底外科医生在手术中"进出自如",已成为日常工作中的基本程序。鼻内镜外科技术从应用于脑脊液鼻漏修补到复杂脑膜瘤鼻颅脑联合手术等,影像科、鼻科、神经颅底外科以及肿瘤放化疗科早已融为一体,成为疑难鼻颅底区域疾病联合攻关治疗的密切合作伙伴。越来越多的应用基础研究和大量临床实践表明,鼻颅底领域的多学科协助,搭建合作共享诊疗团队必将形成该领域各种复杂疾病治疗的主力军。

本书从耳鼻咽喉科的鼻科学、神经外科的鼻颅底团队以及影像学科、肿瘤放化疗等视角阐述了鼻颅底外科领域疾病治疗的若干相关问题。作者们来自国内外,基于多年临床实践,深入浅出、显浅易懂地展示了鼻颅底领域大量的临床进步,令人耳目一新,对于促进我国颅底外科领域技术进步、学术推广,以及培育年轻学者将起到巨大推动作用。

本书出版在即,好朋友 Wolfgang Draf 教授离开了我们,痛心疾首,无以言表。作为当今鼻颅底外科的创始人,Draf 教授为我们留下了珍贵的历史遗产,深刻怀念 Draf 教授,我的忘年之交。同道们想必同心而为,力促我国鼻颅底外科领域进一步大发展。

中国工程院院士

韩德民

# 中文版序言二

    内镜神经外科作为神经外科的重要组成部分,近年来发展十分迅速,其在保证治疗效果的前提下,力求减少对患者身体的损伤,以利于患者在生理和心理上尽快康复。随着内镜设备及技术的不断完善与更新,其应用范围不断扩大,已常规应用于颅底、脑室、脑池及脊柱疾病等的治疗中。

    多年来,经鼻内镜手术治疗颅底肿瘤,历经众多学者的探索与积淀,取得了许多突破性的进展。在多学科团队合作的模式下,神经外科、耳鼻喉–头颈外科、眼科、影像科和麻醉科等各个学科团队相互合作,思想碰撞,相互借鉴,在内镜颅底外科领域开疆扩土,朝着改善患者预后并且提高其生活质量这样一个共同的目标而努力。作为神经外科医生,在这样一个变革的时代,要迎接挑战,抓住机遇,为内镜颅底外科的推广与发展贡献自己的力量。

    本书凝聚了众多国内优秀的神经外科医生和耳鼻喉科医生的努力,在翻译时力求忠于原著。本书展现了多学科合作模式下多个颅底外科团队的手术经验、治疗理念、术中技巧、试验结果和临床中的案例,内容丰富,可作为神经外科和相关学科学习者的指导和参考用书。相信本书的问世,能对内镜颅底外科的发展起到很好的促进作用,从而造福更多的患者。

中华医学会神经外科学分会前任主委

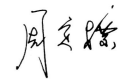

# 中文版前言

  本书为 Wolfgang Draf 教授(1940—2011)的遗作。Draf 教授是一位博学多才的医学巨擘,世界著名的鼻颅底外科专家,其在内镜鼻窦手术、颅底手术、显微镜内镜联合入路等领域做出了许多开创性的工作,特别是其提出的经鼻入路额窦手术的系统分类,即 Draf I 型至 III 型额窦开放引流手术,可称为现代鼻科学的里程碑。Draf 教授作为多个国际耳鼻喉科与神经外科组织的荣誉会员,一生致力于医学事业的发展和解剖学研究,其精益求精和认真负责的态度,是我们学习的榜样。本书的其他四位主编——Ricardo L. Carrau,Ulrike Bockmühl,Amin B. Kassam 和 Peter Vajkoczy,亦是世界鼻颅底外科的大师,他们通力合作为我们献上了一本精彩纷呈的颅底外科专著,这本身就完美诠释了多学科合作的理念。

  《经鼻内镜颅底肿瘤手术学:多学科合作》汇集了原作者们的心血,共分为 15 章,内容全面而丰富。从经鼻手术的历史讲起,立足于解剖,系统而全面地介绍了颅底肿瘤的分类、诊断和治疗,着重强调多学科协作在经鼻内镜手术治疗颅底肿瘤中的应用与价值,并介绍了世界著名的颅底团队的经验与案例。相信读者们定能从此书中领略到内镜颅底手术的魅力并学习到相关的处理颅底疾病的策略与原则。

  获准翻译这样一本内镜颅底外科专著令我们十分荣幸,同时也感到责任重大。我们秉承多学科合作的理念,由国内神经外科和耳鼻喉科的内镜颅底外科专家共同组成了翻译团队,密切沟通,通力合作。在最大程度上忠实于原著的同时,我们深感自己的不足,对一些词句的翻译难免有疏漏之处。一些语句直译显得较为僵硬,我们不得不根据语境,选取较为恰当的词句。翻译不足之处,敬请指正。

  希望此书能给读者带来帮助。最后,再次感谢原作者们的奉献,另外,还要感谢所有参与此书翻译的学者,以及参与本书排版、校对的人员,感谢你们的辛勤付出。

马驰原  王德辉

# 纪 念

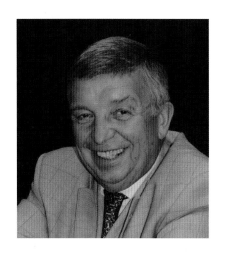

谨以此书献给 Wolfgang Draf 教授(1940—2011)。Draf 教授是 Ulrike Bockmühl 最重要的外科导师，也是 Ricardo Carrau，Amin Kassam 和 Peter Vajkoczy 的挚友，同时也是此书的发起人和创始者。但不幸的是，他在此书完成之前离开了我们。

Draf 是一位博学多才的临床医生和术者，对我们学科的所有亚专科均有涉猎(耳科学、面部整形外科学、头颈肿瘤学、鼻科学和颅底外科学)。其中，他最痴迷于鼻科和颅底外科。在这两个领域，他创新性和革命性的贡献将永远载入史册，他的名字将被后人所铭记。他是最早探索将内镜作为鼻窦疾病诊断工具的耳鼻喉科专家之一。另外，他还满腔热情地倡导在鼻窦和颅底外科的经鼻和开颅入路中使用显微镜。在不知疲倦地完善经鼻鼻窦手术时，他意识到显微镜手术的局限性可通过显微镜和内镜联合使用所克服，他创造了"显微内镜入路(microendoscopic approach)"一词。

在 Draf 的众多科学贡献中，首推经鼻入路额窦手术的系统分类，即 Draf Ⅰ 型至 Ⅲ 型额窦开放引流手术，可称为现代鼻科学历史的里程碑，备受瞩目。他对额窦手术的痴迷是贯穿其学术生涯的主旋律。他始终在不断完善治疗理论，广泛开展与其他医生的合作。他也是意识到显微镜内镜联合技术在经鼻良性和恶性肿瘤切除术中的潜在价值的先驱。他坚定地相信多学科合作的力量。因此，他促进建立多学科团队，来充分发挥不同学科领域专家的专业知识和手术技术。

Draf 撰写了许多论文、著作和章节，并受邀在世界各地的会议和课程上发表了数百次的演讲。他对会议的贡献以清晰、直观、平衡的学术思想著称。他对新观点始终持开放的态度("永不教条"是他的首选座右铭之一)，并用他无与伦比的人格魅力与热情感染着人们。我们会永远记得他宝贵的教导、犀利客观的评论，记得这样一位诙谐、友好的朋友。

我们谨以此书纪念这位可敬的人。

编者

# 序 言

几年前,我收到来自 Draf 教授的一封信,邀请我为此书作序。收到来自这位著名教授的提议,我深感荣幸。活在当下这样一个充满变革的时代是幸运的,比如采用内镜经鼻入路来治疗颅底肿瘤。这些技术的成功没有秘诀,我们只需考虑以下四个主要方面:

第一是年轻外科医生的广泛、积极参与,正是他们的精力和热情把"尝试改变"变成持续、高速的发展。

第二是始终关注手术能力,而不是头衔、等级或专业之间的地盘之争。

第三是与制药公司和仪器制造商建立伙伴关系,交换意见。日复一日,这种关系有助于满足外科医生对于手术器械性能改进的需求。

第四是不同领域专家之间的合作。如果没有给予邻近学科的专业人士应有的信任,我们在那不勒斯的学校无法取得这样的进步,他们显著改善了我们患者的预后。我们应该意识到并深思,如果没有 Manfred Tschabitscher 和他的同事们的贡献,我们或许永远无法理解相关的解剖学知识;如果不与那些神经放射学技术领域的同事保持密切沟通,如神经放射学医师、介入放射科医师和血管内神经外科医师,我们不可能跟上现代神经放射学的诊断和治疗技术发展的脚步;得益于 Amin Kassam 对详尽的解剖学信息的获取以及细致的术前、术中准备,我们对手术入路及其目标周围血管系统和神经结构的关系有了更好的理解;如果没有像 Paolo Castelnuovo 和其他杰出的耳鼻喉科专家的经验和教诲,我们可能还未能理解经鼻入路的设计理念或者学会重视鼻腔功能;如果没有我们手术室合作伙伴,例如神经麻醉师的帮助,我们就无法实现患者术中身体各系统的稳态;我们依靠与病理专家的合作来深入了解我们的手术标本;很多时候,我们取得成功、克服手术危险因素陷阱和与内分泌学专家的合作密不可分。

虽然 Draf 教授去世了,但他的教诲永存。他给我们留下了宝贵的精神遗产,向我们展示着他分享知识的卓越能力,他对学术团体的热情支持,他参与其中的意志,他对学习的乐趣,以及教学的收获。很多时候,听他的名字对我来说就像听音乐,就像听他喜欢的音乐一样。

第 5 届世界脑、颅底和脊柱内镜大会于 2012 年在维也纳举行,Ulrike Bockmühl 在会上再次感谢了 Draf 教授的盛情邀请,大会在 Stammberger 教授的卓越领导下,并由 Ricardo Carrau 发展与革新。Ricardo Carrau 是耳鼻喉科和神经外科两个学科的纽带,真正的大师和先驱,各个领域的推动者,有一种非凡的大局观,善于调整日常生活的平衡,总是追求完美的尺度,他在颅底外科发展和进步中扮演着至关重要的角色。

这部外科学著作蕴含着许多著名专家的心血。世界各地学者的思想在这里碰撞出火花。因此,此著作能促进不同专业之间的交流融合,从个体到整个群体,进而影响我们每一个人。我已经体会过这种改变,与那些非凡的、独特的人们的交流改变了我的生活。Ed Laws 提出了他对科学和人文主义的特殊价值观,A. Michael Apuzzo博士则展示了他敏锐而活跃的思维。我在此感谢许多专家,他们来我这访问交流,使我们的住院医师、我的同事、合作伙伴和我自己接触到多种多样的新思想。因此,在团队协作的基础上,创建一个良性循环,为内镜领域开疆扩土。

作为一名神经外科医生,应邀为本书作序使我备感荣幸。在经鼻颅底入路的团队协作中,许多人是互补的,我个人只是鼻颅底外科手术团队的一员。作为成员,我们需要尊重团队的每一位成员,分享知识,相互督促。所有为团队的进步做出贡献的人都是受欢迎的,无论是从技术上的,还是外科、生物、分子或其他方面的。我们的共同目标是为患者和年轻一代的外科医生创造一个更美好的未来,使年轻医生能更快地成长,更好地了解疾病的发展过程。随着我们的知识、技巧和技术的不断改进,我们必须做好准备,接受新形式的医学、手术和工程学,更深入地研究细胞的亚分子结构。

然而,对这本书做出贡献的人最重要的一点是:乐于接受其他领域专家的建议和指正,而没有感受到任何形式的反感或困扰。相反,他们感到非常幸运,能够在互相交流知识和技能的过程中成长,并沉浸其中,成为疾病的治疗者和技术革新的守护者,并影响着一代又一代的患者和外科医生。

Paolo Cappabianca

# 前　言

在变革的时代,善于学习者才能继承这个世界;但世界变化太快,无人能做好完善的准备。

—Eric Hoffer

在过去的 20 年里,神经外科和耳鼻咽喉头颈外科发展迅猛,在颅底疾病的治疗策略上发生了巨大的转变。各个专业相互协作,为颅底外科的推广与发展添砖加瓦,并对神经外科和耳鼻咽喉头颈外科都带来了转变。这些年,我们已经见证了各种颅底入路和带蒂黏膜瓣的发展,以及微小通道入路的改进,如内镜下经鼻入路以及小骨瓣开颅术。随着诊断和介入影像学、放射学、肿瘤学和技术创新领域的进步,我们改进了外科医疗设备。自此,我们已经极大地改善了患者的手术预后并且提高了他们的生活质量。

这是一个信息爆炸的时代,想要跟上时代发展的步伐变得越来越有挑战性。随着研究中心的经验积累和不断培训,必然会使颅底外科取得进一步的进展。正是这种不断完善自我的精神,为我们发掘新的灵感提供了动力和指引。我们需要终身学习新的先进技术,只有如此才能把不可能变成可能。

即使在这个数字信息化的时代,我们仍然依靠传统的久经考验的方法来进行我们的医学教育。纸质书仍然提供了一种与网络或其他数字媒体所不同的体验和服务。然而,因为特殊缘故,以颅底外科为中心的著作很少,尤其是关于内镜经鼻入路。这些情况促使我们萌生了编写一本有关当前内镜颅底外科学图书的想法。

结合当前的诊断和介入成像技术,我们共同努力阐述了颅底的解剖学和病理学,希望能使读者对这方面有更深刻的理解。另外, 要明白内镜只是现有技术的一种补充手段,仅是颅底外科发展中的一部分。随着现有技术的成熟,它们将成为新技术的跳板。因此,我们专门编写了一个章节,力求 360° 的全面介绍颅底疾病,将内镜置入一个完整的颅底外科的框架之中。我们还探讨了处理鼻窦问题的原则。全书的核心部分在于各个颅底外科团队通过展示他们的手术经验、治疗理念、手术技巧、结果和临床案例来支持我们编写本书。我们感谢所有贡献者的无私奉献精神,我们也感到非常荣幸能够吸引来自欧洲和北美的一些最有经验的颅底外科团队。Oskar Hirsch 和 Walter Dandy 在 100 年前独立提出经蝶垂体腺瘤手术,其必将会被经鼻颅底外科的发展和随后的转变所震惊。

我们编写这本关于颅底疾病治疗的著作,旨在希望其能成为神经外科和头颈外科学习者的指导和参考书籍。尽管如此,读者需要注意的是,书中的内容在编写时是被广为接受的,但所有知识都不是一成不变的。知识瞬息万变。

编者

# 致　谢

　　尽管无法列出所有对本书做出贡献的人,我们仍要在此表达我们的感激之情。必须特别感谢那些使这本书成为可能的如下人员:

　　非常感谢所有的作者,感谢他们奉献了他们的时间,并为这本书提供了精彩的手稿和建议。

　　如果没有 Thieme 出版社 Stephan Konnry 对这个项目的奉献、坚持、指导与组织,这个项目将永远不会成为现实。

　　我们也要感谢 Sibylle Toenjes 医生和 Nidhi Chopra 为我们奉献的精彩手稿。

# 目　录

# 第 1 章 经鼻肿瘤外科的历史

Wolfgang Draf[†], Philip Michael, Amir Minovi

## 1.1 概述

经鼻肿瘤外科是鼻科学和颅底外科的交叉学科。鼻科学作为一个亚专科,起初主要治疗鼻及鼻窦感染性疾病。颅底外科起源于多学科医生的合作,包括致力于治疗颅面部先天性疾病、外伤、肿瘤以及其他各种疾病的耳鼻咽喉头颈外科、颅底外科以及神经外科医生等。重要的是,颅底外科医生建立了颅底疾病的治疗原则,并对神经血管等结构的外科解剖做了深入研究,这些工作是取得最佳治疗效果的保证。显微镜、内镜可视化工具和技术引入鼻科学以及CT、磁共振成像、介入医学等影像学的发展,促进了经鼻肿瘤外科的进步。动力器械和术中影像导航设备的应用进一步提高了经鼻肿瘤外科的治疗效果。

本章,我们对促进经鼻肿瘤外科发展的相关专业做一简要回顾(图1.1)。

## 1.2 鼻窦外科的起源

埃及的莎草纸手稿中记录了当时的鼻科手术技术,埃及外科医生在木乃伊制作过程中使用该技术经鼻去除脑组织[1,2]。公元20年,古希腊帕加马的Galen对鼻部解剖进行了详细研究,并描述了纸样板和鼻泪管等结构[3]。之后,在文艺复兴时期,Leonardo da Vinci(1452—1519年)对上颌

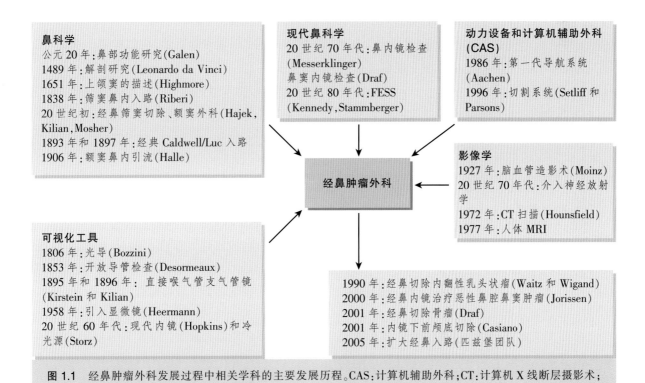

图 1.1 经鼻肿瘤外科发展过程中相关学科的主要发展历程。CAS:计算机辅助外科;CT:计算机X线断层摄影术;FESS:功能性内镜鼻窦外科;MRI:磁共振成像。

窦等鼻窦进行了描述，并根据解剖标本绘制了鼻甲和鼻窦的解剖图。随后，Andreas Vesalius（1514—1564 年）对上颌窦、额窦和蝶窦进行了研究。Giovanni Filippo Ingrassia（1510—1580 年）描述了前筛气房。此外，Nathaniel Highmore（1651年）详细描述了上颌窦，随后将上颌窦命名为海默尔窦[4]。

1660 年，C.V.Schneider（威滕伯格，德国）总结出鼻黏液并非来源于脑组织，而是由覆盖于鼻窦表面的黏膜产生[5]。随后，产生了有关上颌窦分泌物引流的多个手术入路。Molinetti（1675 年）发表了通过颊部切口到达上颌窦前壁的手术入路[6]。Cowper 和 Drake 报道了通过齿龈切口治疗上颌窦积脓[3]。随后，Jourdain（1761 年）和 Hartmann（1883 年）通过中鼻道开放上颌窦自然开口并进行冲洗。而 Lichtwitz（1890 年，波尔多）首先完成了经下鼻道穿刺行上颌窦冲洗。Lamorier（1743年）和 Desault（1789 年）提出了尖牙窝入路，1 个世纪后被 Küster（马尔堡，德国）用于实践。然而，Lamorier 提出的是通过上颌结节切口，与其不同的是 Küster 提出的入路更靠前，通过尖牙窝造口，并用局部颊黏膜瓣覆盖造口周围使之形成瘘口以利于进一步冲洗。随后，Caldwell（1893 年）和 Luc（1897 年）分别提出了上颌窦根治术，即上颌窦前壁开窗的同时行下鼻道造口。随后数十年，Caldwell-Luc 入路一直是治疗上颌窦炎的金标准。

1905 年，Denker 提出了通过切除梨状嵴的扩大上颌窦入路。更有趣的是，Denker 建议尽可能保留上颌窦的健康黏膜。此时，虽然黏膜再生的病理生理机制尚不清楚，但功能外科的理念已经出现[3]。

Riberi（1838 年）在一个病例中首先描述了经鼻入路到达筛窦气房，该病例使用骨凿切除纸样板处理额窦病变。随后，Gruenwald（1893 年）、Hajek（1899 年）、Killian（1900 年）和 Uffenorde（1907年）进一步改良了经鼻筛窦切除术。

在英文文献中，Mosher 被认为是经鼻筛窦外科的奠基人，他对筛窦切除的外科技术和相关解剖结构进行了详尽描述[3]。1912 年，Mosher 提出经鼻入路更容易到达额窦自然开口。在此

鼻科学新时期的开始，少有外科医生能够成功完成筛窦切除以及额窦的单纯引流手术。然而，在1906 年，Halle 成功完成了经鼻额窦引流手术。在此尚无抗生素和内窥镜的时代，经鼻行鼻窦外科手术是一种有生命危险的操作，致命性并发症的发生率较高，包括脑膜炎、脑脓肿和脑炎等。之后，尽管有些早期的经鼻外科成功病例，但Mosher 认为，经鼻筛窦切除已被"证明是最容易导致患者死亡的方法之一"。而且，当时的麻醉技术很难提供一个无血的手术视野[3]。由于上述原因，之后数十年，大部分的鼻科医生提倡外部入路行鼻窦外科手术。1920—1980 年，经鼻外科在世界范围内基本被废弃，仅有少数医学中心使用。

## 1.3　鼻窦外科可视化工具的发展

随着手术显微镜和之后的硬性内镜的引入，经鼻鼻窦外科得到进一步发展并进入一个新的时代。20 世纪中叶，Heermann（1958 年）把显微镜引入经鼻鼻窦外科[7]。10 年前，由于显微镜可以提供较好的手术视野而主要用于中耳外科。显微镜的发展以及自动牵开器的引入，促进了双手外科技术的发展，使得术者在一只手操作的同时，另一只手可以使用吸引器，从而有助于获得无血手术视野。

然而，硬性内镜的出现使大家的兴趣重新回到了经鼻外科。内镜的起源可追溯到 18 世纪，伴随可视化工具的发展，当时主要用于深部器官的检查。Philipp Bozzini 被认为是内镜奠基者之一，当时他用放有蜡烛的盒子作为光导[8]。1853 年，为了对泌尿生殖道进行检查，Antonin Jean De-sormeaux[9]发明了一种开放的导管，导管里面有聚光透镜可以增强光强度。随后，Kirstein（1895年）和 Killian（1896 年）首先将上述开放的导管内镜用于喉气管支气管镜检查[10]。

1877 年，当 Max Nitze 发明膀胱镜时，内镜的发展得到新的突破[11]。随着 Edison 于 1879 年发明灯泡，Nitze 和他的团队将灯泡做得更小，使其恰好能够装到膀胱镜的头端。然而，Nitze 的内镜系统有许多缺点，其为硬管内镜且获得的图像

质量较差。

为了克服这一缺陷，英国物理学家 Harold Horace Hopkins（图 1.1）开始用玻璃纤维进行图像传输[12]。这样传导距离增加而对图像质量影响较小，从而大大改善了内镜技术[13]。然而 Hopkins 的发明并未引起工业界的重视，他未能继续进行他的研究。尽管困难重重，1960 年，英国泌尿外科医生 J.G.Gow 鼓励 Hopkins 制作了图像质量较高的膀胱镜。Hopkins 用玻璃棒代替以前的透镜和空间光学转导技术，显著改善了光线的传导，使得视野更亮，从而图像质量也更高。另外，由于视角的增宽，检查者可有更好的方向感。利用这一技术，Hopkins 能够将内镜做成直径为 2~3mm 大小，从而进一步促进了小儿内镜的发展。20 世纪 60 年代早期，直到 Karl Storz 公司的总裁 Karl Storz 意识到 Hopkins 内镜系统的潜在价值之前，Hopkins 的内镜系统一直未被重视。1964 年，Hopkins 与 Storz 开始了卓有成效的合作。可以贯穿整个镜头的卤素"冷光源"的发展使得镜头的价值得到进一步提升[13]。

## 1.4 诊断和影像设备

现代经鼻颅底外科的发展离不开 CT、MRI 以及血管造影等新的诊断设备的发展。1972 年，Godfrey N. Hounsfield 在英国研出出 CT，预示着影像诊断新时代的到来[14]。随着分辨率和速度的不断提高，CT 影像技术逐渐得到普及，而价格也不断降低。20 世纪 80 年代初，W. Draf 建议在内镜鼻窦外科术前常规行 CT 扫描[15]。这一理念起初被误解并被排斥，而现在已经成为常规术前评估手段得到普及。随后，术前 CT 扫描评估成为慢性鼻窦炎治疗的常规手段[16]。进而，CT 也成为鼻窦肿瘤术前评估和制订治疗计划的常规手段[17]。伴随 CT 的发展，MRI 于 20 世纪 70 年代开始用于疾病的诊断[18]。人体体部 MRI 于 1977 年首先发表。随后，20 世纪 80 年代中期，有关鼻窦肿瘤的 MRI 首次报道发表[19,20]。在随后 20 年里，MRI 迅速成为包括 CT 扫描在内的鼻窦肿瘤术前常规影像评估手段[21]。

包括血管栓塞在内的血管造影技术和介入技术的发展，大大促进了血供较丰富的肿瘤经鼻治疗，如纤维血管瘤。1927 年，葡萄牙神经科医生 Egas Moniz 报道使用增强剂可以使得颈内动脉显影，他称该技术为脑血管造影技术[22]。1953 年，瑞典影像学家 Seldinger 发明了经皮心导管技术，使得血管成像技术获得进一步发展。影像学的进一步发展使介入神经影像学成为影像学的一个亚专科，并促进了血管内神经外科的发展。随后，介入神经影像学和血管内神经外科在血供较丰富的肿瘤栓塞中的应用进一步拓宽了经鼻肿瘤外科的适应证[23]。

## 1.5 动力器械和导航系统在鼻窦外科中的应用

在软组织切削器或电动切削器用于经鼻外科之前，骨科医生已经将其应用于膝关节镜手术多年。电动切割器起初被命名为"真空旋转切割器"，J. C. Urban 医生拥有该项专利。1996 年，Setliff 和 Parsons 将软组织切割器用于内镜鼻窦外科[24]，使其迅速成为经鼻外科常用动力器械之一。另外，骨切割钻的使用有助于经鼻颅底外科术中切除大量骨质[25]。

影像导航系统首先应用于神经外科[26]，但随后发现，其在内镜鼻窦外科中也有重要用途。1985 年，RWTH Aachen 大学（亚琛，德国）设计了用于鼻科的导航系统原型。1986 年，Schloendorff 建议使用"计算机辅助外科"一词[26]。第一个计算机辅助外科系统在耳鼻喉科中的应用可以在术中实时提供手术器械的位置信息。因此计算机辅助外科系统利于术中定位肿瘤位置，并有助于在影像上确定周围的眼眶和脑组织等危险结构。术中实时 CT 等新技术的出现不断促进计算机辅助外科系统的发展[27]，并被认为在经鼻肿瘤外科中具有重要用途[28]。然而，计算机辅助外科系统仅仅是外科手术的辅助手段，不能完全替代外科技术和手术经验[29]。

## 1.6 功能性经鼻鼻窦外科

20 世纪 50 年代至 70 年代，手术显微镜和硬性内镜等新的光学设备的发展促进了鼻炎鼻窦炎的外科治疗。对鼻窦炎性疾病病理生理学的理解，大大促进了经鼻鼻窦外科的发展。

小直径、照明好、高分辨率的内镜的发展促使 Messerkinger 等医生用内镜代替显微镜去研究鼻及鼻窦黏膜的功能[30]。在 Messerkinger 对慢性鼻窦炎病理机制的研究基础上，他的学生 Heinz Stammberger 介绍了鼻窦外科的保守治疗方法。David Kennedy 在美国使用该技术，并与 Stammberger 一起将该技术向全球推广[31,32]。他们认为，功能性鼻窦外科主要目的是尽可能保留黏膜纤毛功能[33]。

作为对 Messerklinger 的鼻部解剖和病理生理的研究以及其与慢性鼻窦炎的关系补充，Wolfgang Draf 对各鼻窦进行了系统研究，并首次用内镜对额窦和蝶窦进行检查[34]。那个时代，影像学技术尚不成熟，大部分情况下仅能提供 X 线平片，偶尔可有传统的体层摄影。因此，起初他的主要目的是使用内镜粗略制订鼻窦外科的手术适应证，以避免不必要的根治性手术。随后，与 Messerklinger 一样，Draf 开始使用显微镜、硬性内镜和动力器械经鼻治疗鼻窦炎性疾病。于 1980 年至 1984 年间，Fulda 学院研发出一套经鼻引流手术用于治疗额窦和蝶窦病变[35]。

## 1.7 经鼻肿瘤和颅底外科的发展

经鼻鼻窦外科新时代建立之后，一些外科医生开始尝试采用单纯经鼻入路切除良性肿瘤。1990 年，Waitz 和 Wigand 首次大宗病例报道了单纯经鼻内镜下切除内翻性乳头状瘤[36]。之后，其他学者报道了经鼻切除骨瘤等其他良性肿瘤[37]。经鼻肿瘤外科的发展并非一帆风顺，许多外科医生认为单纯经鼻入路很难将肿瘤完全切除干净，容易导致病变复发[38]。另有学者认为，完全整块切除肿瘤是基本原则。然而，过去 20 年的发展证明，经鼻入路治疗良性肿瘤是可行的。

许多学者大宗病例报道了经鼻肿瘤外科的优缺点[21,39]。内镜对深部结构可以提供良好的视野，同时通过内镜可以对一些死角进行观察。经

鼻技术可以用于切除良性病变的理念被接受之后，一些学者开始尝试经鼻切除恶性肿瘤[40]。Casiano 报道了内镜下经鼻前颅底切除治疗嗅母细胞瘤[41]。Fulda 团队大宗病例报道了经鼻入路用于治疗恶性肿瘤[25]。

许多学者研究表明，把握好手术适应证，无论是整块切除还是分块切除，经鼻肿瘤外科可以达到甚至超过鼻侧切开、面中掀翻和颅下入路等传统外部入路的治疗效果，但术中需要通过冰冻切片等组织学手段控制安全切缘[42,43,44]。但这并不意味着可以摈弃传统手术入路，仍适用于大型肿瘤。

鼻内镜起初仅用于鼻腔鼻窦的检查，但上述影像学的发展、手术器械的改进，大大拓展了经鼻入路的手术范围。新加坡的 Sethi[45]（1995 年）和匹兹堡的 Jho[46]（1997 年）等率先通过多学科合作组建内镜颅底外科团队经鼻入路治疗垂体疾病，如今这种多学科合作团队已较为普及。随后，匹兹堡团队进一步发展了经鼻手术入路，称之为"扩大经鼻入路"。这些微侵袭入路可以到达整个腹侧颅底，并可达到与传统入路相同的治疗效果[47]。

在 Ricardo Carrau（耳鼻喉头颈外科医生）、Amin Kassam（神经外科医生）以及 Carl Snyder-man（耳鼻喉头颈外科医生）的努力下，首届内镜颅底、脑和脊柱外科多学科会议在匹兹堡举行。会议汇聚了匹兹堡以及世界各地的内镜经鼻颅底外科先驱团队，比较著名的有来自意大利瓦雷泽的 Paolo Castelnuovo（耳鼻喉头颈外科医生）、意大利布雷西亚的 Piero Nicolai（耳鼻喉头颈外科医生）以及他们的神经外科搭档 Davide Locatelli（神经外科医生）；德国富尔达的 Wolfgang Draf 和他的神经外科同事 Robert Behr；意大利波隆那的 Georgio Frank（神经外科医生）和 Ernesto Pasquini（耳鼻喉头颈外科医生）；意大利那不勒斯的 Paolo Cappabianca（神经外科医生）；巴西圣保罗的 Alexandre Felippu、Aldo Stamm 和 Velutini（耳鼻喉和神经外科医生）；奥地利格拉茨的 Heinz Stammberger（耳鼻喉头颈外科医生）和 Michael Mokry（神经外科医生）；美国纽约的 Vijay Anand（耳鼻咽喉科医

生）和 Theodore Schwartz（神经外科医生）；哥伦比亚波哥大的 Alfredo Herrera（耳鼻喉头颈外科医生）等。这是一次令人激动的盛会，并在会上决定，今后，会议将在全世界不同城市轮换举行。

# 1.8 结论

综上所述，经鼻肿瘤外科的发展得益于新的技术发明及相关学科的进步。特别是近四十年来，耳鼻喉头颈外科医生、神经外科医生以及神经放射学家的密切合作进一步促进了经鼻肿瘤外科的发展。

近来，新技术和设备的发展使得经鼻肿瘤外科可以到达传统外部神经外科入路难以到达的解剖区域。因此，经鼻肿瘤外科是一令人着迷的学科，随着新技术的不断发展，未来手术并发症会更少而治疗效果会更好。

（孙希才 译　王德辉 校）

## 参考文献

[1] Nogueira JF, Hermann DR, Américo RdosR, Barauna Filho IS, Stamm AE, Pignatari SS. A brief history of otorhinolaryngology: otology, laryngology and rhinology. Braz J Otorhinolaryngol 2007; 73: 693–703

[2] Stammberger H. History of rhinology: anatomy of the paranasal sinuses. Rhinology 1989; 27: 197–210

[3] Draf W. Surgical treatment of the inflammatory diseases of the paranasal sinuses. Indication, surgical technique, risks, mismanagement and complications, revision surgery [in German]. Arch Otorhinolaryngol 1982; 235: 133–305

[4] Highmore N. Corporis Humani Disquisitio Anatomica. S Broun, Hagae Comitis; 1651

[5] Feldmann H. The maxillary sinus and its illness in the history of rhinology. Images from the history of otorhinolaryngology, highlighted by instruments from the collection of the German Medical History Museum in Ingolstadt [in German]. Laryngorhinootologie 1998; 77: 587–595

[6] Lund V. The evolution of surgery on the maxillary sinus for chronic rhinosinusitis. Laryngoscope 2002; 112: 415–419

[7] Heermann H. Endonasal surgery with utilization of the binocular microscope [in German]. Arch Ohren Nasen Kehlkopfheilkd 1958; 171: 295–297

[8] Bozzini PH. Light guide, an invention for illustrative internal parts and diseases [in German]. J Prak Heilk 1806; 24: 107

[9] Berci G, Forde KA. History of endoscopy: what lessons have we learned from the past? Surg Endosc 2000; 14: 5–15

[10] Killian G. About direct bronchoscopy [in German]. Munch Med Wochenschr 1898; 27: 845

[11] Nitze M. Observation and examination method for urinary bladder urethra and rectum [in German]. Vienna Med Wochenschr 1879; 24: 651

[12] Hopkins HH, Kapany NS. A flexible fiberscope. Nature 1954; 173: 39

[13] Grunert P, Gaab MR, Hellwig D, Oertel JM. German neuroendoscopy above the skull base. Neurosurg Focus 2009; 27: E7

[14] Ambrose J, Hounsfield G. Computerized transverse axial tomography. Br J Radiol 1973; 46: 148–149

[15] Draf W. Micro-endoscopic sinus surgery. In: Advanced course of endonasal sinus surgery. Fulda, Germany; 1981

[16] Zinreich SJ, Kennedy DW, Rosenbaum AE, Gayler BW, Kumar AJ, Stammberger H. Paranasal sinuses: CT imaging requirements for endoscopic surgery. Radiology 1987; 163: 769–775

[17] Maroldi R, Ravanelli M, Borghesi A, Farina D. Paranasal sinus imaging. Eur J Radiol 2008; 66: 372–386

[18] Lauterbur PC. Image formation by induced local interactions: examples of employing nuclear magnetic resonance. Nature 1973; 242: 190–191

[19] Schroth G, Gawehn J, Marquardt B, Schabet M. MR imaging of esthesioneuroblastoma. J Comput Assist Tomogr 1986; 10: 316–319

[20] Som PM, Shapiro MD, Biller HF, Sasaki C, Lawson W. Sinonasal tumors and inflammatory tissues: differentiation with MR imaging. Radiology 1988; 167: 803–808

[21] Minovi A, Kollert M, Draf W, Bockmühl U. Inverted papilloma: feasibility of endonasal surgery and long-term results of 87 cases. Rhinology 2006; 44: 205–210

[22] Leeds NE, Kieffer SA. Evolution of diagnostic neuroradiology from 1904 to 1999. Radiology 2000; 217: 309–318

[23] Valavanis A, Christoforidis G. Applications of interventional neuroradiology in the head and neck. Semin Roentgenol 2000; 35: 72–83

[24] Setliff RC, Parsons DS. The "Hummer": new instrumentation for functional endoscopic sinus surgery. Am J Rhinol 1994; 8: 275–278

[25] Bockmühl U, Minovi A, Kratzsch B, Hendus J, Draf W. Endonasal micro-endoscopic tumor surgery: state of the art [in German] Laryngorhinootologie 2005; 84: 884–891

[26] Klimek L, Mösges R, Schlöndorff G, Mann W. Development of computer-aided surgery for otorhinolaryngology. Comput Aided Surg 1998; 3: 194–201

[27] Woodworth BA, Chiu AG, Cohen NA, Kennedy DW, O'Malley BW, Palmer JN. Real-time computed tomography image update for endoscopic skull base surgery. J Laryngol Otol 2008; 122: 361–365

[28] Doshi J, Youngs R. Navigational systems in rhinology: should we all be using them? J Laryngol Otol 2007; 121: 818–821

[29] Fried MP, Parikh SR, Sadoughi B. Image-guidance for endoscopic sinus surgery. Laryngoscope 2008; 118: 1287–1292

[30] Messerklinger W. Endoscopy of the nose. Baltimore: Urban and Schwarzenberg; 1978

[31] Kennedy DW, Zinreich SJ, Rosenbaum AE, Johns ME. Functional endoscopic sinus surgery. Theory and diagnostic evaluation. Arch Otolaryngol 1985; 111: 576–582

[32] Stammberger H. Endoscopic endonasal surgery—concepts in treatment of recurring rhinosinusitis. Part I. Anatomic and pathophysiologic considerations. Otolaryngol Head Neck Surg 1986; 94: 143–147

[33] Kennedy DW. Sinus surgery: a century of controversy. Laryngoscope 1997; 107: 1–5

[34] Draf W. Die Endoskopie der Nasennebenhöhlen. [English edition 1983: Endoscopy of the paranasal sinuses]. Berlin Heidelberg New York: Springer; 1978

[35] Draf W. Endonasal micro-endoscopic frontal sinus surgery: the Fulda concept. Oper Tech Otolaryngol Head Neck Surg 1991; 2: 234–240

[36] Waitz G, Wigand ME. Endoscopic, endonasal removal of inverted papillomas of the nose and paranasal sinuses [in German] HNO 1990; 38: 242–246

[37] Schick B, Steigerwald C, el Rahman el Tahan A, Draf W. The role of endonasal surgery in the management of frontoethmoidal osteomas. Rhinology 2001; 39: 66–70

[38] Phillips PP, Gustafson RO, Facer GW. The clinical behavior of inverting papilloma of the nose and paranasal sinuses: report of 112 cases and review of the literature. Laryngoscope 1990; 100: 463–469

[39] Lawson W, Patel ZM. The evolution of management for inverted papilloma: an analysis of 200 cases. Otolaryngol Head Neck Surg 2009; 140: 330–335

[40] Goffart Y, Jorissen M, Daele J et al. Minimally invasive endoscopic management of malignant sinonasal tumours. Acta Otorhinolaryngol Belg 2000; 54: 221–232

[41] Casiano RR, Numa WA, Falquez AM. Endoscopic resection of esthesioneuroblastoma. Am J Rhinol 2001; 15: 271–279

[42] Hatano A, Aoki K, Iino T, Seino Y, Kato T, Moriyama H. Endoscopic endonasal surgery in the management of selected malignant naso-

ethmoidal tumors. Auris Nasus Larynx 2010; 37: 334–339

[43] Podboj J, Smid L. Endoscopic surgery with curative intent for malignant tumors of the nose and paranasal sinuses. Eur J Surg Oncol 2007; 33: 1081–1086

[44] Lund V, Howard DJ, Wei WI. Endoscopic resection of malignant tumors of the nose and sinuses. Am J Rhinol 2007; 21: 89–94

[45] Sethi DS, Pillay PK. Endoscopic management of lesions of the sella turcica. J Laryngol Otol 1995; 109: 956–962

[46] Jho HD, Carrau RL. Endoscopic endonasal transsphenoidal surgery: experience with 50 patients. J Neurosurg 1997; 87: 44–51

[47] Snyderman CH, Pant H, Carrau RL, Prevedello D, Gardner P. Kassam AB. What are the limits of endoscopic sinus surgery?: the expanded endonasal approach to the skull base. Keio J Med 2009; 58: 152–160

# 第 2 章 前、中和后颅底的解剖

## 2.1 颅底区的骨性解剖

Andreas Prescher

### 2.1.1 概述

颅底解剖复杂,容纳重要的神经、血管和感觉器官。因此,颅底手术首先要求术者熟练掌握颅底解剖。另外,颅底区疾病涉及多个学科,如神经外科、耳鼻喉科、颌面外科、眼科、神经病学、神经影像学、解剖学、胚胎学、发育科学和比较解剖学。颅底区的放射学和神经放射学要求医生对颅底的解剖及其变异和颅底区疾病具有深刻的认识。因颅底区解剖结构的复杂性,Hermann Dietz、Wolfgang Draf、Claude Gros、Jan Helms、Pierre Rabischong、Madjid Samii 和 Kurt Schürmann 于 1979 年在法国蒙彼利埃成立了首个国际颅底研究小组。

介绍颅底解剖首先要完整的阐述颅底骨性结构,这是颅底解剖的基础。而后是附着于颅底骨性结构表面的肌肉、血管和神经。最后通过手术和内镜解剖完整地呈现基本的解剖标志和结构特点。本书中的颅底解剖即按上述思路逐步展

开。颅底的发育(个体发生学和系统发育学)对于理解颅底结构的解剖变异及颅底畸形比较重要,但本部分没有涉及,其中只有一些重要的解剖变异在文中有提及。另外,由于鼻窦的解剖与内镜颅底解剖的手术入路密切相关,所以在本章中详细描述了鼻窦结构。

颅底类似一个阶梯状的底盘,承托大脑、小脑和脑干,分成前颅窝、中颅窝和后颅窝 3 部分(图 2.1),其中每一部分都分布有重要的中枢神经系统。另外,每一部分又进一步分为 2 个外侧部和 1 个中央部。前颅窝由额骨、筛骨和蝶骨构成。前颅窝外侧部的后界是蝶骨小翼的边缘,后者向内侧终止为前床突,中央部后界为视交叉沟前缘。中颅窝由蝶骨和颞骨组成。背侧面观,中颅窝后面是岩锥的外侧面,中央部为蝶鞍。后颅窝由颞骨和枕骨组成,包括枕骨的基底部、侧部和鳞部的下方。

### 2.1.2 前颅窝

#### 中央部

在前颅窝中央部可以看到嗅窝,中央部由筛板和鸡冠组成。鸡冠的高度从前到后逐渐降低。

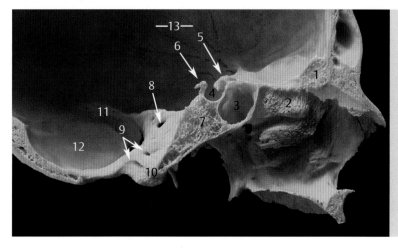

图 2.1 颅底矢状位正中切面观,呈阶梯状结构,包括前颅窝、中颅窝和后颅窝。
1:鸡冠;2:上鼻甲;3:蝶窦;4:蝶鞍;5:前床突;6:鞍背和后床突;7:斜坡;8:内耳门;9:分叉的舌下神经管;10:枕髁;11:横窦和乙状窦沟;12:小脑窝;13:脑膜中动脉沟。

鸡冠以及筛板的形状特征已有描述[1]，在这里不再赘述。鸡冠前方有一盲孔，成年人的盲孔，顾名思义，正常情况下是闭塞的。盲孔的后界是筛骨翼突，前界是额骨。在发育过程中，上矢状窦穿过盲孔汇入鼻腔的静脉系统。只有在极少数成年人中存在上述静脉交通。同目前观点不一致的是，有人认为，儿童和成年人的盲孔中仅有结缔组织[2]。在盲孔的前方有额骨嵴，后者常常被上矢状沟一分为二。鸡冠和额骨嵴是大脑镰重要的附着点。

筛板上有较多的筛孔：右侧有 43 个孔，左侧有 44 个孔[1]。另外，靠近鸡冠的筛孔往往较大。在较大的筛孔底部分布有较小的筛孔。因此，Sieglbauer[3]认为，筛板是一个多层的结构。筛前动脉经筛板前面的筛孔穿出，同时有筛前静脉和筛前神经伴随。

嗅窝的外侧界是薄的筛板外侧板（详见下述）。筛板外侧板的前部或内侧通常会有小孔或裂隙。筛前动脉、静脉及筛前神经经上述小孔或裂隙进入颅内。嗅窝的后外侧角，即筛板、蝶骨和额骨眶突之间，有筛后动脉经此进入颅内，有一些小神经和静脉伴行（图 2.2）。这个小的入口常被小的骨板覆盖，所以很难辨认。后方有变异较大的骨嵴将嗅窝与蝶骨平台分隔开，蝶骨平台的后界是视交叉沟的前缘，称为蝶缘。

### 外侧部

前颅窝的外侧部由额骨眶部组成，为不规则的骨性突起，大脑面有脑回压迹。前颅窝外侧部非水平位，而是呈由外向内的倾斜位。外侧部有额回内、外侧窝。两窝之间额骨隆起（图 2.2，图 2.16）。在后外侧有额蝶缝，内侧有变异较大的蝶

筛缝，在幼年的颅骨内比较明显。

### 前颅窝重要的解剖变异和疾病

1. 老年人额骨眶部常常比较薄，可伴有骨裂形成。

2. 有些患者，其中绝大部分为女性患者（女性占 90%，男性占 10%）[4]，会发生额骨内板增生症，影响额骨和前颅窝（图 2.3）。该疾病的特征是额骨内侧板呈光滑、白色的骨性赘生物，有时可累及蝶骨大翼和颞骨。受影响的骨质显著增厚，但是骨质的外侧面光滑，不受影响。上矢状窦和中线的骨质很少受影响。硬脑膜与增生的额骨附着牢固，很难从骨质上分离。额骨内板增生症往往合并多毛症、肥胖，称为 Morgagni 综合征。该综合征的临床意义还有待研究。对于手术来讲，认识到该综合征比较重要，因为在这种情况下硬脑膜会非常牢固地附着于增生的额骨上。

3. 在筛切迹的边缘，将来发育成筛窦复合体嵌入额骨，裂隙会一直存在。这些骨裂位于额筛裂或紧邻骨骼区。疝的形成与这些骨裂有关[5]。

## 2.1.3 中颅窝

### 中央部

中颅窝中央部分（图 2.4）由蝶骨体组成。前界是视交叉前沟，后者和视神经管相延续，位于前床突根部的前内侧。1%~2% 的视神经管下方被骨性突起分割出完整或不完整的骨管，称为眼动脉管（床突-眼动脉孔），内含眼动脉。

前床突有时可气化，是小脑幕前岩床皱襞的重要附着位点。另外，前床突还是颈内动脉（ICA）

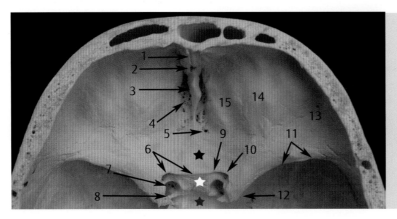

**图 2.2** 前颅窝。
1：额骨嵴；2：盲孔；3：鸡冠；4：筛板；5：骨角，眶筛管由此入颅；6：蝶缘；7：颈动脉床突孔；8：中床突；9：交叉前沟；10：视神经管；11：蝶骨嵴；12：前床突；13：额骨内外侧窝；14：额骨内隆起；15：额骨内内侧窝；黑色星号：蝶骨平台；白色星号：交叉前沟；红色星号：蝶鞍。

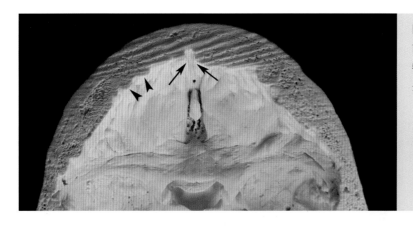

图 2.3　额骨内骨化。典型的额骨和前颅窝增厚。典型的平滑的骨性赘生物(三角箭头),以及前矢状窦沟(箭头)。

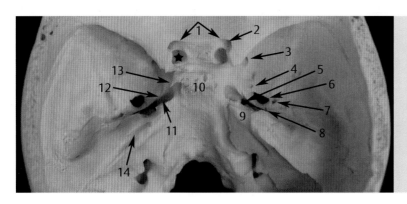

图 2.4　中颅窝。
1:蝶缘;2:视神经管;3:圆孔;4:vesalianum 孔;5:破裂孔;6:卵圆孔;7:棘孔;8:岩蝶裂;9:三叉神经切迹;10:鞍背;11:颈动脉沟;12:蝶骨小舌13:后床突;14:岩上窦沟。

重要的解剖标志,前床突的内侧即是颈内动脉。视神经交叉前沟后方即是鞍结节,鞍结节变异较大,有时呈橄榄样隆起,鞍结节后方是蝶鞍,蝶鞍的前沿有小的骨性突起,称为中床突。蝶鞍的底即是垂体窝,容纳脑垂体。鞍背将蝶鞍与后颅窝分开。根据鞍背的形状可分为 4 种[6]:叉状(10.4%)、过渡型(37.5%)、墙壁形(45.8%)和根蒂形(6.2%)。鞍背外侧缘形成后床突,形态变化较大[7]。小脑幕的后岩床皱襞附着于后床突上。

　　略低于后床突在鞍背的外侧缘有小的不连续的突起,这是上蝶岩韧带(Gruber 韧带)的起点,止于岩上嵴,形成了蝶岩孔[8],有展神经穿过,Gruber韧带有时会骨化。在这个狭小的区域里,手术容易压迫或牵拉展神经。以前文献里也将该管称为Dorello 管,现在该名称已弃用[9,10]。

### 外侧部

　　中颅窝外侧部由蝶骨大翼和岩锥的前面构成(图 2.5)。另外,在中颅窝内有多个不同形态的孔,穿过这些孔的结构详见表 2.1。

　　眶上裂位于中颅窝前方,蝶骨大、小翼之间,蝶骨小翼的下方。向后可以看到圆孔[11],其实际上是长度约为 2mm 的骨管[12]。该骨管与眶上裂内侧端被一小骨桥隔开。在发育的早期该骨管是眶上裂的一部分,后期两者被骨桥分割开。仅在极少数情况下出现两者是连续的(眶圆孔),三叉神经的上颌神经穿过圆孔出颅。圆孔与蝶窦外侧壁的关系密切。圆孔的后外方是卵圆孔,卵圆孔后内侧缘有时为不完整骨壁。

　　卵圆孔的后外侧是棘孔。有时棘孔的后内侧是不完整的,这种情况下棘孔仅是一个棘状切迹。有时棘孔可与卵圆孔融合,但较罕见。棘孔内有脑膜中动脉和静脉穿过。有些患者的脑膜中动脉沟是闭合的,或被骨性结构不完全分隔,而形成骨管。有些情况下(发生率约为 42%),圆孔与卵圆孔之间可看到一副孔[13],称为 Vesalius 孔,内含导静脉连接翼丛和海绵窦。该静脉通路也是炎症播散的重要通道。

　　中颅窝的后界是岩锥的前面(图 2.5)。在岩尖处有三叉神经压迹,内含三叉神经半月节,所以岩尖部病变可以影响三叉神经。外侧有弓状隆起,几乎成纵向隆起,垂直于岩锥的上缘。这些典

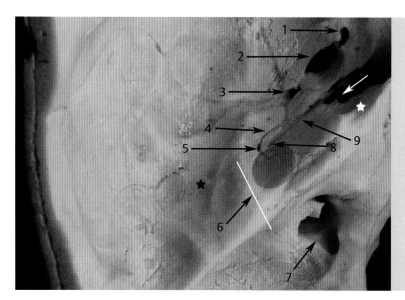

图 2.5　岩锥前面观。
1:vesalianum 孔;2:卵圆孔;3:棘孔;
4:岩浅小神经沟;5:岩浅小神经管口;
6:弓状隆起(白实线);7:乙状窦口;
8:面神经管裂;9:岩浅大神经沟。黑色星号:鼓室天盖;白色星号:三叉神经压迹;白色箭头:颈内动脉管内口;红色区域:内耳道平台。

表 2.1　中颅窝内的骨管和孔及其内走行结构

| 开口 | 结构 |
| --- | --- |
| 视神经管 | 视神经、眼动脉 |
| 眶上裂 | |
| 眶内 | 动眼神经、鼻睫神经,展神经 |
| 眶外 | 滑车神经、额神经、泪腺神经、眼上静脉 |
| 圆孔 | 上颌神经、圆孔动脉、圆孔静脉丛 |
| 卵圆孔 | 下颌神经、卵圆孔静脉丛 |
| 棘孔 | 脑膜中动脉 |
| 岩蝶裂 | 外侧:岩浅小神经;内侧:岩浅大神经 |
| 无名孔 (Arnold) | 岩浅小神经 |

型特征(纵行结构和垂直于岩锥)是辨别弓形隆起的重要标志。弓状隆起是界定上(前)半规管的重要标志,也是进行经颞经中颅窝入路手术定位内听道的重要标志。最新研究显示,只有 37% 的患者弓状隆起较明显[14]。

　　弓状隆起的外侧薄的骨板为鼓室天盖,是鼓室的顶壁,同时也是鼓窦的顶壁,后者有时也称为窦天盖。

　　岩锥的前面有 2 条与岩锥长轴平行的小沟。内侧的小沟起自面神经管裂,向岩蝶裂的方向走行(图 2.5),沟内有岩浅大神经走行。手术中应避免牵拉岩浅大神经。在中颅窝入路进入内听道的手术中,硬脑膜的抬掀可能造成对岩浅大神经的牵拉,后者可直接造成对面神经的

牵拉,可能会造成面神经的损伤。平行于该沟靠外侧有岩浅小神经沟,内有同名神经经过。岩浅小神经在岩锥的前面穿出岩小管裂进入中颅窝,向岩蝶裂方向走行。有时对该神经有单独的孔表示:Arnold 无名小孔。其中岩浅大神经有岩浅动脉伴行,岩浅小神经有鼓室上动脉伴行,同时也是面神经重要的营养血管。所以,在手术中要注意保护之。

　　Fisch 教授将弓状隆起与面神经管裂之间的骨性区域称为内耳道平台(图 2.5)。内耳道平台是行颞下中颅窝入路进入内听道的重要的解剖标志。在老年人,鼓室天盖和窦天盖经常存在骨性缺失。维也纳解剖学家 Joseph Hyrtl 认为,该骨性缺失是由用力喷嚏造成鼓室内压力升高造成的。有趣的是,现在这种用力喷嚏的发生很低了,但是该骨性缺失的发生率并没有下降。因此,Joseph Hyrtl 的假设尚无法证实。现在认为,该骨性缺失是由大脑的不断搏动造成的骨萎缩。就像大脑颞叶的不断搏动可造成蝶骨大翼局部的骨性缺失。鼓室天盖的缺失可能会造成鼓室腔内的炎症波及硬脑膜。但是硬脑膜之间静脉交通而引起的炎症播散要比天盖缺失造成的炎症播散重要得多[15]。

　　颈内动脉内口开口于岩尖部,也称为破裂孔的前内口[16],是动脉管前上部变异较大的开口。开口常常偏外,所以颈内动脉往往直接位于中颅窝硬脑膜的下方。进入颅内后颈内动脉直接走形

于破裂孔的上方,后者由厚的、坚韧的纤维软骨填充。在软骨的上方,颈内动脉向上弯曲走行,紧贴蝶骨体的外侧壁,往往在蝶骨体的外侧壁上形成压迹,对应的蝶窦外侧壁形成颈内动脉隆起。多个骨性突起和蝶骨体上 5 个不同的韧带将颈内动脉固定在蝶骨体外侧壁。5 个不同的韧带详见参考文献[17]。

### 重要变异

#### 棘-眶孔

研究显示,眶上裂的外侧缘出现小的棘-眶孔的发生率为 21%[13]。内有棘-眶动脉穿过,连接泪腺动脉和脑膜中动脉。有时,脑膜中动脉直接由泪腺动脉发出,此种情况不存在棘孔。

#### 颈动脉床突孔(Henle)

前床突后缘与中床突融合(图 2.2 和图 2.4),形成 ICA 副孔。这个结构称为颈动脉床突孔(Henle),该变异发生率为 7.7%[18]。通过 X 线拍片或 CT 可以显示该结构。

#### 床突间韧带

前床突与后床突融合形成床突间韧带,发生率为 5.9%[19]。其中两个床突之间的骨性连接也称为鞍桥或 ponticuli 鞍。大量的文献对鞍桥的形成是否同时伴随激素或神经病变进行了报道,但尚无定论。

#### 三叉神经桥

岩锥上缘的三叉神经切迹上方钙化或骨化可形成三叉神经桥,无重要临床意义。

#### 颅咽导管未闭(Landzert)

成年人罕见鞍结节底部有小的导管,开口于上咽部,该导管称为颅咽导管未闭,是来自 Rathke 囊的胚胎残余组织。Rathke 囊后期发育为腺样体。0.3%~0.52%的个体中可发现完整的颅咽导管未闭,而不完整的导管未闭发生率相对较高[20]。

#### 颅咽外侧管(Sternberg 管)

在蝶骨发育过程中,蝶骨大翼与蝶骨体前部/蝶骨基底部的不完全融合形成颅咽外侧管,由 Sternberg 教授于 1888 年首次提出[21]。3~4 岁时往往可以看到该管的存在,只有 4%的成年人可以出现该解剖变异[21]。所以有人认为,该管也是胚胎残留所致。Sternberg 管可造成蝶窦内脑膜脑膨出[22]。

#### 棘孔发育不全

棘孔发育不全可能有以下两种情况:①是脑膜中动脉可能完全与镫骨动脉融合;②是脑膜中动脉来自泪腺动脉,通过较大的眶颅孔进入颅内。

### 2.1.4 后颅窝

后颅窝主要由颞骨和枕骨组成,鞍背参与构成后颅窝的斜坡区。后颅窝也可划分为中央部和两个外侧部(图 2.6)。

### 中央部

中央部由斜坡构成,后者起自鞍背的后方。

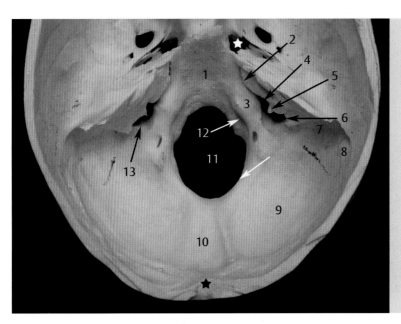

图 2.6　后颅窝上面观。
1:斜坡;2:岩枕裂和岩下窦沟;3:颈静脉结节;4:颈静脉孔神经部 5:颈静脉孔内突;6:颈静脉孔血管部;7:乙状窦沟;8:横窦沟;9:小脑窝;10:三角池;11:枕骨大孔;12:舌下神经管;13:乙状窦口;白色星号:破裂孔;黑色星号:枕内隆突。

在青少年可以看到蝶骨和枕骨之间的缝隙由软骨连接。该软骨是 16~20 岁期间颅底骨发育的重要生长区。该缝隙骨化使枕骨牢固的与蝶骨结合,称为基底骨化。Virchow[23]将后颅窝的中央区称为枕骨基底部。后颅窝中央部的第三部分是蝶骨的前蝶骨部分,该结构通过软骨与蝶骨基底部相连。斜坡在颅内面成倾斜的凹面,向下终止于枕骨大孔前缘。枕骨大孔的两侧有枕髁,枕髁的底部有横行的舌下神经管。

在 56.2% 的个体中该管可分叉从而形成舌下神经双管[24]。舌下神经管内有舌下神经走行,有静脉丛伴随。在颅内面,舌下神经管的入口以颈静脉结节为标志。颈静脉结节位于舌下神经管内口的前方。枕骨大孔后缘的中央罕见骨性突起,称为 Kerckring 突[25]。新生儿有时在该区会有小的切迹,称为枕后切迹,可持续至成年。后颅窝中央区的后方是枕骨鳞部,表面有枕内隆突和枕内嵴。枕内嵴将后颅窝的后方分为两个卵圆形窝,容纳小脑蚓部。

### 外侧部

外侧部以岩锥的后面为界(图 2.7)。其中重要的结构有位于内侧的内耳门,向外通内听道,内耳门外侧为较锐骨片,内侧缘平滑。内耳门的上方有一骨性隆起。内听道位于中颅窝底部,在解剖结构上很重要。通过磨除内耳道平台经颞或颞下中颅窝入路即可进入内听道。

内听道向外终止于内听道底(图 2.8),由垂直而有筛状小孔的骨板组成。内听道底由一横嵴分为上下两个区,其中上区较小,被一垂直骨嵴(Bill 嵴)分为前后两部。内耳道底的不同区域有不同的神经通过(详见表 2.2)。内耳道底组成了迷路的内侧壁,一旦内侧壁损伤可导致严重的脑脊液耳漏。

内听道上方偏外侧可见弓下裂,弓下动脉经

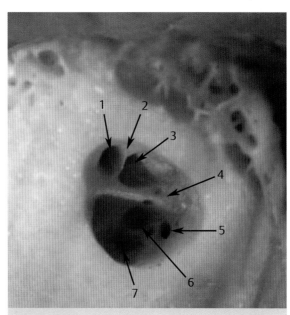

**图 2.8** 内听道底(右侧)。
1:面神经管区;2:垂直嵴(Bill 嵴);3:前庭上区;4:横嵴;5:单孔;6:前庭下区;7:蜗区。

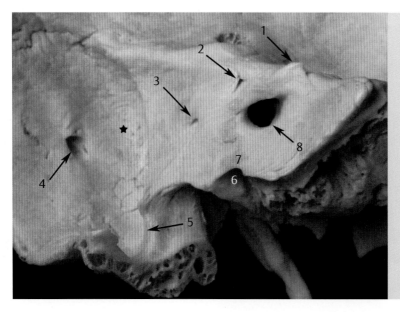

**图 2.7** 岩锥后面观。
1:耳道上骨隆起;2:弓下裂;3:前庭导水管外口;4:乳突导血管;5:乙状窦终端;6:耳蜗导水管外口;7:弓形门;8:内听道;星号:乙状窦沟。

表 2.2　内耳道底结构

| 开口 | 神经 | 功能 |
| --- | --- | --- |
| 面神经区 | 面神经 | 运动:支配表情肌、镫骨肌和部分舌骨上肌;感觉:舌前 2/3 味觉;<br>副交感神经:泪腺、颌下腺和舌下腺 |
| 前庭上区 | 椭圆囊壶腹神经 | 平衡 |
| 前庭下区 | 球囊神经 | 平衡 |
| 耳蜗区和螺旋神经孔区 | 耳蜗神经 | 听觉 |
| 单孔 | 后壶腹神经 | 平衡 |

弓下裂走行于乳突后导管。另外,内听道和乙状沟前缘之间有脂肪垫,内含前庭导水管外口。通常情况下,前庭导水管的开口位于小的薄骨片下方。内淋巴管在末端膨大形成内淋巴囊。内淋巴囊皱襞是内淋巴液的主要吸收部位,通常位于骨管中。毛细血管间隙位于两层硬膜之间。内淋巴囊位于 Trautmann 三角,该三角外侧是乙状窦,颅内面是岩上窦,内侧是颈静脉球。

岩下窦沟在岩锥后面的内下,在其正后方可以看到颈静脉切迹。另外,变异较大的骨棘,即颈静脉孔内突,将颈静脉孔分割为神经区和血管区。

内耳门正下方有光滑的骨嵴,位于耳蜗导水管外口的顶部,成年人耳蜗导水管外口通常由蛛网膜小梁和纤维组织所封闭。

乙状窦沟位于后颅窝外侧,乙状窦穿过乙状窦沟后汇入颈内静脉。乳突导静脉开口于乙状窦,大小和位置变异较大。乙状窦远端和颈静脉球变异较大,需注意有无乙状窦前置和颈静脉球内侧或外侧高位。乙状窦前置是指其较靠近外耳道后壁。

乙状窦前置会导致手术暴露鼓窦、鼓室和迷路时受限,操作较困难。内侧高位的颈静脉球可直接位于内听道的外侧,而外侧高位的颈静脉球会直接突入鼓室,可造成鼓室腔底壁骨质缺失,导致颈静脉球血管壁直接位于鼓室黏膜的下方[26]。对于颈静脉球高位的患者进行骨膜穿刺要非常小心,以防刺破颈静脉球导致大出血。同时还易导致中耳炎症累及颈静脉球引起静脉血栓。

## 后颅窝重要的解剖变异

### 基底管

在枕骨基底部有时可以看到基底管（中央

管）。管内通常有静脉或静脉丛,可认为是椎基底静脉的始基。成年人该变异的发生率是 7.86%[27]。Lang[12]对基底管不同的变异情况（内上基底管、下基底管 1、基底管分叉和下基底管 2）进行了详述。

### 基底横裂（Sauser 型）

基底横裂是非常罕见的一种变异,在咽结节水平枕骨基底部单侧或双侧呈现完整或不完整的沟或裂。Le Double[28]对该解剖变异有详细报道。应避免与幼儿和青少年期出现的蝶枕软骨连接相混淆。

### 颅底凹陷症

对于该典型病变请参考 Klaus[29]、Graf von Keyserlingk 和 Prescher[30]等的报道。

## 2.1.5 鼻旁窦

### 筛窦

筛窦是鼻旁窦中最复杂的部分,所以筛窦也称为筛迷路。筛窦位于鼻腔的上部由多个小的气房组成。筛气房与眼眶之间由像纸一样薄的骨板隔开,称之为纸样板,筛气房起到稳定纸样板的作用（图 2.9）。在颅底面,筛迷路向上达前颅窝,位于嗅沟的两侧,组成了 Wullstein 和 Wullstein（1970 年）提出的所谓的鼻颅底[31]。筛窦复合体背侧紧邻蝶窦,向后到达上颌窦和鼻腔,前界是额骨和鼻骨。

为了描述筛窦复合体,描出中鼻甲基底板是非常必要的（图 2.10）。中鼻甲基底板可以分成 3 个部分:前方呈矢状位,中间呈冠状位,后方几乎呈水平位。这 3 个部分呈连续性,附着于鼻腔外

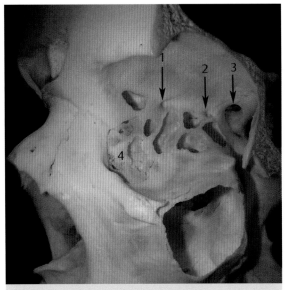

**图 2.9** 眶内侧壁和筛房。
1：筛前孔；2：筛后孔；3：视神经管；4：泪骨和泪囊窝。

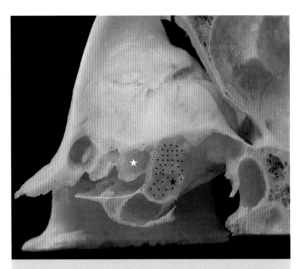

**图 2.10** 筛窦的横断面，显示中鼻甲基底板的各个部分。
虚线：中鼻甲基底板；白色虚线：中鼻甲垂直部；红色虚线：中鼻甲基底板冠状面；散在的黑点：中鼻甲基底板水平部，形成中鼻道的顶；白色星号：前筛；黑色星号：后筛。

侧壁的骨性结构。中鼻甲基底板垂直部附着于筛板外缘，常称之为鼻甲基板[32,33]。中间和后侧部分固定于纸样板和上颌窦内侧壁。纸样板附着部位的复杂性为中鼻甲提供了稳定性。另外，中鼻甲将筛窦复合体分隔(图 2.10)：中鼻甲基底板前方的为前筛，后方的是后筛。前筛开口于基底板的前下，后筛开口于基底板的后上。有文献描述存在中筛气房，但该概念未得到支持[34]。另外，中鼻甲有时可气化，称为泡状中甲，发生率约 8%[35]。

筛窦复合体在鼻腔外侧壁上有两个重要的骨性结构，分别为隆起的筛泡和钩突(图 2.11)。钩突呈镰刀状，由 Johann Friedrich Blumenbach 于 1790 年首次提及[36]。钩突是一薄的镰刀形骨质结构，是筛骨的一部分，几乎呈前上至后下的矢状位走向。其后缘游离，呈凹形，前面呈凸形。钩突向后与腭骨垂直板连接，下方和下鼻甲筛突连接。钩突上端附着的位置变异较大，根据附着的部位不同可分为以下 3 种情况(图 2.12)：

A 型：钩突上端附着于纸样板。

B1 型：钩突上端附着于颅底。

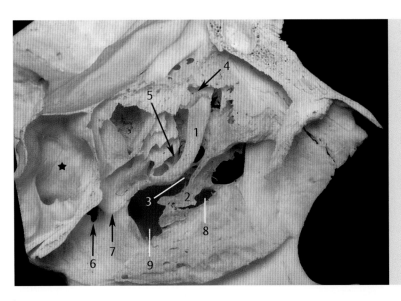

**图 2.11** 筛窦复合体(去除中鼻甲后的鼻腔外侧壁观)。
1：筛泡；2：钩突；3：筛漏斗；4：筛泡上隐窝；5：筛泡后隐窝；6：蝶腭孔；7：筛嵴；8：前囟；9：后囟。星号：蝶窦。

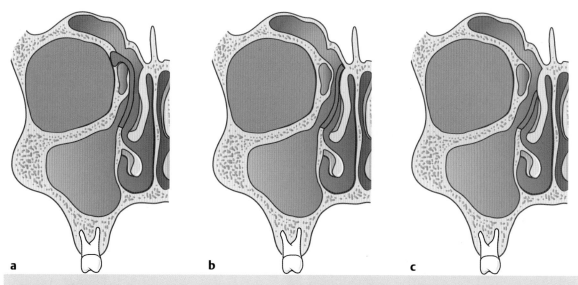

**图 2.12**　钩突不同附着部位示意图。A 型：钩突（红色）附着于纸样板，额窦引流至中鼻道（a）；B1 型：钩突（红色）附着于筛板外侧缘，终末端形成终末隐窝，额窦引流至筛漏斗（b）；B2 型：钩突（红色）附着于中鼻甲，额窦引流至筛漏斗（c）。

B2 型：钩突上端附着于中鼻甲。

钩突上端附着部位的不同决定了额窦开口的情况。钩突上端附着于纸样板，额窦引流至中鼻道；若钩突上端附着于中鼻甲或颅底，额窦引流至筛漏斗。需要重点注意的是，钩突前缘有时会有骨性缺失，称为前囟（图 2.11）。后囟位于钩突的后端，与腭骨垂直板连接。通常情况下，囟门由黏膜、结缔组织封闭，该位置出现上颌窦副口的概率是 10%[37]。有时，钩突可突向鼻腔，与中鼻甲外侧面接触。Kaufmann 于 1890 年首次报道了该变异，称为"双中鼻甲"[38]。极少数情况下，钩突会出现气化或外移突入上颌窦。

筛泡由 Zuckerkandl[39] 于 1893 年首次命名。筛泡是前筛气房中最大的和位置最恒定的气房，底部较宽位于纸样板，其中约 30% 的个体筛泡气化差，形成骨性隆突[32,33]。该变异称为"筛隆突"。筛泡的毗邻结构比较重要。若筛泡向上气化至颅底，则形成额隐窝的后界；若筛泡向上未气化至颅底，则在筛泡上方形成筛泡上隐窝（图 2.11）。如果筛泡的后界没有到达中鼻甲基底板，则在两者之间形成一个潜在的裂隙，称之为筛泡后隐窝。Grünwald 于 1925 年将筛泡上隐窝和筛泡后隐窝统称为"侧窦"。

在筛泡和钩突之间是半月裂。该结构是矢状位上的二维裂隙，向外通向筛漏斗，为 1 个三维结构，通向上颌窦。筛漏斗是由 Boyer 于 1805 年首次命名，最初称之为额隐窝。额窦有时开口于筛漏斗，通常位于中后三分之一交界处。

若筛窦气化较好，在筛迷路内会形成额外的气房或一组气房。有时泪骨可气化，后组筛窦气化可形成蝶筛气房（Onodi 气房），发生率约为 11.4%[32,33]。蝶筛气房与视神经管的关系密切（图 2.13），在极少数情况下，整个视神经管周围可被蝶筛气房包绕。这种情况下，视神经会突入气房内，形成视神经结节。Onodi 气房因其与视神经的解剖关系密切，所以在临床上比较重要，在后筛开放术中要特别注意，否则极易损伤视神经而造成严重并发症。另外，气房周围的炎症可播散累及视神经，特别当存在视神经管裂时，更易发生。鼻丘气房的发生率约为 89%，所以可以将其视为正常的解剖结构[40]。其外侧紧邻鼻泪管，所以定位鼻丘在鼻腔泪囊造口术中非常重要。眼眶的内下角骨质气化形成眶下气房（Haller 气房）（图 2.14），其由 Albrecht von Haller 于 1743 年首次报道。眶下气房可来自前筛，也可来自后筛。眶下气房对于术中解剖定位具有重要作用。上颌窦口开放后进入筛窦时，眶下气房可用于解剖定位，若术中未解剖出眶下气房，可能会导致手术操作

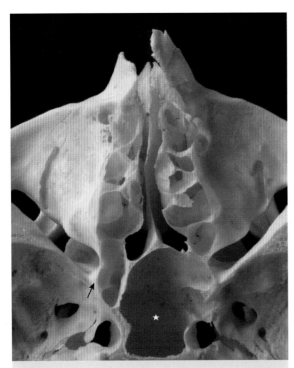

图2.13　筛窦水平切面图。蝶筛气房(Onodi 气房,红色星号)紧邻蝶窦(白色星号)。箭头:视神经管底部。

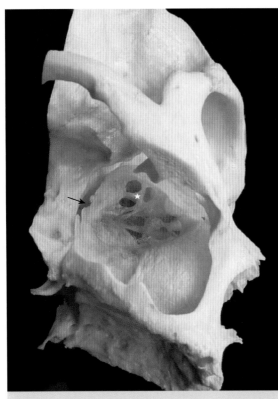

图2.14　上颌窦,外侧面观。星号:眶下气房(Haller气房);箭头:翼上颌裂,是翼腭窝的入口。

出现偏差,损伤眼眶。有时,眶下气房内会有眶下神经经过,这种情况下,开放眶下气房要格外小心。较大的眶下气房可导致筛漏斗变窄,使上颌窦口变小,从而继发上颌窦炎。额气房的发生率约为20%(图2.17),属于前筛气房,突入额窦底部,造成额窦的引流通道变窄。重要的是要区分不同类型的额气房。额气房的后壁是颅底骨质,而 Kuhn Ⅲ型或Ⅳ型额气房有单个独立的边界。

筛迷路内有两条重要的动脉伴随小的静脉和神经穿过,分别是筛前和筛后动脉,是眼动脉分支,属于颈内动脉系统。在眶的内侧界,通常位于纸样板顶部,可发现筛前孔和筛后孔(图2.9)。筛前/后孔有时可变异,各自有两个孔[41]。筛前动脉穿出眼眶后进入眶颅管,筛后动脉进入眶筛管。眶颅管通常位于额窦与第一个眶筛气房之间[42]。眶颅管常常是不完整骨管,存在骨管裂,所以筛前动脉常常位于筛窦黏膜的下方。眶颅管向内开口于颅内,在筛板的外侧板或者外侧板与额骨交界处穿过进入前颅窝。筛前动脉有时可发出分支至脑膜前动脉,后者向前呈扇形分布,埋于较浅的骨沟中。筛后动脉供应蝶骨平台区硬脑膜、后筛、鼻中隔后上部和鼻腔后部。鼻内镜手术中要注意保护筛前/后动脉,避免损伤,因为血管损伤后会缩入眶内,造成球后血肿,压迫视神经,可造成视力下降甚至失明等严重并发症。另外,Keros[43]根据嗅沟的深度将筛窦分成 3 种类型:

Ⅰ型:外侧板很短,形成的嗅窝很浅,近乎平整(深度 1~3mm)(图 2.15)。

Ⅱ型:外侧板长,形成一个中等深度的嗅窝(深度 4~7mm)。

Ⅲ型:外侧板很长,嗅窝非常深(深度为 8~16mm)(图 2.16);Ⅲ型也称为深筛窦。

Ⅰ型,特别是Ⅲ型在手术中容易损伤颅底。

## 额窦

额窦是由额骨鳞部气化形成,左右各一,解剖变异较大。种族不同可造成额窦气化差异较大。52%的爱斯基摩人额窦不发育。额窦气化明显可扩展至眶顶部,从而使眶顶形成双层骨质结构。额窦间隔很少位于两侧额窦中间,常常偏向

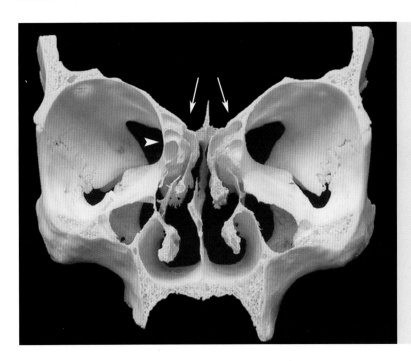

图 2.15　Keros Ⅰ 型：长箭头指向嗅窝平坦的外侧壁。三角箭头指向纸样板，筛气房起到稳定纸样板的作用。

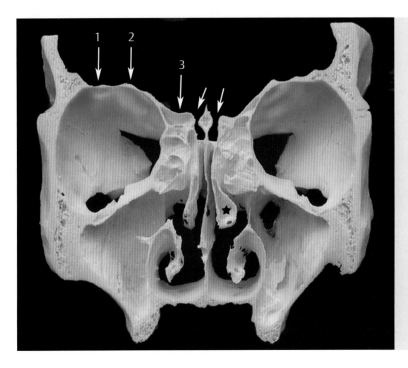

图 2.16　Keros Ⅲ 型，即所谓的危险筛窦。短箭头指向较高的筛板外侧板。此种情况，嗅沟较深，筛板水平板较低。

1：额回外侧窝；2：额回隆起；3：额内侧回。星号：泡状鼻甲。

一侧，造成两侧不对称。有时额窦间隔也可气化，形成间隔气房[44]（图 2.17）。报道显示，左侧额窦往往比右侧大[45]。额窦若向后气化可达嗅沟，在嗅沟的前界形成隆起的边缘突入额窦。骨质边缘较薄，称为"嗅嵴"，这种情况往往由额窦广泛气化形成，Boenninghaus（1913 年）[46]称这种情况为危险额骨。手术中极易损伤嗅嵴进入颅内。额窦广泛气化时，也常常导致鸡冠气化，称为鸡冠隐

窝。另外，我们必须注意到鸡冠气化有时可因筛泡过度气化形成。鸡冠气化绝不可与不对称的额窦间隔相混淆[47]。

额窦的一个重要结构是漏斗型的额窦引流通道，称为额漏斗[48]，开口于额隐窝。根据近年来人们对该区域的认识，认为额隐窝必须看成是前筛气房。该气房对于额骨气化和额窦形成至关重要[48]。额隐窝可认为是筛漏斗向颅底的延续：前

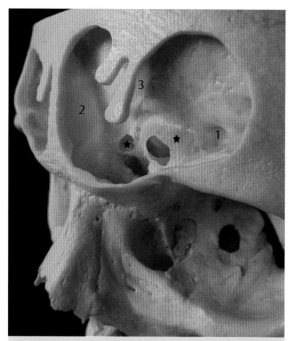

图 2.17　额窦和额筛气房。
1:眶上隐窝;2:额窦间隔;3:额窦内间隔。星号:额筛气房。

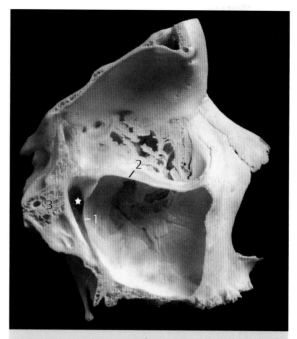

图 2.18　上颌窦。
1:上颌结节;2:眶底;3:翼突。星号:蝶腭孔。

界是鼻丘气房的后缘,后界是筛泡气房前缘,外侧界是纸样板,内侧界是中鼻甲外侧面。关于额窦的开口有两种情况必须区分:如果额窦引流通道长于 3mm,那么额窦口可称为鼻额管(发生率为 77.3%);若小于 3mm 则称之为额窦口(发生率为 22.7%)[32,33]。然而,鼻额管和额隐窝并不是同义词[34]。只有三分之一的人群中可以发现额窦与鼻腔之间简单的连接[49]。多数情况下额窦的引流通道随筛窦的气化不同变异较大。异常的嗅神经纤维可能会分布在额隐窝的区域,位于中鼻甲的前方和外侧[47]。该变异较危险因为损伤该神经纤维后可导致淋巴鞘打开,从而使鼻腔与蛛网膜下隙相通,可造成脑膜炎。

## 上颌窦

上颌窦是颅骨最大的气房[50]。另外,上颌窦的形态相当恒定,变异较小。上颌窦位于上颌骨内,眼眶下方。眶底是上颌窦的顶壁,因无支撑,面颊部外伤容易导致眶底骨折(图 2.18)。该解剖特点解释了 Lang 于 1889 年报道的创伤性眼球内陷[51],现在称为"爆裂性骨折"。其特征是眶底壁骨折后突入上颌窦腔,同时可伴有眶脂肪和下直肌疝入上颌窦,导致复视。针对爆裂性骨折发生的机制有两种假说:一种是流体压力假说,认为外力作用于眼眶导致眶周受压,眶周最薄弱处即眶底极易骨折,突入上颌窦内;另外一种是曲张力假说,认为外力传递至眶骨质,导致骨质受压弯曲,由于眼眶内压力突然增加导致眶底壁骨质骨折突入上颌窦内。

上颌窦后壁的内侧和外侧分别是翼腭窝和颞下窝的前壁(图 2.18)。经上颌窦进路可达蝶腭动脉和翼腭神经节。根据上颌窦气化程度不同会形成不同的上颌窦隐窝。齿槽隐窝因牙根顶端的过度气化突入上颌窦形成,拔牙后可造成上颌窦瘘。另外,牙根及其周围的神经血管丛位于上颌窦黏膜下,容易受到损伤[52]。上颌窦内间隔并不少见,上颌窦间隔常见于齿槽隐窝,将前磨牙和磨牙分隔开[53]。极少数情况下可看到水平或矢状位间隔,完整的垂直间隔可将上颌窦分成前后两个腔。在上颌窦顶有眶下神经和眶下动脉经过,常常突入眶下隐窝,走行于骨管中。

## 蝶窦

蝶窦是一变异较大的结构。根据蝶骨气化程度不同可将蝶窦分成 3 种类型[54]:甲介型、鞍前型和蝶鞍型。约 1.5% 的个体蝶窦未发育[35]。两侧蝶窦之间有蝶窦间隔，很少居于两者中间，大多数情况下偏向一侧。有时蝶窦间隔会插入颈内动脉管区，这种情况下去除蝶窦间隔有损伤颈内动脉的风险。除了主要的蝶窦间隔，有时蝶窦内还会出现其他不完整的隔，从而使蝶窦的结构变得更加复杂。蝶窦内无水平位间隔，有时，后筛气房会造成蝶窦内存在水平间隔的假象。若蝶窦气化明显，在蝶窦的外侧壁上会出现相应的一些隐窝，蝶窦周围结构相应的会突入蝶窦腔(图 2.19)。

蝶窦后外侧壁有颈内动脉隆起和视神经管隆起，上颌神经有时在蝶窦底会形成隆起。在老年人中，蝶窦上述骨性隆突可能存在骨管缺失，从而使颈内动脉和视神经直接处于蝶窦黏膜之下。所以，在开放蝶窦时，应在蝶窦的前壁靠内侧操作，以避免损伤外侧重要结构。蝶窦开放应在中鼻甲后端水平操作，以避免损伤蝶腭动脉的分支——鼻后中隔动脉。同时，还要警惕颈内动脉瘤有时会突入蝶窦[55]。其他罕见的情况，包括双侧颈内动脉非常接近中线，可突入蝶鞍[56]。在这些情况下，往往合并动脉管裂，就使颈内动脉直接位于蝶窦黏膜之下。

在蝶窦底壁有翼管神经穿过，进入翼腭窝。若蝶窦气化明显，可使翼管的上方骨壁缺失，从而使翼管神经直接位于蝶窦黏膜之下。另外，翼

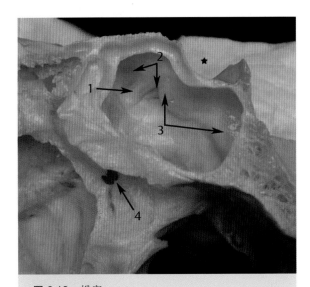

**图 2.19　蝶窦。**
1：视神经隆突；2：上外侧隐窝；3：颈内动脉隆突；
4：蝶腭孔。星号：蝶鞍。

管神经也可突入蝶窦腔，走行于骨管中。

蝶窦开口于蝶筛隐窝，上鼻甲根部的后方。48.3% 的个体存在蝶筛隐窝[57]。蝶筛隐窝区分布有小的动脉分支，是鼻出血的一个重要来源。这些小动脉分支来自鼻后中隔动脉，后者是蝶腭动脉的分支，向上走行于蝶筛隐窝的偏外侧[58]。

### 2.1.6　翼腭窝

翼腭窝(早期称翼上颌窝)是一个位于眼眶下方的锥形空间(图 2.18)，位于眶尖的下方。顶部为蝶骨，前界是上颌结节，后界为翼突的底部，内侧为腭骨垂直板，向外经翼上颌裂与颞下窝相交通。翼腭窝内重要的走行结构详见表 2.3。在翼腭窝的后壁有圆孔和翼管的开口(图 2.20)，翼管开口于翼腭窝，位于圆孔的内侧(图 2.20)。在翼腭窝的内侧壁有蝶腭孔，有同名动脉穿出进入鼻腔，蝶腭动脉有时以多个分支的形式穿出蝶腭孔[59]。翼腭窝向下逐渐变窄形成翼腭管(图 2.20)，最后终止于腭大孔和腭小孔。另外，翼腭窝通过眶下裂与眼眶交通。

#### 颈动脉管

颈内动脉管起于颅底外侧面，有内外两个开口。颈内动脉管外口位于颈静脉孔的前内侧，其后壁是鼓室前壁，该壁骨质偶有缺失。经过较短的上升后，颈内动脉管几乎呈直角弯曲向前内走行，然后在岩骨内水平走行至岩尖部，经颈内动脉管内口出岩骨，有时颈内动脉管底壁缺失，从而形成颈内动脉沟。颈内动脉管上部的骨质可缺失。这种情况下，颈内动脉直接位于中颅窝硬脑膜下方；在颈内动脉管的后方往往可以看到两个

**表 2.3　经过翼腭窝的结构**

| 进入 | 发出 |
| --- | --- |
| 蝶上颌裂：上颌动脉 | 蝶腭孔：蝶腭动脉、鼻后上外侧动脉、鼻后上内侧动脉 |
| 圆孔：上颌神经、圆孔动脉、圆孔静脉丛 | 翼腭管：腭大神经、腭降动脉 |
| 翼管：翼管神经 | 眶下裂：眶下动脉/神经、颧神经眶支 |

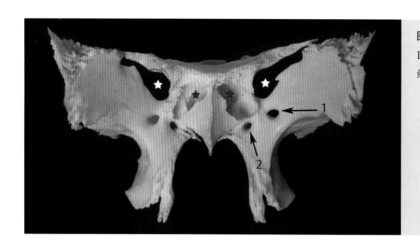

图 2.20　翼突前面观。
1，圆孔；2，翼管；白色星号，眶上裂；
红色星号，蝶窦。

小的骨管，称为颈鼓小管，内含颈动脉丛的交感神经丛和颈鼓小动脉，穿出后，分布于鼓室。

在此必须提及的两支动脉：颈内动脉鼓室段[60]和永存镫骨动脉[61]。若中耳鼓室内存在迷走颈内动脉，那么颈内动脉鼓室段上升部发育不良，而其远端通过咽升动脉、鼓室下动脉和颈鼓动脉与对侧颈内动脉远端相交通。正常情况下，这些动脉较细，血流增加后，可导致这些血管的管径变粗，可达颈内动脉管径，所以看起来就像颈内动脉穿过鼓室。其中颈内动脉管上升段缺失对该变异有较重要的鉴别意义[62]。在这种情况下，矢状位影像学检查可见颈内动脉位于 Lapayowker 线的外侧，而正常情况下，颈内动脉位于 Lapayowker 线的内侧。Lapayowker 线是垂直于前庭切线的一直线。中耳内颈内动脉迷走需与颈静脉球高位、动脉瘤和鼓室体瘤相鉴别。

永存镫骨动脉由 Joseph Hyrtl 于 1836 年首次提出。在胚胎期，镫骨动脉是颈内动脉与脑膜中动脉的交通动脉，在正常发育过程中，镫骨动脉会消失。若发育中没有消失，则形成异常的永存镫骨动脉，在颈静脉窝的外侧进入镫骨下动脉孔，走行于鼓室。在镫骨弓之间穿行，通过镫骨上动脉孔离开鼓室，进入中颅窝。永存镫骨动脉最后汇入脑膜中动脉。因此，在这种情况下，脑膜中动脉不再是上颌动脉的分支，这时棘孔缺失。另外，永存镫骨动脉还可位于面神经管内，造成面神经管的扩大[61,62]。

**颈静脉孔**

颈静脉孔是后颅窝重要的开口，位于颈内动脉管外口的后方。颈静脉孔位于颞骨岩部与枕骨外侧部之间。颈静脉孔由不规则的颈静脉孔突将其分为两部分，前内侧称为神经部，后外侧形成血管部（图 2.6）。神经部有岩下窦、舌咽神经、迷走神经和副神经。在血管部有颈内静脉及其球部，以及咽升动脉和枕动脉的脑膜分支，在颈静脉孔的上方是内听道。右侧颈静脉孔通常比左侧的大[63]。颈静脉孔外侧壁上有乳突导管的开口，在外侧壁，岩骨的颈静脉孔突前方有耳蜗导水管的外口。该区域的解剖可能存在如下变异：舌咽神经有时走行于单个骨管中，即舌咽神经管；有时可能存在岩下窦管[64]。不同形式的骨桥可将颈静脉孔分为完全隔开的或部分隔开的两部分[20]。有些情况下，鼓室底骨壁可能缺失[26]。另外，必须要提及的是，颈静脉孔与颈内动脉管之间的薄骨嵴上有鼓室小管小口，舌咽神经的鼓室支——Jacobson 支经此小管进入鼓室。

## 2.1.7 颅颈交界区

**正常解剖**

颅颈交界区解剖复杂，因为脊柱在胚胎期与颅底融合[25]。正常情况下，颅颈交界包括枕骨大孔和第一颈椎寰椎。圆形的寰椎与枕骨髁形成寰枕关节。寰枕关节对于维持头部前后移动比较重要。寰椎通过 3 个关节与中线连接，分别是内侧的寰枢正中关节和两侧的寰枕外侧关节。这 3 个关节对于头部的转动很重要。寰椎和枢椎是较特别的颈椎，称为转动性颈椎。寰椎无椎体，前方与枢椎齿突融合。此外，必须提到的是，齿突的前端包含寰椎的前弓，在发育中融合成寰枢关节，该关节在幼儿期较明显[65]。

### 解剖变异

在头颈联合处存在较多的骨性结构的变异，包括寰椎吸收和寰枕融合[25]。寰枕融合可引起孤立的骨性隆起或骨嵴。具体的鉴别诊断详见后述[25,65,66]。其中一些变异对内镜手术比较重要，特别是其中的一些变异可影响经内镜下经鼻颅底手术。

### 寰椎吸收

寰椎吸收是一种罕见的变异，发生率小于1%。根据Pfitzner[67]的描述，寰椎吸收是指寰椎失去典型的结构特征，与枕骨完全融合，从而形成新的结构。对于寰椎，只通过两侧髁状突融合于枕骨属于寰椎枕骨化。寰椎吸收往往提示颅底畸形，因为寰椎吸收的脊柱约有50%的病例出现进行性寰枢关节半脱位[68]。另外，因寰椎吸收导致的旋转不良在临床上可导致斜颈。很多情况下，寰椎吸收往往合并其他颅颈交界区的变异，例如，颅底凹陷、Klippel-Feil综合征(系由短颈、后发线低和颈椎活动受限3大临床特点构成)

### 基底突

基底突是位于枕骨大孔前缘小的骨性突起。可发生于单侧，也可双侧同时发生[25,66,69]。基底突的发生率约为4%，起源于脊索腹侧面寰椎的胚基。如果双侧的基底突在中心融合，不能将其看成是第三枕髁。由双侧基底突融合而形成的骨性隆起常常有一骨管穿过，称为基底内管，其临床意义不大。

### 第三枕髁

第三枕髁是由脊索腹侧面寰椎的胚基内侧部在发育过程中没有消失而造成。典型的第三枕髁是指矢状位上枕骨大孔前缘中间部位的骨性突起[25,66,69]。有时，第三枕髁与齿突顶部或寰椎前弓相关[70]。第三枕髁是较重要的解剖变异，因为第三枕髁的出现会影响颅底的移动性[65]。在极少数情况下，第三枕髁会被误认为鼻咽部肿物[71]。

### 游离齿突

齿突上方出现的未与齿突融合的小骨畸形，形状像水滴样。正常情况下，位于齿突的顶部，不典型的也可位于枕骨大孔的前缘。可形成骨性突起或孤立的小骨。需与第三枕髁相鉴别[25,66,69]。

(刘全 译  王德辉 校)

## 2.2  血管和神经

Leo F. S. Ditzel Filho, Danielle de Lara, Daniel M. Prevedello, Domenico Solari, Bradley A. Otto, Amin B. Kassam, Ricardo L. Carrau

### 2.2.1  引言

颅底外科手术的最新进展，特别是随着鼻内镜技术的发展[72]，已经引领了新方案和治疗策略的大爆发[72-100]。对于希望为患者提供新治疗方案的外科医生们来说，现代颅底外科的首要条件是从鼻内镜角度对腹侧颅底解剖完全的理解和认识。这种解剖上的新视角，我们必须特殊关注穿行于这个复杂区域的血管和神经(图 2.21)。

在鼻内镜颅底外科手术中，可以涉及主要的血管及其分支；完整了解这些血管的位置和走行是极其重要的。脑神经损伤是颅底手术中并发症和发病率的另一个令人担忧的原因。事实上，脑

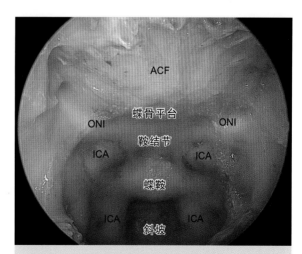

图 2.21  广角鼻内镜观察尸头标本蝶窦。
ACF：前颅窝；ICA：颈内动脉；ONI：视神经压迹。

神经的位置和相邻部位病变的关系常常决定了哪个手术方案是最佳的。

在这一节中,我们将从鼻内镜视角描述这些穿行于腹侧颅底的血管和神经的外科解剖;也会讨论与这些结构相关的手术经验与错误。

### 2.2.2 血管

#### 颈内动脉

ICA 负责大脑的主要血供。它起源于颈总动脉,后者在第三颈椎水平分叉为颈内动脉和颈外动脉。从起源处开始,ICA 向上走行至大脑和颅底的几个区域[102]。

ICA 经典的划分为四段,依据其穿行的区域或解剖结构命名:颈椎段(C1)、颞骨岩段(C2)、海绵窦段(C3),以及床突上段(C4)。依据鼻内镜颅底外科,令人关注且关键的是将颈内动脉进一步分为咽旁段、颞骨岩段、斜坡旁段、鞍旁段、床突旁段和床突上段(图 2.22)。我们认为第二种分类更适用于腹侧颅底的鼻内镜手术策略,因为它与可行鼻内镜入路的解剖区域相关;即咽旁间隙/颞下窝、颞骨岩部、斜坡、海绵窦、蝶鞍,以及蝶鞍上及床突上区域。

ICA 颈段起始于颈总动脉分叉,在此处 ICA 表现为一个结构性膨大,即颈动脉球。该动脉向

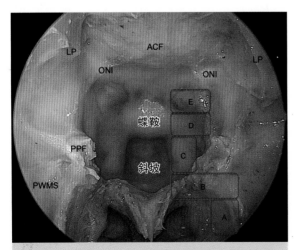

**图 2.22** 广角鼻内镜观察尸头标本蝶窦,并显示颈内动脉分段(红色)(A:咽旁;B:岩骨;C:斜坡旁;D:鞍旁;E:床突旁)。
ACF:前颅窝;LP:纸样板;ONI:视神经压迹;PPF:翼腭窝;PWMS:上颌窦后壁。

头侧走行于颈动脉鞘内,颈内静脉内侧和迷走神经之前;然后,它在颞骨岩部经颈动脉管入颅,位于颈静脉孔之前。

ICA 的颞骨岩段走行于颞骨岩部内。该段分为 3 个部分:升部或是垂直部、膝部、水平部。岩段在破裂孔顶部离开颈动脉管,三叉神经和岩舌韧带的内侧。其升支平行于斜坡隐窝,事实上斜坡区域本身两侧以双侧升段颈内动脉为界。学者们认为斜坡段 ICA 位于海绵窦内。斜坡旁段 ICA 原本被认为是海绵窦段 ICA 的后垂直部。

在海绵窦的鞍旁区,ICA 构成了其大部分内侧壁。ICA 然后继续向上到达后床突,返折向蝶骨前段,最后到达前床突的内侧,展神经位于其外侧。ICA 海绵窦段的主要分支由下向上依次为斜坡外侧、脑膜垂体干和下外侧干。然后 ICA 随其向后弯曲与视柱相交,形成 ICA 虹吸部。在这个平面上,增厚的骨膜在 ICA 周围形成近心环,它包围着从视柱到中床突的 ICA 段。从视柱的远心端且在前床突之下,形成环绕着 ICA 第二个完整环,即远心环。床突旁 ICA 位于两个环之间。McConnell 背囊动脉在这个平面起源。床突旁 ICA 也发出垂体上动脉,然后从动脉窝走行至蛛网膜下隙,不仅供应垂体柄和垂体,而且也供应视神经和视交叉的脑池段。

ICA 穿行硬脑膜内侧到达前床突。ICA 床突上段起始于此处,并位于视神经下。这部分基于起始位置分成眼动脉、后交通动脉和脉络膜前动脉 3 部分。眼动脉由床突上段 ICA 发出,通常是在 ICA 的上面、前床突的内侧,朝向视神经管走行,位于视神经的下方和外侧。

后交通动脉是床突上段发出的第二分支。它起始于 ICA 后内侧,并向内行于蝶鞍和动眼神经之上,连接大脑后动脉。一些穿支动脉起始于后交通动脉,在其上方及外侧,穿透灰结节、第三脑室基底、后穿质以及视束。后交通动脉的主要分支是乳头体前动脉。

脉络膜前动脉(通常不止一个动脉)起源于 ICA 外侧达视束,并指向 ICA 后面的后内侧。它向内走行于视束内侧之下并到达大脑脚和膝状体的侧缘。它向外侧走行,并穿过大脑脚池,到钩回和脉络膜裂,并在下角到达脉络丛。ICA 随后

分为两个终末分支:大脑前动脉和大脑中动脉。

**垂体动脉**

　　垂体上动脉起源于颈内动脉床突上段的眼段;不过,我们更常见到它们起源于邻近远心环的颈动脉窝之内,然后经由蛛网膜下隙向内到达蝶鞍上区。这一组小分支主要供应垂体柄和垂体前叶,但也有视神经、视交叉、第三脑室的基底(图 2.23)。这些动脉通常起源于 ICA 内侧,向内走行以到达垂体柄和视交叉。接近蝶鞍和鞍隔病变时,外科医生必须对这部分解剖有全面了解,以防垂体功能衰竭和缺血性失明。在鞍结节脑膜瘤,这些动脉因肿瘤出现在腹侧而易于被向后挤压;相反,起源于垂体柄区域的颅咽管瘤,这些动脉因后位肿瘤易于被挤压向前,并且在手术过程中较早暴露。

　　垂体下动脉是鞍旁段 ICA 脑膜垂体干的一个分支。它向内侧供应垂体后叶和骨膜。

**椎基底动脉系统**

　　椎基底动脉系统负责 Willis 环后部的血供。它由 2 个椎动脉和基底动脉组成(图 2.24)。

　　椎动脉起源于锁骨下动脉,并进入 C6 横突孔上升,在颈神经根前,直到到达位于侧面的 C1

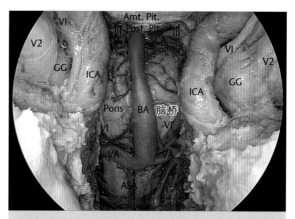

图 2.24　鼻内镜下显示露椎基底动脉系统。观察鞍区与颈内动脉系统。
ASA:脊髓前动脉;Ant.Pit:垂体前叶;BA:基底动脉;GG:三叉神经;ICA:颈内动脉;Ⅲ:第三对脑神经;Post.Pit:垂体后叶;SCA:小脑上动脉;VA:椎动脉;Ⅵ:展神经;V2:上颌神经。

的横突孔。然后,动脉向内侧走行,在枕骨大孔下面穿透硬脑膜。在齿状韧带和副神经前穿经枕骨大孔,以达到延髓的前方部。 在其路径上,椎动脉在硬脑膜内部分面向枕骨髁、舌下神经根支和颈静脉结节。在桥延沟附近,两侧椎动脉连接以形成基底动脉。椎动脉的主要分支是脊髓前动脉和小脑后下动脉(PICA)。

　　基底动脉在桥延沟起自两侧椎动脉汇合处。它在浅层中纵沟(基底沟)内、脑桥前表面和斜坡后面向上走行。在这个通路中,这一动脉在脑桥前池发出小脑前下动脉(AICA)。AICA 走行于脑桥周围,在展神经束之下或之内。它们构成了腹侧环和尾侧环。腹侧环常进入内耳道,供应面神经和前庭耳蜗神经。然后它们到达大脑脚的表面,并在小脑脑桥池供应小脑的岩骨面。

　　小脑上动脉(SCA)在中脑脑桥沟起源于基底动脉。SCA 穿经脚部和环池,走行于滑车神经下方和三叉神经上方。该动脉包绕中脑以供应大脑脚和小脑的小脑幕面。

　　基底动脉的尖端位于脚间池,在此处它发出两侧大脑后动脉(PCA)。PCA 包绕中脑,走行在动眼神经和滑车神经之上,并供应枕叶和颞叶的后内侧。PCA 在两侧与后交通动脉吻合形成Willis 环。

　　从经鼻内镜的角度来看,后循环接近斜坡。

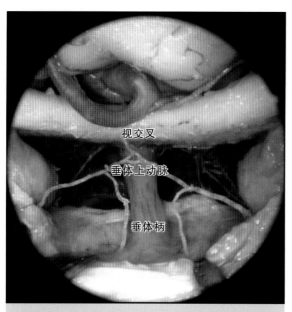

图 2.23　尸头标本鞍上区鼻内镜观。观察垂体上动脉与视交叉的关系。

可在 3 个不同层面行部分斜坡切除术:上、中和下,或是两部分联合行完整切除术或是斜坡旁切除术。上斜坡切除术需要行垂体移位术[103]或垂体切除术(如全垂体功能减退症病例)。一旦行切除术(后床突去除),并进入硬脑膜,随后中脑前池被打开, 可直观 Liliequist 膜。第Ⅲ对脑神经在 Liliequist 膜外侧,而 Liliequist 膜位于大脑脚池,并与后交通动脉平行走行。并可见乳头体位于后方。SCA 在第Ⅲ对脑神经水平下起源于基底动脉。如果硬脑膜开放向下扩展行中斜坡切除术,那么,可见脑桥内基底动脉走行于脑桥前池。基底动脉常偏离中线。第Ⅵ对脑神经由桥延沟经椎基底动脉交界上方,向外进入 Dorello 管。下斜坡切除术,在第Ⅵ对脑神经水平下方,暴露延髓前池直到枕骨大孔。如果行内髁切除术,那么可见第Ⅻ对脑神经进入舌下神经管,出现在椎动脉后方。可直观 C1 的脊神经前根在下方走行于腹侧抵达椎动脉。

## 上颌动脉

所谓的颌内动脉是颈外动脉的最大分支。其下颌段,或近端部分,向前且水平沿翼外肌下界走行。第二部分,或翼状肌部,于下颌骨分支和翼外肌表面附近走行。它从颞下窝穿出,经过翼上颌裂进入翼腭窝,后者位于上颌窦后壁和翼状板之间。第三部分,或翼腭部,位于翼腭窝腹侧直达神经。其终末分支进入鼻腔后上方穿过蝶腭孔。

上颌动脉及其分支供应鼓膜、下颌肌、口腔、鼻腔和上颌窦。

从经鼻内镜颅底手术的角度看,上颌动脉最重要的分支是蝶腭动脉,这是其终末分支。它走行于蝶腭孔到达鼻腔内侧壁,并供应鼻中隔的后下部。

## 鼻中隔动脉丛

蝶腭动脉发出鼻后外侧支和鼻后中隔支,它们将汇合筛动脉、上唇动脉和腭降动脉,以辅助供应额窦、上颌窦、筛窦和蝶窦。

对鼻内镜颅底手术而言,鼻后中隔动脉尤为重要,因为其发出鼻中隔动脉,供应鼻中隔黏膜瓣[104],绝大多数情况下,鼻中隔黏膜瓣用于原位重建法。

## 筛动脉

筛前动脉和筛后动脉是眼动脉的分支。它们在上斜肌下方穿行,且穿经前后筛管,位于额筛缝,进入筛板(图 2.25)。

筛前动脉走行靠近筛板前缘,并供应前组筛窦和中组筛窦的黏膜,以及覆盖筛板和蝶骨平台的硬脑膜。

筛后动脉走行在视神经管眶端之前。它供应后组筛窦和蝶骨平台的黏膜。

这些动脉在处理前颅窝肿瘤时,有重要的作用,尤其是嗅沟脑膜瘤[99]。它们为这些病变提供主要血供;因此,早期处理它们的方案会减少肿瘤出血并完成安全切除术。不过,当结扎这些血管时,我们必须小心;如果没有适当暴露,它们会缩回到眶纸板,并引起危及视力的球后血肿。

## 海绵窦

海绵窦被硬脑膜包绕, 位于颅底中心附近,包绕了静脉间隙,其间包含 ICA 海绵窦段、脑神经和静脉窦(图 2.26)[105]。

海绵窦由前、后、内、外壁以及底壁组成。从上到下,动眼神经、滑车神经和眼神经走行在海绵窦外侧壁。第Ⅲ对和第Ⅳ对脑神经相距很近,且一起

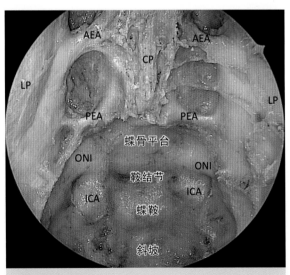

图 2.25 鼻内镜下观察尸头标本的前颅窝。AEA:筛前动脉;CP:筛板;ICA:颈内动脉;LP:纸样板;ONI:视神经压迹;PEA:后筛动脉。

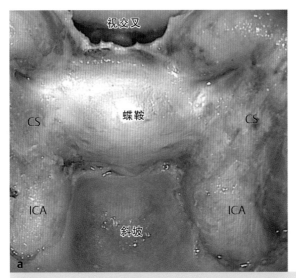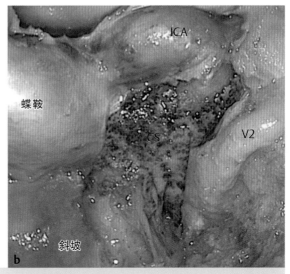

**图 2.26**　(a,b)鼻内镜观察尸头标本的蝶鞍/鞍旁/海绵窦区域。(a)切除骨质后海绵窦的前面观,硬脑膜未打开;(b)30°鼻内镜观察左侧切除硬脑膜后的海绵窦外侧。观察丰富的静脉丛。
*CS*:海绵窦;*ICA*:颈内动脉;*V2*:上颌神经。

走行于窦顶并到达眶上裂。展神经在这些神经中位于入口处最内侧的位置,经由海绵窦,并向内平行于眼神经(V1),在 ICA 外侧走行(图 2.27)。

鼻内镜下蝶窦入路可以从前面和内侧到达海绵窦;这在处理垂体腺瘤时,尤为重要。在这些病例中,肿瘤沿着其轮廓向旁边占据窦腔。由于肿瘤阻塞了血管,进入窦腔通常是不发生任何出血的。一旦肿瘤被切除,肿瘤压迫海绵窦的作用

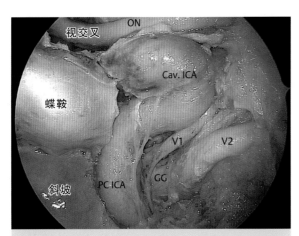

**图 2.27**　去除静脉丛后,30°鼻内镜下左侧海绵窦的前外侧观。
*ICA*:海绵窦段颈内动脉;*GG*:半月神经节;*ON*:视神经;*PC ICA*:斜坡旁段颈内动脉;*VI*:展神经;*V2*:上颌神经。

消失,继发出血,可以用明胶粉和巴曲酶或是胶原蛋白粉进行控制。持续神经电生理监测有助于避免脑神经或其他神经损伤。众所周知,侵袭海绵窦的腺瘤是难以去除的;不过,通过鼻内镜蝶窦入路可以安全的切除海绵窦内侧的肿瘤部分。

两侧海绵窦通过上、下、后海绵间窦和基底窦相交通。海绵窦通过几个静脉通路也与眼眶、大脑半球、后颅窝相通。

**环状窦**

两侧海绵窦通过海绵间窦跨过中线相连。形成一个前窦(通向垂体)和一个后窦(或上窦和下窦)。前窦通常是最大的,并且可能覆盖整个蝶鞍的前壁。这个结构通过前后海绵间隔连接而成,称为环状窦,是一个围绕垂体的静脉环路(图 2.28)。

在鼻内镜下颅底手术中,当颅咽管瘤接近蝶鞍病变伴鞍上延伸时,以及行垂体移位术以解决脚间池的病变时,通常将前海绵间窦结扎。这一步可以安全进行,而不会给垂体或脑神经功能带来不良后果。另一方面,仅仅源于鞍上区的病变,例如鞍结节脑膜瘤,能够直接到达,而无须开放蝶鞍或电凝上海绵间窦。

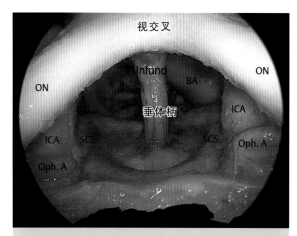

**图2.28**　内镜下观察鞍上区。
BA:基底动脉;ICA:颈内动脉;Infund.:漏斗部;ON:视神经;Oph.A:眼动脉;SCS:上环状窦。

### 基底静脉丛

斜坡或基底静脉丛是一个巨大的海绵窦间静脉吻合,位于斜坡后方的硬脑膜之间(图2.29)。延伸跨过鞍背后,向外和岩下窦交通,向上达海绵窦,向下达缘窦。它形成了一个沿海绵窦后壁的巨大静脉汇合。

展神经常在岩下窦汇合处水平穿行基底静脉丛进入海绵窦后部。

此处的解剖在行斜坡切除术时,对避免展神经损伤具有特殊的意义。特别是当接近斜坡脊索瘤时[106],需要关注,因为这种特殊的肿瘤侵

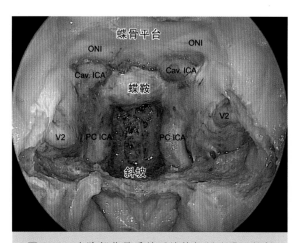

**图2.29**　去除部分骨质并开放前部硬脑膜后的斜坡的鼻内镜前面观。注意丰富的静脉丛(蓝色)。
ICA:海绵窦段颈内动脉;ONI:视神经压迹;PC ICA:斜坡旁段颈内动脉;V2:上颌神经。

袭基底静脉丛间隙,并在其脑膜内部分包绕第Ⅵ对脑神经。神经电生理监测对神经定位非常有用。

当接近硬脑膜内病变且不伴颅底受累时,出血是一个主要的问题。在一些病例中,在没有肿瘤累及的正常组织行斜坡切除术,基底静脉丛的出血可以较多且危及生命。在这种情况下,由于双极电凝的使用常常引起浅层更大的损伤,故其应用是有疑问的,会因此增加出血。任何电凝止血形式必须以焊接两层硬脑膜为目的,这可通过带平面的双极电凝器械而达到,或用血栓形成物填充硬脑膜间的间隙,如吸收性明胶海绵、凝血酶膏剂和(或)胶原蛋白粉。

### 2.2.3 神经

#### 嗅神经

嗅神经(第Ⅰ对脑神经)起源于鼻腔上部的嗅上皮。在蝶筛隐窝前,有大量感觉神经纤维出现并穿过筛骨的筛孔到达嗅球。

嗅球位于筛板的嗅凹上,是嗅束的起源部位,与额叶下面密切相关(图2.30)。嗅束卧于嗅沟之上,在额骨眶板上分隔直回和眶回。在眶回后部,嗅束扩大形成嗅三角。

嗅三角基底部位于前穿质前部,而嗅束分支为外侧嗅纹和内侧嗅纹。轴突通过嗅纹向后连接大脑边缘系统,特别是颞叶的钩回和杏仁核。

在鼻内镜颅底外科中,处理前颅窝病变时,通常要对嗅神经进行处理。最常见的情况是在处理嗅沟脑膜瘤、嗅母细胞瘤以及蝶骨平台脑膜瘤时。嗅母细胞瘤为恶性肿瘤,起源于嗅上皮,因此必须行嗅神经切除术。开放硬脑膜,从额叶向后解剖出嗅球和嗅束,在蝶骨平台上方尽可能在后部横断嗅束,以达到无瘤切缘的肿瘤切除术。在处理巨大嗅沟脑膜瘤时,保留嗅觉可能成为一个问题;然而,在主要影响一侧前颅窝的较小肿瘤病例中,可仅在一侧筛板通过单鼻腔入路行硬脑膜开放和切除术,从而保留患者的嗅觉。蝶骨平台脑膜瘤多位于后部,只要暴露和切除局限于蝶骨顶部,且筛后动脉在之前的蝶骨平台切除术

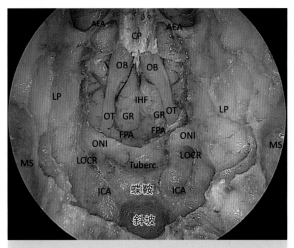

图 2.30 尸体标本上内镜下观察去除蝶骨平台后的前颅窝。

AEA: 筛前动脉；CP: 筛板；FPA: 额极动脉；GR: 直回；ICA: 颈内动脉；IHF: 纵裂；LOCR: 视神经颈内动脉外侧隐窝；LP: 眶纸板；MS: 上颌窦；OB: 嗅球；ONI: 视神经压迹；OT: 嗅束；Tuberc.: 鞍结节。

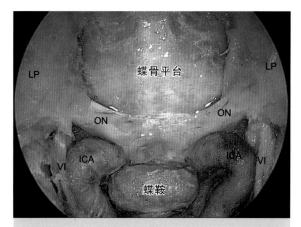

图 2.31 内镜下观察去除鞍前骨壁、鞍结节、蝶骨平台并部分开放视神经管后的鞍区和前颅窝。ICA: 颈内动脉；LP: 眶纸板；ON: 视神经；VI: 展神经。

中作为界限而得以保留，则保留嗅觉是可能的。

## 视神经

视神经为第 II 对脑神经，负责将视网膜上的视觉信息传送到大脑。它们由视网膜神经节细胞的轴突构成，离开眼球和眼眶，在蝶骨中穿行于视神经管。在视神经管中，视神经封闭在视神经鞘内，行经上睑提肌和上直肌下方，穿过环内肌腱的内侧部。眼动脉在视神经的外侧进入视神经管，向内跨越其上方走行。

进入颅腔后，每侧的视神经向上内朝向视交叉走行。颈内动脉走行在视神经下方，向后上至视交叉的外侧（图 2.31）。视交叉恰位于垂体的前上方，大脑前动脉在其上方经过。连同前联合和终板，构成第三脑室的前壁。

从视交叉开始，视神经纤维在视束中继续向后外侧走行，穿过丘脑和外侧膝状体，在枕叶到达视皮质。视放射被侧脑室下角的脉络膜分离。

视神经解剖对于处理可经鼻内镜治疗的一些病变时至关重要，如垂体腺瘤伴蝶鞍上生长、颅咽管瘤和其他鞍区囊性病变，尤其是鞍结节脑膜瘤。脑膜瘤常侵袭视神经管；因此，为了肿瘤完全切除和视神经适度减压，必须向后开放骨膜，以改善视力预后。

## 动眼神经

动眼神经负责绝大部分的眼球运动以及睫状肌和瞳孔括约肌的神经支配。它起自中脑的动眼神经核和动眼神经副核（Edinger-Westphal 神经核）。

第 III 对脑神经起源于乳头体之后，在第三脑室底层后部的下方。它向前直达脚间窝，走行于小脑上动脉之上，大脑后动脉之下（图 2.32），向前横行，向外到达后床突，穿过小脑幕切迹，在此处向内到达钩回，从外侧到达后交通动脉。该神经在位于动眼神经三角处的海绵窦顶壁进入硬脑膜，贴在海绵窦外侧壁走行，位于其他眶神经上方。

在眶上裂后部层面上，动眼神经分成上、下两分支，而后穿过位于总腱环的动眼神经孔进入眶上裂。上支向上走行支配上直肌和上睑提肌，而下支支配内直肌和下直肌以及下斜肌，并发出运动根到睫状神经节。

第 III 对脑神经在一些病变中可以受损，例如影响斜坡上/眶上裂区病变，尤其是脊索瘤。持续神经电生理监测，对经鼻切除这些肿瘤时避免动眼神经损伤来说是关键的。它们在经鼻内镜手

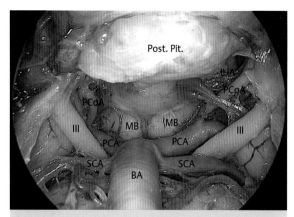

图 2.32 尸体标本上去除鞍背后 30° 内镜下观察上斜坡区。
BA：基底动脉；IHA：垂体下动脉；Ⅲ：第Ⅲ对脑神经；MB：乳头体；PCA：大脑后动脉；PCoA：后交通动脉；Post. Pit.：垂体后叶；SCA：小脑上动脉。

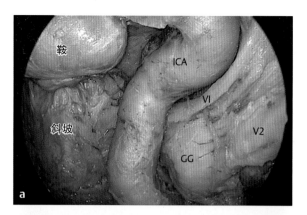

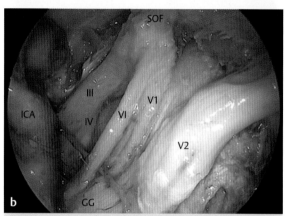

图 2.33 (a,b) 尸体上左侧海绵窦的鼻内镜解剖。
(a) 前面观；(b) 横向移位颈内动脉以暴露脑神经。
GG：半月神经节；ICA：颈内动脉；Ⅲ：第Ⅲ对脑神经；Ⅳ：第Ⅳ对脑神经；SOF：眶上裂；V1：眼神经；V2：上颌神经；Ⅵ：展神经。

术治疗海绵窦病变时，由于其位于外侧而更不易受损。

### 滑车神经

第Ⅳ对脑神经是纯粹的运动神经；也是最细的脑神经。它起源于中脑背侧，下丘脑下方，向外和向前走行进入环池。该神经穿行蛛网膜下隙，在小脑上动脉和大脑后动脉之间通过，进入硬脑膜处靠近小脑幕游离缘。

滑车神经在海绵窦外侧壁进入海绵窦，朝向眼眶走行于动眼神经和眼神经之间（图2.33），经眶上裂入眶，在此处，它从上方和外部经过总腱环。该神经向内走行于上睑提肌上方，以支配上斜肌。

滑车神经因其固有特性在经鼻内镜下颅底手术中很少受损。它在大脑脚池内极靠外，只能使用角度内镜经跨斜坡入路可暴露。在海绵窦内，它也是非常靠外侧，只有在过度追求海绵窦内病变根治性切除术时，才可能被损伤。然而，我们一定要慎重采用眶上入路，因为滑车神经在这一区域位于一个非常内侧的位置。经鼻内镜下去除眼眶的内上壁时，因眶骨膜的过度切除至前颅底外侧，可导致第Ⅳ对脑神经麻痹。

### 三叉神经

三叉神经主要是感觉神经，但也有运动功能。大感觉神经根和小运动神经根起源于脑桥，毗邻小脑脑桥裂上支。感觉神经根在中颅窝底的凹陷内加入三叉神经节，毗邻颞骨岩部的尖端，即Meckel腔。

在该腔内，三叉神经在三叉神经远端分为3个主要分支（图2.34），眼神经、上颌神经和下颌神经，远端至三叉神经节。

眼神经供应眼部、眼睑的皮肤、前额、鼻和部分鼻腔。它离开Meckel腔并向前通过海绵窦外侧壁，与动眼神经和滑车神经，汇聚至眶上裂。在总腱肌后的分支为泪腺神经、额神经和鼻睫神经。

上颌神经经由海绵窦下部，发出脑膜支，在蝶骨大翼经圆孔出颅底，进入翼腭窝。在那里，它发出交通支至翼腭神经节，参与构成颧神经、眶下神经、腭神经，支配面中部皮肤、鼻腔、鼻窦和上

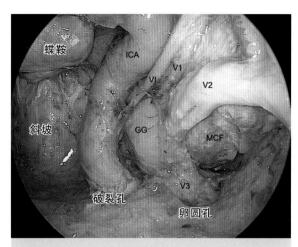

**图 2.34** 尸体上左侧海绵窦/Meckel 腔区域的鼻内镜解剖。
GG:半月神经节;ICA:颈内动脉;MCF:中颅窝;V1:眼神经;V2:上颌神经;V3:下颌神经;VI:外展神经。

颌牙。

下颌神经是感觉与运动混合神经。它传递下颌骨、下颌牙和牙龈、外耳道、鼓膜和下巴,以及颅骨凸面脑膜的感觉信息。运动神经根支配翼状肌、颞肌、咬肌、下颌舌骨肌、二腹肌前腹、鼓膜张肌和腭帆张肌。

下颌神经起源于三叉神经节,经卵圆孔出中颅窝。它进入颞下窝,位于颞窝内侧,蝶骨大翼下方,分成 4 个主要分支:舌神经、下齿槽神经、颊神经、耳颞神经。

在一些颅底病变中,三叉神经可受累,直接受累(三叉神经鞘瘤)或间接受累(鼻腔恶性肿瘤伴三叉神经分支浸润)。在鼻入路经四边孔到达中颅窝时,它也是一个重要的解剖标志(沿颈内动脉和第 VI 对脑神经)。

三叉神经鞘瘤通过扩大的 Meckel 腔可以经鼻入路手术切除。鼻窦恶性肿瘤常可侵袭三叉神经的分支,并通过该神经通路扩散至颅内;在这种情况下,必须解剖和牺牲神经来保证肿瘤切除的安全缘。

### 展神经

展神经是运动神经。它起源于脑桥延髓交界,毗邻中线,向前通过脑桥池。该神经向上进入

硬脑膜后,在硬脑膜和斜坡骨膜之间走行(在基底丛内,本章的前面已提及),在外上方向外侧止于鞍背。当通过颞骨岩脊时,它突然回转走行在蝶岩韧带(Gruber 韧带)下方,形成了 Dorello 管的顶部,进入海绵窦(图 2.35)。

在海绵窦内,展神经沿着颈内动脉外下方和视神经的内侧前行。在眶上裂的下部入眶,通过眼神经下方,到达并支配外直肌。

第 VI 对脑神经损伤一般见于两种不同的情况:肿瘤浸润至斜坡,如脊索瘤,以及肿瘤浸润至海绵窦内侧窦腔,如垂体腺瘤。与其他脑神经一样,神经电生理监测对预防神经损伤是必要的;尤其是在斜坡脊索瘤浸润和挤压基底静脉丛时,很难在术中显现此神经。

### 第 VII 对脑神经 和第 VIII 对脑神经复合体

面神经是第 VII 对脑神经,负责支配面部表情肌并提供舌前 2/3 以及口腔的特殊感觉信息。它起源于桥小脑角,穿行后颅窝直达内耳道。

前庭蜗神经是负责平衡和听觉的感觉神经。它起源于桥延沟底,向外达面神经,并向外横行连同第 VII 对脑神经进入内听道。

第 VII 对脑神经和第 VIII 对脑神经复合体在鼻内镜颅底外科中很少涉及或暴露;只有在巨大斜坡脊索瘤或巨大脑膜瘤伴横向扩展的情况下,外科医生在切除过程中可能偏离中线,复合体才可

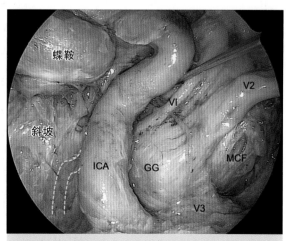

**图 2.35** 尸体标本上描绘了左侧第 VI 对脑神经从后颅窝到海绵窦的走行(黄色虚线)。
GG:半月神经节;ICA:颈内动脉;MCF:中颅窝;V2:上颌神经;V3:下颌神经;VI:展神经。

以看见(图 2.36)。

## 舌咽神经

舌咽神经兼具感觉和运动功能。它起源于延髓，在橄榄核和小脑下脚之间，于橄榄核后沟从头端到迷走神经。第 IX 对脑神经离开颅底进入颈静脉孔(图 2.36)，在颈静脉孔内隆起的内侧穿过其颈内静脉部。

在颈静脉孔处，舌咽神经在颈静脉球内侧通过。然后出孔，转向前沿颈内动脉外侧面走行。该神经在上(颈)、下(岩)神经节处扩大。

舌咽神经在颈部下降深达茎突，感觉神经支配口咽、舌后部、颈动脉窦和颈动脉体，运动神经支配茎突咽肌，并发出副交感神经纤维分布于腮腺。

## 迷走神经

第 X 对脑神经由运动神经根和感觉神经根组成，是最长的脑神经。它离开延髓出颅，穿过颈部、胸部、腹部，参与喉、咽及自主内脏神经分布。

迷走神经根在橄榄后沟起源于延髓，穿入颈静脉孔内隆起的硬脑膜(图 2.36)，经迷走神经管在颈静脉孔处到达颈内静脉内侧壁。迷走神经根紧随舌咽神经后进入颈静脉孔。

迷走神经根有两个感觉神经节：1 个位于颈静脉孔内，上(或颈静脉)神经节，另 1 个是位于其下方，下(或结状)神经节。在上神经节，该神经与副神经相连，并发出耳支。下神经节位于寰枕关节水平。迷走神经下降至颈动脉鞘，发出分支至咽、喉、心脏及腹部脏器。

## 副神经

副神经自脊髓上 5 个节段出现，在脊髓神经根背侧和齿状韧带之间。上升进入后颅窝，穿过枕骨大孔(图 2.36)，与脑神经根会合。脑神经成分起源于迷走神经纤维尾部，在橄榄核后沟，朝向颈静脉孔走行，进入颈静脉孔通过迷走神经管，加入迷走神经的神经节。它连同第 X 对脑神经参与神经支配，主要的有喉上神经和迷走神经咽支。

出颅后，脊髓副神经反向走行于颈内静脉前方，向下倾斜到达并支配胸锁乳突肌和斜方肌。

## 舌下神经

舌下神经根起自橄榄核旁沟，位于橄榄核和锥体束之间。该神经穿行于椎动脉后方进入舌下神经管(图 2.36)，在枕骨位于颈静脉孔内下侧。

舌下神经出舌下神经管并走行在迷走神经后方，在颈动脉鞘内，走行在颈内动脉和颈内静脉之间。在寰椎 C1 水平，它转向前方，通过二腹肌和枕动脉周围环下方到达颌下区及舌。

第 XII 对脑神经本质上是运动神经，支配舌内肌。它也接收来自 C1 的运动纤维。

对于肿瘤，例如脊索瘤和脑膜瘤伴显著横向扩展，当采用"far-medial"入路进入下斜坡时，舌下神经及舌下神经管的解剖尤为实用。

## 翼管神经

翼管神经是由来自中颅窝岩浅大神经的副交感神经纤维和岩深神经的交感神经纤维所构成。翼管神经通常伴行着翼管动脉，翼管动脉是颈内动脉岩部的分支，在翼管内与颈外动脉的上颌动脉分支吻合，当然这种特殊的血管解剖是存

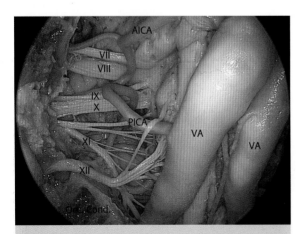

**图 2.36** 尸体标本上鼻内镜"far-medial"入路至下斜坡，部分右侧髁切除术后，暴露低位脑神经。AICA：小脑前下动脉；IX：舌咽神经；Occ. Cond.：枕骨髁突；PICA：小脑后下动脉；VA：椎动脉；VII：面神经；VIII：前庭蜗神经；X：迷走神经；XI：副神经；XII：舌下神经。

在变异。翼管静脉也常出现。

这些神经血管结构穿过翼管，有时候被称为翼状管。在蝶骨体和翼突之间的连接点处形成。在颈内动脉管，翼管神经穿过翼管到达翼腭窝，翼管神经在此处终止于翼腭神经节。

由于这种从后向前走行，及其与颈内动脉岩段前膝部的紧密关系，在鼻内镜颅底手术中，翼管神经和翼管已经被作为一个安全的解剖标志。对这部分解剖知识的了解是非常重要的，尤其是在处理破坏骨质的巨大肿瘤的手术中显得尤为重要，如脊索瘤，由于肿瘤导致正常解剖结构的破坏，因此可能增加了损伤 ICA 的风险。磨开翼管并沿其路径向后，外科医生一定会到达 ICA 岩段的膝部，其后即为 ICA 斜坡旁段，由此可经一个安全的入路到达斜坡中 1/3。

我们认为只要可能就必须保留神经；可以通过打开骨管后将其向上移位来实现。一旦打开骨管，神经即被全部减压，依据外科医生在手术保留和肿瘤切除中的需要就可能松动神经。在一些病例中，这些方法不可行，神经可能被切除；在此情况下，患者可能出现同侧干眼和情绪化泪液减少。

（黄振校 译　周兵 校）

## 2.3 内镜下鼻颅底(解剖)概况

Manfred Tschabit scher, Iacopo Dallan

### 2.3.1 概述

描述颅底解剖学相关的结构是一项复杂且具有挑战性的任务，特别是需要从经鼻内镜外科手术的视野去描绘。鉴于此，我们决定本章使用"窗口"这个概念作为描述工具。当我们打开一个窗口，我们就可以看到窗口后面的结构。这种模式可在内镜下解剖中重复。在此情况下，鼻窦，特别是筛窦和蝶窦可以被认为是内镜下进入颅底腹侧和外侧大门。显然，对颅底外科解剖标志的认知是安全实施各种内镜颅底入路的前提。另外，在此区域使用动力系统手术时，它能提供非常重要的视野。作者的观点认为，术者应该每时

每刻都清楚手术的位置及边界，以及下一步要操作的术野。随着手术的进行，外科医生必须根据手术区域的每一个动态变化结果进行同步调整。按照这种教学模式，外科医生所要面对的第一个需要描述的窗口就是鼻孔。鼻腔鼻窦可以被认为是一条走廊，有着不同的墙和开着门的房间。每个通道的内侧和外侧的壁分别是鼻中隔和鼻腔外侧壁。内侧壁在解剖上很容易理解，而鼻腔外侧壁的解剖要复杂得多，尤其是在修复手术的使用上。

在使用内镜时，我们首先遇到的结构是下鼻甲和中鼻甲的前端。下鼻甲骨是一块单独附着在上颌骨内侧的骨片，而中鼻甲和上鼻甲(有时还有最上鼻甲)则是属于筛骨复合体的一部分。这种由骨性气房组成的解剖结构似乎是在上下方向生长的鞍袋[111]。这些薄壁腔的外界是纸样板，内侧界则是中上鼻甲的矢状部分。筛窦由中鼻甲基板分为前后筛窦。

### 2.3.2 前组筛窦

前组筛窦气房开口于中鼻甲下方的中鼻道内。把中鼻甲除去后就可以很好的暴露中鼻道。在中鼻道前段可以看到钩突、筛泡以及鼻丘(图 2.37)。在筛泡和钩突之间，可以发现一弧形裂隙，称之为半月裂。额隐窝就在此裂隙的尖端尽头处。

筛泡是最大的前筛气房，气化概率高。若出现未气化的筛泡则称之为圆筛。筛泡的顶不恒定，如果上界没达筛顶，其与筛顶之间的间隙被称为筛窦后上隐窝(或者叫 Grünwald 侧窦)。如果上界到达了筛顶，那么，此筛泡的上界就形成了额隐窝的后界。

钩突是一个矢状方向走行的薄骨片，一般与筛泡的前表面平行。钩突前凸缘在上颌骨额突处分叉。它从鼻丘气房的上方向下连接着下鼻甲的筛突。鼻丘气房的气化是不恒定的，但它与泪骨和泪囊之间的位置关系是比较固定的。

### 2.3.3 额窦

额窦是一对底在下方的形似锥体状的含气空腔。两侧额窦间存在一间隔，将其分为不对等

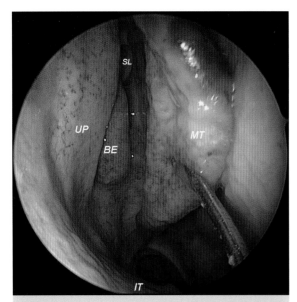

图2.37　内镜下右侧鼻腔图像，中鼻甲被内移。
BE：筛泡；IT：下鼻甲；MT：中鼻甲；SL：侧窦；UP：钩突。

的两个腔，并形成额窦的内侧壁。额窦前壁组合成了前方的额窦平台，后壁分成水平和垂直两部分，两部分之间几乎是相互垂直的。该骨大约为1mm厚。下壁的水平部分在不同的层面分别（眼眶-筛窦-鼻腔）组成了眶的上壁及鼻腔的筛窦顶壁。眼眶部分在眶的上方，由一块下面凹和上面凸的薄层皮质骨组成。鼻筛部分，称为筛凹，位置比眶水平低，由一个四边形坚固皮质骨组成。其下方骨板与筛板外侧部分融合，形成中鼻甲基板的一部分。筛顶内侧由筛板外侧板形成，可能会由于大小和方向的不同出现不同程度的解剖变异，是医源性脑脊液鼻漏最常发生的地方。同时，两侧也会在各自的长度和方向上呈现出解剖的不对称。筛顶的最高点最多可高出筛板17mm[112,113]。

在内镜下，鼻筛部最倾斜处可以看到额窦开口。额窦开口位于额窦和筛窦的连接处，处于额隐窝的上方，边缘由筛窦复合体组成。相对于额窦开口，额隐窝是由多个独立骨性结构共同围成的一个三维空间。筛板的外侧板与中鼻甲基板的垂直部融合，组成了额隐窝的内侧壁。额隐窝的外侧壁大部分由纸样板组成。如果筛泡的上缘到达筛顶，筛泡则构成额隐窝的后壁。但筛泡的顶壁多数时候是不能到达筛顶的，这时额隐窝后方与外侧窦相通。鼻丘气房则构成额隐窝的前壁。

## 2.3.4　上颌窦

上颌窦呈金字塔形，尖端向外，底部向内，构成了鼻腔的外侧壁。前外侧壁对应着面部和颧弓，后壁对应的是翼腭窝及颞下窝的前壁，上壁是眶的下壁，下壁对应的是牙槽突。上颌窦内侧壁有宽大的自然开口，但人体中此开口会部分被筛骨、腭骨以及较少程度上被泪骨遮挡。在上颌窦的顶部可以看到眶下神经管的压迹。Haller气房是位于上颌窦上方及眶底间的一个不恒定的气房。上颌窦的自然开口一般在筛漏斗尾端，位于筛泡的外下方。前囟门和后囟门（分别对应上颌窦的前后自然开口）构成了上颌窦余下的内侧壁。大多数情况下，后囟门呈裂隙状，形成上颌窦副口。

## 2.3.5　后组筛窦

后组筛窦的形状复杂多变，前壁和后壁可显示不同形状和方向。后组筛窦的自然开口在中鼻甲的上方，引流入上鼻道。前壁是中鼻甲基板，后界是蝶窦。在鼻中隔旁的蝶筛隐窝是进入蝶窦的自然开口。大约有10%的患者其最后筛房出现在蝶窦的外和（或）上方，称为Onodi气房。在某些患者中，Onodi-Grünwald气房中还能发现视神经和颈内动脉的压迹[113]。在外侧方，后筛和蝶窦交界处对应的视神经管解剖位置称为视神经环，是视神经管最狭窄的地方。

## 2.3.6　蝶窦

从冠状面看，蝶窦呈长方形，左右径一般大于它的上下径。根据蝶窦的气化程度可分为甲介型、全鞍型和半鞍型。在气化良好的蝶窦外侧壁可以看到一些血管神经的标志。自上而下可见的3个凸起分别为视神经管、颈内动脉和上颌神经（V2）。在突起之间，可看到一些隐窝和隆起（图2.38）。视神经颈内动脉外侧隐窝（lOCR）位于视神经的下方和颈内动脉的上方。如果视柱气化，此隐窝将会更加明显。视神经颈内动脉内侧隐窝（mOCR）代表鞍结节外侧平面，此区域也是视神经管内侧缘和鞍旁颈内动脉后缘的连接处。换句话说,两侧的视神经颈内动脉内侧隐窝与鞍结节相连。

在蝶窦的外下方可见翼管神经压迹。垂体则位于蝶窦的后壁,在斜坡隐窝的上方,后者是与蝶窦部斜坡等宽的凹槽。此外,在蝶窦内通常有一个或几个间隔。在蝶窦的前壁下方可见蝶骨嘴,是蝶窦底的标志。有时,蝶窦会向前延伸气化至鼻中隔。一般情况下,蝶骨嘴的气化越好,蝶窦的自然开口就会越向外扩张。

在蝶窦的顶壁,也就是蝶骨平台,从前向后可见视交叉前沟和鞍结节。蝶骨平台有时会向外侧延伸,形成中床突。约 10% 的患者,可以看到在前床突和中床突之间由硬脑膜骨化形成的连接,称为颈动脉床突孔(Henle 孔)[111]。鞍背和后床突形成了蝶鞍的后界,海绵窦构成了蝶鞍的外侧界,纸样板构成了蝶骨平台的外侧界,鞍结节向下倾斜形成蝶窦的前壁,而蝶骨体则形成了蝶窦的底壁。

### 2.3.7 血供

鼻腔的血供主要是通过蝶腭动脉和筛动脉。

内镜手术中,筛前动脉可作为第一嗅丝的解剖学定位标志,位于额窦开口的前方,筛顶则包含了筛后动脉及其分支。蝶腭动脉走行在上颌窦的后缘,位于腭骨的蝶突和眶之间。在蝶腭孔的前方,可见腭降动脉经腭大孔穿行于腭骨(位于伴行的腭大神经的后方)。移除蝶窦前方鼻咽部的黏膜可以找到位于蝶腭动脉后方的分支腭鞘动脉,是上颌动脉的末端分支血管之一。

### 2.3.8 筛板平面窗口

去除筛窦和鼻中隔后就看到前颅底的结构。筛凹、筛板外侧板和筛板完美地构成前颅底。筛板的水平板和外侧板之间的形状个体差异大,主要由外侧板的几何定位和延伸程度决定。筛板的位置一般低于前颅底其余的骨质,即使从矢状面观察,前颅底的最凹处也是位于中间筛板的部位。去除鼻中隔骨质及顶部的黏膜,可以看到嗅丝,通过筛板的小孔从颅内穿出鼻腔(图 2.39)。

筛前和筛后血管神经束经相应的孔出眶后向内侧走行进入前颅底的骨性管道,然后进入前颅窝。出眶的小孔主要由额骨(上方)和筛窦复合体(下方)构成。一般而言,筛前血管神经束可在

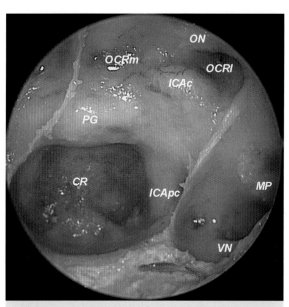

**图 2.38** 内镜下蝶窦图像。

CR:斜坡隐窝;ICAc:颈内动脉海绵窦段;ICApc:颈内动脉斜坡旁段;MP:上颌神经压迹;OCRl:视神经颈内动脉外侧隐窝;OCRm:视神经颈内动脉内侧隐窝;ON:视神经;PG:垂体;VN:翼管神经。

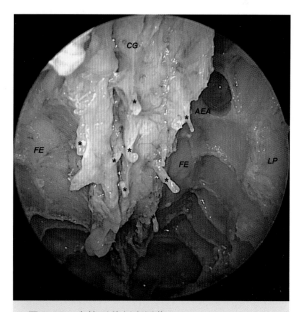

**图 2.39** 内镜下前颅底图像。

AEA:筛前动脉;CG:鸡冠;FE:筛凹;LP:纸样板;星号:嗅丝。

额隐窝的后方找到，位于第一筛凹（嗅丝）水平面。若筛窦气化很好，筛前血管及神经有可能悬空于筛窦复合体内而不走行于前颅底骨管内。相反，筛后动脉则较恒定地走行于筛顶的骨质内。有时也会出现筛中血管神经束。通常情况下，筛前神经血管束的分支几乎遍布前颅底。

去除前颅底中央的骨质后，就可以暴露鸡冠。在鸡冠的外侧可以看到连接两侧眶缘的硬脑膜。鸡冠可以向上延伸至颅腔较深入的位置，介于双侧额骨之间。其具有较厚的骨性结构，很少气化。在去除鸡冠时，必须将其磨至大约为蛋壳厚度，然后再将其取出。而大脑镰则紧贴着鸡冠，是在矢状位上一层位于两侧大脑半球间的厚厚的硬脑膜。如前所述，后缘主要连接在鸡冠上，与邻近的前颅底相接。上矢状窦在鸡冠水平位于额窦的后方。当磨除鸡冠时，大多数的出血来自上矢状窦的下部，少部分来自于筛板上的静脉。从这个层面开始，上矢状窦开始上行在颅骨的内表面的凹槽中，其侧壁由两层大脑镰包绕。在少数情况下，可以通过盲孔与鼻腔的静脉相沟通。在这个层面上，有时可以看到大脑镰前动脉，其是筛前动脉的分支之一。

去除了大脑镰和硬膜，可以清楚地看见额叶的底面和沟回。在正中位置，可以找到嗅球，在后方可见嗅束（图2.40）。额叶的基底面被嗅沟分为内侧的直回和更大部分的眶回。外侧由眶内沟分为前、内、外、后组。外侧部分的分区对于内镜手术并没有很大的意义。

大脑前动脉（ACA）为嗅球提供了丰富的血运。这些血运供应眶回、直回、嗅束和嗅球的供血[114]。对于内镜手术而言，这些血管中只有眶额动脉和额极动脉是有意义的，这两支血管通常起源于大脑前动脉第二段（A2）。眶额动脉是最常见的，通常来自A2（少数来自A1）。从发起后，它向下朝前颅窝底前方到达蝶骨平台水平。额极动脉通常起源于A2，然后经过大脑半球向额极的内侧面前方走行。静脉网的分布则相对不恒定。一般有可能找到的静脉主要有额极静脉、前后额眶静脉和嗅静脉。而所有的这些静脉都会汇入额叶基底静脉。前额眶静脉汇入上矢状窦的前部分；而后额眶静脉流入前穿质，随后聚集在基底静脉[115]（图2.41）。

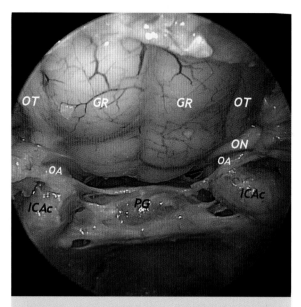

图2.40　内镜下前颅窝图像，前颅底骨质和硬脑膜已经被切除。
GR：额叶直回；ICAc：颈内动脉海绵窦段；OA：眼动脉；ON：视神经；OT：嗅束；PG：垂体。

### 2.3.9 蝶窦窗口

蝶窦前壁完整切除后就为暴露中颅窝和后颅窝打开了一条通道。具体来讲，一般情况下，从鞍区、鞍上区域、海绵窦以及后颅窝的上部区域都可以经此进路到达。在操作前，需先定位标志。鞍底的垂体突起在蝶骨平台的后方通常是比较明显的。斜坡隐窝位于鞍底垂体突起的下方，双侧可见斜坡旁颈内动脉隆起。正如前面所讨论的，根据蝶窦气化程度，可以在其外侧壁上看见不同的标志性隆起和凹陷。从上到下分别为视神经管压迹、颈内动脉隆起和上颌神经压迹。去除表面覆盖的骨片后，骨膜层和硬脑膜层会变得明显。此时，视神经走行与垂体的关系将变得更加清晰。

### 鞍区

从大体上看，垂体是通过垂体柄附着于下丘脑的灰结节正中隆起上的。鞍区的上限是由鞍膈（DS）决定的，是一层四边形薄层硬膜，中央有漏斗通过。鞍膈前方边界是在硬脑膜插入鞍结节处；后方边界为硬脑膜插入鞍背处；外侧边界则为海绵窦内侧壁与上壁交界的地方。垂体的外侧和上表面部分上方受硬脑膜保护，下方由鞍隔下

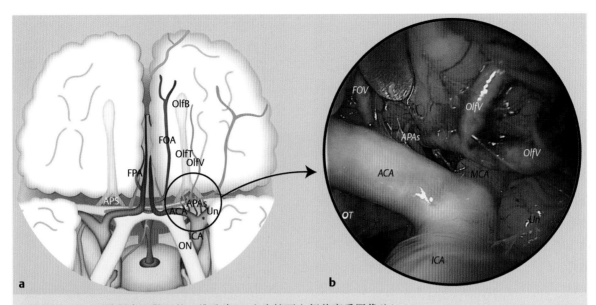

图 2.41　(a,b)前颅窝和鞍区的三维重建(a)和内镜下左侧前穿质图像(b)。
ACA:大脑前动脉;APA:前穿质动脉;APS:前穿质;FOA:额眶动脉;FOV:额眶静脉;FPA:额极动脉;ICA:颈内动脉;MCA:大脑中动脉;OlfB:嗅球;OlfT:嗅束;OlfV:嗅静脉;OT:嗅束;Un:沟回;星号:大脑中动脉。

池覆盖,而前下方则由骨片覆盖。垂体的包膜层直接和硬膜相连。内镜下,很容易发现上方和下方的海绵间窦。这些复杂的血管网络都包绕在硬膜层内(图 2.42)。在垂体的下方,可以看见下海绵间窦。少数情况下,这些海绵间窦可以联合在一起,包绕整个垂体的前表面。

在硬膜的表面可以发现微小的动脉分支。在去除硬膜后,完整暴露垂体。颈内动脉的海绵窦段与垂体的关系非常密切,而在病理情况下,它们的位置关系可能会发生很大的变化。在垂体的下面,可以找到双侧垂体下动脉的终末分支。通过上移垂体,可以看见鞍背和后床突,以及通过鞍膈连接在鞍背上的腺垂体部分。

## 鞍上区域

从大体上看,鞍上区呈现一个等边锥体形,鞍膈是它的底面[116]。鞍上区的前方,包括有终板、视交叉、双侧的视神经和前交通动脉复合体。在外侧方,可以看到视束、颈内动脉、后交通动脉、脉络膜前动脉和第Ⅲ对脑神经。在后方可看见脚间窝、基底动脉 P1 段和小脑上动脉,以及第Ⅲ对脑神经的发出处。漏斗和垂体柄标志着垂体的顶部[116]。内镜下,可以清楚地看到视交叉在垂

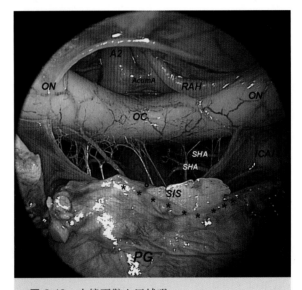

图 2.42　内镜下鞍上区域观。
A2:大脑前动脉 A2 段;AcomA:前交通动脉;ICAi:颈内动脉颅内段;OC:视交叉;ON:视神经;PG:垂体;RAH:Heubner 回返动脉;SHA:垂体上动脉;SIS:上海绵间窦;黑色圆圈:内层硬脑膜;星号:外层硬脑膜。

体的前上方,而垂体柄则从视交叉的后方穿行。在垂体柄的周围有来源于颈内动脉丰富的血管网。这些血管主要来源于垂体上动脉,起源于床突上段的颈内动脉,极少数情况下这些血管由海

绵窦段颈内动脉发出。有时,有可能看到一个酷似"皇冠"的动脉群围绕在垂体柄的表面,然后跟随其下行,到达垂体前叶(图2.43)。在视神经下方可能找到眼动脉,一般情况下是床突上段颈内动脉的第一分支,从其起源到进入视神经管的距离很短。眼动脉、视神经、嗅束关系密切。

在视交叉的上外侧可以看到床突上段颈内动脉在视束的外侧向上走行,然后在低于前穿质的位置分为大脑前动脉(ACA)和大脑中动脉(MCA)。在这个层面上,有一群大的动脉复合体,称为前穿动脉。顾名思义,这是一组进入前穿质的动脉;它们分别来自颈内动脉、大脑前动脉、大脑中动脉和脉络膜前动脉。来自额叶(如嗅静脉和眶静脉)的静脉也在此区域汇合(图2.41)。

可以看到前交通动脉复合体与大脑前动脉第一段(A1和A2)以及中线的终板,均位于视交叉上方(图2.42)。直回以及嗅束的后部在更前方。嗅静脉一般在靠近嗅束处找到,而大脑前静脉,与来源于纵裂的终板旁静脉相连,一般在视交叉上方可见。在这个层面上,可以看到前交通静脉。穿过视交叉下方或把垂体移位后就可以看到与动眼神经关系密切的基底动脉网络。这些神经在正常情况下从后交通动脉(Pcom A)的下稍

偏后方穿行,而在婴儿时期,这些神经则走行在后交通动脉的下方或后方。动眼神经从脚间池发出,在大脑脚内侧和外侧走行到海绵窦的顶部。Liliequist膜是一层蛛网膜结构,它附着于动眼神经的表面及鞍背的前方。而动眼神经则从海绵窦的顶部进入。如前所述,在第三脑室下的天幕切迹前间隙,可以暴露威利斯环(Willis环)的后部(图2.44)。在乳头体的下方脚间池水平,可以看见脚静脉。在上方及外侧方,可以看到基底静脉在环池向中脑外侧走行。

## 脑室区域

在视交叉的上方可以较容易地找到终板,是一层薄薄地填充在前连合和视交叉之间的灰质和软脑膜组织。打开终板后,就可以达到第三脑室的前方入口,在30°镜下,可以看到第三脑室的全景。乳头体以及漏斗隐窝位于第三脑室底的前部。在上方可以看到连接丘脑的桥梁,称为中间块。向远端深入,可以看到后连合和下方的导水管。松果体上的沟回、缰连合、松果体隐窝及松果体本身组织组成了第三脑室后壁。在此部分的上方,可以看见丘脑突起上面的脉络丛。将镜头向上旋

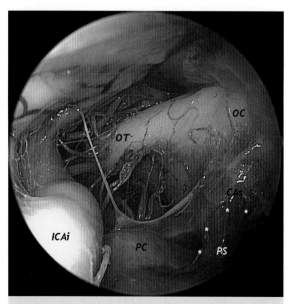

图2.43 内镜下右侧鞍上区域。
CAs:环漏斗动脉;ICAi:颅内段颈内动脉;OC:视交叉;OT:视束;PC:后床突;PS:垂体柄。

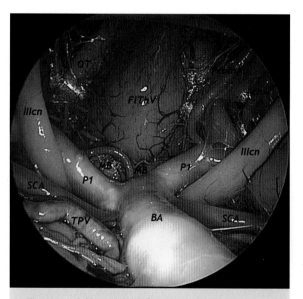

图2.44 内镜下基底动脉区域(下面观)。
AchA:脉络膜前动脉;BA:基底动脉;FIThV:第三脑室的底;IIIcn:动眼神经;MB:乳头体;OT:视束;P1:大脑后动脉第一段;PcomA:后交通动脉;SCA:脑上动脉;TPV:横桥静脉。

转时,可以看到室间孔,并且可以进行侧脑室中央部分的探查。

### 海绵窦区域

海绵窦及其所包绕的血管神经束位于垂体两侧的表面。在硬脑膜包绕的静脉腔内,穿行了颈内动脉、展神经和交感神经。海绵窦从眶上裂前方区域延伸至鞍背侧后方[117]。外侧壁和内侧壁沿着眶上裂前方融合及下方沿上颌神经上缘延伸。

海绵窦段颈内动脉可以分为鞍旁段和斜坡旁段;更准确地命名应为三叉神经海绵窦段(因为它和 V2 的关系最密切)。海绵窦段颈内动脉形成一个"C"形内凹。而在上颌神经下方位于海绵窦以外的斜坡旁段颈内动脉则呈现出一小段直行。这段破裂孔上的部分上界是 V2,下界是岩舌韧带(图 2.45)。内镜下,海绵窦内最容易辨认的神经是展神经,是典型地从下往上及从内往外走行。

在颈内动脉表面的交感神经和展神经之间有着丰富的神经网络。展神经通过颈内动脉外侧从上蝶岩韧带下方进入海绵窦。海绵窦内,它几乎与眼神经并行(V1)。海绵窦下动脉,又称为下外侧干,稍远离脑膜垂体干(MHT),几乎总是在展神经上方通过, 或多或少结束于 Meckel 腔区域内。在展神经(第Ⅵ对脑神经)平面的外侧,可以看到动眼神经(第Ⅲ对脑神经)、滑车神经(第Ⅳ对脑神经)、眼神经(V1)和下方的上颌神经(V2)。通常,滑车神经会伴行与其大小相仿的同名动脉。内镜下,可以在海绵窦内观察到由硬脑膜形成的不同分隔,产生类似一个公共空间具有不同的静脉腔隙。其中垂体下动脉的终末分支形成了不同的形状,下干很容易看到,然而,麦康奈尔(McConnell)囊动脉,即便存在,也难以辨别。海绵窦的顶部与视神经的关系可以被清晰地看到。

眼动脉通常起源于床突上段颈内动脉,走行于海绵窦的上方,但不到 10% 的患者的眼动脉也可起自于海绵窦段的颈内动脉。视神经膜鞘与海绵窦硬脑膜密切相关。脑膜垂体干通常在颈内动脉后垂直段可以看到,通常起源于内侧。其他脑膜垂体干的分支为脑膜背侧动脉,主要供应后颅窝硬脑膜,以及 Bernasconi-Cassinari 动脉,为天幕供血。

### 斜坡区域

位于垂体下方的是垂体窝,去除后可见后颅窝的硬脑膜。脑膜背侧动脉终末分支一般在它的上部可以发现。一旦第一层硬膜层被移除,就能明显地看到基底静脉丛。这是最常连接海绵窦的静脉丛。

打开硬脑膜窗口便可暴露后颅窝(参见"斜坡窗口")。

### 斜坡和颅颈窗口

此入路可通往后颅窝和脊柱上段。根据蝶窦的气化程度不同,内镜下蝶窦底可将斜坡从蝶骨部到鼻咽部分为不同比例的几部分。在某些情况下,蝶窦气化非常良好,蝶窦部分的斜坡可达枕骨基底部。这一窗口的骨性结构分别是蝶骨体和枕骨基底部。在窗口的上部,斜坡旁段颈内动脉和翼管神经代表入路走廊的外侧界。

去除犁骨和蝶骨底部后,蝶骨部和鼻咽部斜

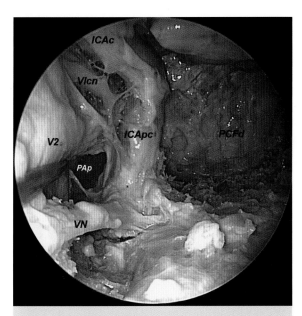

**图 2.45** 内镜下右侧 Meckel 腔。
ICAc:海绵窦段颈内动脉;ICApc:斜坡旁段颈内动脉;PAp:岩尖;PCFd:后颅窝硬脑膜;V2:上颌神经;VIcn:展神经;VN:翼管神经;星号:交感神经和展神经的吻合支。

坡就会联合成为一整体，在深层结构的表面有一层黏膜覆盖。在其上方的深面，咽颅底筋膜附着于蝶骨基底部，它覆盖上斜坡，代表上咽缩肌的上限。在颈内动脉水平下（破裂孔），解剖可以横向延伸到颈内动脉咽旁部分[118]。必须强调的是，这部分颈内动脉的位置变化非常大，有时甚至可以到达鼻咽后壁[77]。

去除咽颅底筋膜和椎前肌之一的头长肌之后就可以暴露斜坡骨质。头长肌一般起源于中斜坡。一旦去除斜坡骨质，就能暴露基底静脉丛（海绵窦连接最广泛的静脉丛）。岩下窦从外侧加入这群静脉丛中。在这一区域的外侧，展神经随其管道从不同水平穿过基底神经静脉丛[113]，然后进入海绵窦的后壁。在靠近斜坡旁颈内动脉的部分穿过基底静脉丛。在此部位接近展神经处，可以看到垂体下动脉（一般是垂体脑膜干的分支）。其他的动脉包括脑膜背侧动脉和 Bernasconi-Cassinari 动脉。此外，脑膜背侧动脉在后颅窝硬脑膜可以非常接近展神经。斜坡的下部，属于枕骨的一部分，代表了枕骨大孔前缘。

如前所述，头长肌附着在下斜坡中央的不同水平，在第一颈椎水平可以发现颈长肌，这些肌肉被鼻咽黏膜覆盖。在上部的咽颅底筋膜代表黏膜下的第一层，而在下方我们可以发现上咽缩肌的上部。上咽缩肌的尾部则由颊咽筋膜覆盖。一旦这些肌肉层被去除（主要是头长肌和颈长肌），前纵韧带以及下方的环枕膜就会变得明显。去除这两层结缔组织后，就能暴露下三分之二斜坡，包括第一和第二颈椎。要看到齿状突（第二颈椎的一部分，C2 部分），必须去除第一颈椎的前弓（C1）。C1 前弓完全去除后就能看到枕骨大孔外侧缘的枕骨髁。

齿状突是由一些坚韧的韧带（包括了顶韧带和翼状韧带）固定在枕骨下缘。想要松解齿状突，必须去除所有这些纵向和横向韧带。在这样的处理下，就能形成一条内镜下到底枕骨大孔的宽大走廊。

当打开硬膜层后，就能看见所有的这些神经和血管。在下方，可以看见椎动脉从椎间孔发出，也可见到小脑后下动脉和脊髓前动脉。在这个水平后组脑神经和小脑后下动脉之间有着密切的

关系。舌下神经定位在第一椎管内椎动脉上方；通常，它起源（在橄榄核沟）为一系列的细根汇聚在硬脑膜及静脉网覆盖的舌下神经管（图 2.46）。

在上部，在垂体后可见中脑前的基底顶端区域。大脑后动脉是直接从基底动脉分出的终末分支，通常两者垂直。大脑后动脉第一段在后交通动脉加入前被称为 P1；加入后，它被称为 P2。在大脑后动脉下方，小脑上动脉起源于基底动脉的侧方，通常每侧只有一根。在一侧出现一条以上的小脑上动脉是非常罕见的。通常，小脑上动脉在动眼神经下方经过，然后，在滑车神经后下方及三叉神经上方走行。偶然情况下，侧环会到达三叉神经根入口区。大脑后动脉网络在大脑脚前一般是可见的。可以看到的丘脑穿动脉群从 P1 发起，穿过后穿质，在乳头体区后方的大脑脚内侧进入大脑。内镜下，它们都是从乳头体前动脉发出的，无法区别哪支是从后交通动脉进入同一区域的分支。相对于丘脑穿动脉，丘脑膝状体动脉直接从下方外侧丘脑部分的 P2 发出，然后穿过池顶的部分。在这个层面上，通常可以看到脚静脉在 PCA 的上方和丘脑的下方向后走行在大脑脚（图 2.46）。

三叉脑桥静脉起自小脑脚上方，然后与三叉神经伴行。在前、内侧方，侧脑桥中脑静脉也可以在这个层面看到。脑桥横静脉群是一组静脉横行于各级脑桥。它们走行于三叉神经的上或下外侧方，汇入岩上静脉、脑桥三叉静脉或小脑脑桥裂静脉。在中脑水平，外侧脑桥中脑前静脉会汇入基底静脉和脚静脉，以及脑桥中脑裂静脉。在脑桥水平，脑桥中脑静脉的尾部汇入脑桥横静脉（通常在中脑桥）和桥延沟静脉，与展神经非常接近。小脑前下动脉和静脉之间呈现出复杂的关系。

在外侧方，在桥小脑角可以看到一个复杂的神经血管网络，其主要来源于岩上静脉（SPV）、小脑前下动脉及其分支、三叉神经和前庭神经。岩上静脉分为内侧、中间和外侧组，这分别取决于它们进入内侧、中间，或外侧三分之一的岩上窦[119]。岩上静脉是在接近三叉神经水平由脑桥横静脉、脑桥三叉静脉、小脑脑桥裂静脉和小脑中脑角静脉汇集而成的。通过 45°镜近距离观察内耳区域，

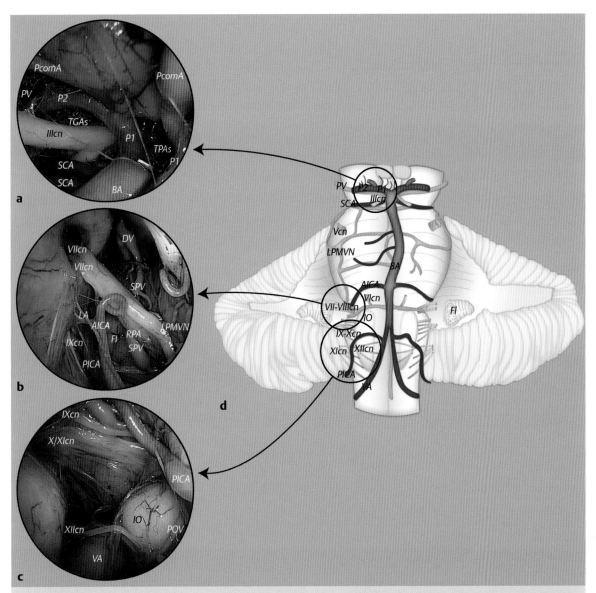

图 2.46　(a~d)后颅窝的神经和血管。(a)内镜下基底区(图片由 P. Castelnuovo 教授提供);(b)右侧桥小脑角,内镜下前面观;(c)右侧延髓外侧区,内镜下颅内观;(d)后颅窝的三维重建示意图。
AICA:小脑前下动脉;BA:基底动脉;DV:丹迪静脉;Fl:小叶;IIIcn(CS):海绵窦内动眼神经;IIIcn:动眼神经;IO:下橄榄核;IXcn:舌咽神经;IX - X:舌咽神经和迷走神经;LA:迷路动脉;LPMVN:外侧脑桥中脑静脉网;P1:大脑后动脉第一段;P2:大脑后动脉第二段;PcomA:后交通动脉;PICA:小脑后下动脉;POV:橄榄核前静脉;PV:脚静脉;RPA:回返动脉;SCA:小脑下动脉;SPV:岩上静脉;TGAs:丘脑膝状体动脉;TPAs:丘脑穿通动脉群;VA:椎动脉;Vcn:三叉神经;VIcn:展神经;VII-VIIIcn:面神经和前庭神经;VIIcn:面神经;VIIIcn:前庭神经;X/XIcn:迷走神经和副神经;XIcn:副神经;XIIcn:舌下神经。

可以清晰识别迷路动脉,它们几乎总是发自于小脑前下动脉。在三分之二的患者中,迷路动脉一般有 2~3 支[120]。回返穿动脉,由小脑前下动脉产生,在面神经及听神经进入脑干的区域形成血管网,并随神经进入脑干 (图 2.46)。

### 2.3.10 眶窗

一个标准的蝶筛窦开放术能完整的暴露纸样板,并能看到相应的解剖结构:走行筛前和筛后神经血管束的筛前和筛后孔,以及在眶底可以看到眶下神经压迹。纸样板构成了眶的内侧壁，去除这一薄层骨片之后就能暴露眶骨膜。去除眶骨膜后就能看到眶内侧肌锥外间隙的脂肪。

一旦这层脂肪被去除，就能看到眼内肌墙。这面墙大部分由内直肌构成，小部分由下直肌的下缘和上斜肌上缘组成。可以看到筛前和筛后神经血管束从内直肌和上斜肌之间穿过。也可以在肌间看到一些数量不等的锥内脂肪。查看肌锥内结构，必须将内直肌移位。锥内部分的眶脂肪填充了此间隙。通过轻轻地除去脂肪，解剖结构会一步步变得清晰。

在脂肪内，通常可能看到眼动脉供应下直肌的分支自上而下走行。静脉网络的分布则不太恒定，因此对于静脉网络的准确描述是有限的。据相关文献报道，只有内侧伴行静脉是较为恒定的[121]。

在肌锥内间隙的上部，可以看到眼神经(V1)的一个分支鼻睫神经。此神经在视神经的外侧进入肌锥内腔，在上方穿过视神经后，在上直肌和上斜肌的斜下方走行到达眶上内侧象限。在穿过视神经时，它会发出睫长神经，这是含有交感神经纤维的分支，支配瞳孔开大肌。由于睫长神经较小，在内镜手术中要小心注意，勿损伤。筛前和筛后神经发出的鼻睫神经比较容易发现。鼻睫神经在远离起源的筛前神经处会变成下滑车神经。此外，该神经的第一部分也可以经鼻发现(图2.47)。

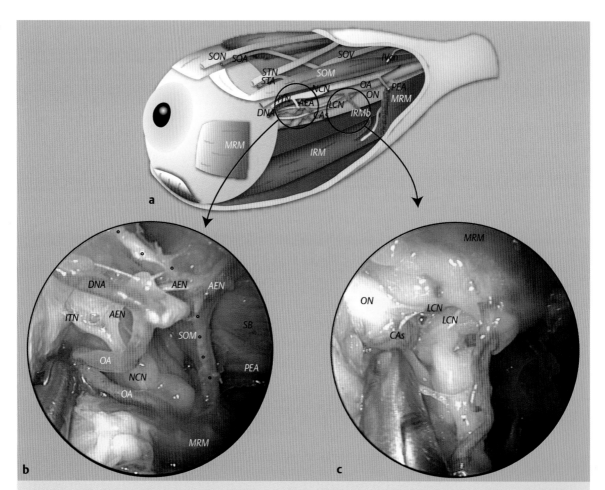

**图2.47** (a~c)眶内容物。(a)眶内侧面的重建；(b)右侧眼眶，内镜下前内侧肌锥内间隙的上部；(c)右侧眼眶，内镜下前内侧肌锥内间隙。

AEA：筛前动脉；CAs：睫动脉；DNA：鼻背动脉；IRM：下直肌；IRMb：支配下直肌的血管分支；ITN：滑车下神经；IVcn：滑车神经；LCN：l睫长神经；MRM：内直肌；NCN：鼻睫 神经；OA：眼动脉；ON：眼神经；PEA：筛后动脉；SB：颅底；SOA：眶上动脉；SOM：上斜肌；SON：眶上神经；SOV：眶上静脉；STA：滑车上动脉；STN：滑车上神经.；黑圈：眶周。

眼动脉非常接近鼻睫神经,在外下侧部分进入视神经管,并跨过视神经到达眶内侧壁走行于下斜肌边界的下缘(图 2.48)。内镜下,眼动脉和鼻睫神经之间的关系是相对稳定的。眼动脉发出筛前、筛后动脉,这些血管即便是在眶内也很容易被识别。眼动脉的其他分支以及眶上、滑车上动脉,一般在经鼻入路是比较难发现的。

在眼动脉和鼻睫神经附近一般可以发现眼上静脉。这是一条在眶内静脉网络最稳定的眼眶静脉主干。与眼上静脉相比,眼下静脉是不恒定的,而且不容易被识别。当其存在单一的主干时,通常将通过眶上裂与翼静脉丛交通。眼上静脉和眼下静脉之间通常有静脉相连,眼上静脉位于上直肌腹的下方。在这个意义上,上直肌代表肌锥内的顶部。而上睑提肌在上直肌的上方。动眼神经的上分支位于上直肌的下方,然而并没有与肌肉形成恒定或显著的关系。但是它确实会沿其走行路线向肌肉本身发送一个分支。

从内直肌下方进入完全去除脂肪后,眶内段视神经变得明显可见。视神经有其独特的走行轨迹, 从前外侧到后内侧向眶尖方向和视交叉走行,将肌锥内划分为 4 个象限。在其最远端,它被眼动脉发出的睫动脉所盖,那是为眼球供血的血管。这些血管在内镜下能很好被识别[122]。睫长神

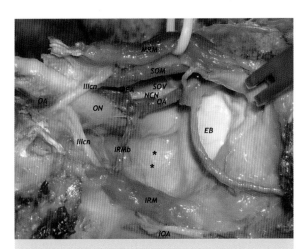

**图 2.48**　左侧眼球,内侧肌锥内间隙宏观图。
EB:眼球;IIIcn:动眼神经;IOA:眶下动脉;IRM:下直肌;IRMb:下直肌供应动脉;MRM:内直肌;NCN:鼻睫神经;OA:眼动脉;ON:视神经;PEA:筛后动脉;SOM:上斜肌;SOV:眼上静脉;星号:睫长神经。

经与睫状动脉非常接近,这些结构都可以在精细的解剖中看到(图 2.47)。

### 2.3.11 经上颌窦入路到达颞下窝和上咽旁间隙

上颌窦后壁是开启颞下窝的大门。一旦去除,薄骨膜层及后面的上颌动脉分支形成的复杂动脉网络就显而易见。在去除骨膜层后,能完整暴露这些动脉网络。内镜下,一般可辨认出下牙槽动脉、蝶腭动脉、腭降动脉、腭鞘动脉和眶下动脉。在这些动脉中,腭鞘动脉在去除蝶窦底部黏膜后在鼻咽顶部容易辨认。在血管平面下方,可以看到翼外肌(LPM),呈水平方向走行,在它的尾部,翼内肌(MPM)则呈现轻微的上下方向走行。在翼内肌的外侧面可见到下牙槽神经和舌神经(图 2.49)。沿着翼内肌和翼外肌之间的通道,可以看到颞肌,并可找到下颌的髁突。

**翼腭窝走廊**

中鼻道开窗术后缘的第一个结构是腭骨,可以分别在腭骨内和上颌窦顶内定位腭降动脉、眶下神经血管束。腭骨眶突和蝶突以及上方的蝶骨封闭形成蝶腭孔,有蝶腭动脉和神经穿出。

翼板复合体位于腭骨的后缘。翼内板代表后鼻孔的外侧壁。通过在翼板和蝶窦底交界的外侧磨除骨质,可以发现翼管[123,124]。

翼管神经是到达颈内动脉在破裂孔上方水平(第一膝)的标志(图 2.45)。在稍外侧,翼腭窝的顶部上界可以向后追踪眶下神经定位。在脂肪内可以寻找到上颌神经,在其稍后方为圆孔。在翼腭窝内存在复杂的神经血管网。翼腭神经节通常容易辨认,上颌神经和它会存在一些神经交通支。翼腭神经节会接受翼管神经的换元。颧神经通常从翼腭窝进入颞下窝。腭大神经、腭小神经和腭降动脉在翼腭窝通过其相应的通道进入口腔。圆孔动脉是上颌动脉的其中一分支,通常与上颌神经伴行进入海绵窦,与颈内动脉海绵窦段来源的后外侧干的终末支吻合。在翼管神经和上颌神经的视野下,磨除蝶骨大翼的骨质,这样就能打开进入三叉神经节和海绵窦的通道[107]。

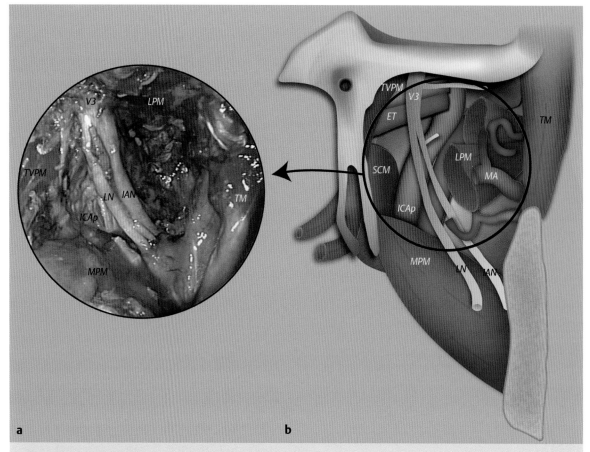

**图 2.49** (a,b)左侧颞下窝。(a)内镜下观;(b)3D 重建。

ET:咽鼓管;IAN:下牙槽神经;ICAp:咽旁段颈内动脉;LN:舌神经;LPM:翼外肌;MA:上颌动脉;MPM:翼内肌;

SCM:上咽缩肌;TM:颞肌;TVPM:腭帆张肌;V3:下颌神经。

## 内侧通道

在翼外肌的背后,颞下窝的内侧,可以看到腭帆张肌和腭帆提肌。腭帆张肌和上咽缩肌外侧表面关系密切,在上咽缩肌的内侧面走行到达鼻咽部的软腭面。这些肌肉一起形成了一个平面,延伸向颈内动脉咽旁段。咽升动脉在颈内动脉的稍前方。颈内静脉的外侧被茎突覆盖,位置与颈内动脉密切相关。在这个层面上,可以看到在下方走行的茎突肌。颞下窝静脉网的形态变化多端,形成所谓的翼丛。在内侧小心切除,穿过颈内动脉咽旁段和椎前肌,可在椎体侧上方看见舌下神经和(或)上颈段交感神经节。再向上移动,可以发现位于枕骨基底部的舌下神经管。

## 外侧通道

在腭帆张肌的稍外侧,可以看到下颌神经

(V3)从卵圆孔出颅(图 2.49)。下颌神经出颅不久就分为前干和后干。后干将进一步分为 3 支(耳颞神经、下牙槽神经和舌神经),而前干则一般会产生 2 或 3 支支配颞肌(颊支和咬肌神经加入支配翼外肌)。在颅底相邻处,下颌神经发出 3~4 个分支支配中颅窝硬脑膜、翼内肌、鼓膜张肌和腭帆张肌。这些神经很难被发现是因为位于下颌神经周围的静脉丛里。向外侧走行,耳颞神经暂时性地分为 2 支包绕脑膜中动脉。脑膜中动脉是上颌动脉的分支,垂直走行通过棘孔进入颅内,而棘孔位于卵圆孔的稍后外侧。颞深动脉(前、后)、颊动脉等滋养周围软组织的小血管,在颞下窝不易被识别。实际上,其在颞下窝内的位置相当不恒定,因此,需要仔细解剖鉴定。

在颞下窝的上方,接近颅底的水平,下颌神经位于咽鼓管的侧面,咽鼓管起源于中耳的下方、前方,内侧开口于鼻咽外侧壁。必须特别强调颈内动脉、咽鼓管和下颌神经的亲密关系。咽鼓管是寻找颈内动脉咽旁段上段和颈静脉孔最重要的解剖标志，就像一个箭头指向颈内动脉咽旁段进入破裂孔[125]。但不幸的是，对于破裂孔下方的咽旁段颈内动脉的位置难以预测，而且没有明确的解剖标志可以作为指引。但能肯定的是，这部分颈内动脉与外侧壁而不是后壁有着紧密的联系。此外，由于存在动脉循环或扭曲，因此任何试图关于这个部位颈内动脉的位置描述价值都是有限的。

## 致谢

特别感谢 Elena Bacci 精湛和耐心的三维重建，以及 Shona Dryburgh 协助修改文稿。

（史剑波 译）

## 参考文献

[1] Schmidt HM. Mass and level differences of the media structures of the anterior cranial fossa of the people [in German]. Gegenbaurs morph Jahrb Leipzig 1974; 120: 538–559

[2] Kaplan HA, Browder A, Browder J. Nasal venous drainage and the foramen caecum. Laryngoscope 1989; 83: 327–329

[3] Sieglbauer F. Textbook of Normal Human Anatomy [in German]. Berlin, Vienna: Urban & Schwarzenberg; 1943

[4] Dressler L. About the hyperostosis of the frontal bone [in German]. Beitr path Anat 1927;78: 332–363

[5] Prescher A, Schick B. The evolutionarily explainable defects of the skull base [in German]. In: Mühling J, Schweigert HG, eds. Zehnte Jahrestagung der Deutschen Gesellschaft für Schädelbasischirurgie. Niebüll, Verlag videel OHG 2003: 15–20

[6] Brors D. Bone and dura structures of the sella region: an anatomical and radiological study of microsurgical view [in German]. Inaug.-Diss. Aachen; 1998

[7] Prescher A, Brors D, Adam G. Contribution to the knowledge of the posterior clinoid processes [in German]. In: Lanksch WR, Lehmann L, eds. Die hintere Schädelgrube und der kraniozervikale Übergang. Reinbek: Einhorn-Presse Verlag; 1998:162–168

[8] Gruber W. Contributions to the anatomy of the sphenoid and temporal bone [in German]. Imperatorskaja Akademija Nauk (St. Petersburg) 1859; 1: 3–14

[9] Destrieux C, Velut S, Kakou MK, Lefrancq T, Arbeille B, Santini JJ. A new concept in Dorello's canal microanatomy: the petroclival venous confluence. J Neurosurg 1997; 87: 67–72

[10] Prescher A, Brors D, Schick B. Topographic anatomy of the petrous apex and the Dorello channel [in German]. In: Bootz F, Strauss G, eds. Die Chirurgie der lateralen Schädelbasis. Berlin: Springer 2002: 31–35

[11] von Spee F. Graf. Skeleton teaching, II: head [in German]. In: von Bardeleben K, ed. Handbuch der Anatomie des Menschen. Jena: Gustav Fischer; 1896: 1–280

[12] Lang J. Head, Part B: brain and skull eyes [in German]. Berlin Heidelberg New York: Springer; 1979

[13] Tisch-Rottensteiner K. Openings and varieties of the middle cranial fossa [in German]. Med. Diss. Würzburg; 1975

[14] Faure A, Masse H, Gayet-Delacroix M et al. What is the arcuate eminence? Surg Radiol Anat 2003; 25: 99–104

[15] Goerke M. The otitic diseases of the meninges [in German]. In: Denker A, Kahler O, eds. Handbuch der Hals-Nasen-Ohrenheilkunde, Bd 8 Teil 3. Berlin: Springer; Munich: Bergmann; 1927:1–54

[16] Gruber W. Contributions to the development of the cranial reason, I [in German]. Memoires de L'Academie Imperiale des Sciences de St. Petersbourg. 1869; 1–34

[17] Rutz KP. Shape, dimensions and curves of the skull channels: carotid canal, condylar canal, mastoid foramen, "Emissarium occipital" and the shape and size of the sphenoid lingula [in German]. Med. Diss. Würzburg; 1975

[18] Platzer W. [Anatomy of taenia interclinoidea and its relation to the internal carotid artery] Fortschr Geb Rontgenstr Nuklearmed 1957; 87: 613–616

[19] Platzer W. The variability of the internal carotid artery in the cavernous sinus in relation to the variability of the skull base [in German]. Gegenbaurs Morpholisches Jahrbuch 1957; 98: 227–243

[20] Hauser G, De Stefano GF. Epigenetic variants of the human skull. Stuttgart: Schweizerbart; 1989

[21] Sternberg M. A not previously described channel in sphenoid human [in German]. Anat Anz 1888; 3: 784–785

[22] Schick B, Brors D, Prescher A. Sternberg's canal—cause of congenital sphenoidal meningocele. Eur Arch Otorhinolaryngol 2000; 257: 430–432

[23] Virchow R. Studies on the development of the skull in the ground healthy and morbid condition and the influence thereof on the skull shape, facial features and brain construction [in German]. Berlin: Reimer; 1857

[24] Ingelmark BE. About the craniovertebral border region in humans [in German]. Acta Anat Suppl (Basel) 1947; 6: 461

[25] Prescher A. The craniocervical junction in man, the osseous variations, their significance and differential diagnosis. Ann Anat 1997; 179: 1–19

[26] Prescher A, Brors D. The various shapes of the paries jugularis and the frequency of additional ducts in the fossa jugularis as further factors influencing the spread of pathological processes. Eur Arch Otorhinolaryngol 1995; 252: 26–29

[27] Oehmke HJ. The importance of the canal basilar artery and its representation in the radiograph [in German]. Gegenbaurs Morphol Jahrb 1963; 104: 459–491

[28] Le Double AF. Focuses on changes in the skull bones of man [in French]. Paris: Vigot Freres; 1903

[29] Klaus E. The basilar impression [in German]. Leipzig: S Hirzel; 1969

[30] Graf von Keyserlingk D, Prescher A. Basilar impression [in German]. Eur Arch Otorhinolaryngol Suppl 1993; 1: 365–372

[31] Wullstein HL, Wullstein SR. Injuries of the rhino and otobasis from the aspect of the pneumatic system in the skull [in German]. Chirurg 1970; 41: 490–494

[32] Lang J. Clinical Anatomy of the Nose, Nasal Cavity and Sinuses [in German]. Stuttgart, New York: Thieme; 1988a

[33] Lang J. Posterior ethmoid cells and their relation to the optic canal [in German]. HNO 1988b; 36: 49–53

[34] Stammberger H, Hosemann W, Draf W. Anatomic terminology and nomenclature for paranasal sinus surgery [in German]. Laryngorhinootologie 1997; 76: 435–449

[35] Grünwald L. Descriptive and topographic anatomy of the nose and sinuses [in German]. In: Denker A, Kahler O, eds. Handbuch der Hals-Nasen-Ohrenheilkunde Vol1,1. Berlin: Springer; 1925:1–95

[36] Blumenbach JF. Decas collectionis suae craniorum diversarium gentium illustrata. Göttingen: Dieterich; 1790

[37] Krmpotic-Nemanic J, Draf W, Helms J. Surgical Anatomy of the Head and Neck Region [in German]. Berlin, Heidelberg, New York, Tokyo: Springer; 1895

[38] Kaufmann E. About a typical form of mucosal tumor (lateral mucosal swelling) on the outer wall of the nose [in German]. Monatsschr Ohrenheilk 1890; 24: 13–19

[39] Zuckerkandl E. Normal and Pathological Anatomy of the Nasal Cavity and its Pneumatic Attachments [in German]. Vienna: Braumüller; 1893

[40] van Alyea OE. Ethmoid labyrinth; anatomical study, with consideration of the clinical significance of its structural characteristics. Arch Otolaryngol 1939; 29: 881–902

[41] Lang J, Schlehahn F. Ethmoid foramina and ethmoid canals [in German]. Verh Anat Ges 1978; 72: 433–435

[42] Minnigerode B. On the anatomy and clinical significance of the canalis ethmoidalis [in German]. Z Laryngol Rhinol Otol 1966; 45: 554–559

[43] Keros P. [On the practical value of differences in the level of the lamina cribrosa of the ethmoid] Z Laryngol Rhinol Otol 1962; 41: 809–

813

[44] Boege K. On the anatomy of the frontal sinus: frontal sinuses [in German]. Diss. Königsberg; 1902

[45] Gerber PH. The Complications of Sinusitis [in German]. Berlin: Karger; 1909

[46] Boenninghaus G. The operation on the sinuses of the nose [in German]. In: Katz L, Preysing H, Blumenfeld F, eds. Handbuch der speziellen Chirurgie des Ohres und der oberen Luftwege. Vol 3, 1 edn. Würzburg: Kabitzsch; 1913: 69–250

[47] Tonndorf W. On the anatomy of the cribriform plate and the olfactory Crista [in German]. Beitr Anat Physiol Ohr Nase 1926; 23: 654–667

[48] Killian G. On the anatomy of the nose of human embryos [in German]. Arch Otorhinolaryngol 1895; 3: 17–47

[49] Vogt K, Schrade F. Anatomical variations of frontal sinus duct system. results of radioresistometric examinations (author's transl) [in German]. Laryngol Rhinol Otol (Stuttg) 1979; 58: 783–794

[50] Highmore N. Corporis Humani disquisitio anatomica. Broun; 1651

[51] Lang W. Traumatic enophthalmos with retention of perfect acuity of vision. Transact Ophthalmol. Soc. 1889; 9: 41–43

[52] Schicketanz HW, Schicketanz W. Indirect and direct tooth damage following surgery of the maxillary sinus [in German]. HNO 1961; 9: 169–175

[53] Underwood AS. An inquiry into the anatomy and pathology of the maxillary sinus. J Anat Physiol 1910; 44: 354–369

[54] Hardy J. Surgery of the pituitary gland, using the trans-sphenoidal approach. Comparative study of 2 technical methods [in French]. Union Med Can 1967; 96: 702–712

[55] Draf W. Surgical treatment of the inflammatory diseases of the paranasal sinuses. Indication, surgical technique, risks, mismanagement and complications, revision surgery [in German]. Arch Otorhinolaryngol 1982; 235: 133–305

[56] Prescher A, Brors D. A rare variety of the course of the internal carotid artery and rarefying hyperostosis of the cranial vault. Surg Radiol Anat 1994; 16: 93–96

[57] Lang J, Sakals E. Spheno-ethmoidal recessus, the nasal aperture of the nasolacrimal duct and the hiatus semilunaris [in German]. Anat Anz 1982; 152: 393–412

[58] Forschner L. About the risk of bleeding during operations on the sphenoidal [in German]. Arch Ohren Nasen Kehlkopfheilkd 1950; 158: 271–275

[59] Wareing MJ, Padgham ND. Osteologic classification of the sphenopalatine foramen. Laryngoscope 1998; 108: 125–127

[60] Jacobsson M, Davidsson A, Hugosson S, Tjellström A, Svendsen P. Aberrant intratympanic internal carotid artery: a potentially hazardous anomaly. J Laryngol Otol 1989; 103: 1202–1205

[61] Lewin L. The presence of persistence of the stapedial artery in humans and the comparative anatomy and phylogenetic significance of this phenomenon [in German]. Arch Ohrenheilk. 1906; 70: 28–44

[62] Lo WWM, Solti-Bohman LG, McElveen JT, Jr. Aberrant carotid artery: radiologic diagnosis with emphasis on high-resolution computed tomography. Radiographics 1985; 5: 985–993

[63] Bauer U. Anatomical variants of the sigmoid sinus, the fomane jugular vein and the jugalaris [in German]. Z Anat Entwicklungsgesch 1971; 135: 35–42

[64] Lang J, Weigel M. Nerve-vessel relations in the region of the jugular foramen. Anat Clin 1983; 5: 41–56

[65] von Torklus D, Gehle W. The Upper Cervical Spine [in German]. Stuttgart: Thieme; 1975

[66] Prescher A. The differential diagnosis of isolated ossicles in the region of the dens axis. Gegenbaurs Morphol Jahrb 1990; 136: 139–154

[67] Pfitzner W. Contributions to the knowledge of the human skeleton extremities, VIII: the morphological elements of the human hand bones [in German]. Morph Anthrop 1900; 2: 77–157

[68] Brocher JEW, Willert HG. The occipito-cervical region [in German]. Thieme: Stuttgart; 1980

[69] Prescher A, Brors D, Adam G. Anatomic and radiologic appearance of several variants of the craniocervical junction. Skull Base Surg 1996; 6: 83–94

[70] von Lüdinghausen M, Fahr M, Prescher A et al. Accessory joints between basiocciput and atlas/axis in the median plane. Clin Anat 2005; 18: 558–571

[71] Will CH. Condylus tertius, mistaken for a naso-pharyngeal tumor [in German]. Rofo 1980; 133: 557–558

[72] Kassam A, Snyderman C, Carrau R. An evolving paradigm to the ventral skull base. Skull Base 2004: 14

[73] Kassam A, Snyderman CH, Mintz A, Gardner P, Carrau RL. Expanded endonasal approach: the rostrocaudal axis. Part II. Posterior clinoids to the foramen magnum. Neurosurg Focus 2005; 19: E4

[74] Kassam A, Snyderman CH, Mintz A, Gardner P, Carrau RL. Expanded endonasal approach: the rostrocaudal axis. Part I. Crista galli to the sella turcica. Neurosurg Focus 2005; 19: E3

[75] Kassam A, Thomas AJ, Snyderman C et al. Fully endoscopic expanded endonasal approach treating skull base lesions in pediatric patients. J Neurosurg 2007; 106 Suppl: 75–86

[76] Kassam AB, Engh JA, Mintz AH, Prevedello DM. Completely endoscopic resection of intraparenchymal brain tumors. J Neurosurg 2009; 110: 116–123

[77] Kassam AB, Gardner P, Snyderman C, Mintz A, Carrau R. Expanded endonasal approach: fully endoscopic, completely transnasal approach to the middle third of the clivus, petrous bone, middle cranial fossa, and infratemporal fossa. Neurosurg Focus 2005; 19: E6

[78] Kassam AB, Gardner PA, Snyderman CH, Carrau RL, Mintz AH, Prevedello DM. Expanded endonasal approach, a fully endoscopic transnasal approach for the resection of midline suprasellar craniopharyngiomas: a new classification based on the infundibulum. J Neurosurg 2008; 108: 715–728

[79] Cappabianca P, Alfieri A, Colao A et al. Endoscopic endonasal transsphenoidal surgery in recurrent and residual pituitary adenomas: technical note. Minim Invasive Neurosurg 2000; 43: 38–43

[80] Prevedello DM, Kassam AB, Snyderman C et al. Endoscopic cranial base surgery: ready for prime time? Clin Neurosurg 2007; 54: 48–57

[81] Prevedello DM, Thomas A, Gardner P, Snyderman CH, Carrau RL, Kassam AB. Endoscopic endonasal resection of a synchronous pituitary adenoma and a tuberculum sellae meningioma: technical case report. Neurosurgery 2007; 60 Suppl 2: E401, discussion E401

[82] Cappabianca P, Buonamassa S, Cavallo LM, Mariniello G, de Divitiis O. Neuroendoscopy: present and future applications. Clin Neurosurg 2004; 51: 186–190

[83] Cappabianca P, Cavallo LM, Colao A et al. Endoscopic endonasal transsphenoidal approach: outcome analysis of 100 consecutive procedures. Minim Invasive Neurosurg 2002; 45: 193–200

[84] Cappabianca P, Decq P, Schroeder HW. Future of endoscopy in neurosurgery. Surg Neurol 2007; 67: 496–498

[85] Carrau RL, Jho HD, Ko Y. Transnasal-transsphenoidal endoscopic surgery of the pituitary gland. Laryngoscope 1996; 106: 914–918

[86] Carrau RL, Snyderman CH, Kassam AB, Jungreis CA. Endoscopic and endoscopic-assisted surgery for juvenile angiofibroma. Laryngoscope 2001; 111: 483–487

[87] Castelnuovo PG, Delù G, Sberze F et al. Esthesioneuroblastoma: endonasal endoscopic treatment. Skull Base 2006; 16: 25–30

[88] Cavallo LM, Cappabianca P, Galzio R, Iaconetta G, de Divitiis E, Tschabitscher M. Endoscopic transnasal approach to the cavernous sinus versus transcranial route: anatomic study. Neurosurgery 2005; 56 Suppl: 379–389; discussion 379–389

[89] Cavallo LM, de Divitiis O, Aydin S et al. Extended endoscopic endonasal transsphenoidal approach to the suprasellar area: anatomic considerations - part 1. Neurosurgery 2007; 61: 24–34

[90] Cavallo LM, Messina A, Cappabianca P et al. Endoscopic endonasal surgery of the midline skull base: anatomical study and clinical considerations. Neurosurg Focus 2005; 19: E2

[91] Cavallo LM, Messina A, Gardner P et al. Extended endoscopic endonasal approach to the pterygopalatine fossa: anatomical study and clinical considerations. Neurosurg Focus 2005; 19: E5

[92] Cavallo LM, Prevedello DM, Solari D et al. Extended endoscopic endonasal transsphenoidal approach for residual or recurrent craniopharyngiomas. J Neurosurg 2009; 111: 578–589

[93] Doglietto F, Prevedello DM, Jane JA, Jr, Han J, Laws ER, Jr. Brief history of endoscopic transsphenoidal surgery—from Philipp Bozzini to the First World Congress of Endoscopic Skull Base Surgery. Neurosurg Focus 2005; 19: E3

[94] Frank G, Pasquini E. Endoscopic endonasal approaches to the cavernous sinus: surgical approaches. Neurosurgery 2002; 50: 675

[95] Frank G, Pasquini E, Doglietto F et al. The endoscopic extended transsphenoidal approach for craniopharyngiomas. Neurosurgery 2006; 59 Suppl 1: 75–83; discussion 75–83

[96] Frank G, Pasquini E, Mazzatenta D. Extended transsphenoidal

approach. J Neurosurg 2001; 95: 917–918

[97] Gardner PA, Kassam AB, Rothfus WE, Snyderman CH, Carrau RL. Preoperative and intraoperative imaging for endoscopic endonasal approaches to the skull base. Otolaryngol Clin North Am 2008; 41: 215–230, vii.

[98] Gardner PA, Kassam AB, Snyderman CH et al. Outcomes following endoscopic, expanded endonasal resection of suprasellar craniopharyngiomas: a case series. J Neurosurg 2008; 109: 6–16

[99] Gardner PA, Kassam AB, Thomas A et al. Endoscopic endonasal resection of anterior cranial base meningiomas. Neurosurgery 2008; 63: 36–52, discussion 52–54

[100] Gardner PA, Prevedello DM, Kassam AB, Snyderman CH, Carrau RL, Mintz AH. The evolution of the endonasal approach for craniopharyngiomas. J Neurosurg 2008; 108: 1043–1047

[101] Snyderman C, Kassam A, Carrau R, Mintz A, Gardner P, Prevedello DM. Acquisition of surgical skills for endonasal skull base surgery: a training program. Laryngoscope 2007; 117: 699–705

[102] Rhoton AL, Jr. The supratentorial arteries. Neurosurgery 2002; 51 Suppl: S53–S120

[103] Kassam AB, Prevedello DM, Thomas A et al. Endoscopic endonasal pituitary transposition for a transdorsum sellae approach to the interpeduncular cistern. Neurosurgery 2008; 62 Suppl 1: 57–72, discussion 72–74

[104] Hadad G, Bassagasteguy L, Carrau RL et al. A novel reconstructive technique after endoscopic expanded endonasal approaches: vascular pedicle nasoseptal flap. Laryngoscope 2006; 116: 1882–1886

[105] Rhoton AL, Jr. The cavernous sinus, the cavernous venous plexus, and the carotid collar. Neurosurgery 2002; 51 Suppl: S375–S410

[106] Stippler M, Gardner PA, Snyderman CH, Carrau RL, Prevedello DM, Kassam AB. Endoscopic endonasal approach for clival chordomas. Neurosurgery 2009; 64: 268–277, discussion 277–278

[107] Kassam AB, Prevedello DM, Carrau RL et al. The front door to Meckel's cave: an anteromedial corridor via expanded endoscopic endonasal approach–technical considerations and clinical series. Neurosurgery 2009; 64 Suppl: ons71–ons82, discussion ons82–ons83

[108] Kassam AB, Vescan AD, Carrau RL et al. Expanded endonasal approach: vidian canal as a landmark to the petrous internal carotid artery. J Neurosurg 2008; 108: 177–183

[109] Osawa S, Rhoton AL, Jr, Seker A, Shimizu S, Fujii K, Kassam AB. Microsurgical and endoscopic anatomy of the vidian canal. Neurosurgery 2009; 64 Suppl 2: 385–411, discussion 411–412

[110] Prevedello DM, Pinheiro-Neto CD, Fernandez-Miranda JC et al. Vidian nerve transposition for endoscopic endonasal middle fossa approaches. Neurosurgery 2010; 67 Suppl Operative: 478–484

[111] Tschabitscher M, Galzio RJ. Endoscopic anatomy along the transnasal approach to the pituitary gland and the surrounding structures. In: De Devitiis E, Cappabianca P, eds. Endoscopic Endonasal Transsphenoidal Surgery. Vienna, New York: Springer-Verlag; 2003:21–39

[112] Castelnuovo P. Endoscopic Cadaveric Dissection of the Nose and Paranasal Sinuses. Tuttlingen, Germany: Endo-Press; 2002

[113] Lang J. Clinical Anatomy of the Nose, Nasal cavity and Paranasal Sinuses. New York, NY: Thieme; 1989

[114] Rhoton AL Jr. The supratentorial arteries. In: Rhoton AL Jr, ed. Cranial Anatomy and Surgical Approaches. USA: Lippincott Williams & Wilkins; 2003:81–148

[115] Rhoton AL Jr. The cerebral veins. In: Rhoton AL Jr, ed. Cranial Anatomy and Surgical Approaches. USA: Lippincott Williams & Wilkins; 2003: 187–232

[116] Perneczky A, Tschabitscher M, Resch KDM. Endoscopic Anatomy for Neurosurgery. Stuttgart, New York: Thieme; 1993

[117] Yasuda A, Campero A, Martins C, Rhoton AL, Jr, de Oliveira E, Ribas GC. Microsurgical anatomy and approaches to the cavernous sinus. Neurosurgery 2005; 56 suppl 1: S4–S27

[118] Cavallo LM, Messina A, Cappabianca P et al. Endoscopic endonasal surgery of the midline skull base: anatomical study and clinical considerations. Neurosurg Focus 2005; 19: E2

[119] Rhoton AL Jr. The posterior fossa veins. In: Rhoton AL Jr, ed. Cranial Anatomy and Surgical Approaches. USA: Lippincott Williams & Wilkins; 2003:501–24

[120] Rhoton AL Jr. The cerebellar arteries. In: Rhoton AL Jr, ed. Cranial Anatomy and Surgical Approaches. USA: Lippincott Williams & Wilkins; 2003:461–500

[121] Gürkanlar D, Gönül E. Medial microsurgical approach to the orbit: an anatomic study. Minim Invasive Neurosurg 2006; 49: 104–109

[122] Rhoton AL Jr. The orbit. In: Rhoton AL Jr, ed. Cranial Anatomy and Surgical Approaches. USA: Lippincott Williams & Wilkins; 2003:331–62

[123] Cavallo LM, Messina A, Gardner P et al. Extended endoscopic endonasal approach to the pterygopalatine fossa: anatomical study and clinical considerations. Neurosurg Focus 2005; 19: E5

[124] Vescan AD, Snyderman CH, Carrau RL et al. Vidian canal: analysis and relationship to the internal carotid artery. Laryngoscope 2007; 117: 1338–1342

[125] Dallan I, Bignami M, Battaglia P, Castelnuovo P, Tschabitscher M. Fully endoscopic transnasal approach to the jugular foramen: anatomic study and clinical considerations. Neurosurgery 2010; 67 Suppl Operative: ons1–ons7, discussion ons7–ons8

# 第 3 章 颅底肿瘤的病因学、生物学、病理学

Gerhard Franz Walter

## 3.1 概述

本章从神经病理学的视角对可以或者可能通过神经内镜进行治疗的颅底肿瘤进行阐述。本章的目的是为神经内镜外科医生提供一个有关颅底肿瘤宏观及微观的简要介绍,而非取代世界卫生组织(WHO)业已确立的肿瘤分类。

肿瘤分类相关的国际参考书目多是根据WHO分类修改而来的。对于颅底肿瘤的分类有3本参考书目特别值得关注:《WHO 中枢神经细胞肿瘤分类》[1]《WHO 头颈部肿瘤分类》[2]《WHO 骨与软组织肿瘤分类》[3]。本章对颅底肿瘤的描述很大程度基于 WHO 肿瘤的分类。

基于临床实用的需求,我们将本章根据组织起源、肿瘤生长部位各分为四个部分,以及一个部分专门描述转移肿瘤:

- 脑膜肿瘤。
- 外周、自主、中枢神经系统肿瘤。
- 造血系统肿瘤。
- 生殖细胞与发育不良性肿瘤样囊肿。
- 鞍区肿瘤。
- 鼻腔与副鼻窦肿瘤。
- 颅底骨样肿瘤。
- 眼眶肿瘤。
- 转移肿瘤。

每个章节均以肿瘤的分类和分级开始,接着对不同的肿瘤的患病年龄、性别、发病率进行描述。目的是为临床医生提供详尽的肿瘤病理特点介绍,同时加深对肿瘤病理的价值和局限性的理解。

## 3.2 定义

### 3.2.1 病因学

原发性肿瘤的病因多是单细胞起源的一个或者一系列的基因突变,因此肿瘤起源于单细胞不受控制的单基因突变。简言之,促肿瘤生长基因以及修复基因的突变都会导致肿瘤生长或进展。

### 3.2.2 分类

#### 分型

肿瘤的命名根据其细胞以及组织的个体发育起源进行分型,少数根据其惯用的名字进行命名。

#### 分级

不同类型和部位的中枢神经系统肿瘤的生物学潜能和行为包括临床预后都不同。对于中枢神经系统肿瘤,从 I 级到IV级肿瘤的恶性程度逐级增加。肿瘤分级的标准包括:细胞异型性、核分裂程度、微血管增生及组织坏死程度。对于中枢神经系统外的肿瘤则根据与临床预后相关的组织学指标进行分级。这些指标包括组织分化程度、核分裂程度、坏死程度以及其他一些肿瘤病理组织学特点。例如,对于骨与软组织肿瘤应用最广泛的是美国国家癌症研究院(NCI)以及 FNCLCC 系统分级。我们采用简化的肿瘤分级将肿瘤分为良性、交界性、恶性3 类。

## 分期

肿瘤的组织学分期是根据以下方面来制订：肿瘤大小、累及的深度、局部淋巴结是否受累、有无远处转移。相关的中枢神经系统外恶性肿瘤分级的方法为国际肿瘤控制协会（UICC）[4]的 TNM 分级，其分级根据肿瘤大小、淋巴结累及情况、转移状况。原发性的中枢神经系统肿瘤往往不累及淋巴结以及远处转移，因而未并入 TNM 分期系统。

### 3.2.3 预后

对于特定肿瘤的生存时间、生存率都是根据经验以及统计数据得来的。对于单个个体，其预后也只是估计。对于患者预后的判断除了需要参考患者的肿瘤分期以外，还需要根据患者的病史。肿瘤的特定分子特征，如基因突变可以提高判断患者预后的准确性。例如，间变性少支胶质细胞瘤发生染色体 1p19q 联合缺失预示患者的预后良好[5]。

### 3.2.4 预测

肿瘤患者对于特定治疗手段的反应常根据一些特定的肿瘤分子标记来推测。肿瘤某些特定的分子特征对于该肿瘤对特定治疗的敏感性有重要作用。例如，替莫唑胺的作用机制是将甲基团添加到鸟氨酸的 O6 位点，DNA 修复甲基鸟嘌呤甲基转移酶（MGMT）可以逆转这一过程。研究证实，MGMT 基因表达阴性可以使胶质母细胞瘤替莫唑胺同步放疗治疗受益[6]。MGMT 启动子甲基化水平（图 3.1）可以通过甲基化特异性聚合酶链式反应（PCR）来测定，也可以通过从石蜡固定的肿瘤中提取 DNA 来测定。例如，染色体 1p19q 缺失提示间变性少支胶质细胞瘤预后良好，同时 1p19q 联合缺失或者 1p 缺失也提示肿瘤对 PCV 联合化疗方案治疗敏感。通过荧光原位杂交技术（FISH，图 3.2）肿瘤细胞的 1p19q 可以较为容易的测定。荧光探针可以与肿瘤组织杂交直接探测肿瘤细胞的染色体拷贝数目变异。

对于肿瘤科医生，为了获得术后最好的治疗效果，每一个必要的组织病理学检查都应力求完

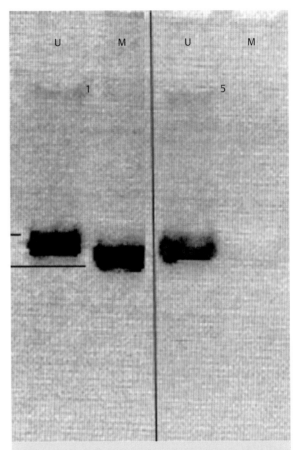

图 3.1　两例胶质母细胞瘤 MGMT 甲基化状态的对比：例 1，甲基化的 MGMT（可见肿瘤内非肿瘤细胞如血管组织非甲基化片段条带）；例 5，未甲基化的 MGMT。PCR 产生的未甲基化条带为 122bp（位于上方），甲基化的位于下方长度为 129bp。甲基化特异性 PCR 聚丙烯酰胺凝胶电泳。

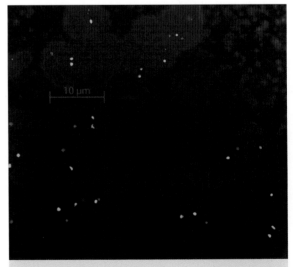

图 3.2　少支胶质细胞瘤细胞显示为细胞内红点（1p 探针），每个细胞同时可以看到两个绿色信号（1q 探针）。双色 1pFISH。

备,应详细记录肿瘤的分类、分级、分期,同时还要包含具有预后预测价值的合适分子标志。

术中冰冻组织切片病理可以提供一个快速的诊断。在大多数情况下,外科活检组织病理在20分钟内可以提供关于肿瘤分类(例如,肿瘤是胶质瘤还是淋巴瘤或者转移瘤)、合适的分级(良性或恶性)的信息,同时还能够判断肿瘤切除的程度。然而,因术中快速切片的染色常常局限为H&E染色,因此术后石蜡组织切片对于判断肿瘤的性质较术中快速冰冻切片更为准确。因此术中快速冰冻病理获得的肿瘤最终结果还需要在术后经过一系列的方法加以补充、修正后,才能作为最终的病理诊断。

## 3.3 脑膜肿瘤

脑膜肿瘤的分类和分级见表3.1。

### 3.3.1 脑膜肿瘤

脑膜肿瘤占所有颅内肿瘤的25%。所有年龄均可发病,发病高峰为50~70岁。良性脑膜肿瘤好发于女性,而恶性脑膜肿瘤无性别差异。怀孕与肿瘤快速生长相关。90%的脑膜肿瘤有黄体酮受体,40%的肿瘤表达雌激素受体,40%表达雄激素受体。根据放射剂量的不同,在接受放射治疗后的20~35年后,可诱发脑膜肿瘤。

在颅底,脑膜肿瘤好发于嗅沟、鞍旁、鞍结节、蝶骨嵴,少数也可发生在视神经鞘。也有脑室内肿瘤向外扩张到颅底。多数肿瘤生长呈球形或哑铃形,或者呈扁平状。扁平生长的脑膜肿瘤会侵犯周围的骨质造成骨质增厚(图3.3)。

**组织学**

脑膜肿瘤(图3.4)一方面起源于神经上皮来源的蛛网膜帽状细胞,另一方面起源于蛛网膜下隙血管的间充质细胞以及蛛网膜下隙结缔组织中的成纤维细胞。组织细胞来源的不同形成了不同的肿瘤亚型。然而,不同肿瘤的组织学形态是多方面的,甚至一种肿瘤具有不同的组织形态。

**WHO I 级**

- 脑膜上皮型脑膜肿瘤由上皮样合体细胞

**表 3.1　脑膜肿瘤的分类和分级**

| 类型 | WHO 分级 |
|---|---|
| **脑膜肿瘤** | |
| 　　脑膜上皮型 | I |
| 　　纤维型 | I |
| 　　过渡型(混合型) | I |
| 　　砂粒体型 | I |
| 　　血管瘤型 | I |
| 　　微囊型 | I |
| 　　分泌型 | I |
| 　　富含淋巴浆细胞型 | I |
| 　　化生型 | I |
| 　　脊索瘤型 | II |
| 　　透明细胞型 | II |
| 　　非典型型 | II |
| 　　乳头状型 | III |
| 　　横纹肌型 | III |
| 　　间变型(恶性型) | III |
| 血管外皮细胞瘤 | II |
| 　　间变型 | III |
| 血管网状细胞瘤 | I |
| 软脑膜黑色素细胞病变 | |
| 　　弥漫性黑色素细胞增殖症 | 交界性 |
| 　　黑色素瘤病 | 恶性 |
| 　　黑色素细胞瘤 | 良性或交界性 |
| 　　恶性黑色素瘤 | 恶性 |

聚集而成,细胞核呈苍白的椭圆形,含少量染色质,有时会看到螺旋状排列及砂状体(图3.5)。

- 纤维型脑膜肿瘤可见在纤维上皮组织间交错排布的由成纤维细胞分泌的胶原纤维束(图3.6)。

- 过渡型脑膜肿瘤显著的组织学特征是形成明显的螺旋结构(图3.7)。

- 砂粒体型脑膜肿瘤细胞散在排列,包含富有圆形钙化的砂粒小体(图3.8)。

- 血管瘤型脑膜肿瘤表现为超过50%肿瘤体积的小或大血管(图3.9)。

- 微囊型脑膜肿瘤质软,表面光滑,含有富含嗜酸性囊液的微囊(图3.10)。

- 分泌型脑膜肿瘤通常与脑膜上皮型脑膜

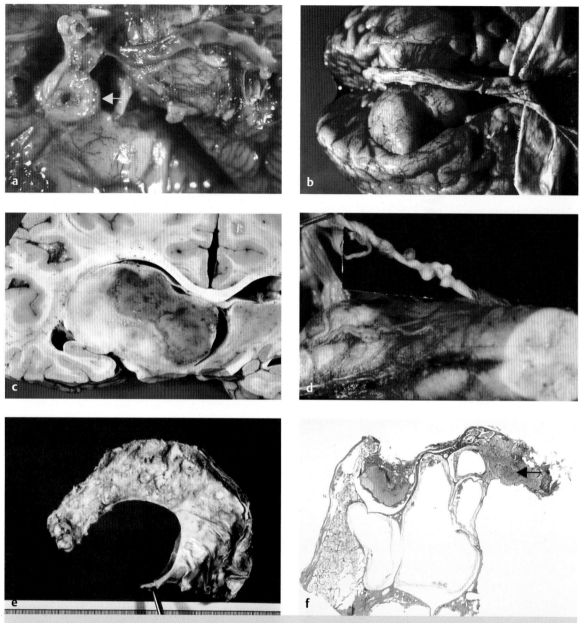

图3.3　(a~f)脑膜肿瘤。(a)结节状脑膜肿瘤包绕颈内动脉(箭头)；(b)大脑镰巨大脑膜肿瘤压迫周围组织；(c)间变性侧脑室脑膜肿瘤伴有广泛坏死；(d)舌咽神经脊髓部微小的脑膜肿瘤；(e)大脑镰块状脑膜肿瘤；(f)颅底结构,包含斜坡、蝶鞍、垂体、筛窦。可见嗅区块状脑膜肿瘤(箭头)。

肿瘤相似,包含小圆形的酸性Schiff染色(PAS)阳性的透明状内含物,即假性砂粒体(图3.11)。

　　● 富含淋巴浆细胞型脑膜肿瘤可见密集淋巴细胞浸润, 同时混杂有巢状排列的脑膜上皮细胞(图3.12)。

　　● 化生型脑膜肿瘤可见良性的其他病变,如局部黄色素瘤(图3.13)、脂肪瘤(图3.14)、骨样(图3.15)或软骨样结构(图3.16),这些肿瘤可以单独或者同时存在。

以上描述的肿瘤都是良性病变。

## WHO Ⅱ 级

　　● 透明细胞型脑膜肿瘤含有均一多角形富含糖原的细胞,在常规组织学检查中,当糖原洗退之后细胞呈现透明(图3.17)。

　　● 脊索瘤型脑膜肿瘤组织学形态与脊索瘤相似,嗜酸性细胞、表皮样细胞、空泡状细胞形成骨小梁结构。在一些情况下,脊索瘤型脑膜肿瘤与Castleman病并发, 这是一种局部囊泡样增生

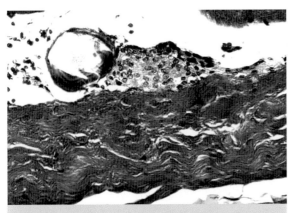

图 3.4　硬膜(蓝色)以及初发脑膜肿瘤,可见圆形的砂粒小体(Masson 染色)。

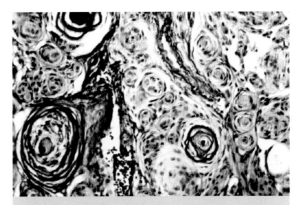

图 3.7　过渡型脑膜肿瘤可见丰富的脑膜上皮以及纤维螺纹形成(Masson 染色)。

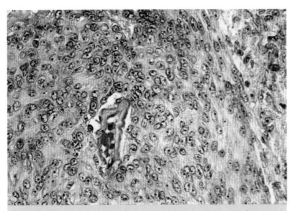

图 3.5　上皮型脑膜肿瘤可见多核细胞沿肿瘤细胞排列,细胞核苍白色,含少量染色质(Goldner 染色)。

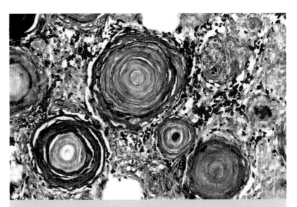

图 3.8　砂粒体型脑膜肿瘤可见大量的钙化的砂粒体(Masson 染色)。

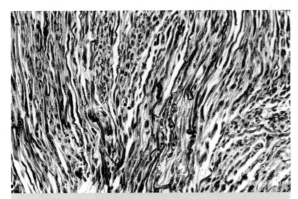

图 3.6　纤维型脑膜肿瘤典型的特征是在肿瘤上皮细胞(紫色)间见胶原纤维(蓝色)增生(Masson 染色)。

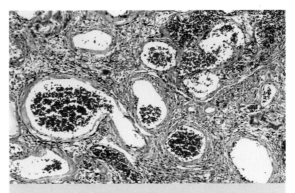

图 3.9　血管瘤型脑膜肿瘤可见大量的血管(Masson 染色)。

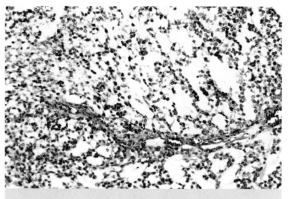

图 3.10　微囊型脑膜肿瘤(Masson 染色)。

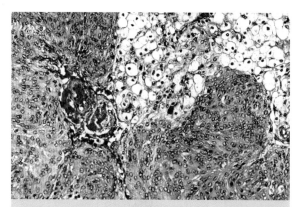

图 3.13　间变型脑膜肿瘤可见黄色素瘤分化、黄色素细胞以及微囊(Masson 染色)。

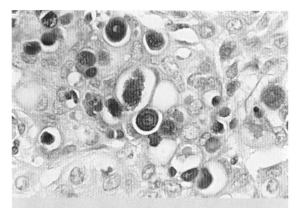

图 3.11　分泌型脑膜肿瘤可见富含淀粉的假砂粒体(Masson 染色)。

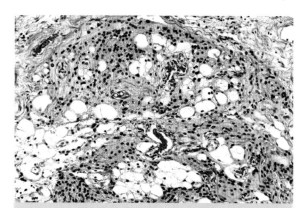

图 3.14　化生型脑膜肿瘤可见成脂肪细胞分化(Masson 染色)。

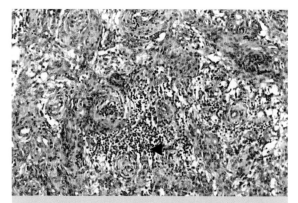

图 3.12　富含淋巴浆细胞型脑膜肿瘤(H&E)可见淋巴细胞浸润(箭头)。

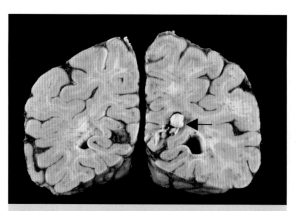

图 3.15　化生型脑膜肿瘤伴成骨细胞分化,可见脑内骨组织–骨石(箭头)。

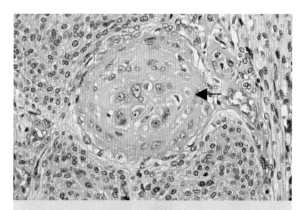

图 3.16　化生型脑膜肿瘤伴有成软骨分化，可见软骨(箭头)以及瘤灶。

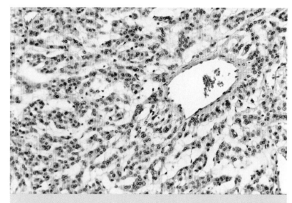

图 3.18　脊索瘤型脑膜肿瘤可见肿瘤细胞带状分布,富含黏液性基质(H&E 染色)。

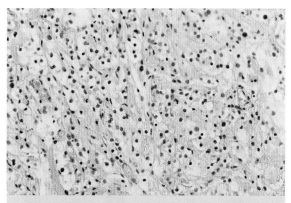

图 3.17　透明细胞型脑膜肿瘤可见富含糖原的胞浆;糖原已被冲洗(H&E 染色)。

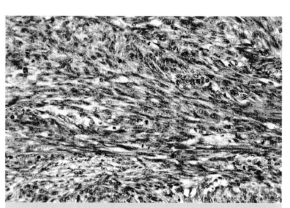

图 3.19　非典型型脑膜肿瘤可见肿瘤细胞有丝分裂增加(Masson 染色)。

的淋巴结疾病[7](图 3.18)。

• 非典型型脑膜肿瘤在高倍镜视野下每 10 个细胞可见 4 个及以上的细胞有丝分裂,同时可见细胞异形性等组织学特点(图 3.19)。

脊索瘤型、透明细胞型、非典型较 WHO I 级细胞肿瘤更容易复发,因而为 WHOII 级脑膜肿瘤。

### WHO III 级

• 乳头状型脑膜瘤以明显的血管周围假乳头状体形成为特点。年轻患者,特别是儿童,可以发生局部脑侵犯、复发以及肺部转移(图 3.20)。

• 横纹肌型脑膜肿瘤(少见)包含块状或者条纹状的横纹肌细胞,胞浆为嗜酸性,胞核增大、异形。

• 间变型脑膜型肿瘤表现为恶性的组织生物学行为,每 10 个高倍镜视野下可见 20 或更多

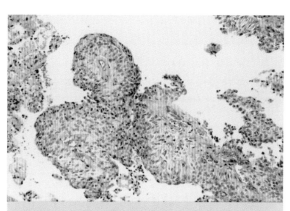

图 3.20　乳头状型脑膜肿瘤伴有局部坏死(H&E 染色)。

的细胞有丝分裂。肿瘤侵犯局部脑组织是间变型脑膜肿瘤的常见特点(图 3.21)。肿瘤侵犯局部硬膜和颅骨提示肿瘤恶性。

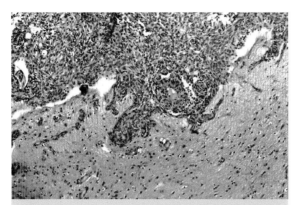

图 3.21　间变型脑膜肿瘤侵袭周围脑组织(H&E 染色)。

### 3.3.2 血管外皮细胞瘤

● 脑膜血管外皮细胞瘤在间叶细胞肿瘤中并不少见,好发于年轻成人,男性略多于女性。因其常常与硬膜相粘连,因而在影像学上与脑膜肿瘤相类似。在组织形态上,血管外皮细胞瘤细胞紧密排列,富含网状纤维网络,同时可见大量的裂隙样的血管间隙以及鹿角形的血管(图 3.22)。

● 间变型血管外皮细胞瘤有很强的局部复发和晚期转移到骨和肺部的倾向。肿瘤细胞内可见核异形,有丝分裂增加,组织内可见坏死和出血。

### 3.3.3 血管网状细胞瘤

血管网状细胞瘤(又称毛细血管血管网状细胞瘤,Lindau tumor)是起源于血管间质高度血管化,可伴有囊性改变的良性肿瘤,临床上比较少

见[8]。成年人发病率男女大致相同。

血管网状细胞瘤发病常与 von Hippel-Lindau syndrome(VHL)综合征相关联,好发于年轻患者。VHL 是因 3p 染色体 VHL 基因突变引起的常染色体显性遗传病。不同的 VHL 突变类型造成不同的表型。在 VHL 患者除了可见中枢神经系统和视网膜的血管网状细胞瘤外,神经系统之外还可以见到诸如肾透明细胞肉瘤、嗜铬细胞瘤及节细胞胶质瘤、附睾囊腺瘤、胰腺神经内分泌肿瘤、微囊型腺瘤、内淋巴囊肿瘤等临床表现。

该肿瘤好发于后颅窝、小脑半球、小脑蚓部、四脑室等部位,有时也可以生长于鞍上区域。肿瘤与周围组织分界明显。组织学上,血管网状细胞瘤包含两种成分,一种成分是含有脂质的大而空泡状的基质细胞,另外一种成分是富含薄壁的小血管网状结构(图 3.23)。

### 3.3.4 软脑膜黑色素肿瘤

脑膜原发性黑色素肿瘤比较罕见,常起源于软脑膜。其表现多样,可为弥散性或局限性生长,也可以为良性或恶性,黑色素样或非黑色素样病变。诊断时,应着重鉴别黑色素样病变与诸如施万细胞瘤、髓母细胞瘤、副神经节细胞瘤等肿瘤发生的黑色素样病变[9]:

● 弥漫性黑色素细胞增多病累及包括颅底在内的软脑膜,在血管周围间隙内的软脑膜黑色素细胞增生,而无肿瘤形成且不侵犯脑组织。其可能与先天性太田痣有关[10](图 3.24)。当发生黑色素瘤恶变(图 3.25)时,以侵及邻近的脑实质为特点。

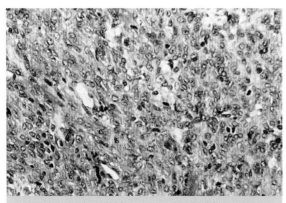

图 3.22　血管外皮细胞瘤可见梭状细胞杂乱分布(Masson 染色)。

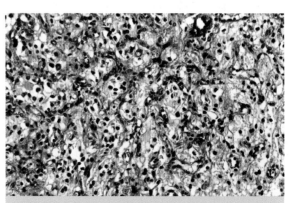

图 3.23　血管外皮细胞瘤可见大量空泡状的基质细胞以及毛细血管(Masson 染色)。

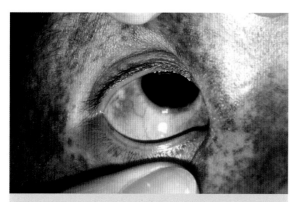

图 3.24　太田痣伴有广泛皮肤巩膜黑色素沉着。

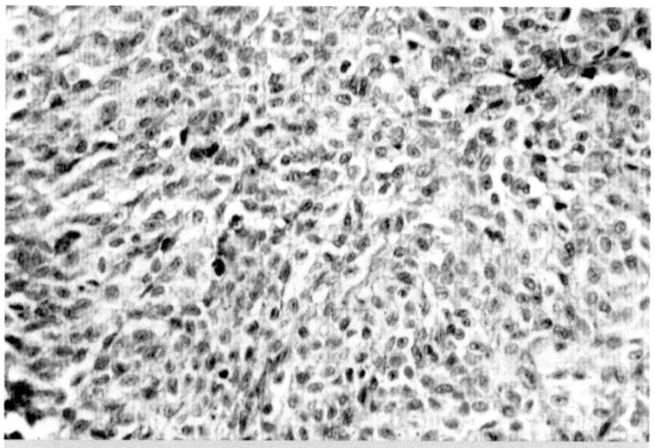

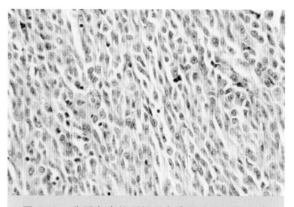

图 3.26　恶性黑色素细胞瘤可见棕色的肿瘤细胞（H&E 染色）。

- 黑色素细胞瘤是起源于软脑膜黑色素细胞的单发、局限的肿瘤，一般不侵犯周围的组织结构。

- 原发性恶性黑色素细胞瘤是高度侵袭性的恶性肿瘤，可沿着脑脊液播散或者直接向远处转移，应与转移性黑色素细胞瘤相鉴别（图 3.26 和图 3.27）。

组织学上，软脑膜黑色素性病变与来源于其他部位的病变类似，由纺锤形细胞以及上皮样细胞构成。

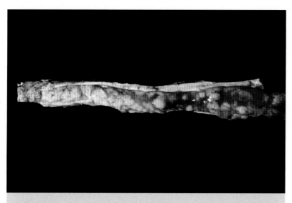

图 3.25　从颅底经脑脊液播散来的脊髓恶性黑色素细胞瘤。

图 3.27　非黑色素性恶性黑色素细胞瘤无黑色素沉着（H&E 染色）。

## 3.4　外周、自主神经系统与中枢神经系统肿瘤

外周、自主神经系统与中枢神经系统肿瘤的分类和分级见表 3.2。

表 3.2　外周、自主神经系统与中枢神经系统肿瘤的分类和分级

| 肿瘤类型 | WHO 分级 |
| --- | --- |
| **外周神经鞘膜肿瘤** | |
| • 神经鞘瘤 | I |
| • 丛状神经鞘瘤 | |
| • 黑色素性神经鞘瘤 | 潜在恶性 |
| • 恶性外周神经鞘瘤 | Ⅱ、Ⅲ 或 Ⅳ |
| • 上皮样恶性外周神经鞘瘤 | |
| • 恶性外周神经鞘瘤合并间叶组织分化 | |
| • 腺状恶性外周神经鞘瘤 | |
| **颈鼓室副神经节瘤** | I |
| • 颈静脉球瘤 | |
| • 鼓室球瘤 | |
| **毛细胞型星形细胞瘤** | I |
| **毛细胞黏液性星形细胞瘤** | II |
| **室管膜瘤** | Ⅱ 或 Ⅲ |

### 3.4.1 神经鞘瘤

　　神经鞘瘤起源于外周神经髓鞘的施万细胞,除了视神经与嗅神经的髓鞘由少突细胞组成,其余的脑神经的鞘膜由施万细胞构成(图 3.28)。神经鞘瘤约占原发性颅内肿瘤的 7%。所有年龄段均可发病,发病高峰为 40~60 岁,好发于女性,男女比例为 2:1 。

　　约有 90%以上的颅内神经鞘瘤为前庭神经鞘瘤(又称听神经瘤),其起源于第Ⅷ对脑神经的前庭支。肿瘤最早在内听道内生长,后逐渐向桥小脑角生长(图 3.29)。双侧前庭神经鞘瘤常见于神经纤维瘤病 2 型(NF2)(图 3.30)。

　　三叉神经鞘瘤起源于三叉神经根部的半月神经节,其他部位起源的肿瘤比较少见。

　　总体上来说,神经鞘瘤通常比较局限,呈球形生长,质地较软。组织学上看,神经鞘瘤表现为两种形态, 在交织的纤维束之间可见细长的细胞(Antoni A 区,图 3.31),另外一种形态是,在一些空白区域(Antoni B 区,图 3.32)可见脂肪细胞变性。

　　神经细胞瘤的细胞发生突变大都是良性(图 3.33)。丛状神经鞘瘤和黑色素神经鞘瘤不常见于颅底。

### 3.4.2 恶性外周神经鞘瘤

　　发生于前庭神经的恶性外周神经鞘瘤[11,12]。与神经鞘瘤类似可见成束的细胞排列,同时可见

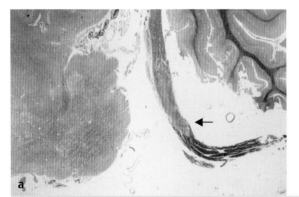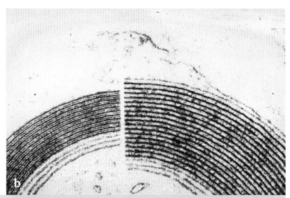

**图 3.28**　(a,b)髓鞘。(a)桥小脑角听神经移行区(箭头),可见由少突胶质细胞(蓝绿色)形成髓鞘的中枢部,以及由施万细胞(深紫色)形成髓鞘的周围部(Luxol 快速 PAS 染色);(b)外周神经髓鞘与中枢神经髓鞘的超微结构(电子显微镜)。

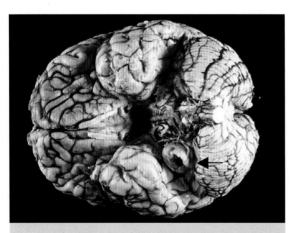

**图 3.29**　桥小脑角(箭头)听神经瘤。

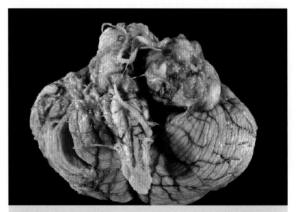

**图 3.30**　NF2 患者双侧听神经瘤,切除右侧的较小肿瘤后,剩余的较大听神经瘤压迫脑桥以及小脑。

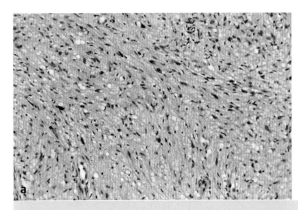
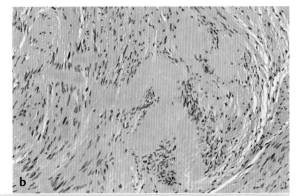

图 3.31　(a,b)神经鞘瘤 AntoniA 区。(a)瘦长的肿瘤细胞排列松散,可见胞核呈纺锤形(AntoniA)(H&E 染色);(b)典型栅栏样排列的胞核(H&E 染色)。

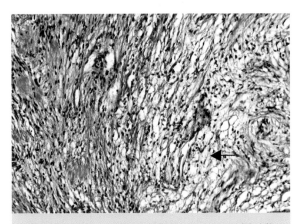

图 3.32　听神经瘤伴有密集的 AntoniB 区,同时伴有脂肪变性(箭头)。

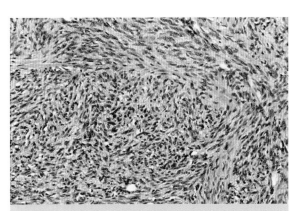

图 3.33　细胞型神经鞘瘤可见纤维密集排列(H&E 染色)。

瘤[15]。然而,发生于桥小脑角的黑色素型神经鞘瘤与神经鞘瘤相类似,是否是恶性黑色素瘤仍存有争论[16]。

黑色素型神经鞘瘤在免疫组织化学上,既表达神经鞘细胞(如 S-100)又表达黑色素瘤细胞标记物(如 HMB-45 或 Melan A)。约有 50%的砂粒体突变型的黑色素型神经鞘瘤可以合并 Carney 综合征,这是一种表现为面部色斑沉着、心脏黏液瘤、内分泌过度分泌的常染色体显性遗传病。对于黑色素型非砂粒体三叉神经鞘瘤,有报道证实,即使肿瘤无砂粒体或者神经定位症状,也不能排除这一诊断[17]。

### 3.4.3 颈鼓室副神经节瘤

副神经节瘤(又称化学感受器瘤)是一种分泌儿茶酚胺的良性神经内分泌肿瘤。其起源于自

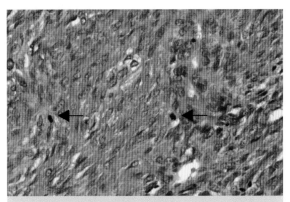

图 3.34　恶性外周神经鞘瘤,可见多形性肿瘤细胞,有丝分裂增加,纤维密集排列(箭头)。

大量的有丝细胞分裂(图 3.34)。非常罕见的恶性变过程,一方面包含具有成横纹肌细胞的恶性蝾螈细胞瘤[13,14],另一方面包含黑色素型神经鞘

主神经细胞复合体,脑神经副神经节瘤少见。好发于女性,发病高峰为50~60岁。在颅底其发生于颈静脉球(颈静脉球瘤),或者发生于中耳的黏膜下(鼓室球瘤)。

组织学上,副神经节瘤由成群分化良好的细胞形成细胞簇。上皮样的单一细胞形态的主细胞可在免疫组织化学上表达突触素以及嗜铬粒蛋白,周围由支持细胞支持(图3.35)。

### 3.4.4 毛细胞星形细胞瘤

毛细胞星形细胞瘤起源于发生学古大脑结构的胶质细胞。好发于儿童以及年轻人。发病没有性别差异。好发部位为视神经、视交叉、下丘脑、脑干、小脑等部位。典型的组织学形态是双极毛发样细胞,同时具有Rosenthal纤维(图3.36)。

### 3.4.5 毛细胞黏液型星形细胞瘤

毛细胞黏液型星形细胞瘤与毛细胞星形细胞瘤相似。常在出生一年内发病。无明显性别倾向。最常见的发病部位是视交叉和下丘脑区域(图3.37)。

组织学上,肿瘤双极细胞以血管为中心排列,周围富含黏液基质(图3.38)。

### 3.4.6 室管膜瘤

室管膜瘤起源于室管膜细胞。在颅底,幕下室管膜瘤发生于第四脑室(图3.39),主要发生于儿童,平均发病年龄为6.4岁。

组织学上,肿瘤界限与周围组织清晰,细胞沿

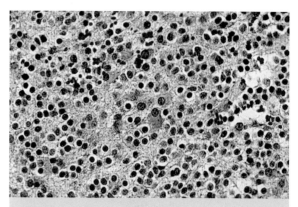

图3.35　颈鼓室副神经节瘤可见肿瘤主细胞"Z"形排列(Masson染色)。

着血管细胞放射状排列,同时可见血管周围无细胞核区域(假菊形团)以及室管膜菊形团(图3.40)。其他变异类型的室管膜瘤有乳突型室管膜瘤、透明细胞型室管膜瘤、伸长细胞型室管膜瘤,其中伸长细胞型室管膜瘤好发于脊髓。间变型室管膜瘤好发于儿童,最常见的发病部位是后颅窝。

## 3.5　造血系统肿瘤

造血系统肿瘤的分类和分级见表3.3。

### 3.5.1 原发性中枢神经系统淋巴瘤

原发于中枢神经系统并侵及颅底区域的恶性淋巴瘤应与继发于系统性淋巴瘤和淋巴瘤性膜性附着相鉴别。可发病于所有年龄,发病高峰为60~70岁,男女比例为3:2。可以累及免疫缺陷的人群、年轻人。

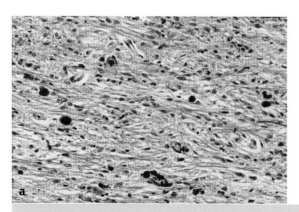
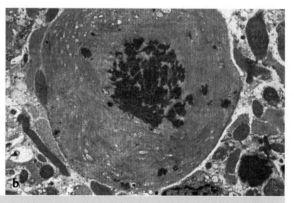

图3.36　(a,b)毛细胞性星形细胞瘤。(a)双极毛发性细胞可见大量Rosenthal纤维(Masson染色);(b)可见中心退行性变的Rosenthal纤维(电子显微镜)。

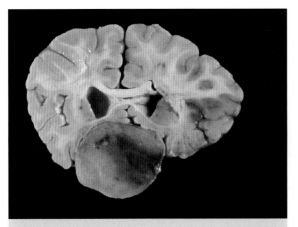

图 3.37　视神经黏液型星形细胞瘤可见大量黏液性基质。

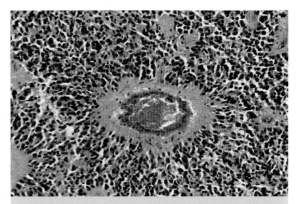

图 3.40　室管膜瘤伴有典型的假菊形团（W&E 染色）。

表 3.3　造血系统肿瘤的分类和分级

| 肿瘤类型 | WHO 分级 |
| --- | --- |
| 原发性中枢神经系统淋巴瘤 | 恶性 |
| 朗格汉斯细胞组织增生症 | |
| • 单发 | 良性 |
| • 多发 | 交界性至恶性 |
| 非朗格汉斯细胞组织增生症 | 交界性至恶性 |

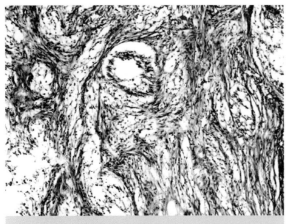

图 3.38　黏液型星形细胞瘤，可见肿瘤细胞位于黏液基质内（Masson 染色）。

组织学上，与其他部位的病变类似，恶性淋巴瘤参照修订版《欧洲–美国淋巴瘤分类》制订了 WHO 分类[18]。超过 90% 的原发性中枢神经系统淋巴瘤是弥漫大 B 细胞淋巴瘤（图 3.41）。

### 3.5.2 朗格汉斯细胞组织增生症

朗格汉斯细胞组织增生症（LCH），也称为组织细胞增生症，其包含嗜酸性粒细胞肉芽肿和 Hand-Schüller-Christian 病。

LCH 通常发病于 15 岁以下的儿童，男女发病率相当。最常见的类型是生长于颅底的单发单骨性的溶骨性病变，其病理类型为嗜酸性肉芽肿。肿瘤多发，多个骨质受累是预后不良的标志，患者的死亡率可达 20%。位于大脑的肿瘤主要向下丘脑以及垂体后叶生长，则称之为 Hand-Schüller-Christian 病。

组织学上，肿瘤内包括朗格汉斯细胞、巨噬细胞、淋巴细胞以及血浆内细胞，同时还有不同含量的嗜酸性以及 Touton 巨细胞（图 3.42）。

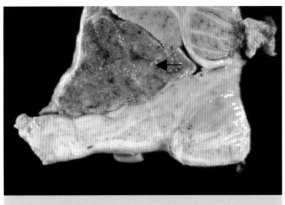

图 3.39　第四脑室的室管膜瘤（箭头）。

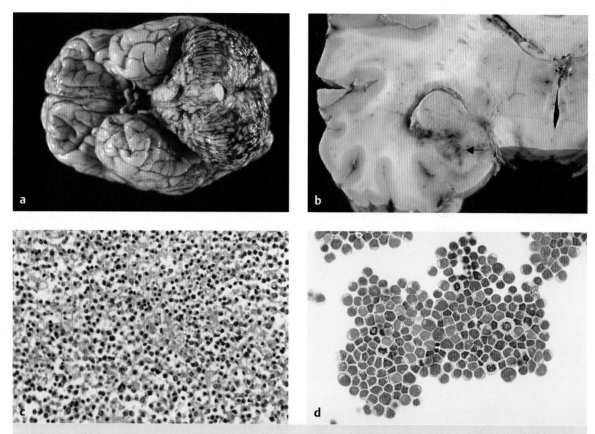

**图 3.41** (a~d)原发性中枢神经系统淋巴瘤。(a)小脑淋巴瘤样脑膜增生;(b)恶性海马区(箭头)非霍奇金淋巴瘤。(c)弥漫性大 B 非霍奇金淋巴瘤可见变形的淋巴细胞(H&E 染色);(d)恶性弥漫大 B 非霍奇金淋巴瘤脑脊液细胞检查(May-Grünwald-Giemsa)。

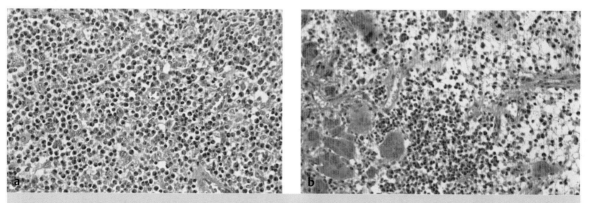

**图 3.42** (a,b)朗格汉斯细胞组织增生症。(a)朗格汉斯细胞组织增生症(LCH)包含嗜酸性细胞(H&E 染色);(b)LCH 包含浆细胞、淋巴细胞、嗜酸性和朗格汉斯细胞以及多核 Touton 巨细胞(H&E 染色)。

### 3.5.3 非朗格汉斯细胞组织增生症

非朗格汉斯细胞组织增生症在成人患者中包含以硬膜为基底的单发或多发巨淋巴结病性窦组织细胞增生症(Rosai-Dorfman disease)和累及小脑、桥小脑角、脉络丛、垂体、脑膜以及眶部的脂质肉芽肿病(Erdheim-Chester disease)。

组织学上,常见形态完整的淋巴细胞以及血浆内细胞存在于巨噬细胞的胞浆内。

## 3.6 生殖细胞肿瘤与发育不良性肿瘤样囊肿

生殖细胞肿瘤与发育不良性肿瘤样囊肿的分类和分级见表 3.4。

### 3.6.1 生殖细胞肿瘤

生殖细胞肿瘤是一类起源于未分化或者分化不良生殖细胞的高度恶性发育不良性肿瘤。原始生殖细胞分化为生殖细胞肿瘤(图 3.43)。早期分化的胚胎细胞可恶变分化为胚胎性癌(图 3.44)。起源于卵黄囊的胚胎外细胞,可以恶变分化为卵黄囊肿瘤(内胚窦瘤)(图 3.45)。起源于胎盘的胚胎外细胞可以恶变分化为绒毛膜癌(图 3.46)。同时也可以发生几种混合成分的肿瘤。生殖细胞肿瘤沿着中线部位的脑结构生长,常累及松果体区,以及向颅底方向生长。

### 3.6.2 畸胎瘤与肿瘤样发育不良性囊肿

肿瘤样发育不良性囊肿,如表皮样囊肿及皮样囊肿,在组织发生学上可认为是发育不完全的畸胎瘤,但是没有分化出所有的 3 个胚层。

• 表皮样囊肿起源于外胚层分化细胞,形成囊性结构,外被鳞状上皮结构形成的包膜。

• 皮样囊肿起源于外胚层分化细胞,形成囊性结构,外被鳞状上皮结构形成的包膜以及皮肤附属结构,如毛囊、毛发及皮脂腺的残留物(图 3.47)。

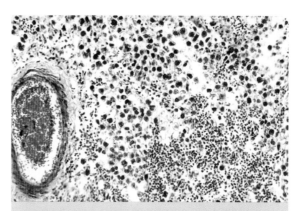

图 3.43　生殖细胞肿瘤,可见巨大肿瘤细胞以及因炎症反应引起的小淋巴细胞聚集(H&E 染色)。

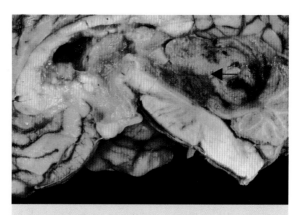

图 3.44　松果体区胚胎性癌(箭头)。

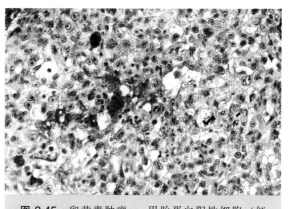

图 3.45　卵黄囊肿瘤,α-甲胎蛋白阳性细胞 (红色)(碱性磷酸酶技术)。

表 3.4　生殖细胞肿瘤与发育不良性肿瘤样囊肿的分类和分级

| 肿瘤类型 | WHO 分级 |
| --- | --- |
| **生殖细胞肿瘤** | |
| 生殖细胞瘤 | 恶性 |
| 胚胎性癌 | 恶性 |
| 卵黄囊瘤(内胚窦瘤) | 恶性 |
| 绒毛膜癌 | 恶性 |
| **畸胎瘤** | |
| 成熟畸胎瘤 | 良性 |
| 未成熟畸胎瘤 | 交界性 |
| 畸胎瘤伴有恶性变 | 恶性 |
| **肿瘤样发育不良性囊肿** | |
| 表皮样囊肿 | |
| 皮样囊肿 | |

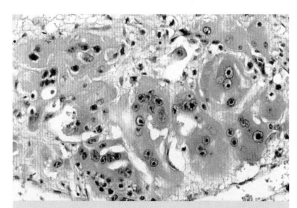

图 3.46    绒毛膜癌可见胎盘来源的合体巨细胞（H&E 染色）。

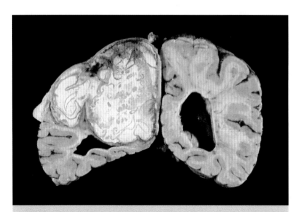

图 3.47    巨大皮样囊肿，可见囊肿内充满脂肪碎屑以及毛发。

• 畸胎瘤起源于 3 个胚层，可包含各种成熟和未成熟的组织结构。尽管大多数的畸胎瘤都是良性的，但也可以发生某些成分的改变形成恶性肿瘤，如畸胎癌（图 3.48）。

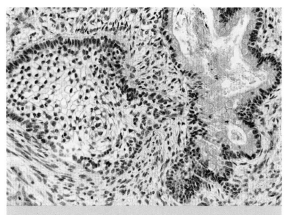

图 3.48    成熟畸胎瘤可见分化程度不均匀的成熟组织成分（H&E 染色）。

## 3.7  鞍区肿瘤

鞍区肿瘤的分类和分级见表 3.5。

### 3.7.1  垂体腺瘤

垂体腺瘤起源于垂体腺细胞（图 3.49），约占颅内肿瘤的 25%。发病率随着年龄的增加而增加。垂体微腺瘤在鞍内生长，大腺瘤可以向鞍上及其周围生长压迫周围结构（图 3.50），同时可以造成内分泌过度分泌的症状。

组织学上，传统的按照嫌色性（图 3.51）、嗜酸性、嗜碱性的分类已被摒弃，现在的分类方法是根据免疫组织化学激素的含量进行的。垂体腺瘤可以分为功能性垂体腺瘤（图 3.52）和无功能性垂体腺瘤，后者约占所有垂体腺瘤的三分之一。对于无症状的垂体腺瘤，电子显微镜可以辅助确定肿瘤的内分泌类型。

### 3.7.2  垂体癌

垂体癌比较罕见，显著的特征是核异形性以及细胞的有丝分裂。可以发生远处转移，但极其罕见。

### 3.7.3  神经垂体纺锤细胞嗜酸细胞瘤

神经垂体纺锤细胞嗜酸细胞瘤是一种少见的良性肿瘤，男女发病率相当。该肿瘤无内分泌活性，肉眼观，与垂体腺瘤无法辨别。组织学上，肿瘤细胞纤维束交织排列，细胞胞浆呈现嗜酸性。

表 3.5    鞍区肿瘤的分类和分级

| 肿瘤类型 | WHO 分级 |
| --- | --- |
| 垂体腺瘤 | 良性 |
| 垂体癌 | 恶性 |
| 神经垂体纺锤细胞嗜酸细胞瘤 | I |
| 垂体细胞瘤 | I |
| 神经垂体颗粒细胞肿瘤 | I |
| 颅咽管瘤 | I |
| 　成釉质细胞型颅咽管瘤 | |
| 　乳头状颅咽管瘤 | |

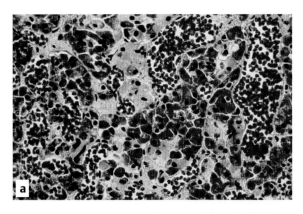
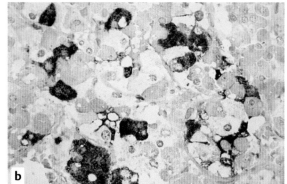
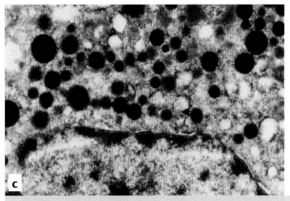

图 3.49　(a~c)垂体腺细胞。(a)垂体非肿瘤性细胞,嫌色性、嗜酸性、嗜碱性细胞(Masson 染色);(b)垂体非肿瘤细胞,分泌生长激素的大细胞(棕色)以及滤泡样细胞(黑色);(c)颗粒密集分布的生长激素分泌细胞,胞核附近可见高电子密度的激素颗粒(电子显微镜)。

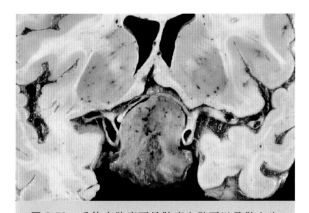

图 3.50　垂体大腺瘤可见肿瘤向鞍下以及鞍上生长。

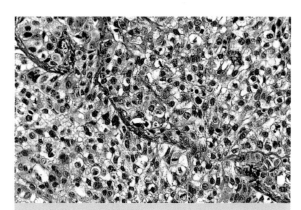

图 3.51　嫌色性垂体腺瘤(Masson 染色)。

## 3.7.4 垂体细胞瘤

　　垂体细胞瘤是起源于神经垂体或漏斗的一种少见的良性肿瘤。发病年龄为 50~70 岁,男女发病比例为 1.6:1。组织学上,肿瘤细胞呈瘦长的纺锤形。

## 3.7.5 神经垂体颗粒细胞肿瘤

　　神经垂体颗粒细胞瘤是一种起源于神经垂体或漏斗的少见的良性肿瘤。主要发生于成年人,男女发病比率为 2:1。肿瘤位于鞍区以及鞍上,局限性生长。组织学上,肿瘤细胞内含丰富的

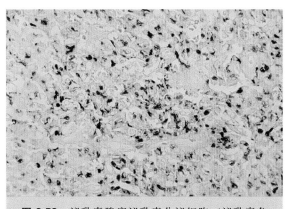

**图 3.52** 泌乳素腺瘤泌乳素分泌细胞（泌乳素免疫组化）。

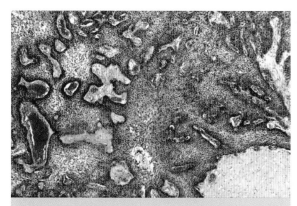

**图 3.54** 成釉质细胞型颅咽管瘤可见鳞状细胞上皮边界清楚(H&E 染色)。

颗粒状嗜酸性胞浆。

### 3.7.6 颅咽管瘤

颅咽管瘤起源于拉克囊上皮以及颅咽管残留物，主要发病于 40 岁以上的成年人，成釉质型颅咽管瘤也可发病于儿童。颅咽管瘤主要生长于鞍上，有少量肿瘤可以向鞍内生长(图 3.53)。

• 成釉质细胞型颅咽管瘤特点是鳞状上皮细胞排列成条状或者小叶状，肿瘤细胞以及"湿角蛋白"形成肿瘤的边界(图 3.54)。

• 乳头状颅咽管瘤的典型特点是富含乳头状鳞状上皮(图 3.55)。

## 3.8 鼻腔与鼻旁窦肿瘤

鼻腔与鼻旁窦肿瘤的分类和分级见表 3.6 。

### 3.8.1 施耐德(Schneiderian)乳头状瘤

施耐德乳头状瘤起源于鼻腔及鼻旁窦的有纤毛的呼吸道黏膜，通常发病于成年人，男性多见，但嗜酸细胞型乳头状瘤男女发病率相当。

内翻型乳头状瘤上皮细胞增生形成条带样结构，向内陷入基质(图 3.56)。肿瘤多起源于鼻腔外侧壁的中鼻甲或者筛突，常常会突入到鼻窦。大约 10% 的肿瘤会并发癌变[19]。

嗜酸细胞型乳头状瘤包含内生及外生性生长的多层柱状细胞，细胞呈嗜酸性且其显著的特征是细胞肿胀，胞浆可见细小的颗粒(图 3.57)。有大于 10% 的肿瘤患者会发生恶性变[20]。

外生型乳头状瘤显著的特点是多层上皮细胞外生性生长。

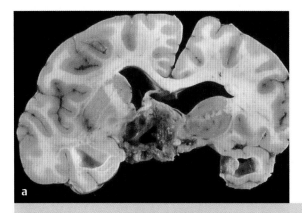

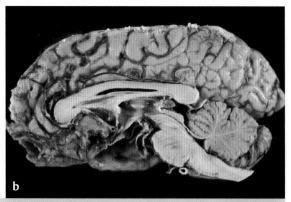

**图 3.53** (a,b)颅咽管瘤。(a)侵袭第三脑室以及基底节的囊性颅咽管瘤;(b)颅咽管瘤切除后，可见局部脑组织受压变形。

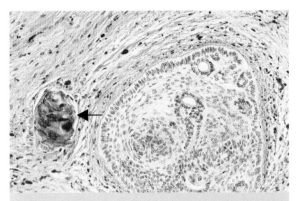

图 3.55　在鳞状上皮细胞形成栅栏边界周围可见"湿角蛋白"小结节（箭头），其为胞核的残留物（Masson 染色）。

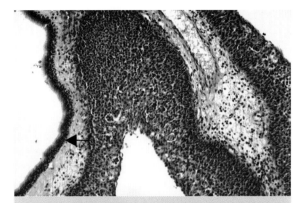

图 3.56　在睫状体上皮（箭头）下可见在纤维基质内施耐德乳头状瘤细胞细胞岛（H&E 染色）。

表 3.6　鼻腔与鼻旁窦肿瘤的分类和分级

| 肿瘤类型 | WHO 分级 |
| --- | --- |
| 施耐德（Schneiderian）乳头状瘤 | |
| • 内翻型乳头状瘤 | 良性,有恶性可能 |
| • 嗜酸细胞型乳头状瘤 | 良性,有恶性可能 |
| • 外生型乳头状瘤 | 良性,有恶性可能 |
| 鼻腔鳞状细胞癌 | 恶性 |
| 鼻咽血管纤维瘤 | 良性 |
| 鼻胶质瘤 | 良性 |
| 鼻腔神经母细胞瘤（嗅神经母细胞瘤） | 恶性 |

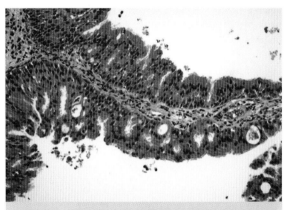

图 3.57　外生性生长的多层上皮细胞,嗜酸性施耐德乳头状瘤包含众多富含黏液的小囊（H&E 染色）。

### 3.8.2 鼻腔鳞状细胞癌

鼻腔鳞状细胞癌起源于鼻腔或者鼻旁窦的黏膜上皮细胞。好发于上颌窦以及鼻腔,而发病于筛窦、蝶窦以及上颌窦罕见。此病的危险因素是镍、氯酚、纺织灰尘暴露,吸烟以及有鼻腔施耐德乳头状瘤病史。肿瘤可以侵及周围组织。

组织学上,无角化型可以呈丛状或者带状生长,角化型的特点同其他部位的鳞状细胞癌。

### 3.8.3 鼻咽血管纤维瘤（青少年鼻咽血管纤维瘤）

鼻咽血管纤维瘤是一种高度血管化的良性肿瘤,好发于青年男性。肿瘤为睾酮依赖性,青春期诱发,呈息肉性生长,好发于鼻腔后外侧或鼻咽部。

组织学上,可见薄壁、筛状血管被相对致密的纤维化基质包绕（图 3.58）。长期存在的病变可见瘢痕纤维化形成。可发生局部侵袭性生长以及复发。

### 3.8.4 鼻胶质瘤

鼻胶质瘤在严格意义上不属于肿瘤,是一种先天性畸形。肿瘤是位于鼻腔内或者鼻中隔的一团异位的神经组织,通常有 3cm 大小。肿瘤可以因鼻骨缺失存在于内外鼻腔的交通处。大多数患者在 2 岁之前发现,男女发病率无差异。

鼻胶质瘤包含由胶质细胞形成的细胞岛以及血管化的结缔组织形成的条带（图 3.59）。该病为发育不良性疾病,不会侵袭及恶变。

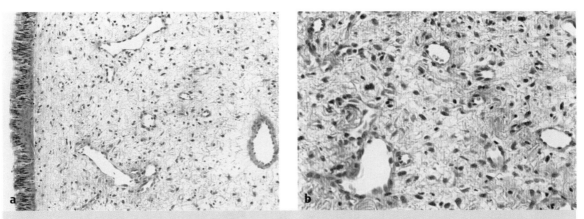

图 3.58    (a,b)鼻咽血管纤维瘤。(a)完整呼吸道上皮下可见鼻咽血管纤维瘤(Masson 染色);(b)鼻咽血管纤维瘤可见由薄壁疏松结缔组织包绕的血管(Masson 染色)。

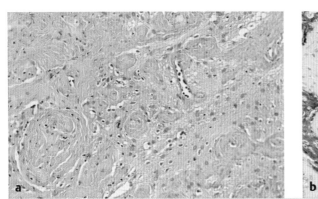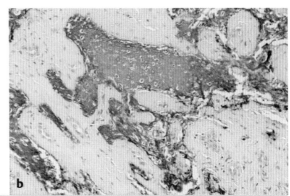

图 3.59    (a,b)鼻胶质瘤。(a)在蓝绿色的纤维基质中可见由胶质细胞形成的细胞岛(Masson 染色);(b)胶质瘤细胞岛存在胶质纤维酸性蛋白染色(GFAP)阳性的细胞。

### 3.8.5 鼻腔神经母细胞瘤（嗅神经母细胞瘤）

鼻腔神经母细胞瘤是起源于鼻道嗅黏膜的一种罕见的神经外胚层肿瘤,常见的发病部位是筛板的上鼻道部分。也有部分异位可见于鼻旁窦的鼻腔。发病高峰为 10~20 岁和 50~60 岁。发病率男女无性别差异。

组织学上,肿瘤包含有边界清楚的黏膜下由血管化纤维基质分隔的小球状结构(图 3.60)。肿瘤细胞具有原始神经母细胞的特点,可分为四级[21]。

## 3.9    颅底骨性肿瘤

颅底骨性肿瘤的分类和分级见表 3.7。

### 3.9.1 浆细胞性骨髓瘤

浆细胞性骨髓瘤(又称多发性骨髓瘤、浆细胞瘤)是一种起源于分泌免疫球蛋白单克隆 B 细胞的恶性肿瘤,75%的患者尿液中可检测到 Bence-Jones 蛋白。多发性骨髓骨肿瘤可造成包括颅骨在内的全身骨骼破坏(图 3.61)。有时可见颅骨单发的病变。

组织学上可见肿瘤组织内不成熟的浆细胞聚集(图 3.62)。

### 3.9.2 骨纤维异常增殖症

骨纤维异常增殖症是骨髓一种纤维–骨性病变,可以为单发(MFD)累及单一骨,也可以为多发(PFD)侵犯多个骨,多见于儿童与年轻人。总体上 MFD 男女发病率相当,但侵及颅底的病变

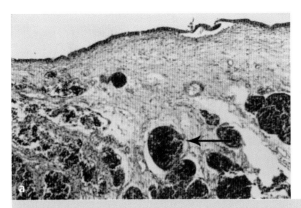
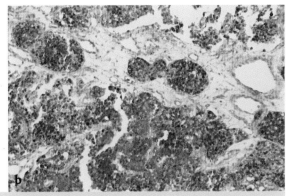

图 3.60 (a,b)嗅神经母细胞瘤。(a)在嗅上皮下可见由血管基质分隔开的肿瘤小叶(箭头)(H&E 染色);(b)免疫组化可见嗅神经母细胞瘤突触素表达呈现强阳性(Synaptophysin 染色)。

表 3.7 颅底骨性肿瘤的分类和分级

| 肿瘤类型 | WHO 分级 |
| --- | --- |
| 浆细胞性骨髓瘤 | 恶性 |
| 骨纤维异常增殖症 | 良性 |
| 骨化性纤维黏液样肿瘤 | 潜在恶性 |
| 成骨细胞瘤 | 良性 |
| 骨肉瘤 | 恶性 |
| 成软骨细胞瘤 | 良性 |
| 软骨肉瘤 | 恶性 |
| 脊索瘤 | 恶性 |

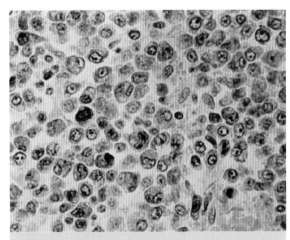

图 3.62 浆细胞性骨髓瘤伴有不成熟转化细胞 (May-Grunwald-Giemsa 染色)。

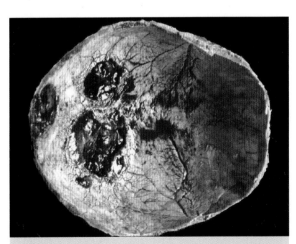

图 3.61 浆细胞骨髓瘤可见颅骨产生溶骨性改变。

于婴幼儿的 Mccune-Albright 综合征是因 GNAS1 突变造成的综合征,可有 PFD 的表现以及咖啡斑和内分泌过度分泌症状。恶变可以发生,但罕见。

可见局部骨质呈现灰色实性扩张,因局部骨髓骨小梁以及纤维组织增生代替了正常的组织(图 3.63)。肿瘤起源于基质梭形细胞。

### 3.9.3 骨化性纤维黏液样肿瘤

骨化性纤维黏液样肿瘤是一种少见的肿瘤,在颅底区域更加罕见。肿瘤易复发,可见肿瘤细胞植入于纤维黏液样的基质中,周围由骨板包绕。亦有报道鼻咽区域的非骨化纤维黏液样肿瘤[22]。

好发于男性。而 PFD 男女发病率为 1:3。

鼓室、乳突、颞骨鳞部、岩部均可受累,不常受累的部位为内耳道、外侧半规管、听小骨。发病

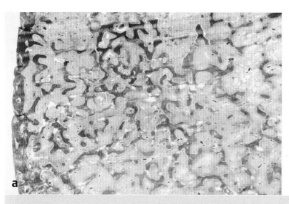
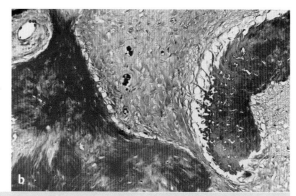

图 3.63    (a,b)骨纤维结构发育不良。(a)可见 C 形骨针状结构以及纤维基质(Masson 染色);(b)可见交织排列的骨性结构成分(红色)(Masson 染色)。

### 3.9.4 成骨细胞瘤

成骨细胞瘤是一种罕见的成骨性良性肿瘤。发病部位主要位于脊椎特别是脊椎后面部分,以及下颌(成牙骨质细胞瘤)。

组织学上,其与骨样瘤有相似的特征,可产生交织排列的骨针状结构,外覆一层成骨细胞(图 3.64)。通常肿瘤组织中也可存在散在的成骨细胞样多核细胞。

### 3.9.5 骨肉瘤

发病于颅骨的骨肉瘤非常罕见,但随着年龄的增加其发病率也增加。男性多见。老年患者,如患有骨 Paget 病或放疗后,应当考虑骨肉瘤的诊断。

组织学上,典型的特征是肿瘤组织内包含梭状纺锤细胞,周围充满骨性基质(图 3.65)。包

括以下几个亚型,成骨性、成软骨性、成纤维性骨肉瘤。

### 3.9.6 成软骨细胞瘤

成软骨细胞瘤是一种发生于 40~50 岁成年人的少见的良性骨肿瘤。好发于男性。在颅骨中常见的发病部位为颞骨。大体观上肿瘤呈白色。

组织学上,可见成软骨细胞层状排列,同时可见边界清楚的胞浆(图 3.66)。

### 3.9.7 软骨肉瘤

软骨肉瘤是一种罕见的恶性肿瘤,发生于颅面骨。好发于 40~70 岁的成人,大体上看,肿瘤呈半透明的白色。

组织学上,可见软骨肿瘤细胞与周围边界不清,可侵袭穿透周围的骨小梁(图 3.67)。

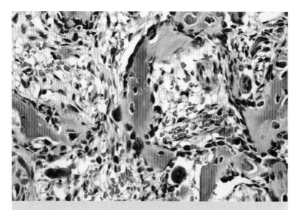

图 3.64    成骨细胞瘤可见骨性、成骨性、破骨性巨细胞形成的细胞岛(H&E 染色)。

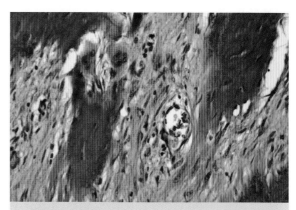

图 3.65    骨肉瘤,可见梭状细胞沿骨性基质排列(深红色)(H&E 染色)。

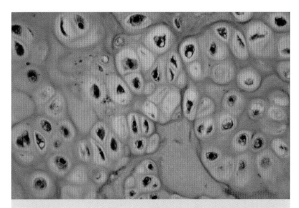

图 3.66 软骨肉瘤,可见细胞质界限清晰(H&E 染色)。

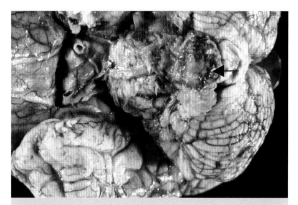

图 3.68 起源于斜坡的脊索瘤向周围广泛性生长(箭头)。

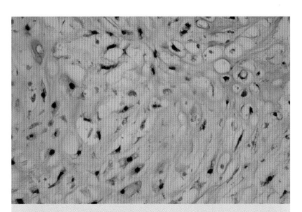

图 3.67 软骨肉瘤 G2 期,可见细胞质边界不清(H&E 染色)。

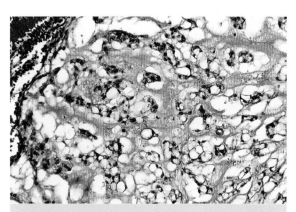

图 3.69 脊索瘤可见肿瘤细胞呈空泡样。周围可见黏液基质(Masson 染色)。

### 3.9.8 脊索瘤

脊索瘤是起源于脊索残留组织的恶性骨肿瘤,好发于成年人,男性多见。在颅底,脊索瘤主要在斜坡发病(图 3.68)。有少部分肿瘤可累及鼻咽以及鼻旁窦。肿瘤可以侵及周围组织以及发生远处转移。

组织学上,脊索瘤呈分叶状,细胞条带样排列生长,周围充满黏液状的基质(图 3.69)。

## 3.10 眶部与眼肿瘤

眶部与眼肿瘤的分类和分级见表 3.8。

### 3.10.1 眶部肿瘤

#### 血管肿瘤

血管性肿瘤是眶部最常见(10%~15%)的良

表 3.8 眶部与眼肿瘤的分类和分级

| 肿瘤类型 | WHO 分级 |
| --- | --- |
| **眶** | |
| 毛细血管瘤(青少年血管内皮瘤) | 良性 |
| 海绵状血管瘤 | 良性 |
| 纤维性星形细胞瘤 | I |
| 脑膜瘤 | I~III |
| 皮样囊肿 | 良性 |
| 泪腺腺样囊性癌 | 恶性 |
| 淋巴瘤 | 恶性 |
| 胚胎性肉瘤 | 恶性 |
| 横纹肌肉瘤 | 恶性 |
| 软骨肉瘤 | 恶性 |
| 骨肉瘤 | 恶性 |
| **眼** | |
| 视网膜母细胞瘤 | 恶性 |
| 黑色素瘤 | 恶性 |

性肿瘤:

● 毛细血管瘤(青少年血管内皮瘤)在新生儿中的发病率为 1%~2%。主要发生在眶部的上部偏鼻侧,大约有三分之二的病例可自行消退。

● 海绵状血管瘤主要发生于 10~40 岁的成年人,好发部位是眼球(图 3.70)。

### 纤维性星形细胞瘤

纤维性星形细胞瘤(视神经胶质瘤)主要发生在 20 岁以下的年轻人,同时经常伴发多发性神经纤维瘤 1 型(NF1)。

### 脑膜瘤

眶部原发脑膜瘤多起源于视神经鞘,常见于中年女性、儿童,同时常伴发 NF1。有时也可见嗅神经脑膜瘤可向外扩展侵及眶部。

### 皮样囊肿

皮样囊肿占眶部畸胎样肿瘤的大部分,组织学上其与脑内的皮样囊肿相同(图 3.71)。

### 腺样囊性癌

泪腺腺样囊性癌是成年男性最常见的眶部原发恶性肿瘤,男女发病率相当。

组织学上,其与腮腺腺样囊性癌相似,上皮细胞包含筛状小孔,同时胞内含有充满黏液物质的微囊结构(图 3.72)。

### 淋巴瘤

眼副器有时可发生淋巴结外的恶性淋巴瘤,其生物学特征与其他部位的淋巴瘤类似(图 3.73)。淋巴瘤性的组织侵犯需要与假性淋巴瘤

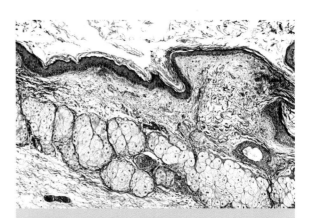

**图 3.71** 皮样囊肿,可见角质化上皮以及上皮下皮脂腺体,周围被纤维组织包绕(Masson 染色)。

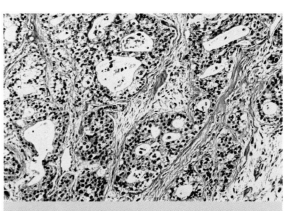

**图 3.72** 泪腺腺样囊性癌,可见微囊间隙形成(H&E 染色)。

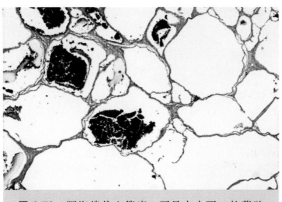

**图 3.70** 眶海绵状血管瘤,可见大小不一的薄壁海绵状血管(Masson 染色)。

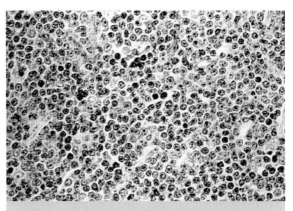

**图 3.73** 眼副器发生的小淋巴细胞淋巴瘤(SLL)(Giemse 染色)。

相鉴别,其可能表现为炎性假瘤。炎性假瘤可能发生于 Graves 病,造成眼球突出。

### 肉瘤

眶部肉瘤极其罕见。而胚胎性肉瘤是儿童眶部最常见的恶性原发性肿瘤。同时眶部是实性软骨肉瘤好发的部位。在一些视网膜母细胞瘤接受放疗后存活的患者,可以在其眶部发现继发的骨肉瘤。

### 转移瘤

有 5%~10% 的眼眶部肿瘤是转移而来的。神经母细胞瘤是 3 岁以内儿童最常见的转移性肿瘤。

## 3.10.2 眼肿瘤

对于颅底外科医生,眼球原发性肿瘤生长突破巩膜并向其他组织侵犯,而越来越受到关注。

### 葡萄膜黑色素瘤

葡萄膜黑色素瘤是眼球最常见的恶性原发性肿瘤(每年 1/10 万)。其主要起源于视网膜/脉络膜的色素上皮细胞,也可源自虹膜以及睫状体的色素上皮。主要发生于 50~70 岁,年轻人也可以发病。典型的生长方式是结节状侵袭以及挤压视网膜向玻璃体,也可以发生眶部侵袭,有时也可见非色素及非黑色素肿瘤发生(图 3.74)。

### 视网膜母细胞瘤

视网膜母细胞瘤起源于视神经细胞,是儿童眼球最常见的恶性肿瘤(每年 1/100 万),最常见的发病年龄是 1~2 岁,家族性病例可累及双眼。

肿瘤可以外生性弥漫性侵袭视网膜和视网膜下间隙,也可以内生性向玻璃体生长(图 3.75)。在早产儿,外生性生长的视网膜母细胞瘤,应当与缺氧导致的晶状体后纤维化相鉴别(图 3.76)。

## 3.10.3 转移性肿瘤

起源于癌、肉瘤、黑色素瘤、淋巴瘤的转移瘤均可在中枢神经系统以及脑膜、颅底的各部分遇到。实性肿瘤与周围组织分界可清晰,也可见肿瘤侵袭性生长。组织学上,肿瘤多与原发性肿瘤有相同的组织类型,也可以与原发肿瘤不同(图 3.77)。

转移性肿瘤细胞蛛网膜下隙弥漫性生长,从而形成癌样、肉瘤样、淋巴瘤样肿瘤(图 3.41a)。有时可见恶性黑色素瘤沿着脑膜扩散,但应与弥漫性脑膜黑色素增多症以及恶性脑膜黑色素增多症相鉴别。偶尔也可见硬膜癌。

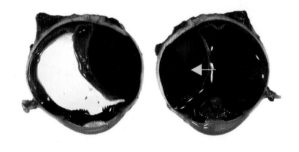

**图 3.74**　视网膜脉络层恶性黑色素肿瘤(箭头)。

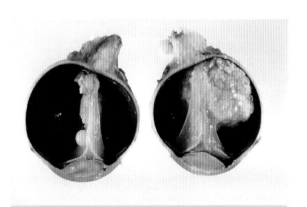

**图 3.75**　白色外生性生长的视网膜母细胞瘤。

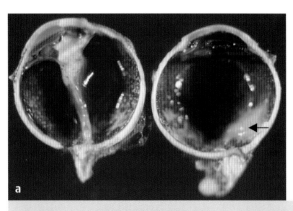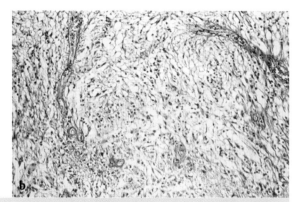

图 3.76    (a,b)晶状体后纤维组织增生。(a)晶状体后纤维组织增生向视网膜外生长(箭头);(b)非肿瘤性晶状体后的纤维组织增生(Masson 染色)。

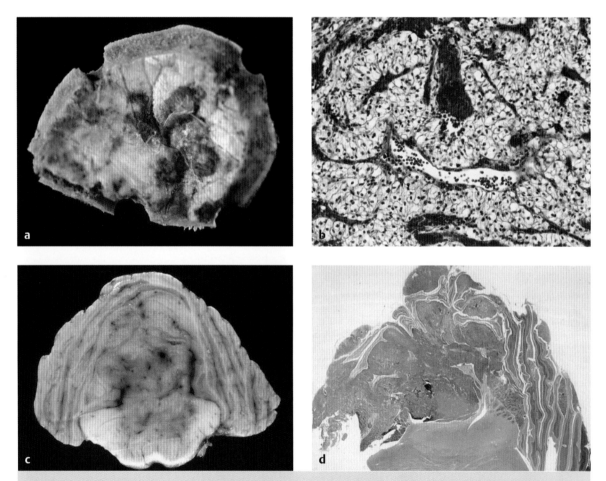

图 3.77    (a~f)转移性肿瘤。(a)肾细胞癌颅骨转移;(b)肾细胞癌转移癌,具有典型的植物细胞样细胞结构。(c)横纹肌肉瘤小脑转移;(d)横纹肌肉瘤小脑转移(HE 染色)。(待续)

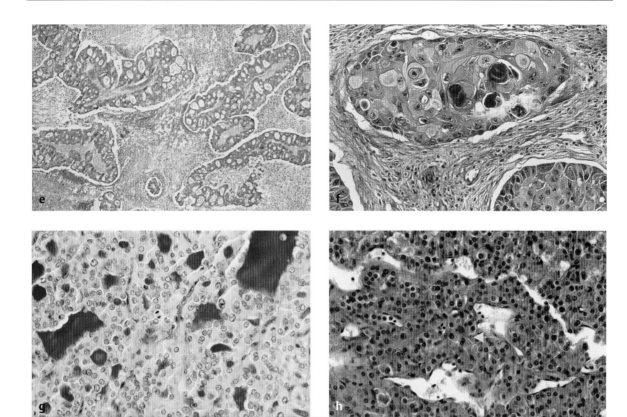

**图 3.77(续)**　(e~h)转移性肿瘤。(e)结直肠腺癌转移(Masson 染色);(f)肺鳞状细胞癌可见角质化结节(Masson 染色);(g)甲状腺癌转移,可见分泌的胶样液体(PAS 染色);(h)肝细胞癌转移,可见分泌的绿色胆汁(HE 染色)。

(桂松柏　译)

# 参考文献

[1] Louis DN, Ohgaki H, Wiestler OD, Cavenee WK, eds. World Health Organization Classification of Tumours of the Central Nervous System. Lyon: IARC Press, 2007

[2] Barnes L, Eveson JW, Reichart P, Sidransky D, eds. World Health Organization Classification of Tumours. Pathology and Genetics of Head and Neck Tumours. Lyon: IARC Press, 2005

[3] Fletcher DM, Unni KK, Meterns F, eds. World Health Organization Classification of Tumours. Pathology and Genetics of Tumours of Soft Tissue and Bone. Lyon: IARC Press, 2002

[4] Sobin LH, Gospodarowicz MK, Wittekind C. TNM Classification of Malignant Tumours. 7th ed. New York: John Wiley & Sons, 2009

[5] Cairncross JG, Ueki K, Zlatescu MC et al. Specific genetic predictors of chemotherapeutic response and survival in patients with anaplastic oligodendrogliomas. J Natl Cancer Inst 1998; 90: 1473–1479

[6] Hegi ME, Diserens AC, Gorlia T et al. MGMT gene silencing and benefit from temozolomide in glioblastoma. N Engl J Med 2005; 352: 997–1003

[7] Kepes JJ, Chen WY, Connors MH, Vogel FS. "Chordoid" meningeal tumors in young individuals with peritumoral lymphoplasmacellular infiltrates causing systemic manifestations of the Castleman syndrome. A report of seven cases. Cancer 1988; 62: 391–406

[8] Stein AA, Schilp AO, Whitfield RD. The histogenesis of hemangioblastoma of the brain. A review of twenty-one cases. J Neurosurg 1960; 17: 751–761

[9] Brat DJ, Giannini C, Scheithauer BW, Burger PC. Primary melanocytic neoplasms of the central nervous systems. Am J Surg Pathol 1999; 23: 745–754

[10] Balmaceda CM, Fetell MR, O'Brien JL, Housepian EH. Nevus of Ota and leptomeningeal melanocytic lesions. Neurology 1993; 43: 381–386

[11] Kudo M, Matsumoto M, Terao H. Malignant nerve sheath tumor of acoustic nerve. Arch Pathol Lab Med 1983; 107: 293–297

[12] Mrak RE, Flanigan S, Collins CL. Malignant acoustic schwannoma. Arch Pathol Lab Med 1994; 118: 557–561

[13] Best PV. Malignant triton tumour in the cerebellopontine angle. Report of a case. Acta Neuropathol 1987; 74: 92–96

[14] Han DH, Kim DG, Chi JG, Park SH, Jung HW, Kim YG. Malignant triton tumor of the acoustic nerve. Case report. J Neurosurg 1992; 76: 874–877

[15] Miller RT, Sarikaya H, Sos A. Melanotic schwannoma of the acoustic nerve. Arch Pathol Lab Med 1986; 110: 153–154

[16] Piedra MP, Scheithauer BW, Driscoll CL, Link MJ. Primary melanocytic tumor of the cerebellopontine angle mimicking a vestibular schwannoma: case report. Neurosurgery 2006; 59: E206; discussion E206

[17] Carrasco CA, Rojas-Salazar D, Chiorino R, Venega JC, Wohllk N. Melanotic nonpsammomatous trigeminal schwannoma as the first manifestation of Carney complex: case report. Neurosurgery 2006; 59: E1334–E1335; discussion E1335

[18] Jaffe ES, Harris NL, Stein H, Vardiman JW. World Health Organization Classification of Tumours. Pathology and Genetics of Tumours of Haematopoietic and Lymphoid Tissues. Lyon: IARC Press, 2001

[19] Barnes L. Schneiderian papillomas and nonsalivary glandular neoplasms of the head and neck. Mod Pathol 2002; 15: 279–297

[20] Maitra A, Baskin LB, Lee EL. Malignancies arising in oncocytic schneiderian papillomas: a report of 2 cases and review of the literature. Arch Pathol Lab Med 2001; 125: 1365–1367

[21] Hyams VJ, Batsakis JG, Michaels L, eds. Tumors of the upper respiratory tract and ear. 2nd series. Washington: Armed Forces Institute of Pathology, 1988

[22] Thompson J, Castillo M, Reddick RL, Smith JK, Shockley W. Nasopharyngeal nonossifying variant of ossifying fibromyxoid tumor: CT and MR findings. AJNR Am J Neuroradiol 1995; 16: 1132–1134

# 第 4 章  颅底肿瘤的影像学评估和血管内治疗

## 4.1 颅底肿瘤的高级影像诊断

Bernhard Schuknecht, Erich Hofmann

### 4.1.1 简介

影像学检查在颅底肿瘤的诊断工作中起至关重要的作用。影像学检查可以获取病变的起源部位和侵犯程度及其与周围解剖结构的关系,这些信息对治疗至关重要。个性化的解剖评估在术前必不可少[1]。

影像学并不能取代组织学、病理学或微生物学分析。但是,在小部分病灶中,影像学可显示特异性的组织表征;因此,无需病理即可诊断。然而,影像学的限制包括不能识别肿瘤是否浸润神经周围、筋膜或硬膜,不能识别微小的转移病灶。

影像学能描绘病灶的位置和侵犯程度,并有助于确定是否侵犯骨质,这对患者的治疗选择非常宝贵。相当多的病变中,高分辨率成像有助于建立诊断或支持病理学家缩小鉴别诊断。

计算机断层扫描(CT)和磁共振(MRI)是评估颅底相关肿瘤主要的成像技术。正电子发射断层扫描(PET/CT)已在肿瘤分期,鉴别术后改变还是复发以及在小部分恶性肿瘤患者中寻找隐匿的原发灶中起到了重要的作用。

数字减影血管造影(DSA)偶尔可补充 CT 和 MRI。然而,DSA 很少用于诊断。肿瘤血供很丰富或 CT 和 MR 上肿瘤和颈内动脉关系密切的患者,DSA 可用于术前栓塞或评估侧支循环。

传统的 X 线评估颅底已经完全被 CT 所取代。X 线(平片),如斜位片,发现上颌骨病灶

(67.7%)、额窦病灶(1.9%~54%)或筛窦病灶(0~58.9%)灵敏度有限[2]。这些数字表明,CT 或 MRI 评估能取代任何一种传统的 X 线检查。

### 4.1.2 影像学的目的

影像学的目的包括鉴定或确定病变的存在,并与炎症或畸形区分。影像学结果应提供支持病灶分类的标准:畸形、感染或炎症、肿瘤(软组织肿瘤、骨肿瘤或转移瘤可能)。影像学检查需要集中在感兴趣的解剖部位,针对治疗前具体问题或针对治疗后的随访检查[1,3]。

影像学检查需要仔细检查病灶的起始部位,其与相关解剖结构的关系,以及是否侵犯颅底、硬脑膜或眶周[4]。与颈内动脉和海绵窦的解剖关系至关重要。检查应区分肿瘤边缘与周围的体液或肿胀的黏膜。总而言之,影像学应高度准确地确定病变术前侵犯的程度和手术范围[5]。

良性病变,如内翻性乳头状瘤和脑膜瘤,肿瘤与骨膜或硬脑膜之间的粘连和微小的骨质增生可能是肿瘤实际的起源部位。这些结构的影像识别,并予以手术切除,可能会预防病灶复发[6]。影像学还应显示病灶的血供程度。更先进的技术,如时间分辨磁共振血管造影能无创的提供这些信息。

恶性肿瘤,神经周围的任何病灶都需要确定[7]。术前分期需要确定病灶局部侵犯范围,区域淋巴结受累情况以及全身转移情况[8]。

治疗后检查的目标是识别任何早期或晚期并发症,评估肿瘤残留,并鉴别肿瘤复发还是瘢痕形成或重建的软组织瓣。神经放射学家、耳鼻喉科医师、头颈外科医师、放射肿瘤学家以及病理学家之间的密切合作能有效地实现上述目标。

CT 和 MR 成像可以由先进的成像技术来补充。比如在颅面病变中使用三维(3D)CT 或 CT 血管造影描绘颅内和颈部血管结构。磁共振血管造影允许无创地评估重要颅内外血管的血流。时间分辨 MR 血管造影能提供动脉相、毛细血管相和静脉相的图像;因此,血管的评估具有高时间分辨率(0.7 秒)。

MR 弥散加权成像(DWI),波谱和灌注成像进一步提供关于病灶组织特性的资料。形态学成像应允许数据导入图像导航系统中,以用于手术导航或作为放射治疗的规划工具[9]。

CT 和 MR 成像(MRI)提供不同的信息。CT 擅长评估骨质解剖和皮质骨的变化,而 MRI 能更好地描绘与鉴别软组织,包括组织成分(即体液)、神经周围侵犯以及骨髓变化。选择 CT 或 MRI 主要考虑感兴趣的焦点在于骨组织还是软组织上。事实上,考虑到 CT 和 MRI 的互补作用,两者经常同时选择。CT 和 MRI 不仅用于诊断,而且也越来越多地用于治疗方案的制订。CT-MRI 图像融合可提供各个成分特征的合成图像[10]。

CT 及 MRI 在不同肿瘤中的表现,以及先进的成像技术所提供的信息将在下面的章节中详细介绍。

### 4.1.3 内翻性乳头状瘤

基于 CT 和 MRI 的结果,内翻性乳头状瘤可以细分为源于鼻腔和源于上颌窦或筛窦(有或无鼻腔侵犯)两种[11]。在 55 例乳头状瘤的队列研究中,大部分局限于鼻腔内的肿瘤是以中鼻道为中心的并且倾向于阻塞口鼻道复合体[12]。肿瘤较少起源于上颌窦(25.0%)、前筛(21.1%)、蝶窦(6.6%)、额窦(6.6%)、鼻中隔(2.6%)和后筛(2.6%)。颅底侵犯占 7%[13]。

单侧分叶状肿瘤累及鼻腔外侧壁、上颌窦或筛窦是内翻性乳头状瘤典型的 CT 表现。CT 和 MRI 可用于肿瘤分期:局限于鼻腔(T1),侵犯上内侧上颌窦或筛窦无论有无鼻腔侵犯(T2),侵犯除上内侧上颌窦外的其余上颌窦、蝶窦或额窦无论有无筛窦或鼻腔侵犯(T3)。T4 期肿瘤侵犯至鼻和鼻窦外[14]。

MRI 上的"柱状"[15]或"旋转筛状结构"[16,17](图 4.1a)是有价值的诊断特征。T2 加权(T2W)图像在整个肿瘤里显示交替的低信号(暗)和高信号(亮)条纹。病理学和放射学相关研究表明,化生鳞状上皮、松散纤维间质以及组织褶皱之间的间隙是 MRI 表现的病理基础[16]。"旋转筛状结构"对 30 例内翻性乳头状瘤诊断的灵敏度是 100%;但是,128 例鼻腔鼻窦恶性肿瘤中 17 例(13.3%)也表现此特征,因此特异性为 87%。此特征的阳性预测值、阴性预测值和准确度分别为 64%、100% 和 89%。30 例内翻性乳头状瘤中 26 例有旋转筛状结构(86.7%),而鼻腔鼻窦恶性肿瘤中

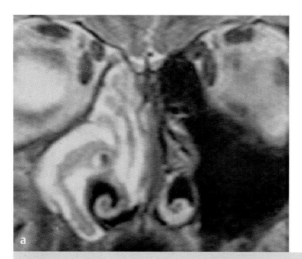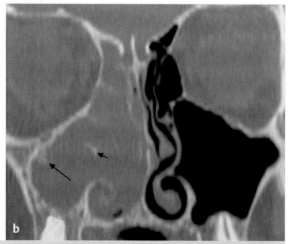

**图 4.1** (a,b)上颌窦内翻性乳头状瘤。(a)T2 加权冠状位 MR 成像,侵犯鼻腔和前筛,典型的"旋转筛状结构";(b)高分辨率 CT 骨窗显示,在上颌窦顶局灶骨质增生提示肿瘤起源(长箭头)。其余内侧壁的骨质,没有钙化(短箭头),在放大的上颌窦口下可见。

65%有旋转结构。

29 例内翻性乳头状瘤,骨质受累在 CT 上表现为骨质变薄(93%)或弯曲(79%)[13]。同样,MR 上骨质重塑在 19 例患者中可见 (23 例肿瘤,82.6%)。骨质改变不与肿瘤大小相关[15]。MRI 上局灶性和中等大小的骨质破坏在 17.4%的患者中可见。相反,广泛的骨质破坏可见于 92.3%的鼻腔鼻窦恶性肿瘤。

筛板、筛凹和蝶窦壁上的骨质吸收通常表明骨质破坏,而不是骨质重塑。这可在内翻性乳头状瘤、鼻息肉和囊肿中发现。因此,这并不是恶性肿瘤的标志[18]。

CT 上与内翻性乳头状瘤相邻的局灶骨质增厚(图 4.1B)与内翻性乳头状瘤的起源部位高度相关[12],并需要骨膜下切除以及磨钻磨除[6]。55 例患者中,89.1%的患者 CT 确定的局灶骨质增厚与实际肿瘤起源部位相符[12]。MRI 上,此特征一般不可见(图 4.1a)。肿瘤附着点上的局灶骨质增生在每一个上颌窦、额窦、后组筛窦和蝶窦的乳头状瘤中都可见。局灶骨质增生有两种模式:鼻腔外侧壁上斑块样表现以及鼻旁窦或骨性鼻中隔上的锥形骨质增厚(图 4.1b)。

中下鼻甲的截骨比真正的钙化(图 4.1b)更常见(34.8%)。29 例原发肿瘤中的 5 例有钙化(17%),复发肿瘤中的 11%有钙化。值得注意的是,2/5 的病例中,钙化与恶性肿瘤有关。内翻性乳头状瘤很少情况下由息肉样软组织包围骨性团块组成[19]。

> **注意**
>
> 　　内翻性乳头状瘤典型的影像学特征为 T2 加权 MRI 上的柱状或旋转筛状结构,CT 上肿瘤起始部位的骨质破坏以及局灶骨质增生。

内翻性乳头状瘤与恶性相关,并有破坏骨质的能力。局部缺失"柱状"或"旋转筛状结构"可能提示恶变:Jeon 等报道的 8 例患者中,4 例出现此现象[17]。29 例内翻性乳头状瘤中的 12 例(41%)CT 上出现骨质破坏,但恶变只有 4 例[13]。更可靠的恶变迹象是广泛性骨质破坏和鼻外肿瘤侵犯。

内翻性乳头状瘤尽管是良性的,但切除后倾向于复发。新生长出的病灶局限于或至少部分位于原发肿瘤的同一区域内称之为复发。与原发病灶的位置相比,复发肿瘤更多侵犯额窦(61%)和眼眶(43%)[13]。复发内翻性乳头状瘤的影像学表现与原发肿瘤一致。

一项系统评价,涉及 10 项关于内翻性乳头状瘤的影像学评估研究,Karkos 等人得出的结论是内翻性乳头状瘤术前评估需同时使用 CT 和 MRI[20]。

CT 是首选的影像学检查,以确定内翻性乳头状瘤起源部位的局灶骨质增生、个体化解剖特点以及确定骨质破坏程度,提醒医师肿瘤恶变可能。MRI 能克服 CT 对炎症和肿瘤无法鉴别的缺点;因此,MRI 能更好地确定肿瘤边界。这在某些区域尤为重要, 如额窦眶上凹或上颌窦外侧隐窝,这些区域内镜难以到达,并且其黏膜炎症可以进一步使肿瘤难以显现。MRI 能更灵敏地监测肿瘤复发。

### 4.1.4 骨瘤

骨瘤是良性病变,由成熟骨质组成。CT 上,骨瘤经常是偶然发现的,位于筛窦或额窦内高密度的边缘光滑,边界清晰的病灶。额窦是最常受累的部位(57%)[21]。CT 可精确定位骨瘤部位,额鼻管占 37%,其次是额窦开口上外侧占 21%。上颌窦受累约占 20%,蝶窦很少累及。

额窦筛窦部的骨瘤经常只有几毫米大小。当开口被肿瘤阻塞或额窦腔的主要部分被较大骨瘤填充时,则可能阻塞窦的引流。CT 可显示肿瘤的解剖位置、侵犯程度以及瘤蒂的附着位置[22]。CT 有助于手术计划的制订, 并在某些解剖区域可用于术中导航以利于内镜手术或其他形式的微侵袭手术。此外,CT 可区分骨瘤与其他纤维骨肿瘤,如骨化性纤维瘤和纤维结构不良,还可与恶性肿瘤,如软骨肉瘤和骨肉瘤区分。

> **注意**
>
> 　　高分辨率 CT 骨窗图像是鼻旁窦骨瘤影像学评估的"金标准"。

当患者存在并发症,如囊肿[23]、脑脓肿[24,25]、张力性气颅[26,27,28]和脑神经或眶尖综合征[29]时,应选择MRI检查。CT是用于规划窦开窗部位或筛窦切除部位,评估引流效果最合适的影像学手段[22]。额眶的截骨或鼻骨瓣以及外源性移植物可在CT上显示[30]。术后评估切除部位,特别是发现任何残余骨质,可基于CT。MRI优于CT在于颅内并发症,如囊肿或硬膜外脓肿术后的随访或任何可疑颅内并发症的发现。

### 4.1.5 纤维结构不良

纤维结构不良发生在头盖骨和面部骨骼中,25%的患者为单灶性,多发性病例占40%~60%[31]。

高分辨率CT骨窗图像显示,膨胀性的不规则纤维骨组织病变替代原有的松质骨。纤维结构不良典型的CT表现是"毛玻璃外观"(图4.2a)。然而,CT上均一的毛玻璃样质地只存在于25%的病例中,50%的病例表现为混合密度,25%的病例表现为透亮的"假"囊性结构。

> **注意**
>
> 纤维结构不良CT上通常显示为髓质骨扩张引起皮质骨变薄和移位,并与相邻正常骨组织有明显界限。

纤维结构不良主要影响骨质朝外的轮廓;因此,其对颅底骨面影响较小。三维CT对颅面和眼眶扭曲程度的描绘非常有效。CT显示多发性病变(平均3.2个)可沿着相邻的骨缝延伸。只有30%的患者表现出病变限于单个骨[32]。在一项涉及21例患者的CT和MRI研究中[33],筛骨最常受累(71%),依次为蝶窦(43%)、额骨(33%)、上颌骨(29%)、颞骨(24%)、顶骨(14%)和枕骨(5%)。

纤维结构不良的临床意义在于神经孔、裂隙和神经管(如视神经管)的狭窄以及外表畸形。其他临床意义包括眶(图4.2)和颅内容积的减少,以及向肉瘤转化,尽管其可能很低(0.5%)。

MRI在评估纤维结构不良对相邻脑神经、血

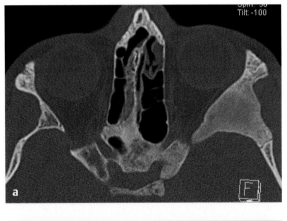
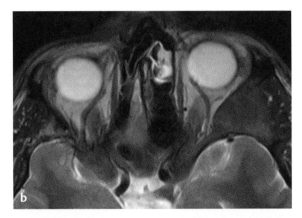
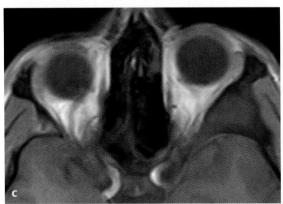
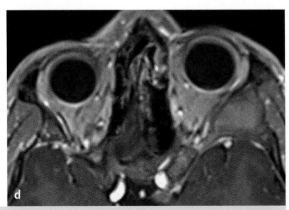

**图4.2**　**(a–d)**24岁男性患者,蝶骨大翼和蝶骨小翼纤维结构不良。**(a)**CT显示骨质扩张具有典型的"毛玻璃外观",伴有骨皮质变薄,眼眶容积减少及左侧视神经管略有缩小。T2加权**(b)**,T1加权**(c)**和T1加权钆增强脂肪抑制序列。**(d)**显示左侧眼球突出,纤维骨组织的均匀低信号和轻度强化表明低活性的纤维结构不良。

管、眶内容物和脑组织的影响时非常有效[34]。MRI上,纤维结构不良,T2、T1 均为低信号(图 4.2b,c)。5 例患者,MRI 和病理相关性研究表明"不活跃"的纤维结构不良病灶在 T2 加权和 T1 加权图像上表现为低信号,增强后轻微或不增强(图4.2d)。"活跃的"病灶在 T2 加权图像上表现为高信号,平扫 T1 加权图像上也是高信号,增强后明显强化[31]。另一项病理研究涉及 13 例患者[35],发现细胞数少,骨小梁和胶原纤维少,不同程度的囊变及出血在 T2 上表现为高信号。

纤维结构不良和动脉瘤样骨囊肿存在相关性,而囊肿和出血可能是其潜在的共同发病机制[34]。对此相关性的假设是,纤维结构不良患者骨质内血管过度增生,导致以病灶内出血性囊肿为特征的动脉瘤样骨囊肿的形成[36]。CT 和 MRI 的组合可用于检查和定位这种相关性。这种相关性也是纤维结构不良在鼻窦内的表现[36]。

## 4.1.6 骨化性纤维瘤

骨化性纤维瘤是一种罕见的颅面骨骼的良性纤维性骨病。鼻窦的骨化性纤维瘤在 CT 上表现为多腔隙性的膨胀性改变,并多具有较厚的骨性分隔,偶尔也可见菲薄的蛋壳样骨壳形成。砂粒样骨化性纤维瘤好发于鼻窦,而小梁状骨化性纤维瘤则好发于下颌及上颌骨。

骨化性纤维瘤内部的低密度结构可能包括一些分隔或条索状钙化[37]。静脉注射造影剂后,其中心低密度可见强化。CT 可以明确显示病灶位置(常累及筛窦及蝶窦)及其与眶壁和颅底的关系[37]。

> **注意**
>
> 鼻窦的骨化性纤维瘤在 CT 上表现为多腔隙性的膨胀性改变,并多具有较厚的骨性分隔。

MRI 上,骨化性纤维瘤在 T1 加权图像上表现为低至等信号,在 T2 加权图像上信号较多样[37,38]。T2 加权序列中,骨边缘以及中央钙化表现为相对于灰质的低信号。非骨化区、囊变或合并罕见的黏液囊肿,则在 MRI 上表现为 T2 高信号[39]。在

T2 加权图像上,出现液平是鼻窦骨化纤维瘤的一种较为特殊的表现[40]。静脉注射造影剂后,病灶厚壁以及内部分隔明显强化[37]。

MRI 可较好的显示纤维性骨病侵犯硬脑膜、眶骨膜、视神经或其他脑神经。但是,CT 上,增厚的骨性边缘、低密度分隔及以及钙化中心,仍是其特异的影像表现[37]。

## 4.1.7 神经鞘瘤

发生在鼻腔和鼻窦的神经鞘瘤较为罕见。同人体其他部位的神经鞘瘤类似,肿瘤均来源于施万细胞。累及鼻腔及鼻窦的神经鞘瘤约占头颈部神经鞘瘤的 4%,依次好发于筛窦、上颌窦、鼻窝、蝶窦[41]。病灶在 CT 上显示为膨胀性病灶,并压迫及侵蚀周围局部骨质,导致其重塑。而病灶可能来源于三叉神经的分支之一(图 4.3a)。CT 软组织窗上表现为轻度或斑片样强化区伴有不强化的囊变区(图 4.3b)。

鼻腔神经鞘瘤可沿自主神经、鼻中隔和外侧壁发展,并引起邻近的侧壁及筛板的压迫侵蚀[42]。而位于上鼻道或嗅沟内的肿瘤是否起源于嗅觉神经不同组成部分仍有争议[43,44]。有时,在 CT 上可见筛骨细胞以及筛板被侵蚀破坏,此种类似侵袭性病灶的表现可能是由于鼻窦内神经鞘瘤相比其他区域无包膜包绕[45]。鼻窦神经鞘瘤的 MRI特点与其他部位的神经鞘瘤类似。神经鞘瘤表现为椭圆形或圆形,边界清晰的病灶,并且有侵犯邻近骨质的倾向(图 4.3a,b)。MRI 上,T1 加权为低信号,T2 加权图像上为不均匀高信号(图 4.3c),增强后明显强化。不均匀强化以及 T2 加权信号不均匀通常考虑为囊变。

> **注意**
>
> 神经鞘瘤的 MRI 信号特点并非其特有的。多形性腺瘤、低级别腺样囊性癌或鼻腔神经胶质瘤均有可能与其具有相同的信号表现。

沿鼻中隔生长的神经鞘瘤可表现为实性肿块或部分囊性带蒂病灶。一篇综述中有这样的报道,10 例肿瘤平均分布在前后鼻中隔[46]。

MRI 对于肿瘤边界及内部结构的显示优于

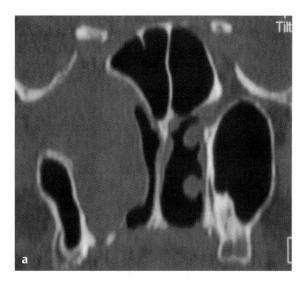
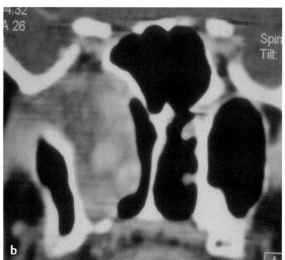
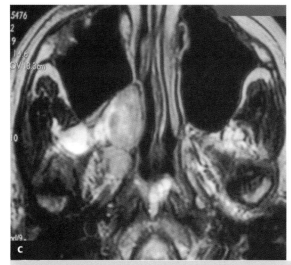

**图4.3** (a-c)鼻窦神经鞘瘤沿腭大神经生长并突出到后鼻腔。(a)CT显示翼腭窝的骨质重建以及蝶腭孔的扩大;(b)CT软组织窗可见斑片状强化;(c)水平位MRI T2加权图像显示分叶状囊实性肿瘤,并未见任何血管,该点可与纤维血管瘤进行鉴别。

CT检查。MRI有助于对肿瘤与潴留的鼻腔分泌物进行鉴别[45]。在5例患者的系列报道中,2例出现颅内侵犯,表现向眶内生长,但未累及硬脑膜。恶性神经鞘瘤可散发存在,但更常与多发性神经纤维瘤病I型相关。患有多发性神经纤维瘤病I型的患者,可出现良性和恶性的外周神经鞘瘤,但通常无特异的影像学特征。当出现病灶体积明显增大、边界不清或脑实质侵犯时,必须考虑肿瘤恶变或非神经源性肿瘤的可能性[47,48]。

### 4.1.8 血管纤维瘤

血管纤维瘤是一种良性病变,由纤维间质组织伴血管瘤组织组成,其缺乏包膜,并可局部侵袭。影像学上,血管纤维瘤以蝶腭孔为中心[49](图4.4a),生长方式多样,以侵犯至鼻咽、后鼻腔、翼腭以及颞下窝为多见[50]。此外,也可侵犯眼眶及颅内。影像学检查对于血管纤维瘤的检出、诊断、定位、颅外侵袭生长以及评估可能的颅内侵犯均具有重要的作用。

CT可显示高级别肿瘤在进行性骨质破坏中的骨皮质重塑及侵蚀(图4.4a)。骨质侵蚀和破坏以翼腭窝为中心开始发展,然后通常累及蝶窦(60%)、后上颌骨(43%)以及筛窦(35%)。根据先前的报道5%~20%的肿瘤可发生颅底累

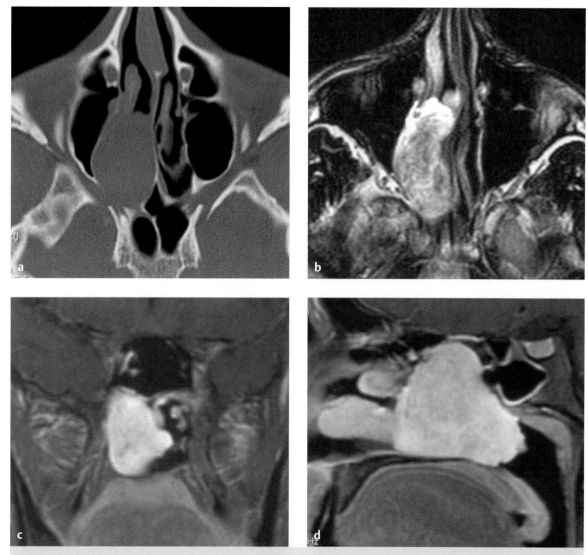

图 4.4　(a–d)血管纤维瘤。(a)CT 示蝶腭孔扩大和后鼻腔骨质压迫侵袭;(b)水平位 MR T2 图像显示肿瘤外侧缘可见扩张的血管呈不连续的斑点状改变("血管流空");(c)在冠状位 T1 加权增强图像上,可见右侧翼突底部骨质轻度侵蚀;(d)矢状位 T1 加权增强图像显示,病灶从后鼻腔向颅底生长。

及。然而,最近的数据表明,颅底累及可能更常见(74%)[51]。

　　基于 CT 表现,血管纤维瘤的分期体系首先于 1981 年提出[52]。该方法依据病灶侵犯的解剖位点数目进行分期,而不是肿瘤大小。此后,进行了几次修订[53,54,55,56,57]。在最近修订的分期体系中,肿瘤侵犯颅底的方式和血管形成的方式可较好的预测肿瘤残余和复发[51]。

　　当颅底受肿瘤侵袭时,CT 显示病灶沿着翼管和圆孔进入翼板底部,主要侵犯蝶骨翼及蝶骨体。建议通过高分辨率的 CT 确定蝶骨受侵犯的程度,该征象可对 93% 的肿瘤复发情况进

行预测[58]。

　　增强 CT 可显示肿瘤内均匀的血管。明显强化可作为与其他病变,如后鼻孔息肉、脑膜脑膨出、炎性息肉或赘生物的鉴别点。

　　在磁共振上,血管纤维瘤在 T1 加权图像上表现为等至高信号,可见典型的不连续或蛇形的信号消失区,叫作"血管流空"(图 4.4b),为瘤内血管的标志。静脉注射造影剂增强后(图 4.4c,d),可见均匀的强化。增强 MRI 对松质骨和肿瘤颅内浸润特别敏感。但前提条件是脂肪抑制对比技术,并与扫描中心为前、中颅底的平扫 T1 加权图像对比。T2 加权序列在

鉴别肿瘤与其继发的阻塞性黏液方面优于CT。MRI 特征几乎可以鉴别所有其他诊断。

　　MR 血管造影作为一种时间分辨技术，可提高动脉期的血管显示情况。扩大的上颌窦和颈外动脉分支均可以在磁共振血管造影中显示。MRA 作为诊断技术，其时间分辨率的明显提高已可取代数字减影血管造影，并可为介入栓塞提供术前指导。

> **注意**
>
> 　　骨质侵蚀和破坏以翼腭窝为中心开始发展。建议利用高分辨率的 CT 以确定蝶骨受侵的程度，并可预测肿瘤复发。MRI 作为 CT 的补充可以显示颅外和颅底累及情况。磁共振血管造影在动脉期可提高血管显影情况。DSA 仅用于术前栓塞。

　　影像技术的进步改良了血管纤维瘤的手术方案制订。CT 可提供骨性标志，而 MRI 作为其补充可以显示颅外和颅底累及情况。此外，MRI 可用于图像融合及术中影像导航。术后随访或由于手术次全切除而进行辅助放疗后，均需行 MRI 检查[59]。推荐术后 3 个月为第一次检查时间，此时术后改变基本吸收，残留肿瘤组织变得可见。然而，部分非肿瘤区域的增强改变可能持续 6~12 个月。可能的原因，包括残留的血肿、用于修复的组织瓣周围反应或持续性的修复组织反应。高级别的血管纤维瘤的术后随访检查需要重点关注特定的肿瘤好发区域。这些区域包括蝶骨底部、海绵窦及颞下窝。

## 4.1.9 垂体腺瘤

　　鞍区影像学评估主要依赖 MRI 成像，评估病灶来源于垂体（垂体腺瘤）、颅咽管（如 Rathke 囊肿或颅咽管瘤）或蝶窦黏膜及骨质。垂体微腺瘤通常可以较清晰地显示，因为鞍区高分辨率 MRI 可清晰地显示腺瘤与垂体之间的区别。然而，在 20%~30% 的患者中，垂体微腺瘤可表现为与垂体组织相等的信号。

> **注意**
>
> 　　动态增强序列对于微腺瘤的检出具有重要意义，表现为延迟强化、较低的强化峰以及增强晚期持续强化。

　　垂体大腺瘤是直径超过 10 毫米的肿瘤，并且通常伴有蝶鞍扩大、向两侧侵犯海绵窦或向上生长压迫视交叉。约有 19% 的病灶向下侵犯蝶骨底[60]，并且在成像上表现为侵袭性肿瘤（图 4.5）。

　　T2 加权成像可以较好地显示垂体大腺瘤与正常垂体、硬脑膜的关系，以及颅底、海绵窦和岩尖的侵袭（图 4.5A）程度。矢状位图像可显示斜坡受侵和黏膜下侵犯至蝶窦程度（图 4.5B）。T2 加权成像可以较好地区分肿瘤组织和潴留物。侵袭性腺瘤典型的影像学表现，包括肿瘤上缘多分叶状改变、小的瘤内囊肿（图 4.5a）或出血（10%）[61]。T1 加权增强成像，尤其合并脂肪抑制技术，是用于观察骨质或海绵窦累及情况的另一个所需序列。结合 T2 加权序列，增强 T1 加权序列可以更好地将侵犯斜坡的垂体腺瘤与脊索瘤、软骨肉瘤、浆细胞瘤、转移或蝶窦肿瘤、颅底炎性假瘤进行鉴别。

　　12% 的大腺瘤内有纤维化[62]。纤维化导致肿瘤质地变硬，从而对内镜肿瘤手术切除带来了挑战。在对 22 名垂体巨腺瘤患者的 MRI 病理相关性研究中发现，质地较硬的肿瘤其内胶原蛋白的含量上升，同时 MRI 上表现为高表观弥散系数（ADC）值，以及较高的 T2 加权信号[63]。因此，结合弥散成像及 T2 加权成像可无创地评估大腺瘤的质地。另外，定量质子光谱也可获得术前信息。一项 16 例大腺瘤的研究表明，胆碱代谢物质谱浓度和 MIB-1（细胞增殖指数）之间呈很强的线性相关[64]。

　　CT 作为 MRI 的补充，可显示骨性标志、骨质重塑及蝶窦侵蚀情况。根据肿瘤的大小或侵袭方向，CT 可显示腺瘤是否侵犯到蝶窦顶、后组筛窦、岩颈动脉管或岩尖。对于术中鞍底的充分暴露，CT 可显示正常解剖标志物：蝶窦气化情况（如鞍前型）、中隔向后壁的嵌入情况、嵌入的颈内动脉和视神经管以及海绵窦向内侧延伸的程度。术中神经导航可确认个体解剖变异的情况。

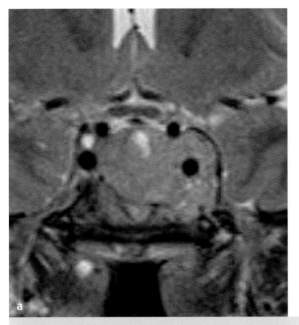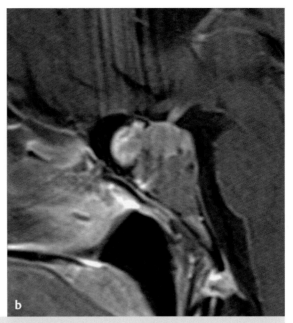

图 4.5　冠状位 T2 加权(a)和矢状位增强 T1 加权(b)提示无功能垂体大腺瘤侵入左侧海绵窦、蝶窦和斜坡。肿瘤起源于垂体的左侧外下，导致肿瘤浸润蝶骨体，在矢状位上垂体明显上抬。注意到包裹肿瘤前部的黏膜强化，突入蝶窦。

术中成像可靠地评估切除的程度。术中磁共振或 CT 可发现可疑或明确的肿瘤残余，从而指导进行扩大切除，以增加肿瘤切除率。

> **注意**
>
> 　　对于垂体腺瘤来说，CT 可以作为补充 MRI 的检查手段，显示骨性标志、骨质重塑以及蝶窦解剖等。

利用磁共振术后随访评估肿瘤切除程度，发现海绵窦或鞍上池内是否有肿瘤残留。除非发生并发症，如脑脊液(CSF)鼻漏需要行紧急检查，否则术后 3 个月内不建议行 MRI 检查。辅助放射治疗后的随访也需要选择 MRI 作为优选的影像学检查方法以显示肿瘤的情况变化。

### 4.1.10　颅咽管瘤

颅咽管瘤是具有侵袭性的，常见于视交叉以下，往往向鞍上池侵袭。特征性的 CT 表现类似于组织学上的釉质上皮型肿瘤，包括钙化部分和囊变部分的小叶，这种类型常见于青少年鞍上型颅咽管瘤。乳头型和上皮型颅咽管瘤常见于成人

且表现为圆形，质硬，少有钙化[65]。鉴于钙化和囊变是颅咽管瘤特征性的表现，相比 MRI，CT 对于该肿瘤诊断更有价值[66]。

MRI 中 T1 加权上高信号伴巨大囊变可以帮助鉴别釉质型颅咽管瘤的囊内容物成分，包括胆固醇、血液降解产物和富蛋白黏液[65]。相反，乳头型和上皮型颅咽管瘤的囊变往往更小，且只在 T2 加权上呈高信号(图 4.6a)。增强扫描可见囊壁的明显强化，且在肿瘤实质部分可见明显的信号不均一(图 4.6b)。特别注意的是，绝大多数侵及脑室的颅咽管瘤均包含有显著的实质部分[67]。血管包绕常见于釉质型颅咽管瘤，无创性 MRI 血管成像可以显示是否有血管包绕。

MRI 能够清晰地显示鞍内和鞍上颅咽管瘤的形态[68]。颅咽管瘤常向鞍上发展，然而，偶会向后(12%)、前或者中颅窝发展。视交叉、视束以及周围脑组织在 T2、FLAIR 以及 T1 增强上的高信号常常提示组织的水肿、胶质相关压迫或者肿瘤黏附(图 4.6a，b)。目前为止，只有高清 MRI 技术能够较为准确的判断肿瘤与视交叉的黏附程度。

通过 MRI 明确肿瘤的位置和发展方向，可

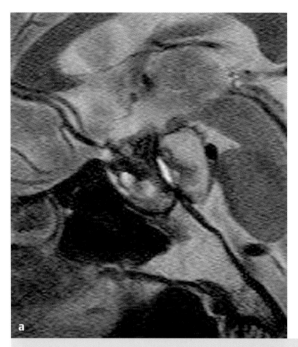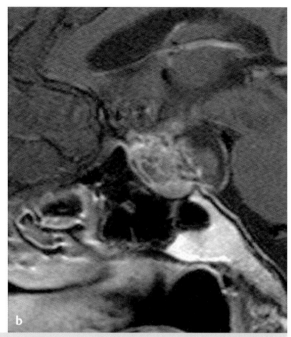

图 4.6　(a,b)26 岁男性,乳头型视交叉下的颅咽管瘤,伴有实质部分钙化和鞍后部囊变。T2 矢状位(a)和 T1 增强(b)MRI 显示不明显不均匀强化。部分钙化的实质部分在与视交叉紧密相连处表现为明显强化(b),提示肿瘤与视交叉有粘连,且被手术证实。囊变部分导致了基底动脉的移位。

以帮助判断手术入路。目前,有多种对于颅咽管瘤的分期方法,它们大部分基于肿瘤与鞍隔、垂体柄、视交叉和第三脑室之间的关系。这些解剖结构与肿瘤的位置、发展和侵袭同样重要,需要被重视。有些作者建议,对于侵及鞍上的颅咽管瘤,开颅入路可能更为合适[69]。相反,止于下丘脑漏斗部以及视交叉以下的肿瘤更适合用内镜辅助的经鼻入路。鲜有颅咽管瘤表现为硬膜外鞍底骨质的肿瘤。目前为止,只有 12 例如此生长的肿瘤报道[70]。与颅内颅咽管瘤不同的是,发生于或者发展至蝶窦的颅咽管瘤不能通过 MRI 来判断和确诊。此外,该处的良性疾病,例如鼻窦黏膜炎性改变,可能会掩盖肿瘤的存在[71]。

术后随访肿瘤残留的大小和位置主要是基于 MRI 的表现。一项回顾性研究显示,10 名患者术后残留的好发位置依次为:第三脑室、视交叉和垂体柄[72]。然而,通过术后 MRI 增强随访,这其中 6 名患者术后残留的肿瘤渐进性缩小。根据报道作者的讨论,这可能与术后肿瘤残留的过度判断有关。

> **注意**
>
> 在描述鞍内和鞍上颅咽管瘤成分的时候,MRI 优于 CT;而 CT 则常用于鉴别钙化和囊变,评估颅底受侵袭程度和显示鼻窦解剖。

### 4.1.11 脑膜瘤

脑膜瘤常原发于颅内,而后向鼻腔侵袭。偶有在颅外,如鼻腔、鼻窦和鼻咽部原发的脑膜瘤。MRI 显示前颅底脑膜瘤是一种以硬脑膜为基底的肿瘤,常常以嗅沟、蝶骨平台和鞍结节为中心生长[73]。这些位置占了颅内脑膜瘤的 5%。蝶骨嵴中部脑膜瘤起源于前床突和蝶骨小翼,占颅内脑膜瘤的 15%~20%(图 4.7)。

CT 上脑膜瘤表现为脑外,边缘清晰的等高均匀密度肿瘤,常呈明显均匀增强。瘤内可见钙化,提示了肿瘤病理类型为砂粒型脑膜瘤。脑膜瘤的硬脑膜黏附常伴有同部位的骨质增生和骨质硬化,或在蝶骨平台处表现为局部蝶窦的过度气化[74]。在高分辨率的 MRI 上,也可以有这些表现(图 4.7)。组织学上来说,骨质增生与脑膜瘤侵

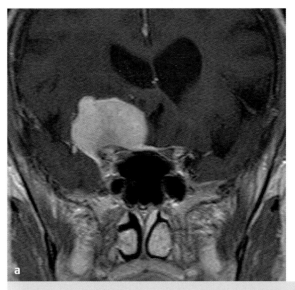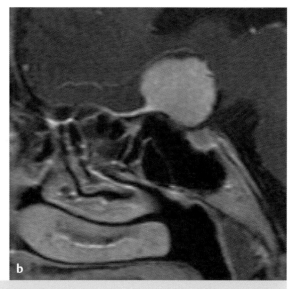

**图 4.7**　(a,b)前床突脑膜瘤伴有侵及蝶骨平台脑膜尾征的 T1 冠状位(a)和矢状位(b)增强 MR 影像。图中可见前床突和蝶骨平台面的骨质增生，以及沿着视神经的轻度增强(a)。图上可见明显的脑组织上抬，即为额眶动脉的走行(b)，且清晰地显示了蝶筛隐窝。

及局部骨质密切相关[75]。

　　约 15% 的前颅底脑膜瘤可向颅外生长至筛窦或嗅沟。因此，诊断时，需要高分辨率的 CT 骨窗图像以及 3D 重建，以判断是否有筛窦、蝶窦或者额窦的累及。

　　MRI 上，硬脑膜黏附表现为增强相上骨质增生附近的一条线性强化，即"脑膜尾征"(图 4.7 a,b)。T1 增强脂肪抑制像和冠状位的 T2 3D space 成像最能帮助判断颅外、眼眶和脑膜是否有被侵及。

　　鞍结节脑膜瘤与垂体瘤可通过以下 3 点鉴别：①脑膜瘤均匀明显强化；②脑膜瘤以鞍上为中心，而不是鞍内；③脑膜瘤常以锥形侵袭前颅底[76]。鉴于鞍结节脑膜瘤的常见临床表现为视力下降或视野缺损，术前在影像学上需要明确视交叉和视神经的位置和形态，以帮助手术中定位保护这些结构[77]。对于巨大脑膜瘤，3D 增强的 MRI 血管造影和 MPRAGE 序列可以帮助明确颈内动脉和蝶顶窦以及海绵窦的位置。

　　不同病理亚型的脑膜瘤由于有着不同的细胞和胶原丰度，在 T2 加权上相对于大脑灰质可表现为不同的信号强度。约 80% 的低信号脑膜瘤最终病理类型确诊为纤维型或者过渡型脑膜瘤，脑膜上皮型和血管母细胞性脑膜瘤表现为 T2 上

的高信号[78]。

　　不典型或恶性脑膜瘤常表现为不规则的边界、不均匀信号、周围脑组织的侵袭和水肿以及骨质的轻度破坏。这些影像学特征在不典型脑膜瘤中十分常见，但仅靠这些判断脑膜瘤的恶性仍不够可靠。一项报道显示，在比较了 25 例不典型/恶性脑膜瘤和 23 例良性脑膜瘤 DWI 上的 ADC 值后发现，不典型/恶性脑膜瘤的 ADC 值显著小于良性脑膜瘤[79]。无论何种亚型，术中扩大切除影像学上提示累及的骨质和脑膜对于根治和防范术后复发都是十分必要的步骤[80]。

　　前颅底脑膜瘤术后并发脑脊液漏相对于其他位置更加常见。可酌情行 CT 或者 MRI 明确术后骨质结构，找出脑脊液漏的位置。T2 加权常有助于避免鞘内增强造影。术前需要明确鼻中隔黏膜瓣的形态和位置，计划好重建视交叉和垂体的各种方法，并做好防范脑疝发生的措施。

　　颅底和鼻腔是术后嗅沟和鞍结节脑膜瘤复发的潜在位置。脑膜瘤复发常见于未全切的增生骨质或者前次手术边缘。手术或者放疗后，需要进行长期随访，其中 MRI 对于评估肿瘤稳定性、复发和复燃是必不可少的(特别是对于那些术中部分切除的患者)。

将 CT 和 MR 3D volume sequence 的数据融合并应用到术中导航上,有助于内镜经鼻切除颅底脑膜瘤。

CT 上脑膜瘤表现为脑外、边缘清晰的等高均匀信号肿瘤,常呈明显均匀增强,部分瘤内可见钙化。骨质增生和骨质硬化是脑膜瘤硬脑膜黏附的特征。MRI 上,硬脑膜黏附表现为增强相上骨质增生附近的一条线性强化,即"脑膜尾征"。T1 增强脂肪抑制和冠状位的 T2 3D space 成像最能帮助判断颅外、眼眶和脑膜是否有被侵及。

### 4.1.12 嗅神经母细胞瘤

嗅神经母细胞瘤的发生与嗅上皮的基底祖细胞密切相关。因此,该肿瘤的发生沿着嗅上皮分布在不同的部位,有着不同的大小和影像学表现。CT 和 MRI 在上鼻腔或者嗅道中清晰地看到一个单侧带蒂的占位,则需要考虑该肿瘤。巨大嗅神经母细胞瘤常以筛板为中心,呈哑铃状,跨过中线,而且可能伴有明显的颅内侵犯(图 4.8)。

CT、MRI 和 PET/CT 对于嗅神经母细胞瘤的诊断和分期均有无法替代的作用。CT 上显示一个在嗅沟、筛板或前颅窝连续的软组织影。1% 的嗅神经母细胞瘤原发于蝶窦[81]。该肿瘤相关的典型骨质表现为骨质的向外弯折以及溶骨[82]。骨质破坏常累及中线上的筛板和垂直板(图 4.8b);并且随着肿瘤生长,最终将破坏鼻腔的外侧壁、鼻窦以及眼眶骨质[83,84]。在 CT 上,嗅神经母细胞瘤可特征性的表现为骨质侵及处的明显增生[85]和细小的骨纤维形成不良[86]。

肿瘤内的钙化在巨大嗅神经母细胞瘤中较为常见,需要与骨质破坏后残留的骨质相鉴别。钙化常呈散在分布或集中于肿瘤中心区域,并被认为是一个相对特异性的诊断标志[83]。

MRI 有助于明确肿瘤边界和颅内侵袭程度(图 4.8a)。在一项报道中,在全部的 15 例嗅神经母细胞瘤患者 MRI 上可以看到筛窦的侵及[87]。MRI 上信号强度和增强方式没有特异性。嗅神经母细胞瘤表现为中–明显增强。一个基本特征性

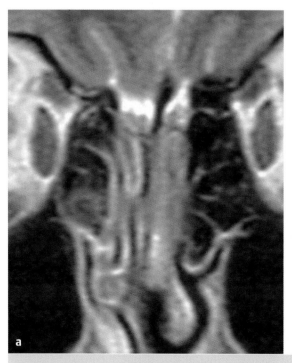
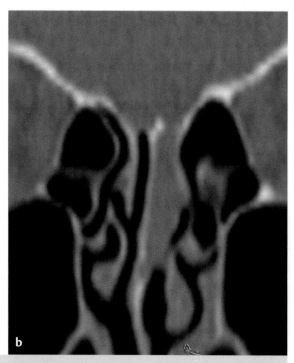

图 4.8  (a,b)小的嗅神经母细胞瘤。(a)肿瘤位于左侧嗅道并延续至嗅球,并且在 T2 上可见线性纵行的血管;(b)冠状位 CT 显示左侧嗅板的轻度扩张和筛板的破坏。

的表现是在肿瘤-大脑界面上可见多个囊变(图4.9a)[88]。在 T2 加权上,弯曲的垂直流空影提示着该肿瘤的富血供特征,是这个肿瘤的特异性表现[89]。一篇报道中 11 个肿瘤内有 2 个肿瘤内有出血,并可在 MRI 上观察到[90]。

根据 MRI 表现可分为颅内侵袭和颅外侵袭(眶-鼻),前者又可分为颅-眶-鼻和颅-鼻[90]。颅外肿瘤常常表现为扩张和破坏并存的生长方式。

MRI 相比 CT 能够更清晰地显示肿瘤颅内,眼眶和鼻窦侵袭的程度,因此对于肿瘤的分期至关重要。MRI 可以帮助区分肿瘤和肿瘤引起的阻塞性鼻窦炎。分期同样也需要 CT 图像,以评估骨质破坏的程度,明确个体解剖结构并为后续术中导航提供影像学数据[1]。

基于影像学评估,嗅神经母细胞瘤依据 Kadish 分级或其他分级方法,例如 Dulgerov 和 Calcaterra 的改良 TNM 分级,可被精确地分为数个等级。最终的目的均是对于后期治疗和随访的规划提供参考依据。影像学某些特征,例如侵及脑膜、眶周骨膜、脑组织和眼眶决定了手术切除的范围以及术后复发的评估指标。

由于嗅神经母细胞瘤可以通过淋巴和血液转移,影像学评估时,还要涉及颈部以排除颈部淋巴结转移。5%~20% 的患者会有颈部淋巴结的转移。此外,有 10%~30% 的患者有远处转移。确切的分期分级还需要 PET/CT,以明确是否有其他部位的淋巴结或者血液转移灶[91]。

推荐术后数年进行常规的 MRI 扫描监测随访。复发嗅神经母细胞瘤的 CT 和 MRI 表现与原发肿瘤相似[92]。复发肿瘤常常表现为手术切缘的肿瘤结节,但少见硬膜下的广泛播散[93]。

随访时的影像检查还需覆盖颈部淋巴结。对于一些常规不会侵及的淋巴结也需要特别注意,如咽后淋巴结。一项在 17 个病例的回顾性研究中发现,1 个原发患者和 3 个术后随访患者的咽后淋巴结有明显转移,但是未被重视[94]。

> **注意**
>
> 嗅神经母细胞瘤一般表现为均匀明显的增强,除非钙化或者坏死的区域。该强化方式无法与该处发生的上皮细胞癌、鼻窦未分化癌、黑色素瘤或转移瘤相鉴别。

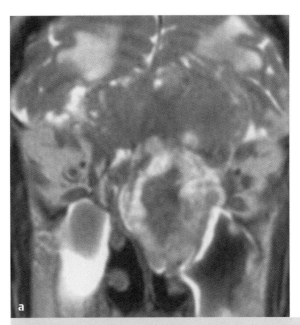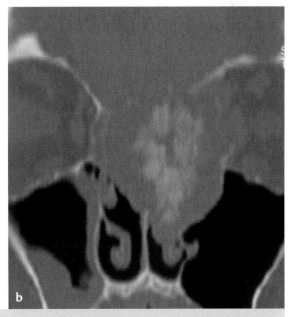

**图 4.9** (a,b)巨大嗅神经母细胞瘤侵及前颅窝,导致脑水肿。(a)冠状位 T2 图像:边缘高信号多发小囊变显示了肿瘤上部的外形以及与脑组织之间的边界;(b)冠状位 CT 显示该肿瘤在鼻内部分有明显的钙化,且导致了前颅底和左侧筛骨纸板处的骨质破坏。

### 4.1.13 脊索瘤

　　根据影像，脊索瘤可以被描绘为颅底中线或近中线位置的原始脊索组织残余所引起的有破坏侵袭性的病变。颅底脊索瘤浸润的放射学评估以及肿瘤与脑干、蝶鞍、视交叉、海绵窦和颈内动脉的关系的评估需要CT和MRI[95]。根据肿瘤与蝶枕部骨质的相对位置，脊索瘤可分为中斜坡脊索瘤、上斜坡脊索瘤和下斜坡脊索瘤以及斜坡旁肿瘤。

　　CT上脊索瘤典型的特征为中线或近中线位置的外生性膨胀性软组织肿块，伴有溶骨性破坏。肿瘤浸润边缘骨质硬化消失[96]。软组织成分包括囊性无强化区域和其他轻度强化部分。无强化的肿瘤是黏液样和凝胶状的物质。瘤内高密度灶都会出现在CT中，显示被破坏的骨质，同时也在一定程度上显示了钙化的肿瘤基质[95,97]。高分辨率CT以及骨窗位（在矢状、冠状和水平位上重建）分别提供了肿瘤中心、中线或旁中线上的脊索瘤与蝶枕和岩枕骨质的详细解剖关系。CT更好地描绘了肿瘤侵犯蝶鞍骨质、蝶窦、颈内动脉、颈椎间孔及岩尖的情况[95]。

　　CT可以鉴别典型脊索瘤、软骨肉瘤以及软骨型脊索瘤。基质钙化在软骨肉瘤中更加显著，使其呈现可变标志和无定形外观[96,98]。

　　T2加权显示了多隔、高信号、边界清晰的病变，边缘低信号，并具有假膜样结构。高信号由含水凝胶状肿瘤基质所致。瘤内T2低信号（暗）区域对应着钙化、高蛋白质物质和缺血（图4.10a）。平扫T1加权上低、中信号很容易在斜坡脂肪的高信号内被察觉。因此，脂肪抑制序列非常适合评估骨质、椎前或眼眶肿瘤浸润。造影剂注射后，脊索瘤表现出中至高信号增强[99]。部分或者全部肿瘤区域中，增强的蜂窝状表现（图4.10b）是典型特征。肿瘤中有大量黏液物质，骨坏死和瘤内出血时，偶尔会轻度增强或不增强[95]。

　　由于大量的软骨基质存在，T2加权上软骨型脊索瘤为低信号，即短T1、短T2[100]。软骨型脊索瘤在信号强度方面类似软骨肉瘤。软骨型脊索瘤和软骨肉瘤通常发生在岩枕交界的旁中线处[95]。

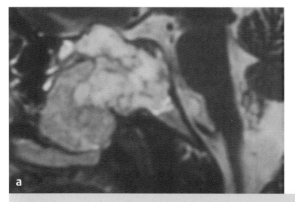
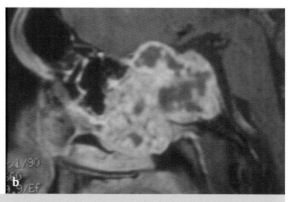

图4.10　(a,b)脊索瘤源于蝶枕交界的上方，所以被称为"上斜坡脊索瘤"，其延伸到蝶骨平台，并侵犯蝶窦、后筛和鼻腔。矢状位T2加权高亮的囊性多叶信号(a)和局部"蜂窝"状增强的T1加权增强信号(b)，虽然无法与软骨肉瘤进行区分，但是却是其典型特征。

CT 或 MRI 上,软骨肉瘤有线性、弧形或球状的钙化,是其显著的特点,而颅内脊索瘤没有这一特点[97]。然而,在 16 例脊索瘤和 9 例软骨肉瘤的对比中,Oot 等人发现,两者在 MRI 上没有区别[99]。

很少部分脊索瘤可能完全局限在硬膜内。桥前池最常受累及,其次是桥小脑角和鞍上池[101]。

脊索瘤术前评估需要无创血管造影,因为大血管移位和包绕是很常见的,脊索瘤颅内侵袭发生率高达 79%[102]。磁共振血管造影显示了基底动脉和颈动脉的移位和包绕;因此,不需要用脑血管造影来达到诊断的目的。

CT 和 MRI 结合是治疗后随访的最佳方式。术后首次检查可用于估计肿瘤切除的程度,确定任何残留的骨内软组织成分的位置。然而,随着肿瘤切除后术后改变的吸收,随访检查能更加准确地定位残留的肿瘤。手术方式,如显微镜、内镜辅助或全内镜以及详细的手术记录,能避免误判肿瘤切除区域和重建区域的术后改变。随访的影像学应与术前影像学一致。理想的情况下,通过薄层(0.4~0.9mm)三维 T2 加权和 T1 增强序列高分辨率成像可以帮助确定任何其他可能的治疗方案,如立体定向放射治疗、调强放射治疗或质子束放射治疗。

随访影像不得不考虑肿瘤复发或扩散可能影响重要的部位。因此,临床和影像上都需要高度"怀疑"。虽然脊索瘤所致硬膜扩散[103]或淋巴结转移的发生率很低,但是不能因此而忽视[95]。

## 4.1.14 鼻窦恶性肿瘤

由于鼻窦恶性肿瘤一般是晚期,而且肿瘤非常靠近颅底、脑神经和神经孔,因此,其成像具有挑战性。在 CT 和 MRI 成像上,不同肿瘤的表现常常会互相重叠,这妨碍了组织学的鉴别诊断[7]。因此,放射科医生的作用就是将病变归入可能的恶性肿瘤的类别,描述它的位置和范围,并且辨别其涉及的解剖结构,以确定治疗方案、手术方式及其预后。

首先,CT 骨窗位可评估骨质破坏的程度,并反映患者的个体解剖特性。在描绘较薄皮质骨,如筛板骨、筛窦和筛骨纸板的侵蚀方面,CT 更加灵敏准确。软组织窗增强 CT 可评价鼻窦和鼻腔

肿瘤扩散。鉴别潴留分泌物与肿瘤,显示肿瘤直接扩散到软组织、松质骨,侵袭硬脑膜及血管壁方面,MRI 优于 CT[4,104]。恶性肿瘤 T2 加权信号比良性病变低。69.1% 的恶性肿瘤显示出等信号,而良性肿瘤只有 28.5%[105]。辨别鼻窦肿瘤和组织炎症最好采用 T2 加权序列。95% 的鼻窦肿瘤 T2 等信号,而只有 5%T2 高信号[106]。在钆增强磁共振成像中,肿瘤通常比黏膜少增强,大多有强化[107]。

> **注意**
>
> 在确定恶性肿瘤时,CT 和 MRI 是必须做的。CT 骨窗图像显示了骨质破坏的程度。鉴别潴留分泌物与肿瘤,显示肿瘤直接扩散到软组织、松质骨,侵袭硬脑膜及血管壁方面,MRI 优于 CT。

## 4.1.15 鳞状细胞癌

CT 提示鳞状细胞癌是起源于鼻旁窦(70%)内的肿瘤,最常见于上颌窦或鼻腔(30%)。起源于筛骨(10%),或额骨、蝶窦(2%)是比较少见的[104]。侵袭性破坏或相邻骨质的缺失是其明显的特征,这种情况出现在 80% 的患者中(图 4.11a-c)[107]。但当肿瘤位于筛窦或前蝶窦腔内,这一特征可能不明显。CT 增强比 MRI 增强更难以与邻近组织的炎症鉴别。

上颌窦鳞状细胞癌(鳞癌)往往在确诊前体积巨大;因此,还应额外关注癌细胞是否转移到淋巴结[108]。因此,CT 成像也必须评估颈部淋巴结(至少对于 T3 和 T4 期肿瘤)。

> **注意**
>
> 由于鼻旁窦鳞癌可能会出现转移扩散(最常见的是淋巴结浸润),术前必须对颈部和胸部进行成像扫描。

当肿瘤已经达到了颅底、眶周和硬脑膜,或者浸润到翼腭窝,MRI 便可以作为 CT 的补充。由于细胞密度高,核质比高,肿瘤在 T2 序列成像中表现出较低信号(图 4.11a)。T2 加权能与阻塞鼻窦分泌物鉴别,后者通常表现出高信号。

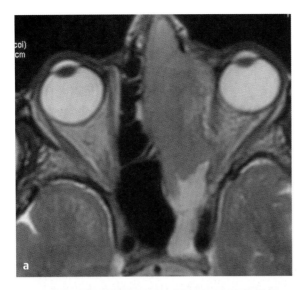
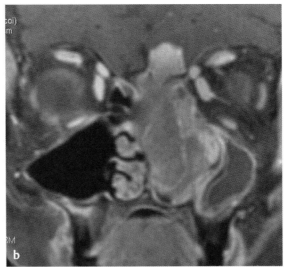
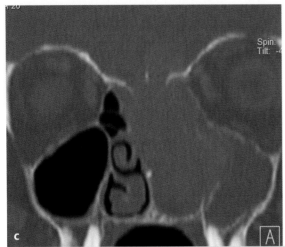

**图 4.11** (a–c)左鼻腔的鳞状细胞癌在冠状位 T2 加权 MRI 图像上为低信号,表明存在大量肿瘤细胞。肿瘤浸润是左蝶窦(a)阻塞的主要原因。通过进行冠状 T1W 增强脂肪抑制相(b),可以看出肿瘤紧靠眶板,结节部分侵入前颅窝。除硬膜内肿瘤和中鼻甲的剩余部分明显增强外,其余肿瘤只略有强化。注意肿瘤沿左侧(b)眶顶硬脑膜扩展,高分辨率 CT(c)上的鼻中隔、筛板和下鼻甲骨质溶解。鼻腔的外侧壁呈弓形改变,伴有左上颌窦分泌物潴留,可误以为良性病变。

直接侵犯硬脑膜、眶周和翼腭窝的肿瘤最好用 MRI 显示[104]。轻至中度增强,均匀分布,并且不包括骨坏死区域。当肿瘤紧靠颅底,硬脑膜的线性增强并不一定意味着浸润。根据 Eisen 等人的报道,相邻的软脑膜增强(50%),硬脑膜增强厚度超过 5mm(75%),局灶硬脑膜结节出现(88%),诊断侵袭的特异性为 100%,灵敏度也更高(图 4.11b)。

要了解软组织侵袭、骨髓浸润、周围神经扩散的程度,必须对比平扫和脂肪抑制增强序列(图 4.11b)[4]。微小肿瘤的识别需要相关的更高分辨率的研究[109]。

## 4.1.16 腺癌

腺癌在 CT 上可能与其他软组织密度肿块难以分辨,伴有骨重塑和侵蚀。大多数腺癌(63%)出现在鼻腔的上部和筛窦细胞中[106]。在筛窦肿瘤中,腺癌是最常见(49.7%),其次是鳞状细胞癌(10.4%)和腺样囊性癌(7.6%)[110]。低级别腺癌极大可能起源于鼻中隔(图 4.12),而高级别腺癌很可能起源于鼻窦的大部分区域[111]。

MRI 是最敏感的成像工具,可以确定腺癌的主要位置,区分外生性生长(图 4.12a,b)还是伴

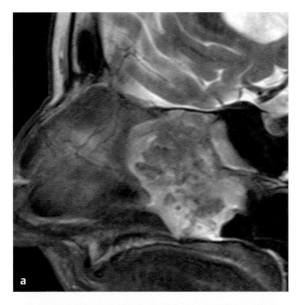
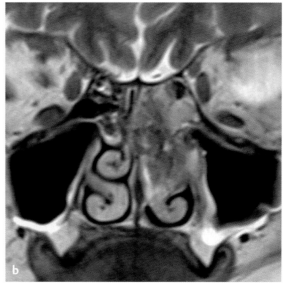
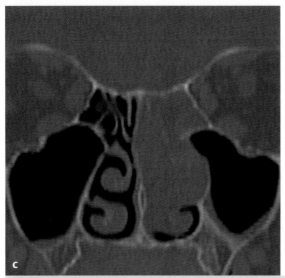

图 4.12　(a–c)低级别乳头状腺癌源于鼻窦,并向后筛窦浸润。肿瘤的乳头状结构在 T2 加权矢状(a)和冠状(b)序列上呈低信号,显示了癌细胞向筛板和筛顶的扩散。可见沿肿瘤下缘(a)的黏膜肿胀、左后筛窦(b)的分泌物潴留。鼻中隔局部受到侵蚀,在冠状位 T2 加权及 CT 中被确认。注意高分辨率 3TMR 可见鼻中隔上正常的血管。

有骨坏死的浸润性生长。MRI 可以显示病灶从筛窦经颅外侵犯到嗅缘(图 4.12a,b)或经过颅内侵犯到额叶,偶尔可能会导致双额出血[112]。

　　CT 可显示从筛骨,少数从前鼻窦或蝶窦,从破坏的鼻中隔(图 4.12c)、筛板、相邻鼻窦、眶壁开始的连续性的肿瘤侵袭。基于 CT 骨窗位推断肿瘤的分化程度通常是不可能的,除非颅底出现明显的骨质溶解。

　　在对 MRI 进行回顾性分析时[105],87.5%的腺癌在 T1 加权序列上呈低信号;比例比鳞状细胞癌(21.4%)显著要高。根据非肠源性腺癌的组织类型

和分化程度,大多数肿瘤 T2 为等信号,并呈异质性(55%);少数高信号(33%)或低信号(11%)[105]。不过,MRI 区分不同组织类型并不可行。因此,除了病变的信号,筛窦和上鼻腔内的病变,伴前颅底浸润,都应该怀疑腺癌。

**注意**

　　在鼻窦肿瘤中,腺癌是最常见的病理类型,其次是鳞状细胞癌。不同组织类型之间的区别仅仅通过影像学是无法分辨的。

### 4.1.17 腺样囊性癌

腺样囊性癌通常来源于硬腭、鼻腔或上颌窦，在 CT 上可表现为一软组织病变。偶见起源于筛窦、额窦、蝶窦或鼻咽腔。腺样囊性癌的一个常见特征是倾向于侵犯神经周围，甚至可出现在早期肿瘤中[113,114]。鳞状细胞和基底细胞癌、淋巴瘤和黑色素瘤也可出现神经周围侵犯；然而，当 CT 提示神经周围侵犯合并较小肿瘤显著强化时，应怀疑为腺样囊性癌。CT 骨窗能观察到神经管及裂孔的扩大侵蚀，脂肪层脑神经行径的闭塞，海绵窦和 Meckel 腔出现的软组织膨胀[115]。

MRI 是描述腺样囊性癌的原发部位和扩散途径的影像学方法之一[116]。但是，MRI 表现并不能明确区分腺样囊性癌和其他肿瘤。据报道，1/3 的腺样囊性癌表现为 T2 低信号。然而，大部分腺样囊性癌被证实为 T2 高信号。T2 低信号提示为富细胞型肿瘤（坚固型），其预后较差，而 T2 高信号则提示少细胞型（筛状或管状型），预后更好[117]。

MRI 可直接识别沿脑神经、硬脑膜、筋膜层的肿瘤侵犯，而 CT 相反只能表现为间接征象。MRI 典型表现为神经的肿大和强化，周围脂肪及骨髓的累及，硬脑膜、海绵窦及半月神经节的侵犯[115,118]。同时，MRI 也能更加敏感地识别出咀嚼肌失神经支配（提示下颌神经侵犯[116]）。MRI 可以帮助划定肿瘤侵及范围的大体边界，从而影响治疗方案制订，并明确术后放疗的适应证。

由于腺样囊性癌易局部复发，对术后患者需进行密切的 MRI 随访[114]。对于肿瘤晚期或复发治疗后的患者，需采用影像学手段评估颈部淋巴结和肺，以识别潜在的淋巴结浸润和远处转移。

> **注意**
>
> 腺样囊性癌最常来源于硬腭、鼻腔或上颌窦。肿瘤于神经周围浸润常导致神经肿大和 MR 增强、神经周围的脂肪、骨髓以及硬脑膜、海绵窦和半月神经节受侵犯。MRI 可更准确地识别出以上表现。

### 4.1.18 鼻腔鼻窦未分化癌

鼻腔鼻窦未分化癌是来源于筛窦及上鼻腔的极具侵袭性的罕见肿瘤。在影像学上难鉴别鼻腔鼻窦未分化癌和其他低分化的鼻腔鼻窦癌及非上皮性肿瘤。在 11 例患者的 CT 图像上，8 例患者表现一个超过 4 厘米的肿瘤。该肿瘤具有高度侵袭，表现为 10 例患者中出现明显的骨质破坏及鼻窦侵犯，7 例患者肿瘤延伸到颅前窝，4 例患者肿瘤侵犯眼眶[119]。肿瘤的 CT 增强表现多变，无特征性。

鼻腔鼻窦未分化癌在 MR T2 加权图像上表现为等–高信号和不均匀强化。一篇纳入 20 例患者的报道显示，50% 出现硬脑膜浸润，30% 存在海绵窦侵袭，另外 30% 患者合并眼眶侵犯[120]。冠状位 T1 加权增强 MR 图像显示肿瘤常侵入眼眶与相邻鼻窦[121]。通常局部肿瘤晚期患者的评估需要同时借助 CT 和 MRI[122]。此外，由于该病检出时常伴有淋巴结转移的倾向，故建议完善患者颈部的磁共振成像[122]。

鼻窦的其他低分化癌，包括鳞状细胞癌、鼻腔鼻窦神经内分泌癌及横纹肌肉瘤。影像学上无法区分这些高侵袭性的肿瘤[118]。

对患者进行积极的综合治疗后，主要依靠 MRI 进行影像学随访，以排除手术并发症和监测治疗反应[122]。由于患者易发生局部复发或出现远处转移（包括少见的脑膜内种植转移）[123]，故密切的影像学监测显得尤为重要[124]。

### 4.1.19 神经内分泌癌

神经内分泌癌包括一系列肿瘤，共分为 3 种亚型：

1.典型类癌（高分化神经内分泌癌）。

2.非典型类癌（中等分化神经内分泌癌）。

3.小细胞癌（低分化神经内分泌癌）[107]。

一项回顾 20 年间的 72 例患者的研究发现，鼻腔鼻窦神经内分泌癌、鼻腔鼻窦未分化癌、小细胞癌以及鼻腔神经胶质瘤均好发于同样一个常见位置[125]。

鼻腔鼻窦神经内分泌癌是一种罕见的肿瘤，在 10 例患者中，影像学表现为广泛的鼻腔及鼻旁窦受累，在另外 11 例患者表现为肿瘤延伸超越鼻腔，伴随眼眶及颅内浸润[126]。

CT 和 MR 可发现膨胀性病变,侵蚀鼻中隔及邻近颅底骨质[107],并常累及蝶窦[127]。Kanamalla 等人曾报道 3 例鼻腔鼻窦神经内分泌癌[128]:2 例患者影像学检查分别提示累及蝶窦和上颌窦的占位。CT 成像上均出现骨侵蚀和扩张。其中仅有 1 例患者行 MR 检查,表现为轻度的不均匀强化。第 3 例患者同时还伴有腮腺浅叶的肿瘤转移。

神经内分泌癌似乎并没有特征性的 CT 或 MRI 表现[126,128]。然而,中线肿瘤伴有蝶筛区侵犯,且导致颅底的扩大和破坏者,可提示罕见的嗜碱型鳞癌或组织学上非鳞癌的其他肿瘤。

尽管采取积极根治的术式和频繁的放化疗,鼻腔鼻窦神经内分泌癌和未分化癌患者仍存在较高的局部复发和远处转移率[125]。由于神经内分泌癌可出现颅内转移, 甚至可为孤立的远隔转移,随访 MR 扫描时,除需要包含颅底和颈部外,还应包括脑部[125]。PET/ CT 作为肿瘤分期及随访的首要方法正逐渐为人们重视。

> **注意**
>
> 对于鼻腔鼻窦神经内分泌癌没有特异的影像学诊断标准。这类恶性肿瘤很容易转移,有很高的局部复发和远处转移率。术前分期必须依据颈部及胸部的 CT 或 PET/CT。

## 4.1.20 鼻腔鼻窦恶性黑色素瘤

鼻腔鼻窦恶性黑色素瘤在 CT 成像上呈分叶状或息肉样病变,好发于下鼻腔(图 4.13)。其好发部位由高至低依次为鼻腔外侧壁, 鼻中隔,中、下鼻甲和前庭[7]。与筛窦和额窦相比,位于鼻旁窦内的黑色素瘤更常累及上颌窦。蝶窦的原发性黑色素瘤更是罕见的,只有少数病例报道[129]。

精确地将病变定位到鼻腔和鼻旁窦内特定的解剖部位, 有助于选择手术入路和判断预后。来源于鼻中隔及鼻腔的黑色素瘤似乎预后较好。相反,来源于筛窦及上颌窦的黑色素瘤更容易术后复发[130]。

软组织窗增强 CT 显示肿瘤呈弥漫强化。除非内镜下表现怀疑黑色素瘤或高分辨率 CT 骨窗图像发现骨质重塑或侵蚀,该肿瘤的影像学表现并不具特异性,类似于息肉或黏膜肿胀或其他肿瘤。CT 对判断颅底、眼眶、鼻腔壁、鼻旁窦是否受累十分重要的。此外,在内镜切除肿瘤之前需要充分了解鼻穹隆、硬腭和个体解剖结构。

恶性黑色素瘤的影像学表现上是非特异性的,可类似于息肉或黏膜肿胀或其他肿瘤。因此,内镜直视对于诊断更具特异性。恶性黑色素瘤好发于下鼻腔。

鼻腔和鼻旁窦的恶性黑色素瘤在 MRI 可表现出一个特征性信号,这主要归因于黑色素沉着的程度和分布,部分归因于瘤内出血[131]。由于黑色素和(或)出血带来的顺磁效应,黑色素性黑色素瘤在平扫 T1 加权图像可出现高(亮)信号(图 4.13c)。无色素性黑色素瘤占 30%~40%,呈中等信号强度。

根据 CT 表现,在黑色素瘤中膨胀性生长较浸润性生长更为常见[131]。然而,肿瘤侵犯的范围需要通过评估肿瘤累及鼻腔底部、软骨、颅底及眼眶的程度来确定(图 4.13b)。MRI 对于无黑色素性黑色素瘤尤为重要,因为其内镜下的切缘要比黑色素性黑色素瘤更难判定。

T2 加权图像上表现出混杂信号, 黑色素性黑色素瘤更趋于呈低信号(图 4.13c),而无黑色素性黑色素瘤呈信号偏高。附加特点还表现为 T2 加权图像上线性低信号或强化的线性结构(图 4.13c), 组织病理学上提示为肿瘤内的血管或纤维间隔[131]。

鼻腔黑色素瘤强化后表现为中等至显著的增强(图 4.13b)。对于无色素性肿瘤,其影像学表现不具特异性,且类似于鳞状细胞癌、腺癌、鼻腔鼻窦未分化癌。黑色素性黑色素瘤可有更特异性的 MRI 表现。然而,其他可伴有出血的病变也需要排除,包括血管瘤、青少年血管纤维瘤和出血性转移。

> **注意**
>
> 鼻腔鼻窦恶性黑色素瘤表现为高度恶性,预后差,生存率低。与其他表皮源性肿瘤显著不同的是,鼻腔鼻窦恶性黑色素瘤早期即有血行播散倾向。因此,术前分期必须借助 PET/CT。MRI 更适合于随访监测及评估局部肿瘤的控制情况。淋巴结成像和远处转移排查也是随访时必需关注的,建议采用 PET / CT 检查。

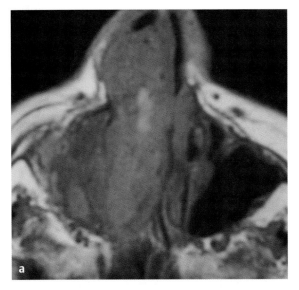
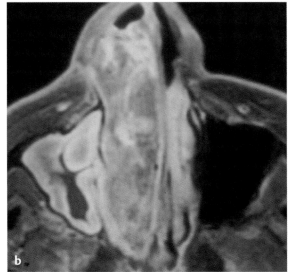
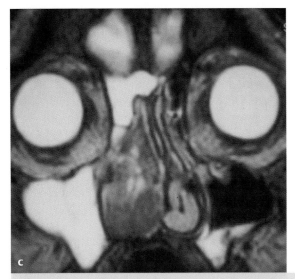

**图4.13**　(a-c)鼻中隔黑色素性黑色素瘤侵犯右侧下鼻道、前庭和前嗅边缘。(a)瘤内出血区域在水平位T1加权上表现为高信号；(b)肿瘤局部有一个弱强化灶，表现为中度造影剂摄取，除前间隔和前庭外侧壁黏膜的浸润区外，明显强化的黏膜显示出肿瘤边界；(c)T2加权最利于鉴别膨胀性肿瘤和浸润性肿瘤。

### 4.1.21　淋巴瘤

鼻窦淋巴瘤在CT平扫中呈软组织病变样高密度影，鼻腔是T细胞型、NK/T细胞型淋巴瘤的主要发生部位。这些肿瘤先前被称为致命性中线肉芽肿或者血管中心性淋巴瘤，它们中的许多在鼻腔中以巨型肿瘤或没有占位效应的软组织病变的形式出现[133]。比起T细胞型淋巴瘤，无鼻腔基础疾病的鼻窦浸润在B细胞型淋巴瘤中更为常见[134]。

CT有助于淋巴瘤的分期和骨质浸润的评估。这些肿瘤会改变临近骨的结构而不是进行浸润，除非浸润到了邻近的鼻窦，常见于上颌骨的内侧壁和筛窦气房[135]。在鼻腔中，骨质破坏首先会影响鼻中隔，这是在非霍奇金T细胞型淋巴瘤中典型但非特异的表现[133]。但是，根据对7名患者的分析，同一作者认为，无法根据影像学鉴别非霍奇金T细胞型淋巴瘤与韦格纳肉芽肿。在24个未累及淋巴结的鼻窦非霍奇金淋巴瘤患者中，7例(29.2%)CT显示颅底破坏伴随脑组织浸润[136]。非间隔性骨质破坏会累及窦壁和硬腭，常见于T细胞型淋巴瘤[133]。

B 细胞型淋巴瘤更倾向于累及鼻窦，侵袭眼眶（图 4.14）和颅底。在所有鼻窦鼻腔肿瘤患者中，起源于蝶窦的只占 2.2%，在对 23 类肿瘤的回顾性分析中，非霍奇金 B 细胞型淋巴瘤是蝶窦中第二常见的肿瘤，腺鳞癌占 26% 为最常见的类型，跟随其后的是腺样囊性癌占 17.5%，鼻腔鼻窦未分化癌和肉瘤各占 8.8%，内分泌癌、黑色素瘤、浆细胞瘤和恶性血管外皮细胞瘤各占 4.4%[137]。

MRI 用于评估淋巴瘤软组织的延伸，尤其是对眶、颞下和颅内的浸润[135,138]。淋巴瘤在 T1 加权呈低信号，在 T2 加权呈等信号到高信号。鼻腔中的淋巴瘤一般呈现中心性鼻中隔和鼻甲软组织病变，并向鼻窦中扩展。在 Ooi 等人报道的 9 例患者中[139]，有 2 例的肿瘤仅侵犯鼻腔；4 例侵犯到了鼻窦；1 例侵犯到了颞下。另外 2 例因肿瘤位于上鼻腔而侵及筛窦、眼眶及上颌窦。

起源于上颌窦的淋巴瘤表现为实质占位性病变，但是它们中的少数可能只表现为黏膜增厚，这就需要 MRI 将之与炎症组织鉴别[140]。

MRI 有助于将肿瘤与邻近黏膜、潴留液体（图 4.14 a）和肉芽组织区分开来[141]。上皮癌的增强强度常常远低于淋巴瘤，且增强 MRI 能较为清晰地将表面黏膜与黏膜下肿瘤显著区分开来

（图 4.14 b）。PET/CT 是早期分期、治疗下的随访、随访监测的重要影像学检查手段[142]。

> **注意**
>
> 　　鼻腔是 T 细胞型淋巴瘤、NK/T 细胞型淋巴瘤的主要发生部位，B 细胞型淋巴瘤会出现无鼻基础疾病的鼻窦浸润。

> **注意**
>
> 　　淋巴瘤在 CT 平扫中呈现软组织病变样高密度影。MRI 检查在 T1 加权呈低信号，在 T2 加权呈等信号到高信号。PET/CT 是初始分期随访、监测的重要影像学检查手段。

### 4.1.22 转移瘤

影像学检查需描述肿瘤的位置、范围和可能影响颅底的潜在多样性。颅底转移瘤通常发生在恶性肿瘤的晚期，但是，这可能是高达 29% 的癌症患者的首发症状[143]。

因为血行播散，颅底转移瘤主要集中在骨松质内，主要位于斜坡（图 4.15），其次是蝶骨翼和颈静脉孔附近[144]。因为 MRI 对骨髓改变的敏感性更高，

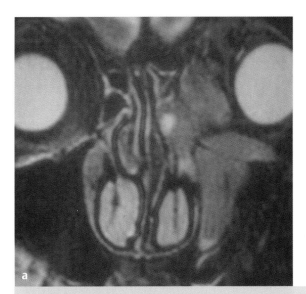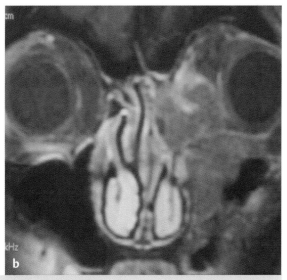

**图 4.14**　(a,b) 位于上颌窦和前筛窦的鼻腔鼻窦 B 细胞型淋巴瘤，累及中鼻道和眼眶。(a) 在 T2 加权的脂肪抑制图像中淋巴瘤呈现中等信号，与高信号的黏膜和残余液体区分明显；(b) 在 T1 加权的脂肪抑制对比增强图像中肿瘤呈表面增强，脂肪抑制技术在 T1 加权、T2 加权中都有应用，这样可以将眼眶肿瘤本身和强化的肿瘤表面通过高信号和抑制信号区分开。

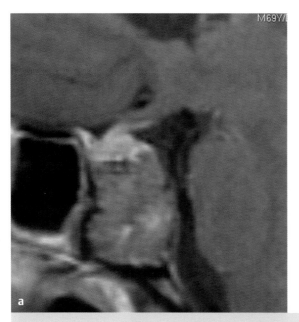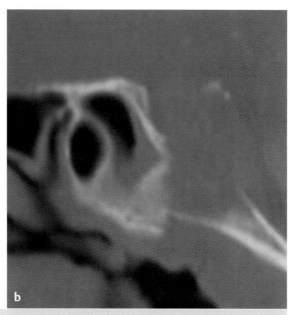

**图 4.15**　(a,b)乳腺癌转移至斜坡导致 44 岁的患者第六神经麻痹。(a)在 T1 加权增强对比、脂肪抑制、矢状位的图像中,转移导致斜坡骨松质受浸润的部分造影剂摄取减少;(b)在 T1 加权矢状位图像中,由于鞍底浸润,垂体信号增强。硬膜边缘后部骨皮质遭破坏,朝向蝶窦和鼻咽顶的前部和下部骨皮质完好。

所以在诊断骨松质浸润方面优于 CT(图 4.15a)。

累及鼻腔鼻窦的转移瘤并不常见,如果出现就表明肾、肺、胃肠道存在原发肿瘤。CT 是显示这种转移导致的骨质破坏的最佳检查[145]。

CT 更善于鉴别由转移瘤导致的骨皮质和骨松质浸润(图 4.15b),这种浸润通常是由于发育不良的纤维或软骨瘤等肿瘤扩展并代替了正常组织[144]。而且 CT 在区分 Paget 病或骨性脑膜瘤的转移方面比 MRI 更精确[133]。

根据在 CT 中的密度,转移表现为溶骨性、成骨性或混杂密度性病灶。成骨性转移的 CT 图像可能可以缩小原发部位的潜在筛查范围。

MRI 可以更精确地确定肿瘤浸润骨髓的范围(图 4.15a),并对邻近的硬脑膜、脑神经和血管浸润更加敏感[7]。在鉴别浆细胞瘤[31]、淀粉样蛋白沉积[146]、炎性肌纤维母细胞假性肿瘤[147]来源的转移方面,MRI 可以作为 CT 的补充,转移病灶在MR T2 加权上呈典型但不特异的低信号。MRI 也用于鉴别如鼻咽癌、鳞癌、鼻腔鼻窦未分化癌、腺癌、神经内分泌癌、嗅神经母细胞瘤、黑色素瘤等直接扩张侵犯颅底的肿瘤的转移。

在 CT 和 MRI 诊断颅底骨质和骨髓浸润中,肿瘤的定位是很重要的因素[148]。与前颅底相反,由于邻近的蝶骨和枕骨的骨密度升高,在斜坡和颈静脉孔附近,MRI 对于浸润的诊断优于 CT[4]。

与 MR T1 加权平扫和 T1 脂肪抑制序列相比,静脉注射对比剂最能显现出骨髓浸润的范围,但有些转移部位摄取对比剂较少(图 4.15a)。因此,将平扫图像与钆增强脂肪抑制序列对比是很有必要的。

T2 加权图像可以最好地呈现对邻近鼻窦的阻塞、脑部浸润和视神经压迫。肾脏、甲状腺或恶性黑色素瘤来源的富血供转移瘤有可能和血管外皮细胞瘤、副神经节瘤、血管纤维瘤等富血供的原发肿瘤类似。高分辨率的时间分辨血管磁共振成像(目前分辨率为 0.7 秒)是一种判断血供情况的无创手段并可以为术前栓塞提供指导。

> **注意**
>
> 　颅底转移主要位于斜坡,其次是蝶骨翼和颈静脉孔附近。

(王镛斐　译)

## 4.2 血管内介入治疗颅底疾病

Ralf Siekmann, Erich Hofmann

### 4.2.1 简介

本部分主要介绍颜面部和颈部疾病的血管介入神经影像学技术、治疗策略及适应证,特别适合颅底外科医师及其他对血管内介入治疗方法及应用不太熟悉的外科医师。血管内治疗并不是简单按解剖部位或基于血管供血区域来划分头、脊柱、颅底或头颈部其他部位的神经介入治疗。本部分重点着眼于为从事硬脑膜外颅底手术及耳鼻喉科–头颈外科手术的医师提供适用的临床及实践经验。

本部分将阐述血管造影及介入的基本原理及技术。如果读者有兴趣深入探讨或对某部分内容非常感兴趣可参考相关专业文献[149,150,151,152]。本文未涉及经皮活检鉴别组织学性质不明确的肿块,或经皮减压或切除囊性病变等治疗。本部分重点介绍运用导管技术、经血管内途径治疗的疾病(经动脉或部分经静脉栓塞治疗),还有可直接经穿刺栓塞治疗的疾病,如副神经节瘤或毛细血管静脉血管瘤等。因此,本部分内容仅限于临床标准及技术层面。

绝大部分应用于耳鼻喉–头颈部位手术的血管内介入治疗多在颈外动脉(ECA)供血区域内。至 21 世纪初,Dawbarn 医生实施了这一血管供血区域内的第一台栓塞手术,即用热的液态蜡栓塞法治疗颈部及颜面部的恶性肿瘤。由 Djindjian 和他的学生针对 ECA 血管解剖及生理学的实验和临床工作为这一综合体系的建立奠定了基础工作,即以血管诊断及病理学为依据为头颈部血管性疾病提供合理的治疗方案。20 世纪 70 年代,该学院建立起了 ECA 区域内介入治疗技术的基本原则,沿用至今[153]。20 世纪 80 年代及 90 年代改良导管、栓塞材料及技术革新等代表了介入神经影像学发展的另一里程碑。这一发展延续至今,我们因此可以期许颅底血管内治疗领域可以在此基础上获得更多的发展与壮大。一些令人振奋的新的介入及栓塞材料的出现(例如:新的

液体栓塞材料、支架、血流导向装置)、DSA 技术的革新(双平板血管造影机、3D 旋转血管造影)以及我们对血管疾病的生理及病理生理学知识的不断更新使得神经介入技术在世界范围内迅速发展。因此,在日常临床工作中,血管内治疗已然被视为重要部分,纳入颅底血管病的整体治疗方案的制订。

### 4.2.2 栓塞和技术的基本原理

绝大多数血管内治疗选择股动脉穿刺置入导管,股动脉入路较其他入路有显著优势。首先一点是经股动脉可到达头、颈部各相关的供血区域,同时经股动脉操作也可以让检查者及其他人员处于相对安全的放射环境中。不足之处在于需要更长的导管,遇到老年或动脉粥样硬化患者如其血管极度冗长,此时操作难度大大增加。治疗此类患者或遇到股动脉入路受阻或严重狭窄时(通常在盆腔动脉,偶尔也有在腰段大动脉),也可直接选择颈总动脉、其他颈部血管作为穿刺点,或经上臂动脉置入导管。颈外动脉易发生血管痉挛,因而,只有当其他入路无法应用时,才选择颈外动脉作为穿刺部位。此外,直接经颈外动脉穿刺可以作为一些特殊情况下的最后选择,例如,既往手术结扎血管或放疗照射后等。现在有很多导管产品其头端都设计了特定的弧线(如:椎动脉管、眼镜蛇导管、多功能导管)以用于弓上动脉的置管。

每台介入术前医生需对患者的头颈部血管进行全面综合的诊断性检查。对于一些选择性介入治疗的病例,诊断性的造影和介入治疗可分次进行。这种择期手术可让患者更好地耐受造影,且让检查者有更多的时间与其他医生沟通探讨病情,从而可以获得更佳的介入治疗方案。目前,高品质的双平板 DSA 造影机已成为颅底以及颜面部、颈部疾病栓塞治疗的必备设施。它能从各个方向观察血管,显著降低放射剂量,减少造影剂用量,节约检查时间,从根本上提高了介入治疗的效率及安全性。

这里特别推荐高品质低渗的非离子造影剂用于颜面部检查,可减低造影剂对患者造成的不适。一般局麻下即可完成头颈部的血管内介入检

查，神经安定镇痛或全身麻醉则适用于紧张、配合差(如：重型外伤、儿童、昏迷患者)或预估手术时间较长的病例。常规镇静剂一般很难取得满意效果。全身吸入麻醉下可快速置入导管，增加检查操作的安全性。

关于颈外动脉还有一点值得思考。与颈内动脉不同，颈外动脉由于其支配神经的敏感性，在机械刺激、化学刺激以及疼痛诱导的宿主反应等极易出现严重的血管痉挛。而血管痉挛可导致严重副反应：

1.影响血管造影检查的通畅性，阻碍导管到达理想的栓塞部位。

2.造影时，可能出现血管扭曲、血流动力学受影响，可导致显影失败，无法准确显示颈外/眼动脉段及其他脑部供血血管；

3.每次血管痉挛都增加了栓塞治疗的风险，包括栓塞材料反流至潜在的危险吻合区，或直接堵塞动脉影响眼部及脑部的血供；

4.血管痉挛导致供血血管内血流量减少，影响栓塞的效果。

除了快速精准的在血管内到位导管之外，最好的预防血管痉挛的方法是运用全身麻醉，此法较之于神经安定镇痛法，镇静深度更深，且可对血管产生麻痹作用，但是昏迷患者不适用。如血管痉挛持续发生，可行动脉内注射利多卡因或硝酸盐溶液等以缓解血管腔狭窄的持续时间及程度。介入手术前，利多卡因也可与造影剂同时使用，以行脑部和颈部神经的功能测试。解读测试结果时需注意，实际栓塞时血流动力学会发生变化，且只在利多卡因注射后的短时间内监测到神经功能不全。

另一项重大风险是血栓栓塞的并发症。这一风险与造影检查、介入治疗的时长、患者年龄及血管动脉粥样硬化程度直接相关。静脉内肝素治疗可以预防血栓栓塞。文献推荐剂量为一次或多次按 10~40 IU/(kg·h)给药。理想状态是将部分凝血活酶时间(PTT)延长至标准值的至少 2 倍。目前直接应用于导管室内监测 PTT 或活化凝血时间(ACT)的设备已经有售。很多血管实验室使用凝血测试盒检测肝素、阿司匹林及氯吡格雷的药效。其价值和必要性尚存在争议，我们目前无

法给出明确的评价或建议。下述方法简单可行已作为常规在临床使用：造影及介入前检查患者的凝血因子，操作前，注射 3000~5000 IU 肝素，并在每 500mL 电解质溶液中加入同样剂量肝素冲管。如有出血风险，需减少肝素剂量，或根据风险评估弃用肝素；静脉注射鱼精蛋白可拮抗肝素的药效，这与阿司匹林和氯吡格雷不同。

整个介入手术全程需监测血压及心电图。血压降低可导致导管内血流量减少，增加栓塞过程中的反流风险。此外，造影剂本身还可引起低血压，因此我们推荐介入过程中应维持血压略高水平。

如前文介绍，目前市售有很多类型不同形态的导管。基于特定的血管疾病，行弓上动脉选择性血管造影，或双侧造影，这样检查者可快速获得该病例血管形态、血流动力学及头颈部血管的整体观。在介入手术前，充分了解有无血管狭窄、闭塞、对侧有无交通支及血管有无变异等。诊断导管通常用 4 Fr 或 5 Fr。大号导管及不同型号的线圈常用于血管极度冗长的病例。因颈内和颈外动脉系统解剖部位毗邻，功能上相互交叉，所以在行颈外动脉系统造影前，颈内动脉系统也应行造影显像评估。颈内动脉和颈外动脉主要通过眼动脉分支和颈内动脉虹吸部发出的血管直接沟通。同理，如患者有颅底或颈后部病变时，需对椎动脉及其通过颈部肌肉分支与枕动脉和咽升动脉形成的吻合血管进行选择性造影。对于颈部深在病变，还需选择性对锁骨下动脉、甲状颈干动脉、颈升动脉进行检查。

介入治疗需要大孔径的导引导管。颈外动脉系统一般用 5 Fr 或 6Fr 的导管即可。导引导管有助于更好地持续造影，利用共轴原理，通过微导丝将微导管导入导引导管内，以行栓塞治疗。导管置入前设定"路图"非常有利于血管导航。在颈总动脉内置入导引导管、颈外动脉及其分支置入微导管可减低颈外动脉发生血管痉挛的风险。现在的导引导管远端为软头即便用在颈外动脉系统也更安全创伤更小。血管造影中颈外动脉系统的造影是基本组成部分。除了耳廓区以外，颈外动脉供血区域并非终末血管床。它更像是在解剖及功能上的沟通单元，在垂直、水平及横断面上与多个血管进行交通，通过保持血流动力学平衡

来实现对颈面部血管系统的调节。颈内动脉、椎动脉及锁骨下动脉经由多条侧支血管与颈外动脉系统融汇。

颅底、颜面头颈部介入治疗最大的风险也是最不期望发生的事情是栓塞材料堵塞脑部的供血血管，多见于血管连接部位、栓塞过程中血管吻合部的开放或出现未预期的反流。由栓塞材料引起的血管性急性闭塞可导致之前即存在而无功能的血管吻合部开放，致使血流动力学发生改变。这就解释了行颈外动脉分支结扎时为何止血失败，或即便结扎主干依然无法防止再出血的现象；另一方面，颈外动脉的这一特殊血管结构和血流动力学特点使得栓塞很难引起局部皮肤黏膜坏死。这一并发症的出现多由于使用了液体栓塞材料(如：96%乙醇)、微球(microspheres)、非常小的聚乙烯醇颗粒(最大径小于 50 um)，或患者既往因其他疾病如遗传性出血性毛细血管扩张综合征(Rendu-Osler-Weber syndrome)等已经出现严重皮肤黏膜病损。

## 4.2.3 栓塞材料

自从在颅底及头颈部开展介入治疗以来，人们尝试了多种不同的血管栓塞材料，其中很大一部分材料已退出历史舞台，而迄今为止尚没有一种材料能满足介入操作、治疗的所有需求。现今活跃于临床应用的材料基本都相对容易操作。本部分主要介绍头颈部最重要的栓塞材料。

所有栓塞材料可按物理属性分为固态(栓塞颗粒、球囊、弹簧圈)或液态，按生物学特点分为可吸收或不可吸收两大类。栓塞材料的另一个重要方面是其生物耐受性。有时其他装置可起到额外的辅助作用，包括可解脱球囊或不可解脱球囊，可电解脱铂弹簧圈，以及偶有应用于头颈部栓塞的各种支架和血流导向装置，但这些材料更多应用于颅内动脉瘤、动静脉畸形及颅内外的血管狭窄的治疗。

球囊可临时阻断血管以避免栓塞材料的外漏及不必要的反流。应用于颅内动脉瘤治疗的可解脱弹簧圈，从技术层面来说更为简单，它能够在目标部位可控的局限性闭塞血管，或降低局部血流。在更小血管中操作也可通过吸收性明胶海

绵来实现这一目标(例如：吸收性明胶海绵，美国辉瑞制药公司，纽约，美国)。然而，这种情况很少有必要，因为如今通过使用合适的技术，微导管能很好地超选进入微小血管内。电解脱弹簧圈是一种操作更为简便的选择，可在目标部位局限性闭塞血管。当血管远端已被某种栓塞材料填充时，可使用非可解脱显微弹簧圈(Berenstein 液体弹簧圈、Topaz 弹簧圈)来减低血管近端的血流量，大块的吸收性明胶海绵也可用于这种情况。常用的栓塞材料详述可见下文。

### 聚乙烯醇

聚乙烯醇(PVA)属于不可吸收、非水溶性的一类特殊栓塞材料。PVA 是乙烯醇与甲醛催化反应的产物。目前已有的材料颗粒直径大小为 50~1000μm。PVA 颗粒悬浮于造影剂中，PVA 本身不具备射线可视性。栓塞过程中，保持 PVA 颗粒尽可能混合均匀，这一点非常重要，且无须过度稀释致 PVA 凝集趋势减低，防止导管因栓塞材料而堵塞，特别是使用较大 PVA 颗粒而导管尺寸较小时更需如此。一些作者因而推荐使用微球。这些材料可变形，且不易凝结成团，具有良好的穿透深度。微球凝集趋势不明显，因此导管不存在堵塞风险，缺点在于与 PVA 颗粒相比其花费更高。当 PVA 颗粒按用户指南的方法(均质性，稀释 PVA 悬液)注射使用时可降低显微导管阻塞的风险。

虽然 PVA 颗粒不可吸收，但是由此引起的血管栓塞并非永久性的。组织学研究提示，除了可导致血管腔(主要闭塞性机制)的机械性梗阻，颗粒还可引起局部血小板凝集。这些血栓可能部分或完全可溶，正如四肢动静脉内的自发血栓形成，通过血管腔的再内皮化形成稳定的血管再通。血管闭塞的程度和时长主要取决于血小板凝集的继发闭塞机制。颗粒体积、稀释度、血管面积，以及侧支循环情况等是决定闭塞为原发或继发的主要因素，因此某种程度上来说血栓形成也是可以控制预防的。颅底及颜面头颈部使用 PVA 颗粒的适应证由其病变性质决定。适应证包括术前或姑息性血管性肿物的栓塞、出血及颈外动脉供血区域的动脉瘤栓塞。当血管性肿物无大的动

静脉分流时,PVA 非常有效。

PVA 颗粒的主要优点在于其很少引起皮肤黏膜的坏死[154]。动脉-毛细血管的管径决定了所用颗粒的大小[155]。如果因为有动静脉瘘或动静脉畸形的存在导致管径可能大小不一,推荐使用较大颗粒或其他栓塞材料以达到有效的闭塞血管的目的。总而言之,PVA 颗粒并非是动静脉瘘或动静脉畸形的首选材料。颗粒大小的选择及稀释程度因术中所见而有所不同。起初,小颗粒经高度稀释后可实现更深部组织的渗透,这样栓塞材料可到达毛细血管前血管的水平,实现对血管远端的栓塞。接下来可用较大或低度稀释颗粒栓塞较大或近端血管。栓塞完成后,特别是在术前栓塞手术时,推荐使用显微弹簧圈来保护颈外动脉较大分支的近端血管。

总之,PVA 颗粒因其简单可控,且费用相对低廉,功效明确,血管栓塞时效长,且无细胞毒性,目前已得到广泛应用。

## 微球

三丙烯微球 (三丙烯微球;Biosphere 医疗,罗克兰,麻省,美国)是除 PVA 颗粒以外的另一种替代品[156,157]。与 PVA 不同,微球表面光滑均匀,在微导管内或血流中无法聚集,有两个非常重要的优点:

1.无导管阻塞的风险。

2.可提前预知血管栓塞的级别。

目前仍无法确定这些理论上的优势在例如控制出血等方面能发挥的实用性价值。已有证据证实与 PVA 颗粒相比,应用微球行术前栓塞可减少脑膜瘤手术中的失血[158]。微球的体积从 40 ～ 1200 μm 不等。

## 微弹簧圈

应用于神经放射介入的弹簧圈分为两大类。第一类主要应用于颅内真性(浆果样)动脉瘤的治疗。自 1990 年由 Guglielmi 最先使用(Gugliel-mi 可解脱弹簧圈),弹簧圈经历了技术上的飞速革新,并且彻底改变了真性动脉瘤的治疗。由于颅底、头面部血管的病理学机制不同,加之经济因素,弹簧圈在这些部位的应用相对次要。因此

本文将不再展开第一类弹簧圈的讨论。

第二类弹簧圈由微弹簧圈及不同直径、长度及结构的铂弹簧圈构成,有些铂弹簧圈可以用微导管输送,但没有特别的解脱系统。它们在血管腔内通过推进导丝或简单的生理盐水(形成压力)注射来解脱。这些弹簧圈经导管接口被手工置入微导管的近端。微弹簧圈辅以涤纶纤维涂层(纤维弹簧圈)[159]。此类弹簧圈主要在符合以下 2 个适应证时可应用于颅底及颜面部:血管供血区域用某种栓塞材料闭塞远端以后,近端血管段可使用微弹簧圈封堵,这样可通过减低灌注(近端保护原则)来保证远端栓塞。第二个非常重要的适应证是:使用微弹簧圈先闭塞栓塞区域以远的正常供血区域的动脉(保护性栓塞),然后再使用微颗粒进行栓塞目标区域。这一原理有时很实用,以前是用小的吸收性明胶海绵块或其他材料来完成的。虽然没有配备解脱系统,微弹簧圈有时也可以达到精准放置,特别是有推进导丝帮助。因而微弹簧圈在颈外动脉系统中的应用被认为安全有效。

## 吸收性明胶海绵

吸收性明胶海绵(例如:Gelfoam)是最悠久的栓塞材料之一,目前仍在神经放射血管内治疗领域广泛使用[160,161]。吸收性明胶海绵属于可吸收的特别栓塞材料类,它在使用前或以粉末形式(100 和 1000μm)注射也可以被切割成所需的各类大小。只要动脉毛细血管边界完好无损且无动静脉分流,即便是最小的颗粒也无法到达循环的静脉端。

由于吸收性明胶海绵放射线无法可视,实际使用时还需加入对比剂才能在放射线透视下进行操作。与加入 PVA 颗粒一样,其栓塞机制是基于血管腔内血小板凝集从而形成闭塞。吸收性明胶海绵生物学特点是高度的组织兼容性。轻度的异物反应也很少见,而在组织周围及血管壁中发生中度炎性改变倒更为常见。由于其可吸收性,吸收性明胶海绵一般产生临时血管栓塞的作用。血管再通的速度取决于颗粒大小、血管直径以及侧支循环建立的速度,再通时间从 2~30 天不等,动脉压力也显著影响血管再通的速度。因此,可能的情况下,如远端用吸收性明胶海绵栓塞需要

在近端使用较大显微弹簧圈栓塞或其他材料来巩固效果。一些需要临时行血管栓塞的情况下，也可用吸收性明胶海绵。例如，PVA 栓塞时，导管无法置入足够远，或必须阻止近端血管内不必要的反流，此时，可用较大片的吸收性明胶海绵栓塞血管。如果术前栓塞使用吸收性明胶海绵，手术需在栓塞后 2~3 天内完成。Gelfoam 最适合用于肿瘤切除术前的栓塞。虽然颗粒大小不一且为临时栓塞，吸收性明胶海绵可诱导血管周围的肿瘤坏死。由于其闭塞短暂性的特性，Gelfoam 不适合单独用于治疗性的肿瘤栓塞。

### 丙烯酸树脂基黏结剂

丙烯酸树脂基黏结剂是应用于手术中的一类液态、可快速固化的组织黏结剂。最常用的丙烯酸树脂基黏结剂是 n-丁基-氰基丙烯酸酯异构体，及异丁基-2-氰基丙烯酸酯，比较熟知的商品名是 Histoacryl 和 Bucrylate。材料在血管内固化是化学反应，即单分子经阴离子催化的聚合反应形成多聚体。丙烯酸树脂基黏结剂本身不具备放射线可视性。如果不希望被碘油稀释，可以加入钽粉增加放射透过性。固化时间可被组织黏结剂与碘油的比例所影响。碘油比例越高，固化过程越缓慢[162]。

因为生理盐水、血液或对比剂可触发高聚反应，导管需在栓塞操作前灌注阴离子结合剂（通常为 10% 的葡萄糖）。丙烯酸树脂基黏结剂在动静脉畸形及动静脉瘘的治疗中被认为是非常有效[163]。一般这些材料不用于肿瘤的姑息或术前栓塞。丙烯酸树脂基黏结剂的组织毒性显著高于 PVA 颗粒及吸收性明胶海绵。它们也可诱发血管及血管周围的炎性反应，及对外源性异物形成反应性肉芽肿。上述的两种丙烯酸树脂基黏结剂是否具有诱发新生肿瘤的潜质尚不清楚，迄今为止仍无明确的证据证明任何一种黏结剂可诱导恶性肿瘤发生。

### Onyx

Onyx（柯惠医疗，曼斯菲尔德，麻省，美国）是由聚乙烯乙烯醇（EVOH）溶解于二甲亚砜（DM-SO）的一种液体栓塞材料。它与大量钽粉（达 35%）混合所以具有放射可视性。Onyx 的浓度是 18,24,30（对应 6%~8%EVOH）[18,24,30]。高密度 Onyx HD-500（20% EVOH）仅仅用于大动脉瘤的治疗，此处不做考虑。Onyx 需要用 DMSO 预处理，再经导管送入治疗动脉瘤。Onyx 优于丙烯酸树脂基黏剂的一个主要特点是其没有黏着力，因而栓塞时，可以使用的材料量更多。Onyx 反流可在显微导管尖端及周围形成一个"塞子"，栓塞材料可经由此处产生的压力梯度向远端注射。

Onyx 主要用于治疗动静脉畸形。其他的应用还包括经血管内治疗肿瘤及硬脑膜动静脉瘘，及直接注射副神经节瘤。它的使用速度缓慢（0.1~0.3 mL/min）因而安全可控。即便当 Onyx 治疗的血管病变存在动静脉分流时，注射入静脉循环内的任何材料较之于丙烯酸树脂基黏结剂也不太容易形成静脉栓塞，因为这些栓塞材料更多是沿静脉血管壁分布。

总结作者的个人经验及文献回顾，Onyx 值得推荐，不仅因为其安全性，还因为它在临床上是一种有效的经血管内治疗头颈部血管病变的栓塞材料[164]。

## 4.2.4 试验性血管栓塞——应用、原理、适应证

试验性血管栓塞是指血管腔及以远的血管分支的临时栓塞，可在颅底及颈部很多血管上进行。试验性闭塞多在颈内动脉进行，因为它的基本原理不涉及血管供血范围。文中应用于各种试验性闭塞的基本原理及技术均以颈内动脉为例进行总结回顾。

急性颈内动脉结扎可导致 20% 的患者出现神经功能缺失，历史数据提示这一数值可达 50%[165]。临时试验性闭塞是为了明确和预计栓塞颈内动脉治疗后是否会产生神经功能缺失。试验性闭塞通常使用相对径向压力适中的硅胶球囊，它可以减少或抵消任何不期望出现的血管成形效应。栓塞时长不能超过 30 分钟，如出现神经功能缺失则需立即放空球囊停止试验。该试验能高度准确的预测栓塞后出现神经功能缺失的可能性，且可用临床基本原理及血管造影准则来解释。根据文献报道，即便行很多额外的检查（如 EEG，HM-

PAO SPECT，氙-133 CT，经颅多普勒超声，O15-H2O PET，颅内压监测，MRI 和灌注 CT 成像），真阳性或真阴性的概率并未显著提高[166,167,168,169]。此外，额外的检查常出现与试验性闭塞进行中或结束后所得结论相悖的结果，文献中详细讨论了各种可能的原因。值得重视的是，仍需告知患者及手术医师：检查总有一些边缘性的不确定性，因而无法靠此来完全预测是否患者能够耐受血管栓塞。

试验性闭塞需在有意识、非镇静状态的患者中进行，因为检查过程需要患者的高度配合（图4.16）。必须经双侧股动脉入路，一般来说一侧置入 4Fr 或 5 Fr 的导管，另一侧置入 6Fr 的导管就足够操作了。大的导管用于置入导引导管及在颈

总动脉或颈内动脉膨胀球囊导管。诊断性导管用于在血管造影中监视栓塞过程。如使用了导引导管，它一般置于颈总动脉、颈外动脉或颈内动脉，导入 3mm 或 8mm 的球囊至高于栓塞水平的位置。球囊大小需合适，材料的顺应性良好，如此在注射造影剂与生理盐水混合物时，活塞能直接打开至球囊膨胀，理想比例为 1:1。当需在血管病变以远的颈内动脉部分行临时栓塞时，选用 3~4mm 的球囊比较合适。试验过程中，麻醉医师需从旁严密监测患者各项指标，且在整个 30 分钟试验性闭塞的最后 10 分钟需诱发患者处于低血压状态。血压需低至将近正常收缩压的 2/3，即下降约 25%。布法罗研究组模拟了一天中不同情况

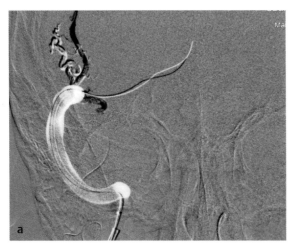 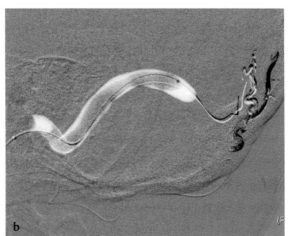

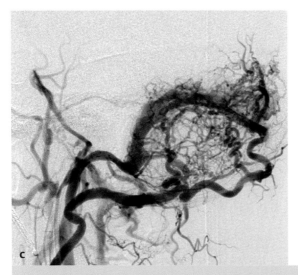 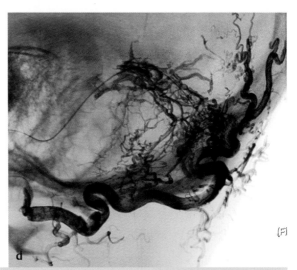

**图 4.16**　经静脉放置球囊导管临时阻断 Z 状窦。静脉窦试验性闭塞的原则在技术上类似于经动脉栓塞硬脑膜动脉瘘时此段或其他段静脉窦的临时性阻断，以便于运送更多的栓塞物，达到更好的血管造影和临床效果。将导引导管置于颈内静脉颅底水平后放置球囊的前后位和侧位缘（a，b）。硬脑膜动静脉瘘介入前造影（c）和不同量 Onyx 位动脉栓塞后的铸形（d）。

下的血压变化情况并评估了这一方法[170]。注射不同剂量的硝基氢氰酸盐来达到期望的血压下降值。其他作者的文章报道了更为理想的试验性闭塞结果，即在控制性的低血压情况下，高达 20% 的患者可见神经功能缺失，只有 5% 的假阴性出现。其他的研究组报道了相对低的可控性低血压的预测价值。

另外需要提到的是，作者们发现在试验性闭塞检查前或过程中，如给患者静脉注射 1000mg 的乙酰唑胺和 HMPAO(六甲基丙烯胺 8-羟基喹啉)，可提供更多的判断预后的信息。试验性闭塞后，进行 99mTc-HMPAO SPECT 检查，可清楚了解大脑的储备功能，及栓塞过程中两侧大脑不同的血流情况[169]。

在行试验性闭塞前，需对患者的神经系统进行充分评估，且神经科医生需在栓塞前后分别对患者进行评估。神经系统评估在栓塞过程中需重复数次，且至少需涵盖运动及感觉功能、语言及语言认知情况等。临床及血管造影标准需应用于解释相应的检查结果。球囊血管闭塞后，需记录血管造影情况，及通过同侧颈外动脉和对侧颈内动脉情况评估相应脑部的血流情况。经后交通动脉也需评估椎-基底动脉的血流情况。当造影剂注射入对侧颈内动脉时，如果同侧脑血管的毛细血管静脉期延迟超过 1~2 秒，则提示该患者将无法耐受血管栓塞。

试验性闭塞结束后，球囊放空，行临时闭塞后造影。这些影像应包括颈内外动脉，确认无血管夹层，或局部血管扩张(血管造影效应)，以及颅内血管血栓形成的并发症。检查需在充分肝素化的状态下进行，并监测 ACT 值。合理有效的术前准备及患者的配合情况下出现并发症的概率很低。文献中的并发症概率约为 7%，范围从 1%~13%，与文献发表年份(一般经验及方法改良，导管及球囊技术的进步)及另外行检查来解释试验的数量有关。较之于未行试验预估到自发性出现神经功能缺失的概率，临时血管栓塞的预测价值非常高[171]。

临时闭塞试验也可按动脉系统进行的方法一样在静脉系统进行。一种方法是临时栓塞横窦及乙状窦来评估经另一条静脉通路的侧支血流。

手术适应证包括需根治性切除侵袭静脉结构的肿瘤。介入治疗中的临时试验还可用于横窦乙状窦血管内栓塞治疗硬脑膜动静脉瘘且不确定患者能否耐受这一治疗。临床试验在这类病例中不可靠，因为静脉闭塞后的不适临床表现可以是迟发的。我们可以通过仔细分析目标静脉闭塞后血管造影的静脉回流情况来解释试验的结果[172,173]。

总之，试验性闭塞需在任何试图结扎较大颅外及颅内血管前进行。试验的结果可以为我们在手术前提供足够的信息。甚至在一些情况下，术前计划考虑到血管结扎可能性很小也需行试验性闭塞。试验性闭塞的结果在手术设计、评估其他治疗方案、法医学因素时起了非常重要的辅助作用。因此所有外科医生需充分认识到临时闭塞试验的重要性，且在日后术前设计手术时充分考虑其适应证。

## 4.2.5 血管内治疗的应用

### 头颈部出血

头颈部出血是耳鼻喉科行血管内治疗的主要适应证之一[174]。按病因学可分为原发(鼻衄)或继发性出血。继发性出血包括所有潜在病因明确导致的出血，包括血管损伤、良性及恶性肿瘤、术后或放疗后出血、遗传性出血性毛细血管扩张症、所有的血管畸形及肿瘤、造血系统疾病、侵蚀血管的炎性改变等。

通过详细询问病史及现代化的影像学检查可初步鉴别原发和继发性出血，除此之外，治疗方案还需依据治疗的急迫性(即介入治疗需急诊完成或择期完成)。

### 特发性鼻衄

除外高血压病、广泛性血管硬化等常见危险因素，鼻衄无明确病因时被称为特发性鼻衄。约 60% 的人一生中至少经历一次鼻衄。大部分人的鼻衄无须治疗，大部分轻微鼻出血是由于鼻中隔前部的克氏静脉丛的脆性所致，且多发生于轻度外伤之后。但 2%~6% 的鼻出血情况严重需医疗干预[175]。绝大部分此类病例经过简单的物理处理即可止血,偶有需鼻前部或后部的鼻内填塞。与简单的鼻出血不同,这些复杂的鼻出血主要来自鼻腔的后部[176]。一旦外源性途径不足以止血则被定义为难治性鼻衄[177],一些情况下甚至威胁生命。对此外科医生有一些选择:

　　1.需重复鼻后部填塞,通常使用贝洛克填塞法,必需的情况下,还可结合鼻腔黏膜的电凝止血。填塞通过对鼻黏膜压迫止血一般不引起黏膜坏死。坏死的发生率与填塞强度及压迫时间有关,因此填塞最好不要超过数天。同理,浅表的电凝范围也不应太广泛。

　　2.如果出血来源于鼻腔上部,即由眼动脉的前后筛动脉分支发出,需手术暴露出血部位再电凝出血血管。

　　3.对于鼻中隔后部的出血,手术的最后选择即为结扎出血血管。

　　血管内止血药物治疗是手术治疗的备选,适用于反复出血的患者(图4.17)。建议选择性暴露颈内动脉以发现或排除有筛动脉前部或后部来源的出血,再进一步明确颈外动脉与出血是否相关。尽管颌内动脉是难治性鼻后部鼻衄的主要出血来源,面动脉供血区(一侧鼻动脉、腭升动脉)及颞浅动脉(面横动脉)等也需造影明确是否为潜在的出血部位。一些作者也在其血管造影方法中包括了双侧的血管影像[178]。但是如果临床发现明确定位出血在某一侧,则无须行双侧造影。

　　血管造影片很难提供造影剂溢出的直接证据,进而明确出血点。片子上增高的血管密度往往由于鼻内黏膜的填塞压迫所致。然而,也常有一些间接的血管出血征象,如颌内动脉远端分支血管管径发生变化、侧支形成、血管襻或血管染色变深等。难治性出血的造影结果往往没有特别发现,与正常造影片类似。

　　微导管系统(PVA颗粒栓塞时,可用大管径导管系统)同轴插入后,栓塞应选择一个较远位点进行。紧急情况下,灵活置入同轴系统很重要,大部分时候技术上也较为简单直接。此时结合微导管–微导丝也很实用。如果出血来源于颌内动脉,当然多数情况下的出血是因为颌内动脉出血,导管头端需置于脑膜中动脉以远的部位,或者也可置于翼腭窝、接近血管分叉汇入腭降动脉、眶内动脉及蝶腭动脉的部位。例如,选择性蝶腭动脉远端的置管不太可能实现,且由于有侧支循环,存在显著的血管痉挛风险,故而不建议此法。远端血管供血区仍可通过经翼腭窝置入导管进行栓塞,这是与夹闭相同部位血管的主要不同点。

　　小PVA颗粒直径范围50~150 μm是很合适的栓塞材料,通常需高度稀释。这些颗粒可悬浮于生理盐水和对比剂的混合溶液中。随着栓塞的进程,减少稀释液并改用大颗粒(150~300μm)。特殊病例,如治疗遗传性出血性毛细血管扩张症时,建议使用大颗粒低度稀释溶液。小的吸收性明胶海绵颗粒或吸收性明胶海绵粉末可作为PVA颗粒的替代品,尽管这些材料只能发挥临时血管栓塞的作用。最终,吸收性明胶海绵颗粒较之于PVA无真正优势可言。栓塞过程中,每10~

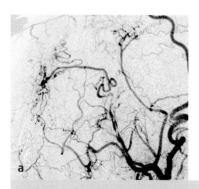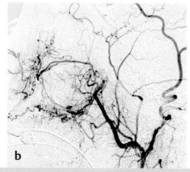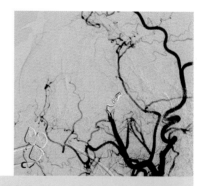

**图4.17**　(a~c)特发性难治性鼻衄。一位55岁患者,有严重鼻衄,栓塞前接受数次治疗(反复前鼻道和后鼻道填塞,电凝)。颈外动脉造影提示在动脉早期(a)和晚期(b)未见造影剂外渗。在眶下动脉、蝶腭动脉和腭降动脉的远端,可见一些不规则、高血流区域,可能与填塞和先前的治疗有关。虽然造影"正常",但患者经历了严重的危及生命的鼻衄,用高度稀释的小颗粒(50~150μm)和低度稀释的中颗粒(150~300μm)的PVA栓塞后,停止出血。最后,用弹簧圈闭塞内颌动脉的远心端(c)。

20 分钟造影一次，需保留血管造影片以记录这一过程。接近栓塞结束时，需缩短间隔时间，因为此时很有可能从栓塞远端发生反流，且潜在的通往颅内血管侧支也会开放。

栓塞结束时，血管造影确认发出脑膜中动脉的颌内动脉节段的通畅性。最后再行颈外动脉探查性造影，如果未见明显早期侧支循环建立，则可结束介入手术并进而移除造影部位的贝洛克填塞物，或不晚于第二天取出。这个过程成功率很高，治疗难治性鼻出血的概率接近 100%，并发症概率很低。与手术结扎不同，如果出血复发可重复栓塞治疗。因此，微弹簧圈不应像肿瘤手术的术前栓塞一样，置于责任动脉的近端（例如在颌内动脉），这样再次出血时就能够经导管再次到达出血部位。

治疗的并发症与脑血管造影的并发症相同，因此该检查应慎用于有严重动脉硬化改变的患者。约 25% 的患者出现的不良反应为面中部疼痛，经规范止痛治疗一般可以控制。双侧用大小 50~150μm 的 PVA 颗粒栓塞后，皮肤或黏膜坏死非常少见。当然，双侧病变的栓塞范围不能太广泛。

总之，对于特发性难治性鼻出血来说，栓塞治疗是血管结扎的一个有效的替代治疗方式。在翼腭窝行颌内动脉栓塞，可在毛细血管前水平形成远端栓塞[179,180,181]。与外科手术相比的另一个优势是，反复出血则可多次行栓塞治疗。

## 外伤性出血

头颈部外伤后的出血一般手动压迫可以控制。重度损伤患者由于软组织肿胀也能起到止血作用。如果各种措施之后仍然出血不止，需立即结扎出血血管。伴随的广泛肿胀，特别是面中部的肿胀，有时很难或者几乎不可能明确出血的责任血管，因而无法进行结扎。

此种情况下，血管造影非常有助于明确出血来源，且可在同一部位进行栓塞治疗。造影发现将提示最好的栓塞策略，尽管每一个体的情况可能被其他多种因素影响，如患者的一般情况、后续还有更紧急的手术在等、合并伤及失血程度。紧急情况下一般用更大的颗粒 150~500 μm 范围，大于 500μm 的颗粒有时用于血流动力学不稳定的患者，因为，此时更易发现大的血管是否

存在严重离断损伤以及严重失血等。如存在颈部损伤、锁骨下动脉及椎动脉都应造影。如椎动脉或颈内动脉破损，需用可解脱球囊或弹簧圈栓塞血管。当然，行此栓塞前需在造影下明确对侧颈动脉能提供足够的侧支血流。

由于无论是血管造影还是临床所见均无法在试验性闭塞中得出可靠的椎动脉栓塞（与颈内动脉的试验性闭塞不同）对其血流动力学及供血区功能的影响，因而需与临床同行就栓塞对患者可能造成的大的威胁来商讨是否采取栓塞措施。在临时性闭塞试验中，加入电生理监测帮助很大，但在急诊情况下，因更耗时而很难推广。

血管内治疗创伤性面部创伤的要点与外伤后动脉瘤有关。一般从外伤后到发现动脉瘤一般间隔 10 天到 3 周不等。由于假性动脉瘤与真性动脉瘤不同，前者血管壁缺失，且与载瘤动脉广泛接触，建议同时闭塞假性动脉瘤和载瘤动脉来治疗假性动脉瘤[182]。可用 PVA 颗粒诱导栓塞，同特发性鼻出血的治疗，但颗粒的选择需基于动脉瘤及载瘤动脉的大小，一般无须使用小颗粒。吸收性明胶海绵颗粒也是另一种选择，但其临时阻塞特性使得动脉瘤存在复发风险。即使载瘤动脉完好无损，弹簧圈或可解脱球囊也并非是栓塞假性动脉瘤的优选，甚至对于大动脉瘤也是如此，因为这些材料既无法彻底处理动脉瘤，也有再通的可能，易致再出血。

## 遗传性出血性毛细血管扩张症

遗传性出血性毛细血管扩张症（HHT），常染色体显性遗传性疾病。表现为血管壁发育不良，主要累及血管，因此可在各个脏器表现出症状。HHT 只可与杂合个体相容。诊断依据三联症：毛细血管扩张，反复出血，阳性家族史，常累及面部皮肤及黏膜。多器官受累可导致多种临床表现。面部皮肤黏膜是好发部位，几乎所有患者都出现反复轻度至重度的鼻出血，且因频繁重度出血导致致命性出血的概率很高（4%~27%）[183]。

鼻腔内填塞止血发挥的作用有限，且压力不能太高以免鼻黏膜坏死。Nd-YAG 激光治疗据报道对 HHT 的进展能起积极影响。在严重的病例中，可用皮瓣代替前部鼻黏膜，这将影响出血的

频率及出血严重度。鼻出血常伴随口腔出血，但这种情况极少需要治疗，更不是行介入治疗的适应证。

栓塞治疗有助于急性出血的止血，且很有可能降低鼻出血再发的概率[184]。介入治疗方法基本上与鼻衄部分的描述一致，但还有一些特点需强调。HHT 且有鼻衄的患者鼻黏膜存在长期慢性缺血，因而多有已经存在的黏膜坏死区。因此使用标准量的小 PVA 颗粒可能加重栓塞区黏膜的坏死，甚至导致疾病的急性加重。因此最好选用材料和强度都更有限的栓塞方法进行治疗。使用中号到大号的颗粒、低度稀释、少量材料可达到期望的止血效果及复发率，且能保证鼻黏膜的血流。吸收性明胶海绵或其他栓塞材料也适用。然而，该疾病的整体进展并不因栓塞或其他治疗而受影响。

### 肿瘤栓塞

肿瘤栓塞有两个基本目的。第一，是肿瘤治疗方案的一个部分，术前进行以提高肿瘤的全切率，或减小肿瘤达到切除的体积。为实现这一目的，栓塞必须诱导出瘤床的坏死，通过选择合适的材料和有效的肿瘤血管置管来实现肿瘤血供的减少。总体来说，这需要全面的介入术前准备、仔细分析肿瘤的血管结构等。下文中将以副神经节瘤和青少年鼻咽部纤维瘤为例来详细讲述颜面部及颈部肿瘤的栓塞治疗。相似的治疗技术也用于颜面、颈部高血流量肿瘤特别是毛细血管性血管瘤，但本文中未展开介绍后者。

肿瘤栓塞的第二个完全不同目的是肿瘤的姑息治疗，多为恶性肿瘤。在颜面及颈部，大量的肿瘤主要由鳞癌（SCCs）组成。SCCs 和其他肿瘤一样，栓塞可诱导坏死及肿瘤非坏死部分的血流量减低，尽管多数情况下这并非是首要目的。多数的恶性肿瘤治疗涉及手术、化疗的联合，栓塞治疗在大多数中心被有所保留以最大化放射治疗的反应，这与组织的氧饱和度成正相关性。

多数情况下，鳞癌类肿瘤用介入治疗仅限于单纯姑息性肿瘤出血的止血，或当其他治疗方式不再奏效时，减轻疼痛。需要指出的是，肿瘤栓塞起到的止痛作用非常有限，此时可用高浓度乙醇或其他材料行经皮和瘤周浸润。但是现在已经很

少这样处理，主要是因为疼痛的治疗方法有了改进。为了演示这些原理，下述两个段落将多数介入中心行术前或单独介入治疗的两大类适合栓塞的肿瘤进行介绍。

### 副神经节瘤

副神经节瘤（以前称为化学受体瘤，因其位于颈动脉分叉部）为良性肿瘤，包含神经嵴来源的细胞，归根结底为神经外胚层起源肿瘤。有时它被错误称为血管球瘤。因为其来源于副神经交感副神经节，所以被称之为副神经节瘤。除了常见的良性肿瘤，也有恶性副神经节瘤，表现为侵犯周围组织及转移。

头颈部有 4 个部位为副神经节瘤好发部位。根据部位分别称为：颈动脉副神经节瘤（颈动脉体瘤，化学受体瘤图 4.18），迷走神经副神经节瘤（迷走神经血管球瘤），鼓膜副神经节瘤（鼓膜血管球瘤图 4.19），及颈静脉副神经节瘤（颈静脉血管球瘤图 4.20）[185]。肿瘤一般数年中生长缓慢，只有当肿瘤达到相当的体积时才表现出一定的症状。与青少年血管纤维瘤一起，术前栓塞可以使得术中能更为安全、广泛的切除肿瘤。这特别适用于体积大、多囊的肿瘤。如果临床症状轻微、肿瘤单囊且经一段时间的观察可见肿瘤进展缓慢，单纯栓塞即可在数年里帮助患者缓解肿瘤引起的主诉。作为唯一姑息性的治疗，栓塞也适用于手术中功能损伤风险大或因年龄及疾病而被划分为高危人群的患者。由于这些肿瘤通常为双侧多灶性分布，其血管造影应包含选择性双侧椎动脉、颈内动脉及颈外动脉显像，还有至少颌内动脉、枕动脉、咽升动脉、耳后动脉等。该部位的副神经节瘤通常有来自颈外动脉的分支供血，造影下可见典型的局部快速浓染，持续一段时间且有不同的静脉通路引流。动静脉分流可与真实的肿瘤血管同时显影，对于栓塞方案制订来说也非常重要，它为外科医师提供了重要的介入前及手术前信息。

颈内动脉时常会被肿瘤包绕或浸润，特别是遇到较大的副神经节瘤时。如上文所述此时有必要行试验性闭塞。如患者无法耐受试验性闭塞，介入或外科手术策略需相应进行调整。如果广泛切除肿瘤非常必要，则操作前需讨论是否需行高

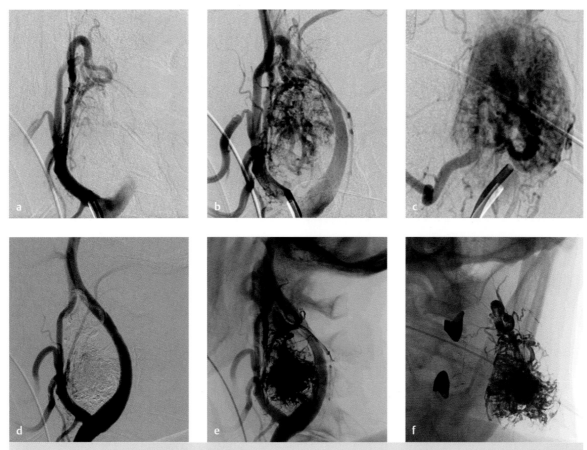

**图 4.18(a~f)**　直接法术前治疗颈动脉副神经节瘤。一位 66 岁女性的血管造影提示典型的颈动脉副神经节瘤。注意极早期时密集的不均匀肿瘤染色(a,b 侧位),静脉期长时间滞留(c,前后位)。此类肿瘤典型表现为颈内动脉分叉增宽。直接肿瘤穿刺并用 Onyx18、21 和 34 栓塞后,血管造影肿瘤不显影(d)。未减影血管造影侧位(e)和栓塞材料铸形的前后位(f)。介入后两天肿瘤被无血切除。

流量搭桥及术前支架置入的可能性。支架将被植入颈内动脉被肿瘤包绕的节段。外科医生可以按支架分布的区域切除肿瘤,提高肿瘤的清除率[186]。本方法的一个缺点是在支架植入和手术之间的等待周期。外科医生需等待至少 6~8 周的时间才能达到血管内皮化,此时支架内表面才有新生内膜形成。另外支架植入之前及之后还需联合阿司匹林和氯吡格雷服用 3 个月以将支架内血栓栓塞和血栓形成等并发症的风险降到最低。

栓塞策略由整体治疗方案及是否需行手术前栓塞或姑息性栓塞来决定,目的是尽可能多的经选择性导管栓塞肿瘤腔的供血血管及瘤床。颗粒大小从 100 到 300 μm 最适合栓塞。栓塞的目的主要是减少肿瘤实质的血供而非栓塞肿瘤血管,注射颗粒的原则参照不同材料相应章节描述的方法。一条原则是从最小的颗粒高度稀释状态开始,逐步降低稀释度,最后选用大颗粒。还有些作者发现使用相同技术和体积的微球体栓塞治疗很有优势。用颗粒充分栓塞肿瘤实质远端后,进一步使用如微弹簧圈来栓塞近端的供血血管。另一项选择是在荧光显影控制下直接行肿瘤穿刺,再向瘤体内注射液体态多聚体(丙烯酸树脂基黏结剂)[187]或乙烯醇共聚物(Onyx)[188,189,190]。目前我们尚无法明确给出最好的策略,具体决策主要取决于介入医生的个人经验和背景。

总之,副神经节瘤手术前行血管造影准备是很有必要的。虽然并非每次都依赖造影进行诊断,但它确实在介入和手术策略的制订上发挥重要作用。试验性闭塞适用于肿瘤体积大及血管被肿瘤包绕的患者。神经放射医生和手术医生应充分沟通血管内治疗的目的及肿瘤清除的范围。阻断血供的靶点在瘤床,而非副神经节瘤的供血血管。

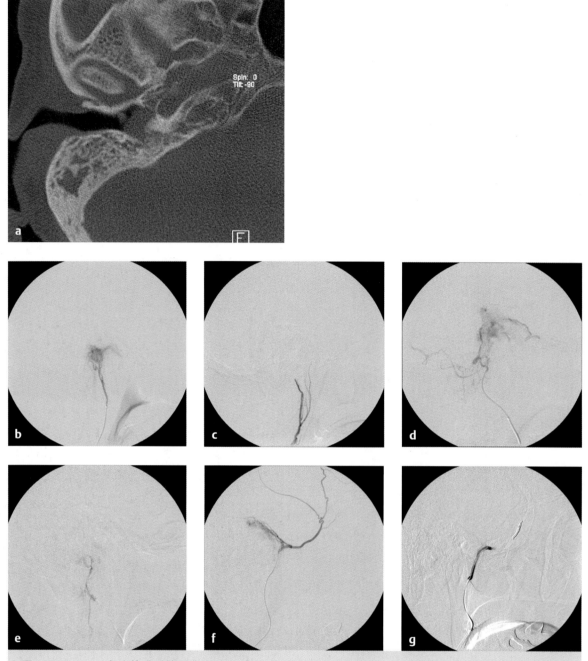

图 4.19(a~g) 多腔鼓膜副神经节瘤。CT 提示鼓膜下软组织包块,侵入颈静脉球(a)。经微导管用 100~300μm 微粒超选分步栓塞咽升动脉(b)、耳后动脉(PAA)(c)和脑膜中动脉(d)。介入后造影提示肿瘤完全栓塞(e~g)。

## 青少年鼻咽部血管纤维瘤

　　青少年鼻咽部血管纤维瘤(JNA)是一种起源于鼻咽部后外侧顶部的良性局部破坏性肿瘤,主要累及年轻男性。JNA 是成年人最常见的良性肿瘤。因其生长缓慢肿瘤可能长期无明显症状,后表现出鼻腔阻塞和鼻出血。肿瘤晚期可引起单侧或双侧上颌窦炎、鼻腔分泌物增多、面部结构深部及浅表的水肿、脑神经麻痹及眼球突出症。肿瘤往颅内延伸,特别是长入海绵窦可引起海绵窦综合征及脑神经功能的缺失、脑脊液鼻漏、意识改变和颅内压增高的征象。肿瘤沿已有的空间及腔隙分布,在局部破坏性生长造成相应的临床症状。起初肿瘤向前延伸至鼻腔、向后进入鼻咽

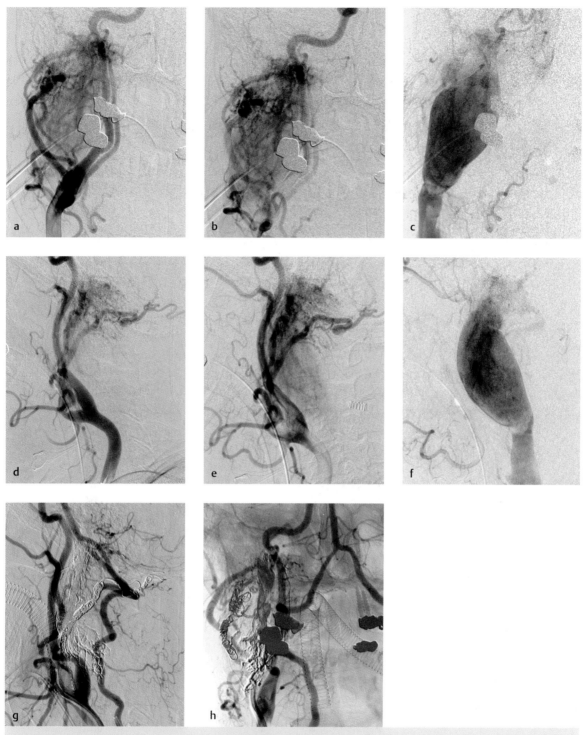

图 4.20(a~h)　颈静脉副神经节瘤术前经动脉栓塞。一位 69 岁老年女性患有巨大颈静脉副神经节瘤,只表现为肿胀和轻度耳鸣。侧位(a~c)和前后位(d~f)血管造影提示早期到晚期的极富血管肿瘤。还有椎动脉肌支供血(未展示)。用 Onyx 和 NBCA 经动脉栓塞后,只有肿瘤后上部的少量血管显影。颈总动脉和椎动脉同时注入造影剂后的减影(g)和非减影(h)侧位像。

部,此时可造成邻近的骨性结构移位(鼻中隔移位、后部窦壁的向前凸出),或部分/全部的破坏。这些改变是局部压力效应所致,而非肿瘤对骨质的侵袭。如果肿瘤仍未发现,继续生长,肿瘤将向

翼腭部和颞下窝延伸,通过下方的眶下裂侵及眼眶。JNA 侵犯颅内,沿鼻腔顶部生长进入前颅窝,经海绵窦侧方的破裂孔进入中颅窝,或经垂体和颈内动脉之间的鞍区进入海绵窦。

JNA 供血丰富,这就解释了其在 CT 和 MRI 增强时强化明显的特点,还有血管造影时,在毛细血管早期即出现肿瘤浓染且持续到毛细血管静脉期。丰富的血管也解释了当疾病进展时经常发生严重出血的情况。因肿瘤不涉及面中线或颅腔,术前及造影检查应包括选择性颈外动脉、颈内动脉,至少还需包括高选择性的双侧颌内动脉、面动脉及咽升动脉。由于肿瘤血供异常丰富,术前栓塞成为必须,且是肿瘤治疗的一部分。栓塞可减少术中出血,缩短手术时间,提高肿瘤切除的程度,最终降低复发的风险。JNA 复发率约为 17%,如颅内已经被侵犯则复发率高达 50%。

使用小号或中等体积的颗粒行肿瘤栓塞被证实有效。基于预期手术的时间,也推荐在栓塞过程中,由小颗粒改为较大颗粒。颗粒的生理盐水稀释液也从高度稀释改为低度稀释。栓塞策略与副神经节瘤部分的描述一致。谨慎的态度是在术前栓塞肿瘤近端的供血或颌内动脉。常常需分次实施,手术需在末次栓塞后的至少 5 天再进行。

体积较大的肿物应从栓塞颌外动脉分支,颌内动脉和咽升动脉的大部分开始。如果颈动脉虹吸部有直接分支发出参与肿瘤血供,这些血管一般较细无法直接置管。基于临床症状、肿瘤体积以及预期实现的肿瘤切除程度,如肿瘤由颈内动脉分支供血,此时可考虑远端临时球囊保护下微粒体直接经颈内动脉栓塞,颈内动脉试验性闭塞,以及颈内动脉局限性的栓塞。局限性颈内动脉栓塞在试验性闭塞之后在神经监测下进行,这一做法曾被广泛推荐,而如今只有计划手术结扎该血管时,才行此操作。从介入的角度来看,颈内动脉的眼动脉以上临时栓塞足以栓塞由颈动脉虹吸部发出的为肿瘤供血的细小分支。当肿瘤由眼动脉的筛动脉分支供血时,较难处理。这种情况需依据造影检查来定,是否栓塞颌内动脉可以减少甚至使得肿瘤的筛动脉血供完全阻断。否则,只有当眶部肿瘤侵袭已造成完全或近似完全视力丧失时,才需考虑经眶动脉直接栓塞。其他还可在术前直接电凝筛动脉。所有这些病例的处理均应和外科医生就治疗策略进行商榷[191]。

## 血管畸形

血管内介入治疗是颜面及颈部血管畸形的一个重要手段,也是后续手术切除的序幕。它可在手术前显著减少病灶体积。即便单独栓塞有时也可完全消除病灶,或者在不可手术的颜面部不影响患者的妆容、给很难操作的畸形带来可以接受的治疗效果。血管造影准备可很大程度上帮助血管畸形的分类,虽然目前尚无明确的畸形分类名目。这就解释了为何目前有很多畸形的分类方式。为了更清楚描述,我们将按照实际应用相关的血管造影标准来对血管畸形进行分类。下述标准在决定治疗策略时非常重要,下述问题可以通过术前的血管造影影像来解释(必要时,还有MRI 和 CT):

1.病灶是血管性肿瘤、动静脉瘘或动静脉畸形?

2.该血管病变有无动静脉短路?如果有,血流流经该短路时,是低、中或高流量?

3.该血管病变在造影的动脉期、毛细血管期、静脉期分别有怎样的表现(比如:区分动脉血管瘤和毛细血管–静脉血管瘤)?

4.血管造影能否发现肿瘤血管与颅内血管有沟通("危险吻合")?

5.供血动脉对正常脑组织及面部循环有无显著影响?

6.病变区有无代偿血供?

7.假定术中出血的风险有多大?

8.为制订治疗方案,术前或介入前对某一血管或更多血管行试验性闭塞是否必须?

造影检查的数据可以回答上述问题,可以为制订介入和(或)手术策略提供合理的方案。

## 动静脉畸形

动静脉畸形是动脉和静脉之间绕开正常毛细血管床的异常交通。动静脉畸形包含不同大小和形状的病灶。颅内动静脉畸形多来源于无功能、发育不良的组织,因而无论血管内栓塞或手术方式均无问题。动静脉畸形与动静脉瘘都是真性血管异常结构。两者需称之为畸形,而非血管瘤,因为并无真正意义上的肿瘤组织。与肿瘤相似,它们都有增殖活动,有生长的趋势。这一活性基于血流动力学因素, 主要由血流及血管生成的影响。因此"血管瘤"一词应用时须与真正的血管性肿瘤如血管瘤相区分。动静脉畸形和动静脉瘘之间无本质性的血流动力学差别,然而动静脉畸形中存在有具体的病灶,动静脉瘘则没有这一结构。

通常动脉扩张直接与正常或病理的静脉相连。病变血管中存在混合形态很常见,如在动静脉畸形里面混有瘘管的结构。这两种血管病变均需要行综合的血管造影检查,因病变结构可能由多支动脉供血,且供血动脉远离真性病灶或动静脉瘘点,与静脉直接相连。此外,多个动静脉畸形同时存在也并非少见。血管造影检查之后,应与外科医生商议治疗方案。下述问题需阐明:

1.手术是否可行,术中出血的假定风险是什么?

2.外科医生最难的部分是什么,病灶位置及预计的失血量?

3.术前需行几次血管内介入治疗,介入和手术之间需间隔多长时间?

4.介入前和(或)手术前是否需要行试验性闭塞?

5.放射治疗可否作为一种选择?

6.如果手术不可行,是否可继续行单一血管内治疗?治疗目的是什么——减少血流或完全阻断畸形?

目前已发表的文献对最后一点即单一血管内治疗动静脉畸形的目标和获利仍存在争议。一些作者主张简单的减低血流、一定程度上消除血管畸形有助于降低出血风险,其他的声音则对此怀疑,甚至认为会因此增加出血的风险。总的来说,动静脉畸形的部分栓塞很难获得很好的效果,虽然对于一些动静脉瘘来说能够缓解症状(例如:可以改善因硬脑膜动静脉瘘引起的耳鸣)。关于此话题的更多有趣的讨论超出本文的范畴。

很多栓塞材料适用于联合治疗(栓塞和手术)。如果介入治疗是单一治疗目的时,强烈推荐 Onyx 和丙烯酸树脂基黏结剂,因其被证实有效。供血动脉的置管一般较为顺利,应用漂流微导管至少

可以进入畸形团内。较之与单纯的动静脉畸形,动静脉畸形中的动静脉瘘及血流相关的颅内外动脉瘤则需不同的策略及治疗方案。可解脱及不可解脱显微弹簧圈,PVA 颗粒及其他栓塞材料也可用,特别是动静脉瘘的治疗。虽然有很多的分类法,这一疾病需依据个体的血管结构、血流动力学及血管病变位置来制订个体化的治疗方案。各项治疗前需行学科间的充分考量,且需包括放射治疗这一选项。

颜面及颈部的动静脉畸形不同于颅内动静脉畸形,主要分为三阶段:静止期、扩张期(生长)和局部破坏期。约 2/3 的动静脉畸形位于面中部、面颊、耳、鼻及前额部。除了需考虑皮肤坏死的风险及整形手术的可能性以外,颜面部及颈部的动静脉畸形还需考虑到患者的外观因素,这将影响到选择何种材料进行栓塞。例如,Onyx 在面部及颅内动静脉畸形的治疗价值相当,但如果畸形在皮下广泛分布,则钽的黑色余晖效应会对患者的美观起到反面作用,因而此类患者禁忌用这类材料[192]。颅内动静脉畸形手术前往往一到两次的血管内治疗即可,而颜面部及颈部的动静脉畸形,无论大小我们都应考虑到美观及为手术准备等因素,因而需多次栓塞以达到可以接受的结果。

多数的头颈部畸形并无相关的动静脉分流,且多被描述为低流量静脉或毛细血管-静脉畸形,一般使用直接注射硬化剂进行治疗,无需用导管血管造影,且多数情况下,只需排除供血动脉即可。患者为功能方面受影响,反复出血,特别是美观等因素就诊,因为动静脉畸形或颅面部血管瘤常常使得面容受到影响。

因为静脉畸形无法通过动脉途径行栓塞治疗,所以对于选择行血管内栓塞治疗的静脉畸形,可以选择行直接穿刺畸形来栓塞。文献中报道了很多栓塞材料及硬化处理的方式,包括乙醇、十四烷硫酸钠等。无论使用何种栓塞材料,下文中列出的一些基本治疗原则还是必须遵守的,它们对所有栓塞材料均适用,直接注射栓塞材料至病灶内部以达到减少血流的功效。

消毒隔离术区后,用针头直接导入血管病变内,再注射造影剂,行血管造影,记录血管结构及血流动力学情况。通过快速团注造影剂,来确认

或排除显著的向心性回流到右心房的静脉引流。如果有引流存在,只有在阻止到右心房的快速引流后,才可注射栓塞材料。在颜面部及颈部多通过手动压迫引流静脉来达到目的,也依赖治疗中上半身的体位或 Valsalva 动作以提高胸腔内压力来阻止引流。

栓塞过程多需重复数次,且需患者高度配合,特别是一些病例中手术切除畸形不可行或因为美观的因素无法实现。栓塞后,常出现疼痛,使用简单的止痛药物往往反应良好。介入后的肿胀尚不确定,特别是对于大的毗邻上部气道的血管病灶。此时,治疗后的患者需在中期照护单元或气管内麻醉后,在加强照护单元接受看护。此类病例推荐围介入治疗期的皮质醇治疗,但其获益与否仍存在争议。

即便是范围较大的血管瘤,也能获得理想的美观或使病灶体积缩小。有时栓塞后手术切除事实上也可成为可能。对于无法治愈的血管瘤,需对患者及家属充分咨询和宣传教育,这样对他们获益最大。

最常见的动静脉瘘包括硬脑膜动静脉瘘和颈动脉海绵窦瘘,它们依据血流动力学标准进行分类,可通过经动脉和经静脉行血管内治疗(图4.21)。颈动脉海绵窦瘘有直接和间接之分,间接颈动脉海绵窦瘘也可用颗粒及显微弹簧圈治疗。而直接颈动脉海绵窦瘘则经常需要用到可解脱球囊,经静脉用可解脱弹簧圈治疗;也有常见的颈内动脉栓塞,后者需在围介入治疗期行该血管

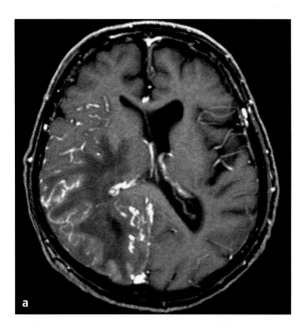

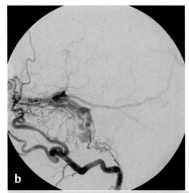
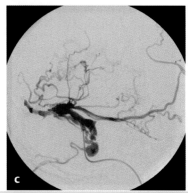
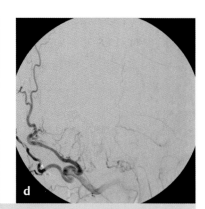

图 4.21(a~d)　Ⅳ型硬脑膜动静脉瘘(Cognard 分级)导致静脉淤血。(a)MRI T₁加权应用造影剂提示软脑膜静脉扩张和间质水肿。(b)选择性枕动脉造影提示无数支供血动脉汇入同一段横窦。注意软脑膜仅引流进入颞叶静脉。(c)导引导管可经静脉置于特定区域。(d)用弹簧圈填塞此段后完全栓塞。

的试验性闭塞[193]。

总之,血管性病变要区分血管性肿瘤和畸形。其分类及治疗比较复杂,需在多学科的基础上进行决策。无论个体化治疗的概念如何,治疗前应行全面的血管造影检查。

## 动脉瘤

颜面及颈部很少有先天性的动脉瘤,且不同于颅内动脉瘤的是它们远不及 Willis 环有那么多的"浆果样"动脉瘤。正如大部分已经描述过的那样,它们少有实质性,多为创伤后颈总动脉颈内动脉(硬脑膜外段)、颈外动脉及其分支的创伤性动脉瘤,特别是在重度面中部创伤、手术后的假性动脉瘤(如扁桃体切除术)和(或)放疗后等。其他更为少见的病因包括血流相关的动脉瘤伴随动静脉瘘及畸形,霉菌性动脉瘤以及一些患者因血管发育不良而出现的动脉瘤。

外伤及手术后假性动脉瘤的一个特征是一般在外伤或手术后的 10~14 天后出现症状,目前无更短间隔时间的报道。动脉瘤的临床表现包括鼻出血、甲状腺切除术后的咽部出血,后者常规止血措施,包括手术干预通常无法改善。甲状腺切除术后常见受累的血管为翼腭窝内的颌内动脉(面中部骨折)、舌动脉及面动脉等[194,195]。

颈外动脉动脉瘤从病因学上与颈内动脉动脉瘤不同,因而治疗也存在本质的不同。由于病因学,颈外动脉瘤多以宽基底形式在动脉壁的撕裂处与载瘤动脉相联系,与假性动脉瘤相似。颈外动脉的多支血管在横位、水平位、垂直位交通紧密,每个孤立动脉瘤栓塞后也有再通的倾向,因此最好囊性突起和载瘤动脉一起处理。通常在面部处理即可,对患者的功能预后无副作用。中等体积的 PVA 颗粒为此种情况的首选材料以确保安全,以及载瘤动脉的持久闭塞,且不会对皮肤的完整性及皮肤下的黏膜产生破坏。通常颈外动脉供血区治疗颅脑血管颅内段[电解脱弹簧圈、覆膜或裸支架、临时支架、临时球囊(重塑技术)],颅外段的动脉瘤无须更复杂的手段,这点必须牢记在心,因为只要在载瘤动脉无须保留这点很明确的情况下,PVA 颗粒已经被证实是高度有效且经济可行。但如果载瘤动脉仍需保留,则需采取

与颅内动脉瘤的血管内治疗相同的原理及策略。

## 结论

血管内治疗已成为颜面部及颈部多种血管疾病的常规治疗方式。对高血流量肿瘤(如副神经节瘤、JNA 等)行术前栓塞以便于术中更广泛切除肿瘤、降低复发率,已成为血管内治疗的一项主要应用。血管内治疗还可作为血管畸形和反复性出血的姑息或治愈的单一治理方法。颅底、颜面及颈部的不同血管供血区域之间存在大量相互吻合沟通,血流动力学复杂,因而该部位疾病的治疗策略需量体裁衣,包括在距离病灶尽可能近的部位行血管栓塞。随着导管系统的日益改良,大量不同属性的栓塞材料涌现,血管内治疗术可利用更多高效的工具治疗大部分的血管病变。

血管内治疗不仅可用于择期病例,也可用于急诊,特别是危及生命的出血病例。

一次血管内检查过程即可查明出血位点并进行处理。逐步栓塞出血血管,再施以由远及近逆行技术,可极大提高成功率,且有效防止反复出血[195]。

颅底、颜面及颈部的多种血管病变可经多学科讨论,在介入医生和外科医生之间通过有效地沟通协调以建立有效的治疗策略。除此之外,对于复杂的血管疾病而言,围介入期患者的照护,术前、术中、术后的立即照护及加强监护病房治疗都是治疗成功的关键因素。

(吴群 译 史怀璋 校)

## 参考文献

[1] Schuknecht B, Simmen D. Importance of radiological imaging of the sinuses [in German]. Laryngorhinootologie 2002; 81: 126–146

[2] Konen E, Faibel M, Kleinbaum Y et al. State of the Art. Diagnostic imaging of paranasal sinus diseases [in German]. Clin Radiol 2000; 55: 856–860

[3] Simmen D, Jones N. Manual of Endoscopic Sinus Surgery: and Extended Applications. Stuttgart: Thieme; 2005

[4] Yousem DM, Gad K, Tufano RP. Resectability issues with head and neck cancer. AJNR Am J Neuroradiol 2006; 27: 2024–2036

[5] Holzmann D, Hegyi I, Rajan GP, Harder-Ruckstuhl M. Management of benign inverted sinonasal papilloma avoiding external approaches. J Laryngol Otol 2007; 121: 548–554

[6] Brors D, Draf W. The treatment of inverted papilloma Curr Opin Otolaryngol Head Neck Surg 1999; 7: 33–38

[7] Loevner LA, Sonners AI. Imaging of neoplasms of the paranasal sinuses. Magn Reson Imaging Clin N Am 2002; 10: 467–493

[8] Bockmuehl U. Malignant tumours of the paranasal sinuses and the anterior skull base. In: Anniko A, Bernal-Sprekelsen B, Bonkowsky V, Bradley PJ, Iurato S, eds. Otorhinolaryngology, Head and Neck

Surgery (European Manual of Medicine). Berlin: Springer 2010:301–309

[9] Citardi MJ, Batra PS. Intraoperative surgical navigation for endoscopic sinus surgery: rationale and indications. Curr Opin Otolaryngol Head Neck Surg 2007; 15: 23–27

[10] Cohen NA, Kennedy DW. Endoscopic sinus surgery: where we are-and where we're going. Curr Opin Otolaryngol Head Neck Surg 2005; 13: 32–38

[11] Minovi A, Kollert M, Draf W, Bockmühl U. Inverted papilloma: feasibility of endonasal surgery and long-term results of 87 cases. Rhinology 2006; 44: 205–210

[12] Lee DK, Chung SK, Dhong HJ, Kim HY, Kim HJ, Bok KH. Focal hyperostosis on CT of sinonasal inverted papilloma as a predictor of tumor origin. AJNR Am J Neuroradiol 2007; 28: 618–621

[13] Dammann F, Pereira P, Laniado M, Plinkert P, Löwenheim H, Claussen CD. Inverted papilloma of the nasal cavity and the paranasal sinuses: using CT for primary diagnosis and follow-up. AJR Am J Roentgenol 1999; 172: 543–548

[14] Krouse JH. Endoscopic treatment of inverted papilloma: safety and efficacy. Am J Otolaryngol 2001; 22: 87–99

[15] Maroldi R, Farina D, Palvarini L, Lombardi D, Tomenzoli D, Nicolai P. Magnetic resonance imaging findings of inverted papilloma: differential diagnosis with malignant sinonasal tumors. Am J Rhinol 2004; 18: 305–310

[16] Ojiri H. Potentially distinctive features of sinonasal inverted papilloma on MR imaging. AJR Am J Roentgenol 2000; 175: 465–468

[17] Jeon TY, Kim HJ, Chung SK et al. Sinonasal inverted papilloma: value of convoluted cerebriform pattern on MR imaging. AJNR Am J Neuroradiol 2008; 29: 1556–1560

[18] Som PM, Lawson W, Lidov MW. Simulated aggressive skull base erosion in response to benign sinonasal disease. Radiology 1991; 180: 755–759

[19] Unlu HH, Songu M, Ovali GY, Nese N. Inverted papilloma with new bone formation: report of three cases. Am J Rhinol 2007; 21: 607–610

[20] Karkos PD, Khoo LC, Leong SC, Lewis-Jones H, Swift AC. Computed tomography and/or magnetic resonance imaging for pre-operative planning for inverted nasal papilloma: review of evidence. J Laryngol Otol 2009; 123: 705–709

[21] Earwaker J. Paranasal sinus osteomas: a review of 46 cases. Skeletal Radiol 1993; 22: 417–423

[22] Schick B, Steigerwald C, el Rahman el Tahan A, Draf W. The role of endonasal surgery in the management of frontoethmoidal osteomas. Rhinology 2001; 39: 66–70

[23] Nabeshima K, Marutsuka K, Shimao Y, Uehara H, Kodama T. Osteoma of the frontal sinus complicated by intracranial mucocele. Pathol Int 2003; 53: 227–230

[24] Shady JA, Bland LI, Kazee AM, Pilcher WH. Osteoma of the frontoethmoidal sinus with secondary brain abscess and intracranial mucocele: case report. Neurosurgery 1994; 34: 920–923; discussion 923

[25] Gutenberg A, Larsen J, Rohde V. Frontal sinus osteoma complicated by extended intracranial mucocele and cerebral abscess: neurosurgical strategy of a rare clinical entity. Cent Eur Neurosurg 2009; 70: 95–97

[26] Johnson D, Tan L. Intraparenchymal tension pneumatocele complicating frontal sinus osteoma: case report. Neurosurgery 2002; 50: 878–879; discussion 880

[27] Brunori A, de Santis S, Bruni P, Delitala A, Giuffre R, Chiappetta F. Life threatening intracranial complications of frontal sinus osteomas: report of two cases. Acta Neurochir (Wien) 1996; 138: 1426–1430

[28] Park MC, Goldman MA, Donahue JE, Tung GA, Goel R, Sampath P. Endonasal ethmoidectomy and bifrontal craniotomy with craniofacial approach for resection of frontoethmoidal osteoma causing tension pneumocephalus. Skull Base 2008; 18: 67–72

[29] Naraghi M, Kashfi A. Endonasal endoscopic resection of ethmoido-orbital osteoma compressing the optic nerve. Am J Otolaryngol 2003; 24: 408–412

[30] Castelnuovo P, Valentini V, Giovannetti F, Bignami M, Cassoni A. Iannetti G. Osteomas of the maxillofacial district: endoscopic surgery versus open surgery. J Craniofac Surg 2008; 19: 1446–1452

[31] Casselman JW, De Jonge I, Neyt L, De Clercq C, D'Hont G. MRI in craniofacial fibrous dysplasia. Neuroradiology 1993; 35: 234–237

[32] Chen YR, Wong FH, Hsueh C, Lo LJ. Computed tomography characteristics of non-syndromic craniofacial fibrous dysplasia. Chang Gung Med J 2002; 25: 1–8(engl.)

[33] Lustig LR, Holliday MJ, McCarthy EF, Nager GT. Fibrous dysplasia involving the skull base and temporal bone. Arch Otolaryngol Head Neck Surg 2001; 127: 1239–1247

[34] Parmar H, Gujar S, Shah G, Mukherji SK. Imaging of the anterior skull base. Neuroimaging Clin N Am 2009; 19: 427–439

[35] Jee W-H, Choi KH, Choe BY, Park JM, Shinn KS. Fibrous dysplasia: MR imaging characteristics with radiopathologic correlation. AJR Am J Roentgenol 1996; 167: 1523–1527

[36] Som PM, Schatz CJ, Flaum EG, Lanman TH. Aneurysmal bone cyst of the paranasal sinuses associated with fibrous dysplasia: CT and MR findings. J Comput Assist Tomogr 1991; 15: 513–515

[37] Han MH, Chang KH, Lee CH, Seo JW, Han MC, Kim CW. Sinonasal psammomatoid ossifying fibromas: CT and MR manifestations. AJNR Am J Neuroradiol 1991; 12: 25–30

[38] Nakagawa K, Takasato Y, Ito Y, Yamada K. Ossifying fibroma involving the paranasal sinuses, orbit, and anterior cranial fossa: case report. Neurosurgery 1995; 36: 1192–1195

[39] Sterling KM, Stollman A, Sacher M, Som PM. Ossifying fibroma of sphenoid bone with coexistent mucocele: CT and MRI. J Comput Assist Tomogr 1993; 17: 492–494

[40] Kendi ATK, Kara S, Altinok D, Keskil S. Sinonasal ossifying fibroma with fluid-fluid levels on MR images. AJNR Am J Neuroradiol 2003; 24: 1639–1641

[41] El-Saggan A, Olofsson J, Krossnes B. Sinonasal schwannoma: two case reports and review of literature. Int Congr Ser 2003; 1240: 503–507

[42] Yu E, Mikulis D, Nag S. CT and MR imaging findings in sinonasal schwannoma. AJNR Am J Neuroradiol 2006; 27: 929–930

[43] Sharma R, Tyagi I, Banerjee D, Pandey R. Nasoethmoid schwannoma with intracranial extension. Case report and review of literature. Neurosurg Rev 1998; 21: 58–61

[44] Murakami M, Tsukahara T, Hatano T, Nakakuki T, Ogino E, Aoyama T. Olfactory groove schwannoma—case report. Neurol Med Chir (Tokyo) 2004; 44: 191–194

[45] Ulu EMK, Cakmak O, Dönmez FY et al. Sinonasal schwannoma of the middle turbinate. Diagn Interv Radiol 2010; 16: 129–131

[46] Shinohara K, Hashimoto K, Yamashita M, Omori K. Schwannoma of the nasal septum removed with endoscopic surgery. Otolaryngol Head Neck Surg 2005; 132: 963–964

[47] Mannan AASR, Singh MK, Bahadur S, Hatimota P, Sharma MC. Solitary malignant schwannoma of the nasal cavity and paranasal sinuses: report of two rare cases. Ear Nose Throat J 2003; 82: 634–636, 638, 640

[48] Sanchez-Mejia RO, Pham DN, Prados M et al. Management of a sporadic malignant subfrontal peripheral nerve sheath tumor. J Neuro-oncol 2006; 76: 165–169

[49] Schick B, Kahle G. Radiological findings in angiofibroma. Acta Radiol 2000; 41: 585–593

[50] Sennes LU, Butugan O, Sanchez TG, Bento RF, Tsuji DH. Juvenile nasopharyngeal angiofibroma: the routes of invasion. Rhinology 2003; 41: 235–240

[51] Snyderman CH, Pant H, Carrau RL, Gardner P. A new endoscopic staging system for angiofibromas. Arch Otolaryngol Head Neck Surg 2010; 136: 588–594

[52] Sessions RB, Bryan RN, Naclerio RM, Alford BR. Radiographic staging of juvenile angiofibroma. Head Neck Surg 1981; 3: 279–283

[53] Fisch U. The infratemporal fossa approach for nasopharyngeal tumors. Laryngoscope 1983; 93: 36–44

[54] Radkowski D, McGill T, Healy GB, Ohlms L, Jones DT. Angiofibroma. Changes in staging and treatment. Arch Otolaryngol Head Neck Surg 1996; 122: 122–129

[55] Andrews JC, Fisch U, Valavanis A, Aeppli U, Makek MS. The surgical management of extensive nasopharyngeal angiofibromas with the infratemporal fossa approach. Laryngoscope 1989; 99: 429–437

[56] Bremer JW, Neel HB, III, DeSanto LW, Jones GC. Angiofibroma: treatment trends in 150 patients during 40 years. Laryngoscope 1986; 96: 1321–1329

[57] Onerci M, Oğretmenoğlu O, Yücel T. Juvenile nasopharyngeal angiofibroma: a revised staging system. Rhinology 2006; 44: 39–45

[58] Lloyd G, Howard D, Lund VJ, Savy L. Imaging for juvenile angiofibroma. J Laryngol Otol 2000; 114: 727–730

[59] Bleier BS, Kennedy DW, Palmer JN, Chiu AG, Bloom JD, O'Malley BW, Jr. Current management of juvenile nasopharyngeal angiofibroma: a

tertiary center experience 1999–2007. Am J Rhinol Allergy 2009; 23: 328–330

[60] Sartor K, Karnaze MG, Winthrop JD, Gado M, Hodges FJ, III. MR imaging in infra-, para- and retrosellar mass lesions. Neuroradiology 1987; 29: 19–29

[61] Donovan JL, Nesbit GM. Distinction of masses involving the sella and suprasellar space: specificity of imaging features. AJR Am J Roentgenol 1996; 167: 597–603

[62] Naganuma H, Satoh E, Nukui H. Technical considerations of transsphenoidal removal of fibrous pituitary adenomas and evaluation of collagen content and subtype in the adenomas. Neurol Med Chir (Tokyo) 2002; 42: 202–212, discussion 213

[63] Pierallini A, Caramia F, Falcone C et al. Pituitary macroadenomas: preoperative evaluation of consistency with diffusion-weighted MR imaging—initial experience. Radiology 2006; 239: 223–231

[64] Stadlbauer A, Buchfelder M, Nimsky C et al. Proton magnetic resonance spectroscopy in pituitary macroadenomas: preliminary results. J Neurosurg 2008; 109: 306–312

[65] Sartoretti-Schefer S, Wichmann W, Aguzzi A, Valavanis A. MR differentiation of adamantinous and squamous-papillary craniopharyngiomas. AJNR Am J Neuroradiol 1997; 18: 77–87

[66] Freeman MP, Kessler RM, Allen JH, Price AC. Craniopharyngioma: CT and MR imaging in nine cases. J Comput Assist Tomogr 1987; 11: 810–814

[67] Davies MJ, King TT, Metcalfe KA, Monson JP. Intraventricular craniopharyngioma: a long-term follow-up of six cases. Br J Neurosurg 1997; 11: 533–541

[68] Pigeau I, Sigal R, Halimi P, Comoy J, Doyon D. MRI features of craniopharyngiomas at 1.5 Tesla. A series of 13 cases. J Neuroradiol 1988; 15: 276–287

[69] Samii M, Tatagiba M. Surgical management of craniopharyngiomas: a review. Neurol Med Chir (Tokyo) 1997; 37: 141–149

[70] Arndt S, Wiech T, Mader I, Aschendorff A, Maier W. Rare extracranial localization of primary intracranial neoplasm. Diagn Pathol 2008; 3: 14–19

[71] Pusey E, Kortman KE, Flannigan BD, Tsuruda J, Bradley WG. MR of craniopharyngiomas: tumor delineation and characterization. AJR Am J Roentgenol 1987; 149: 383–388

[72] Hald JK, Eldevik OP, Quint DJ, Chandler WF, Kollevold T. Pre- and postoperative MR imaging of craniopharyngiomas. Acta Radiol 1996; 37: 806–812

[73] Petrulionis M, Valeviciene N, Paulauskiene I, Bruzaite J. Primary extracranial meningioma of the sinonasal tract. Acta Radiol 2005; 46: 415–418

[74] Casselman JW. The skull base: tumoral lesions. Eur Radiol 2005; 15: 534–542

[75] Pieper DR, Al-Mefty O, Hanada Y, Buechner D. Hyperostosis associated with meningioma of the cranial base: secondary changes or tumor invasion. Neurosurgery 1999; 44: 742–746, discussion 746–747

[76] Taylor SL, Barakos JA, Harsh GR, IV, Wilson CB. Magnetic resonance imaging of tuberculum sellae meningiomas: preventing preoperative misdiagnosis as pituitary macroadenoma. Neurosurgery 1992; 31: 621–627, discussion 627

[77] Schick U, Hassler W. Surgical management of tuberculum sellae meningiomas: involvement of the optic canal and visual outcome. J Neurol Neurosurg Psychiatry 2005; 76: 977–983

[78] Kaplan RD, Coons S, Drayer BP, Bird CR, Johnson PC. MR characteristics of meningioma subtypes at 1.5 tesla. J Comput Assist Tomogr 1992; 16: 366–371

[79] Nagar VA, Ye JR, Ng WH et al. Diffusion-weighted MR imaging: diagnosing atypical or malignant meningiomas and detecting tumor dedifferentiation. AJNR Am J Neuroradiol 2008; 29: 1147–1152

[80] Obeid F, Al-Mefty O. Recurrence of olfactory groove meningiomas. Neurosurgery 2003; 53: 534–542, discussion 542–543

[81] Chirico G, Pergolizzi S, Mazziotti S, Santacaterina A, Ascenti G. Primary sphenoid esthesioneuroblastoma studied with MR. Clin Imaging 2003; 27: 38–40

[82] Hurst RW, Erickson S, Cail WS et al. Computed tomographic features of esthesioneuroblastoma. Neuroradiology 1989; 31: 253–257

[83] Pickuth D, Heywang-Köbrunner SH, Spielmann RP. Computed tomography and magnetic resonance imaging features of olfactory neuroblastoma: an analysis of 22 cases. Clin Otolaryngol Allied Sci 1999; 24: 457–461

[84] Laforest C, Selva D, Crompton J, Leibovitch I. Orbital invasion by esthesioneuroblastoma. Ophthal Plast Reconstr Surg 2005; 21: 435–440

[85] Regenbogen VS, Zinreich SJ, Kim KS et al. Hyperostotic esthesioneuroblastoma: CT and MR findings. J Comput Assist Tomogr 1988; 12: 52–56

[86] Schiro BJ, Escott EJ, McHugh JB, Carrau RL. Bone invasion by an esthesioneuroblastoma mimicking fibrous dysplasia. Eur J Radiol Extra 2008; 65: 69–72

[87] Schuster JJ, Phillips CD, Levine PA. MR of esthesioneuroblastoma (olfactory neuroblastoma) and appearance after craniofacial resection. AJNR Am J Neuroradiol 1994; 15: 1169–1177

[88] Som PM, Lidov M, Brandwein M, Catalano P, Biller HF. Sinonasal esthesioneuroblastoma with intracranial extension: marginal tumor cysts as a diagnostic MR finding. AJNR Am J Neuroradiol 1994; 15: 1259–1262

[89] Borges A. Imaging of the central skull base. Neuroimaging Clin N Am 2009; 19: 669–696

[90] Yu T, Xu YK, Li L et al. Esthesioneuroblastoma methods of intracranial extension: CT and MR imaging findings. Neuroradiology 2009; 51: 841–850

[91] Nguyen BD, Roarke MC, Nelson KD, Chong BW. F-18 FDG PET/CT staging and posttherapeutic assessment of esthesioneuroblastoma. Clin Nucl Med 2006; 31: 172–174

[92] Pickuth D, Heywang-Köbrunner SH. Imaging of recurrent esthesioneuroblastoma. Br J Radiol 1999; 72: 1052–1057

[93] Capelle L, Krawitz H. Esthesioneuroblastoma: a case report of diffuse subdural recurrence and review of recently published studies. J Med Imaging Radiat Oncol 2008; 52: 85–90

[94] Zollinger LV, Wiggins RH, III, Cornelius RS, Phillips CD. Retropharyngeal lymph node metastasis from esthesioneuroblastoma: a review of the therapeutic and prognostic implications. AJNR Am J Neuroradiol 2008; 29: 1561–1563

[95] Erdem E, Angtuaco EC, Van Hemert R, Park JS, Al-Mefty O. Comprehensive review of intracranial chordoma. Radiographics 2003; 23: 995–1009

[96] Ginsberg LE. Neoplastic diseases affecting the central skull base: CT and MR imaging. AJR Am J Roentgenol 1992; 159: 581–589

[97] Weber AL, Liebsch NJ, Sanchez R, Sweriduk ST, Jr. Chordomas of the skull base. Radiologic and clinical evaluation. Neuroimaging Clin N Am 1994; 4: 515–527

[98] Lee YY, Van Tassel P. Craniofacial chondrosarcomas: imaging findings in 15 untreated cases. AJNR Am J Neuroradiol 1989; 10: 165–170

[99] Oot RF, Melville GE, New PF et al. The role of MR and CT in evaluating clival chordomas and chondrosarcomas. AJR Am J Roentgenol 1988; 151: 567–575

[100] Sze G, Uichanco LS, III, Brant-Zawadzki MN et al. Chordomas: MR imaging. Radiology 1988; 166: 187–191

[101] Tashiro T, Fukuda T, Inoue Y et al. Intradural chordoma: case report and review of the literature. Neuroradiology 1994; 36: 313–315

[102] Meyer SP et al. Chordomas of the skull base. MR Features. AJNR Am J Neuroradiol 1992; 13: 16–36

[103] Asano S, Kawahara N, Kirino T. Intradural spinal seeding of a clival chordoma. Acta Neurochir (Wien) 2003; 145: 599–603, discussion 603

[104] Hermans R, De Vuysere S, Marchal G. Squamous cell carcinoma of the sinonasal cavities. Semin Ultrasound CT MR 1999; 20: 150–161

[105] Hunink MG, de Slegte RG, Gerritsen GJ, Speelman H. CT and MR assessment of tumors of the nose and paranasal sinuses, the nasopharynx and the parapharyngeal space using ROC methodology. Neuroradiology 1990;32(3):220–225

[106] Lloyd G, Lund VJ, Howard D, Savy L. Optimum imaging for sinonasal malignancy. J Laryngol Otol 2000; 114: 557–562

[107] Valencia MP, Castillo M. Congenital and acquired lesions of the nasal septum: a practical guide for differential diagnosis. Radiographics 2008; 28: 205–224, quiz 326

[108] Tiwari R, Hardillo JA, Mehta D et al. Squamous cell carcinoma of maxillary sinus. Head Neck 2000; 22: 164–169

[109] Som PM, Costantino PD, Silvers AR. Imaging central skull base neural tumor spread from paranasal sinus malignancies: a critical factor in treatment planning. Skull Base Surg 1999; 9: 15–21

[110] Bimbi G, Saraceno MS, Riccio S, Gatta G, Licitra L, Cantù G. Adenocarcinoma of ethmoid sinus: an occupational disease. Acta Otorhinolaryngol Ital 2004; 24: 199–203

[111] Orvidas LJ, Lewis JE, Weaver AL, Bagniewski SM, Olsen KD. Adenocarcinoma of the nose and paranasal sinuses: a retrospective study of diagnosis, histologic characteristics, and outcomes in 24 patients. Head Neck 2005; 27: 370–375

[112] Sklar EM, Pizarro JA. Sinonasal intestinal-type adenocarcinoma involvement of the paranasal sinuses. AJNR Am J Neuroradiol 2003; 24: 1152–1155

[113] Bradley PJ. Adenoid cystic carcinoma of the head and neck: a review. Curr Opin Otolaryngol Head Neck Surg 2004; 12: 127–132

[114] Rapidis AD, Givalos N, Gakiopoulou H et al. Adenoid cystic carcinoma of the head and neck. Clinicopathological analysis of 23 patients and review of the literature. Oral Oncol 2005; 41: 328–335

[115] Caldemeyer KS, Mathews VP, Righi PD, Smith RR. Imaging features and clinical significance of perineural spread or extension of head and neck tumors. Radiographics 1998; 18: 97–110, quiz 147

[116] Laine FJ, Braun IF, Jensen ME, Nadel L, Som PM. Perineural tumor extension through the foramen ovale: evaluation with MR imaging. Radiology 1990; 174: 65–71

[117] Sigal R, Monnet O, de Baere T et al. Adenoid cystic carcinoma of the head and neck: evaluation with MR imaging and clinical-pathologic correlation in 27 patients. Radiology 1992; 184: 95–101

[118] Hermans R. Neoplasm of the sinonasal cavity. In Hermans R, ed. Head and Neck Cancer Imaging. Berlin: Springer; 2008:191–217

[119] Phillips CD, Futterer SF, Lipper MH, Levine PA. Sinonasal undifferentiated carcinoma: CT and MR imaging of an uncommon neoplasm of the nasal cavity. Radiology 1997; 202: 477–480

[120] Musy PY, Reibel JF, Levine PA. Sinonasal undifferentiated carcinoma: the search for a better outcome. Laryngoscope 2002; 112: 1450–1455

[121] Wallace S, Pilon A, Kwok P, Messner LV, Hitchcock Y. Ophthalmic manifestations of an undifferentiated sinonasal carcinoma. Optom Vis Sci 2008; 85: 226–229

[122] Rischin D, Porceddu S, Peters L, Martin J, Corry J, Weih L. Promising results with chemoradiation in patients with sinonasal undifferentiated carcinoma. Head Neck 2004; 26: 435–441

[123] Enepekides DJ. Sinonasal undifferentiated carcinoma: an update. Curr Opin Otolaryngol Head Neck Surg 2005; 13: 222–225

[124] Ghosh S, Weiss M, Streeter O, Sinha U, Commins D, Chen TC. Drop metastasis from sinonasal undifferentiated carcinoma: clinical implications. Spine 2001; 26: 1486–1491

[125] Rosenthal DI, Barker JL, Jr, El-Naggar AK et al. Sinonasal malignancies with neuroendocrine differentiation: patterns of failure according to histologic phenotype. Cancer 2004; 101: 2567–2573

[126] Babin E, Rouleau V, Vedrine PO et al. Small cell neuroendocrine carcinoma of the nasal cavity and paranasal sinuses. J Laryngol Otol 2006; 120: 289–297

[127] Esposito F, Kelly DF, Vinters HV, DeSalles AA, Sercarz J, Gorgulhos AA. Primary sphenoid sinus neoplasms: a report of four cases with common clinical presentation treated with transsphenoidal surgery and adjuvant therapies. J Neurooncol 2006; 76: 299–306

[128] Kanamalla US, Kesava PP, McGuff HS. Imaging of nonlaryngeal neuroendocrine carcinoma. AJNR Am J Neuroradiol 2000; 21: 775–778

[129] Roth TN, Gengler C, Huber GF, Holzmann D. Outcome of sinonasal melanoma: clinical experience and review of the literature. Head Neck 2010; 32: 1385–1392

[130] Batra K, Chhabra A, Rampure J, Tang S, Koenigsberg R, Gonzales C. CT and MRI appearances of primary sphenoid melanoma: a rare case. AJNR Am J Neuroradiol 2005; 26: 2642–2644

[131] Yousem DM, Li C, Montone KT et al. Primary malignant melanoma of the sinonasal cavity: MR imaging evaluation. Radiographics 1996; 16: 1101–1110

[132] Kim SS, Han MH, Kim JE et al. Malignant melanoma of the sinonasal cavity: explanation of magnetic resonance signal intensities with histopathologic characteristics. Am J Otolaryngol 2000; 21: 366–378

[133] Borges A, Fink J, Villablanca P, Eversole R, Lufkin R. Midline destructive lesions of the sinonasal tract: simplified terminology based on histopathologic criteria. AJNR Am J Neuroradiol 2000; 21: 331–336

[134] Kim GE, Koom WS, Yang WI et al. Clinical relevance of three subtypes of primary sinonasal lymphoma characterized by immunophenotypic analysis. Head Neck 2004; 26: 584–593

[135] Weber AL, Rahemtullah A, Ferry JA. Hodgkin and non-Hodgkin lymphoma of the head and neck: clinical, pathologic, and imaging evaluation. Neuroimaging Clin N Am 2003; 13: 371–392

[136] Quraishi MS, Bessell EM, Clark D, Jones NS, Bradley PJ. Non-Hodgkin's lymphoma of the sinonasal tract. Laryngoscope 2000; 110: 1489–1492

[137] Vedrine PO, Thariat J, Merrot O et al. Primary cancer of the sphenoid sinus—a GETTEC study. Head Neck 2009; 31: 388–397

[138] Aiken AH, Glastonbury C. Imaging Hodgkin and non-Hodgkin lymphoma in the head and neck. Radiol Clin North Am 2008; 46: 363–378, ix–x

[139] Ooi GC, Chim CS, Liang R, Tsang KW, Kwong YL. Nasal T-cell/natural killer cell lymphoma: CT and MR imaging features of a new clinicopathologic entity. AJNR Am J Roentgenol 2000; 174: 1141–1145

[140] Yasumoto M, Taura S, Shibuya H, Honda M. Primary malignant lymphoma of the maxillary sinus: CT and MRI. Neuroradiology 2000; 42: 285–289

[141] Marsot-Dupuch K, Cabane J, Raveau V, Aoun N, Tubiana JM. Lethal midline granuloma: impact of imaging studies on the investigation and management of destructive mid facial disease in 13 patients. Neuroradiology 1992; 34: 155–161

[142] Karantanis D, Subramaniam RM, Peller PJ et al. The value of [(18)F] fluorodeoxyglucose positron emission tomography/computed tomography in extranodal natural killer/T-cell lymphoma. Clin Lymphoma Myeloma 2008; 8: 94–99

[143] Laigle-Donadey F, Taillibert S, Martin-Duverneuil N, Hildebrand J, Delattre JY. Skull-base metastases. J Neurooncol 2005; 75: 63–69

[144] Branstetter BF, IV, Weissman JL. Role of MR and CT in the paranasal sinuses. Otolaryngol Clin North Am 2005; 38: 1279–1299, x

[145] Tanaka K. A case of metastases to the paranasal sinus from rectal mucinous adenocarcinoma. Int J Clin Oncol 2006; 11: 64–65

[146] Simoens WA, van den Hauwe L, Van Hedent E et al. Amyloidoma of the skull base. AJNR Am J Neuroradiol 2000; 21: 1559–1562

[147] Park SB, Lee JH, Weon YC. Imaging findings of head and neck inflammatory pseudotumor. AJR Am J Roentgenol 2009; 193: 1180–1186

[148] Tomura N, Hirano H, Sashi R et al. Comparison of MR imaging and CT in discriminating tumor infiltration of bone and bone marrow in the skull base. Comput Med Imaging Graph 1998; 22: 41–51

[149] Lasjaunais P, Berenstein A. Ter Brugge Surgical Neuroangiography. 2nd ed. Vol 1–3. Berlin, Springer-Verlag; 2001, 2004, 2006

[150] Connors JJ, III, Wojak JC. Interventional neuroradiology: strategies and practical techniques. Philadelphia, PA: WB Saunders Company; 1999

[151] Harrigan MR, Deveikis JP. Handbook of Cerebrovascular Disease and Neurointerventional Technique. 2nd ed. Berlin: Springer-Verlag; 2013

[152] Djindjian R, Merland JJ. Super-Selective Arteriography of the External Carotid Artery. Berlin: Springer-Verlag; 1978

[153] Dawbarn RHM. The starvation operation for malignancy in the external carotid area. J Am Med Assoc 1904; 17: 792–795

[154] Tarkan Ö, Sürmelioğlu O, Tuncer U, Akgül E. Face skin necrosis following embolization for arteriovenous malformations: a case report. Oral Maxillofac Surg 2010; 14: 49–52

[155] Koh E, Frazzini VI, Kagetsu NJ. Epistaxis: vascular anatomy, origins, and endovascular treatment. AJR Am J Roentgenol 2000; 174: 845–851

[156] Laurent A, Beaujeux R, Wassef M, Rüfenacht D, Boschetti E, Merland JJ. Trisacryl gelatin microspheres for therapeutic embolization, I: development and in vitro evaluation. AJNR Am J Neuroradiol 1996; 17: 533–540

[157] Beaujeux R, Laurent A, Wassef M et al. Trisacryl gelatin microspheres for therapeutic embolization, II: preliminary clinical evaluation in tumors and arteriovenous malformations. AJNR Am J Neuroradiol 1996; 17: 541–548

[158] Sluzewski M, van Rooij WJ, Lohle PN, Beute GN, Peluso JP. Embolization of meningiomas: comparison of safety between calibrated microspheres and polyvinyl-alcohol particles as embolic agents. AJNR Am J Neuroradiol 2013; 34: 727–729

[159] Morse SS, Clark RA, Puffenbarger A. Platinum microcoils for therapeutic embolization: nonneuroradiologic applications. AJR Am J Roentgenol 1990; 155: 401–403

[160] Bank WO, Kerber CW. Gelfoam embolization: a simplified technique. AJR Am J Roentgenol 1979; 132: 299–301

[161] Berenstein A, Russell E. Gelatin sponge in therapeutic neuroradiology: a subject review. Radiology 1981; 141: 105–112

[162] Brothers MF, Kaufmann JC, Fox AJ, Deveikis JP. n-Butyl 2-cyanoacrylate—substitute for IBCA in interventional neuroradiology: histopathologic and polymerization time studies. AJNR Am J Neuroradiol 1989; 10: 777–786

[163] Kerber C. Letter: Intracranial cyanoacrylate: a new catheter therapy for arteriovenous malformation. Invest Radiol 1975; 10: 536–538

[164] Siekmann R. Basics and principles in the application of Onyx LD liquid embolic system in the endovascular treatment of cerebral arteriovenous malformations. Interv Neuroradiol 2005; 11 Suppl 1: 131–140

[165] Winn HR, Richardson AE, Jane JA. Late morbidity and mortality of common carotid ligation for posterior communicating aneurysms. A comparison to conservative treatment. J Neurosurg 1977; 47: 727–736

[166] Kato K, Tomura N, Takahashi S et al. Balloon occlusion test of the internal carotid artery: correlation with stump pressure and 99mTc-HMPAO SPECT. Acta Radiol 2006; 47: 1073–1078

[167] Tomura N, Omachi K, Takahashi S et al. Comparison of technetium Tc 99m hexamethylpropyleneamine oxime single-photon emission tomograph with stump pressure during the balloon occlusion test of the internal carotid artery. AJNR Am J Neuroradiol 2005; 26: 1937–1942

[168] Palestro CJ, Sen C, Muzinic M, Afriyie M, Goldsmith SJ. Assessing collateral cerebral perfusion with technetium-99m-HMPAO SPECT during temporary internal carotid artery occlusion. J Nucl Med 1993; 34: 1235–1238

[169] Sugawara Y, Kikuchi T, Ueda T et al. Usefulness of brain SPECT to evaluate brain tolerance and hemodynamic changes during temporary balloon occlusion test and after permanent carotid occlusion. J Nucl Med 2002; 43: 1616–1623

[170] Standard SC, Ahuja A, Guterman LR et al. Balloon test occlusion of the internal carotid artery with hypotensive challenge. AJNR Am J Neuroradiol 1995; 16: 1453–1458

[171] Mathis JM, Barr JD, Jungreis CA et al. Temporary balloon test occlusion of the internal carotid artery: experience in 500 cases. AJNR Am J Neuroradiol 1995; 16: 749–754

[172] Houdart E, Saint-Maurice JP, Boissonnet H, Bonnin P. Clinical and hemodynamic responses to balloon test occlusion of the straight sinus: technical case report. Neurosurgery 2002; 51: 254–256; discussion 256–257

[173] Ernemann U, Löwenheim H, Freudenstein D, Koerbel A, Heininger A, Tatagiba M. Hemodynamic evaluation during balloon test occlusion of the sigmoid sinus: clinical and technical considerations. AJNR Am J Neuroradiol 2005; 26: 179–182

[174] Valavanis A, Christoforidis G. Applications of interventional neuroradiology in the head and neck. Semin Roentgenol 2000; 35: 72–83

[175] Small M, Murray JA, Maran AG. A study of patients with epistaxis requiring admission to hospital. Health Bull (Edinb) 1982; 40: 20–29

[176] Kucik CJ, Clenney T. Management of epistaxis. Am Fam Physician 2005; 71: 305–311

[177] Bertrand B, Eloy P, Rombaux P, Lamarque C, Watelet JB, Collet S. Guidelines to the management of epistaxis. B-ENT 2005 Suppl 1: 27–41, quiz 42–43

[178] Lasjaunias P, Marsot-Dupuch K, Doyon D. The radio-anatomical basis of arterial embolisation for epistaxis. J Neuroradiol 1979; 6: 45–53

[179] Willems PWA, Farb RI, Agid R. Endovascular treatment of epistaxis. AJNR Am J Neuroradiol 2009; 30: 1637–1645

[180] Pope LE, Hobbs CGL. Epistaxis: an update on current management. Postgrad Med J 2005; 81: 309–314

[181] Gottumukkala R, Kadkhodayan Y, Moran CJ, Cross WT, III, Derdeyn CP. Impact of vessel choice on outcomes of polyvinyl alcohol embolization for intractable idiopathic epistaxis. J Vasc Interv Radiol 2013; 24: 234–239

[182] Borden NM, Dungan D, Dean BL, Flom RA. Posttraumatic epistaxis from injury to the pterygovaginal artery. Am J Neuroradiol 1996; 17: 1148–1150

[183] Sharathkumar AA, Shapiro A. Hereditary haemorrhagic telangiectasia. Haemophilia 2008; 14: 1269–1280

[184] Layton KF, Kallmes DF, Gray LA, Cloft HJ. Endovascular treatment of epistaxis in patients with hereditary hemorrhagic telangiectasia. AJNR Am J Neuroradiol 2007; 28: 885–888

[185] Hofmann E, Arps H, Schwager K. Paragangliome der Kopf-Hals-Region. Radiologie Up2Date 2009;9(4): 337–353

[186] Shin SH, Piazza P, De Donato G et al. Management of vagal paragangliomas including application of internal carotid artery stenting. Audiol Neurootol 2012; 17: 39–53

[187] Abud DG, Mounayer C, Benndorf G et al. Intratumoral injection of cyanoacrylate glue in head and neck paragangliomas. AJNR Am J Neuroradiol 2004; 25: 1457–1462

[188] Wanke I, Jäckel MC, Goericke S, Panagiotopoulos V, Dietrich U, Forsting M. Percutaneous embolization of carotid paragangliomas using solely Onyx. AJNR Am J Neuroradiol 2009; 30: 1594–1597

[189] Gemmete JJ, Chaudhary N, Pandey A et al. Usefulness of percutaneously injected ethylene-vinyl alcohol copolymer in conjunction with standard endovascular embolization techniques for preoperative devascularization of hypervascular head and neck tumors: technique, initial experience, and correlation with surgical observations. AJNR Am J Neuroradiol 2010; 31: 961–966

[190] Quadros RS, Gallas S, Delcourt C, Dehoux E, Scherperel B, Pierot L. Preoperative embolization of a cervicodorsal paraganglioma by direct percutaneous injection of onyx and endovascular delivery of particles. AJNR Am J Neuroradiol 2006; 27: 1907–1909

[191] Pradhan B, Thapa N. Juvenile angiofibroma and its management. Nepal Med Coll J 2009; 11: 186–188

[192] Thiex R, Wu I, Mulliken JB, Greene AK, Rahbar R, Orbach DB. Safety and clinical efficacy of Onyx for embolization of extracranial head and neck vascular anomalies. AJNR Am J Neuroradiol 2011; 32: 1082–1086

[193] Benndorf G. Dural Cavernous Sinus Fistulas – Diagnosis and Endovascular Therapy. Berlin: Springer Verlag; 2010

[194] Cox MW, Whittaker DR, Martinez C, Fox CJ, Feuerstein IM, Gillespie DL. Traumatic pseudoaneurysms of the head and neck: early endovascular intervention. J Vasc Surg 2007; 46: 1227–1233

[195] Nadig S, Barnwell S, Wax MK. Pseudoaneurysm of the external carotid artery—review of literature. Head Neck 2009; 31: 136–139

# 第 **5** 章　颅底肿瘤外科手术中对颈内动脉的处理

Dietmar Frey, Peter Vajkoczy

## 5.1　概述

累及颈内动脉(ICA)的颅底肿瘤外科在过去数十年中已得到显著发展。肿瘤累及 ICA 时会危及脑组织的血供,是影响颅底外科死亡率和致残率的主要因素。因此,已经开发了一些方法来克服这个问题。

总体来说,沿着 ICA 行程生长的肿瘤可根据其累及 ICA 的不同分段来进行分类。头颈部肿瘤,如鳞状细胞癌,往往比较容易到达暴露。但由于它们是高度恶性肿瘤,要求能得到全切,不全切除常导致术后局部高复发率。因此,尽管目前针对头颈部恶性肿瘤的多模式治疗方法,包括非外科治疗手段已有所发展,但对于某些患者,治愈的唯一方法仍是全切肿瘤及所有受累组织,包括 ICA。一旦明确 ICA 必须切除,那么术前应该充分评估在其切除后脑组织的血流是否充足。多种方法被用来评估是否需要外科血管重建。因此,我们需要明确一致的关于头颈部恶性肿瘤的诊治指南是显而易见的。

累及 ICA 岩骨段的侧颅底肿瘤对神经和血管的保护带来更多的挑战。在面神经重建手术得到发展后,外科医生开始关注处理岩骨段 ICA。该区域的肿瘤绝大部分是良性的,然而由于包裹了 ICA,使得术中出现动脉破裂的风险明显增加。因此,在处理这类病变时也必须考虑血管搭桥手术。

海绵窦内的肿瘤可能包裹、压迫或闭塞ICA。脑膜瘤、垂体瘤和其他病变常累及 ICA 海绵窦段。鞍旁脑膜瘤常累及 ICA 及其分支,因此,

当全切肿瘤是目标时,这些血管存在很高的损伤风险。

本章节旨在介绍颅底肿瘤外科手术中对 ICA 的处理,从一名神经外科医生的角度出发,提供病患选择标准,概述术前诊断措施,明确手术指征,描述神经血管处理措施和手术技巧,并提供术后处理方法。

## 5.2　患者选择

颅底外科手术的患者选择及其潜在的血管神经结构破坏的可能,应该按照肿瘤、神经功能、解剖的特点对不同患者进行个体化的评估。选择何种手术以让何种患者获益,应根据肿瘤的位置、已知或可能的性质、临床结果、与血管的关系、患者特点如年龄、神经功能表现和一般状态。ICA 的每一段都有可能受到颅底肿瘤的侵犯,或包裹,或压迫使其狭窄或闭塞,伴或不伴血流动力学的改变。根据颅底肿瘤外科手术中的实际情况,将 ICA 分为四段:颈段、岩骨段、海绵窦段和颅内段(图 5.1)。

### 5.2.1 累及颈内动脉的肿瘤

#### 累及颈段 ICA 的头颈部肿瘤

头颈部恶性肿瘤主要是上皮起源的,一般发生于头颈部的黏膜,主要由鳞状上皮细胞构成。位于鼻窦、口腔、鼻咽、口咽、下咽和喉腔的绝大部分肿瘤属于此类别。后三部分肿瘤常直接侵犯ICA;但大部分病例 ICA 常被转移增大的淋巴结所侵犯。每年全世界约新发 50 万例这类肿瘤患

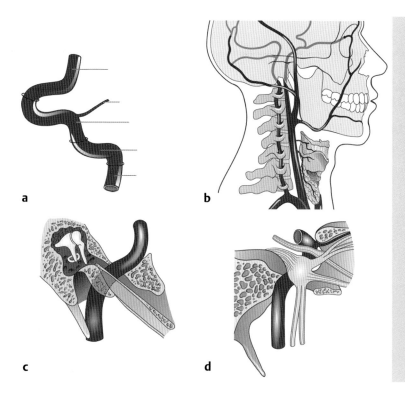

图 5.1　(a–d)颈内动脉可分为四段：(a)颈段、岩骨段、海绵窦段和颅内段。(b)颈段。(c)岩骨段。(d)海绵窦段。

者,占成人恶性肿瘤的 2%~5%。

已知的鳞状上皮细胞肿瘤的风险因素包括烟草、乙醇的滥用、一些职业病危害,如从事木工、暴露接触纺织纤维和镍。此外,EB 病毒被发现与鼻咽癌的发生相关。基因和染色体分析发现一些染色体的缺失和突变,如 3p、9p、13q、17p、p53,还有表皮生长因子(EGFR)亦与鳞状上皮细胞肿瘤相关。有报道称 EGFR 可作为预后差的一个评判指标,并可作为抗体治疗的靶向分子。

鳞状上皮细胞肿瘤和其他病变如恶性纤维组织细胞瘤可损害颈段 ICA(图 5.1)[1]。如果发现肿瘤侵犯或完全包裹 ICA,则手术全切肿瘤将十分困难,一旦血管破裂出血将危及脑循环,导致卒中发生。尽管如此,积极的手术治疗和全切肿瘤仍与预后密切相关,并为后续的辅助放化疗提供了基础。不全切除将导致约 50%的复发率[2]。

头颈部任何肿瘤都可损害颈段 ICA,全切肿瘤应作为首要选择,并要有相应的对策来保证充分的脑血流。因此,手术全切侵犯 ICA 的任何头颈部肿瘤,对外科医生来说都是一项挑战。

### 涎腺肿瘤

不同的涎腺肿瘤在病因、病理和治疗上是不同的。肿瘤可源于腮腺、颌下腺、舌下腺和小的涎腺,无明确的风险因素。大部分腮腺肿瘤是良性的,而约 50%的颌下腺和舌下腺肿瘤和绝大部分小涎腺肿瘤是黏液表皮腺样囊性癌。良性涎腺肿瘤常予以手术切除,一旦发现侵袭,予以放疗如中子照射。腺样囊性癌即使在首次诊断时完全切除,仍可在数年后沿着神经结构复发。

### 甲状腺癌

甲状腺癌是最常见的内分泌系统恶性肿瘤,年发病率约 10/100,000,根据肿瘤细胞起源于乳头或滤泡,可分为间变性和髓样甲状腺癌。治疗方法包括手术切除、放射性碘治疗、消融和甲状腺激素抑制治疗。针对间变性或髓样甲状腺癌,手术切除是主要的治疗方法。

### 颈动脉体瘤

颈动脉体瘤起源于神经节细胞,生长缓慢,绝大多数是良性的。肿瘤可累及脑神经如迷走神经、舌下神经,可压迫颈内动脉使其狭窄或闭塞,引起短暂性脑缺血发作或卒中的发生。手术切除颈内动脉体瘤常伴随较高的并发症发生率,包括卒中的发生,甚至死亡。

## 可能累及岩骨段 ICA 的侧颅底肿瘤

侧颅底肿瘤中如鼓室血管球瘤和副神经节球瘤，虽然少见，但能破坏岩骨段 ICA（图 5.1）。达到岩骨内 ICA 的手术入路有颞下入路、经耳蜗入路（及多种改良入路）。颈静脉球瘤起源于颈静脉球的球体细胞，可由颈外动脉分支和颈内动脉供血。细胞沿起源处血管增殖，造成侵袭。由于向耳道及迷路侵袭生长，临床症状最多见的是听力下降及眩晕。

以往，到达颈静脉孔区最主要的障碍是面神经的位置（因为要避免面神经损伤）。用于切除颞骨和颅底肿瘤的经颞下窝入路可避开面神经，但 ICA 成为到达颈静脉孔的障碍[3]。因此，ICA 是影响颅底中线和侧方肿瘤全切的主要因素。

鼓室血管球瘤在其起源的位置侵犯 ICA，紧邻颈静脉球（颈内动脉垂直段的后外侧）。解剖血管可能造成动脉破裂导致灾难性的大出血，这取决于血管受侵犯的程度和复杂程度。侵犯岩骨段 ICA 的复杂侵袭性肿瘤不能直接全切。因此，对于一些复杂病例，就要考虑牺牲颈内动脉来全切肿瘤。

## 累及海绵窦段 ICA 的肿瘤

可能侵犯海绵窦段 ICA 的肿瘤包括：脑膜瘤、神经鞘瘤、脊索瘤、血管瘤和垂体腺瘤等。脑膜瘤是起源于中胚层蛛网膜细胞的轴外肿瘤，可生长于颅内各个区域。组织学表现呈良性，但也有 2% 为恶性，生长迅速。脑膜瘤是中枢神经系统最常见的肿瘤，占颅内原发肿瘤的 20%。一项尸检研究报道，60 岁以上人群的患病率高达 3%。常侵犯海绵窦段 ICA 的肿瘤主要是海绵窦脑膜瘤和不同类型的蝶骨嵴内侧脑膜瘤，它们侵犯或推挤 ICA 甚至大脑中动脉引起中枢神经症状，如短暂性缺血发作等。这个区域的脑膜瘤倾向于由 ICA 的分支供血，与其他部位的脑膜瘤通常由颈外系供血不同。总之，这类肿瘤术前应行脑血流灌注评估，必要时术中备血管吻合器械。全切肿瘤可以治愈，但肿瘤的位置、大小及周围毗邻结构等可能导致无法全切肿瘤，尤其当肿瘤侵及海绵窦段颈内动脉时。

常见症状：面部感觉减退和麻木、面部疼痛、眼肌麻痹。术前诊断检查：CT、MR，如怀疑肿瘤累及 ICA，尽管少见，还需完善 CTA 或 MRA。治疗方法：手术、放射治疗和体外照射治疗等。手术作为较大肿瘤的首选方案，后续联合辅助立体定向放射治疗。切除这些肿瘤时，需要血管吻合的病例相对较少，因为经硬膜外海绵窦入路可轻柔分离出肿瘤和海绵窦界面。

脊索瘤和软骨肉瘤这类低度恶性肿瘤多发于斜坡及骶骨。鉴于其对放射治疗不敏感，并且易复发，手术尽量采取扩大全切除策略。斜坡脊索瘤常侵犯海绵窦段 ICA；因此术前对血流替代方法的充分评估是十分关键的，尤其是复发肿瘤要达到彻底全切时。

垂体腺瘤占颅内肿瘤的 10%，由垂体前叶细胞增殖形成。在尸检研究中，微腺瘤发生率为 25%。放射学研究发现 10% 的患者有小垂体腺瘤，这些患者没有任何激素水平改变和脑神经症状。如果肿瘤压迫视交叉，患者可以出现内分泌紊乱和视力障碍（典型的双颞侧偏盲）。6%~10% 的病例侵入海绵窦内，易造成第 Ⅲ、Ⅳ、Ⅴ、Ⅵ 脑神经的压迫，症状表现为：眼球运动障碍、上睑下垂、三叉神经痛和复视等。肿瘤侵犯 ICA 一般无任何临床表现，即使是全层侵犯也未必有血流动力学改变和脑功能缺失表现。

肿瘤对海绵窦内神经、血管形成压迫，提示肿瘤具有侵袭性。ICA 被肿瘤包裹是影响围手术期致死率和致残率的重要因素。对于侵犯海绵窦对颈内动脉形成潜在影响的病例，我们推荐采用 MR 和 CTA 或 MRA 来评估肿瘤和血管的关系，必要时（较少病例）也可采用血管造影来评估。如需要手术治疗，根据肿瘤大小、位置、形态以及患者的意向选择经鼻蝶或经颅手术入路。开颅手术能更好地控制动脉，可能更适合大到巨大的纤维性肿瘤。当然，其他的治疗方式也应被考虑到，比如部分切除后严密随访或放射治疗（体外放射或立体定向）。

任何可能侵犯 ICA 而危及脑血供的海绵窦肿瘤术前都应该评估肿瘤切除的可能性、术后脑灌注情况以及血管重建的必要性。解剖和功能的保留应该最大化。同样的，全切侵犯 ICA 的肿瘤需要更详尽的评价,因为计划性或非计划性牺牲ICA 可能带来严重的神经功能障碍。

### 5.2.2 术前诊断方法

对于肿瘤侵犯或者压迫 ICA 的患者,在术前评价颅内及颅外血管代偿情况是非常重要的。进行术前评估旨在:①评价 ICA 供血区域的侧支循环情况,以明确在 ICA 闭塞时发生急性脑卒中的风险;②评价在发生 ICA 闭塞的初期,脑血流的储备情况;③评价可以用于实施颅内血管重建术的颅外供体血管。

评价肿瘤及相关动脉(主要是颈内动脉)的影像检查主要包括以下几种:MRI、CTA、功能性脑灌注成像(如果条件允许)。这些术前检查的目的是明确肿瘤的位置、边界及侵犯程度。对于某些患者,特别是颅脑及颈部肿瘤的患者,活检能够明确组织学诊断。另外,术前检查也要明确肿瘤和 ICA 的关系。

必须强调的是,ICA 的牺牲可能导致脑灌注下降和脑卒中,这取决于受影响的 ICA 的侧支循环情况。恰恰 willis 环和软脑膜动脉所产生的侧支循环又是非常多变的,所以筛查出高危患者并

对他们进行脑血管重建术是非常必要的。因此,脑血管造影检查应包括对受肿瘤侵犯影响的颈内动脉行闭塞实验。

#### DSA 和球囊闭塞试验

传统的数字减影血管成像(DSA)可以对 6 组血管进行造影,根据疾病的不同,选择性的将造影剂注入相应部位。而球囊闭塞实验(BTO)能够评价在血管闭塞以后,相应部位的耐受情况。

一个气囊导管在透视导航下进入 ICA,放置于受瘤体影响的 ICA 近心端。对于影响颈部近端的颅脑及颈部肿瘤患者可以进行颈总动脉闭塞试验。在球囊扩张后,注入造影剂以确保 ICA 被完全闭塞。通过向对侧 ICA 放入一个导管来观测其血流动力学的变化。在向未被瘤体影响侧的 ICA注入造影剂后,就能评价两侧镜像的动脉、静脉、毛细血管的灌注情况。以此来评"颈内动脉–前交通动脉–对侧颈内动脉"的侧支循环情况。

在完成对侧造影后,将导管插入到椎动脉以评价后循环到前循环的侧支循环情况。以此来评估在 ICA 闭塞后 willis 环的侧支代偿情况。大脑中动脉区域缺少来自前交通动脉的血流灌注或

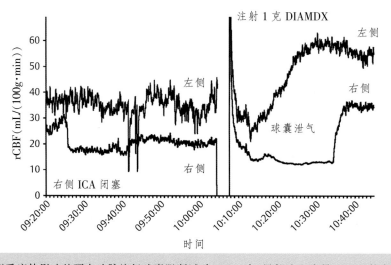

图5.2  在对右侧受瘤体影响的颈内动脉施行球囊阻断试验(BTO)中,局部脑血流量(rCBF)的变化。局部脑血流量(rCBF)探头放置在受影响半球的大脑中动脉(MCA)区,和对侧大脑中动脉(MCA)区。在 09:26:00,行右 ICA 球囊阻断试验(BTO)并记录各自的大脑中动脉(MCA)供血区局部脑血流量变化,右侧局部脑血流量减少 40%,而对侧半球在这一点上没有显著的变化。经过 40 分钟的阻断,在两个半球未达到较低的基值之前,给予乙酰唑胺,局部脑血流量(rCBF)立即增加到 70mL/(100g·min)。在 10:36:00,去除 ICA 的阻断后,局部脑血流量(rCBF)代偿性的增加到 35mL/(100g·min)。在球囊阻断试验(BTO)中,无神经功能缺损的记录。

者闭塞侧横窦的血流灌注相比对侧延迟 1 秒以上被认为是侧支循环不良的表现[4]。

现在认为,单纯采用球囊闭塞实验并不能可靠的筛选出那些有中风高风险且需要在牺牲 ICA 前行血管重建的患者。这是因为球囊闭塞试验存在 10%~15% 的假阴性率,因此建议对脑血流灌注情况进行额外的间接或者直接监测.

### 球囊闭塞试验中脑血流灌注的监测

单侧 ICA 闭塞很容易影响脑血流灌注,最终导致卒中。此外,动脉闭塞在最初的阶段可能会出现耐受,但最终由于毛细血管前微动脉出现最大程度地扩张,而出现脑血流储备量的下降。而脑血流储备量的下降使得患者的术后卒中率在 2 年内持续增长至 30%~45%。因此,无论是对于临床治疗还是血管造影治疗方案的制定,在球囊闭塞试验过程中对脑缺血情况的准确评估,都具有非常重要的参考价值。对此,各式各样的评估检查也应运而生,如神经性/临床性评估、经颅超声多普勒检查、氙气增强 CT、单光子发射计算机断层成像术、置入微电极的脑血流监测和脑电描记法等。

### 临床/神经监测

患者在行 DSA 和 BTO 时,应处于严密的监测下。通常球囊闭塞时间在 15 到 30 分钟之间,在这段时间内应对患者重复进行神经功能查体。简单的运动和语言功能测试即能提供功能区得到充足灌注的间接证据(图 5.3)。这种方法要求患者查体合作,能正确理解并遵嘱;因此,患者不能处于全麻下进行此检查。然而,若只有神经系统查体,其敏感度相对较低,且不能确定患者脑血管储备能力是否缺失。另外,仅仅只有临床和血管造影监测下的颈内动脉球囊栓塞术并不能显著降低 10%~15% 的假阴性率[5]。

### 经颅多普勒超声

近年来,经颅多普勒超声检查(TCD)已被用于预测 BTO 中的患者血流动力学不耐受性[6,7]。通常在行 DSA 和 BTO 之前,对患者行 TCD 以评估其大脑血流动力学的基线水平。理想的情况是,患者使用一个定制的耳麦以减少交互式测试的变异率。在血管造影时,重新获取球囊闭塞试验前的基准值。

平均血流速度及搏动指数通常被用作间接评估脑灌注的指标,TCD 用于受累侧大脑中动脉的监测。根据检查者的需要可将平均血流速度下降的阈值设定为 30%、35% 或 40%。当下降值少于 30%~40%,认为是能够耐受血管的永久性闭塞。而当降至基准值的 50% 以下时,则预测可能

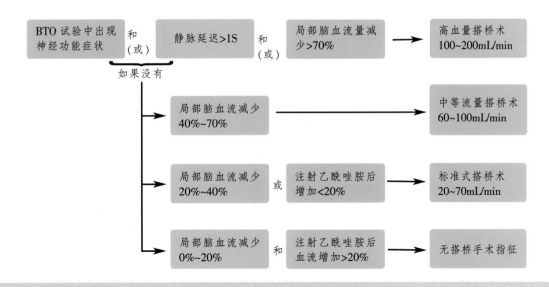

**图 5.3**　颈内动脉损伤需行颅内血管重建手术时的评算方法。
CBF,脑血流量,STA-MCA,颞浅动脉——大脑中动脉。

出现脑缺血症状。然而根据 Sorteberg 等[6]研究发现，当平均血流速度下降达 55% 或更低，则提示患者需行血管重建术。然而，血流速度在 65% 以上表明患者能耐受永久性血管闭塞。当基线值降至 55% 到 65% 之间时，应该考虑到另一个参数，即血流速率搏动指数。这一参数值可以监测到血管自动调节功能是否受损(受损则表明血流动力学不耐受)。但是，TCD 评估也存在明显的弊端:脑血流情况只是被一种间接的方法评估，这种方式不包括软脑膜侧支循环的评估，不少患者没有足够的骨窗来行 TCD 检查，不同检查者对检查结果的影响较大。因此，直接而更为客观地评估大脑灌注的技术手段要优于 TCD。

## 单光子发射计算机断层成像

单光子发射计算机断层成像(SPECT)是一种检测脑血流量的无创方法。患者对其耐受性良好;然而，它主要的不足在于其生成绝对值和测量脑血流量时的不稳定性。SPECT 测量大脑血流量是半定量测量，其结果在球囊闭塞试验和半球不均匀灌注过程中只是相对的发生改变。由于不同测试间的高变异率及低特异性，使得我们必须寻求其他的方法以在球囊闭塞试验中定量检测脑血流量。

## 稳定的氙气增强型计算机断层扫描

稳定的氙气增强 CT(氙-CT)已被建议用于大脑灌注的测定以明确血流动力学不耐受的阈值，进而引导手术方案的制订[8]。这种方法是基于这样一种原则:组织中某种惰性物质的摄取率及清除率与血流量呈正相关。第一步，先进行 DSA 及闭塞试验。在完成六根血管造影后，植入一根球囊导管，并使其在血管相应节段的近端充盈。15 分钟后，膨胀的球囊回缩但仍保持在原位。如果出现任何神经症状，将膨胀的球囊即刻回缩并中断球囊闭塞试验。如果患者能很好地耐受闭塞试验，则检查将进一步过渡到采用氙-CT。在进行扫描时，球囊再次膨胀，并测量大脑灌注量。该检测为大脑半球或感兴趣的部位提供定量的灌注值。血管闭塞后的侧枝代偿情况

可以采用降低该区域脑血流的方法来评估。

脑血管储备能力可以通过降低血压或采用乙酰唑胺刺激的方式来评估。乙酰唑胺是一种经静脉注射的潜在的血管扩张剂，其注射后监测脑血流的增加情况。在乙酰唑胺的作用下脑血流量增加不到 10%，我们就可以认为脑血管储备能力的轻微下降。根据脑灌注的下降水平和脑血管储备能力将患者进行分类，有助于我们根据患者个体化的需要相应地制定颅内血管重建方案。

在目前的 BTO 评估方法中,包括氙-CT,如果患者不能很好地耐受 BTO,那么就存在术后脑梗的高风险(例如:出现神经症状)。球囊闭塞试验中，当氙-CT 脑血流量减少到 $30mL/(100g \cdot min)$ 以下，出现延迟神经功能缺损的风险为中等。如果脑血流量保持在 $30mL/(100g \cdot min)$ 以上，我们就可以认为患者发生卒中的风险很低。

## 由氙清除术定量检测脑血流量

皮层脑血流量的测定代表了氙 CT 测量的一种替代方法[9]。在这项测试中,氙通过球囊导管远端的管腔注入体内。两种碲化镉闪烁监测仪定位在球囊闭塞的同侧额叶和枕叶以便监测其清除情况。通过使用示踪剂洗脱曲线来测算脑血流量。与氙 CT 类似,已确立的脑血流绝对值不耐受阈值是 $30mL/(100g \cdot min)$。或者,对于基线值低的患者,不耐受被定义为脑血流相对减少 30% 以上。

## 脑电图

手术之前,球囊闭塞试验确认高风险患者期间进行脑电图监测以前是作为一个辅助的工具。然而,由于它产生的结果的不稳定性以及缺乏特异性,因此在很大程度上被其他的监测手段所取代。

## 热弥散血流测定脑血流量

在最近几年,我们引进了热弥散血流测定技术应用在我们的临床工作中进行脑血流量的测定。这项技术允许工作中持续及时地监测脑血流量。与以往提到的仅仅只是提供瞬时的脑血流灌

注图像技术不同。从技术上,采用标准的方法把微探针插入到直径 3.2mm 的冠状颅骨钻孔中的感兴趣血管的同侧大脑半球。根据兴趣区域将探针植入皮层下白质内距离硬膜 20mm 的位置(典型位置是中线旁开 6cm)。

热稀释法涉及利用探针尖端固定的两个金制小板来持续的测量体温。其中一个是用来辐射热量的,这样就可以通过两个板之间不同的温度差来计算脑血流量。高血流量时这个差值会减小,低血流量时会增加。这个方法可以提供一个持续、实时、定量的数据,这些数据已经经过氙-CT 的验证[10]。这个探针提供了每 100g 组织每分钟通过的毫升血流量的绝对值。皮质下测定的基线血流量在 25~40mL/(100g·min) 范围之间。记录球囊闭塞后的脑血流量 20 分钟,然后注入乙酰唑胺,如果脑血流量的增加低于基线水平的 10% 就被认为脑血管的储备能力受损。

在球囊闭塞试验时应用热弥散探针评估脑血流灌注已被证明是非常可靠的方法。这个方法可以明确患者脑血管储备能力不足,并且根据患者脑血流量的改变进行脑卒中发生风险分类。因此,这可以用于指导搭桥手术,以及决定搭桥手术的方式。然而,热弥散血流测定法仍然有一些不足。这个测定法非常的局部化,不能推断整个风险区域的功能状态。此外,这是个有创性的操作,因为需要将探针插入到脑实质内。但是,应该注意的是在我们的植入探针的病例中没有并发脑出血或颅内感染。最后,热弥散血流测定技术需要依靠严格的脑组织热稳定性,否则会导致脑血流量测定值的不稳定。

总之,关于应用何种球囊闭塞试验方法目前没有一致的共识。所有这里讨论的方法都有助于做出决定。然而,仅仅依据 BTO 结果就决定闭塞 ICA 是否有中风风险或者是否有做搭桥手术的指征,是不恰当的,即便是 BTO 同时也联合其他监测方式。作出实施搭桥手术的决策应该是建立在有经验的神经外科医师、影像学评估以及患者的总体需要之上。一个更通用的方法是对要牺牲 ICA 的患者都进行血管重建,由于假阴性结果的风险存在,这种方法对个体而言是合理的。

## 5.2.3 搭桥手术的患者选择

当考虑牺牲颈内动脉,不论是计划地或者是意外地损伤颈内动脉,在操作前对血流动力及代偿情况进行彻底地评估是十分有必要的。这对于决定该患者是否需要血管重建和选择合适的搭桥方式而言是必不可少的。第一步就是大致决定该患者是否需要血流替代或者增大血流。这个决定是基于脑血管系统的血管结构和闭塞颈内动脉后其他分支血管的代偿程度而定的。正如前文所述,多种术前检查方法已被研发出来并用于临床,将患者分成不同的风险和治疗亚组,并决定是否需要行搭桥手术。

我们的方法是,每个需经历颈部或者颅底肿瘤手术(设想可能结扎颈内动脉或者术中意外地严重损伤颈内动脉可能)的患者进行一个彻底的脑血管评估,包括脑血管造影和 BTO 试验,并按放射学、临床和功能灌注来进行标准化评估。最近,我们在 BTO 试验的基础上,开发了颈内动脉损伤需行颅内血管重建手术时的评算方法,这主要是基于临床表现、血管造影所显示的侧枝血管和脑血流的分析结果。患者在进行 BTO 试验时,如果出现神经功能缺损或者出现双侧横窦显影不同步(时差大于 1 秒),将被视为颈内动脉损伤时需要使用大口径血管进行重建以代替颈内动脉血流(比如大隐静脉)。脑血流相关研究表明,没有显现出这些临床症状和造影缺损的患者仍可能需要行血管搭桥。如果患者灌注基线下降大于 50% 也需要进行中-高流量的血管搭桥(比如取桡动脉)。当患者脑血流下降 30% 到 50% 之间时,我们建议进行低流量血管搭桥,这样可能随着时间的成熟,能够在围手术期和将来保护患者,如颞浅动脉和大脑中动脉搭桥。最后,如果脑血流量基线下降小于 30%,那么评估脑血流储备容量就变得十分重要了。对于用乙酰唑胺刺激后脑血流增加受损的患者,我们建议行低流量搭桥来防止慢性脑血流不足的发展,降低长期中风的风险。

除了这些准则外,年轻的、预期生存期较长的患者可能需要不同的治疗方案。另一个需要考虑到的重要因素是:有充足侧支循环但面临一侧 ICA 损伤的年轻患者。随着一侧 ICA 损伤后,前循环的脑血流主要来自对侧 ICA,导致剩下的血管受到高流速和高剪切力的冲击。理论上而言,这些血管内血流速度因此达到 200~300cm/s,这样可能导致 Willis 环形成动脉瘤的风险。对于预期寿命大于 20 年的患者,可行血管搭桥来增加脑血流而避免长期的并发症,即便这些患者的脑血管储备能力并没受损害。

## 5.3 颅内外血管搭桥技术

血流动力学的改变决定了不同搭桥手术的指征。在本文中介绍的搭桥手术主要是用来替代颈内动脉闭塞和内源性侧支循环血流导致的血流改变。目前,我们可以依据患者个体化的血流替代需求来选择不同的搭桥方式,将该手术的风险/收益比最佳化。

### 5.3.1 颞浅动脉-大脑中动脉搭桥术

这是一个经典手术,首先由 Yasargil 教授提出,把颞浅动脉的额支或者顶支在外侧裂区与大脑中动脉的皮质支吻合(图 5.4)。这个手术可以通过微侵袭的锁孔入路进行,只需在外侧裂的末端区域开 3cm 骨窗。吻合可以使用 10-0 手术缝线进行间断或者连续缝合。临时阻断时间一般在 15~25 分钟之间。最近,我们已经知道这种临时阻断时间可以被很好地耐受并不会导致脑梗死,因为证据显示术后血管的供血区域不会引起血流灌注的改变。使用我们的微侵袭 STA-MCA 搭桥手术可以将搭桥手术的平均时间缩短至 90~120 分钟之间。相比之下,并发症发生率明显下降到低于 5%。标准的 STA-MCA 搭桥手术提供的血流量为 20~

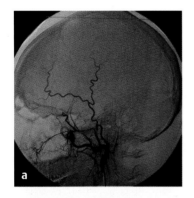
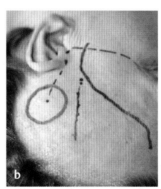
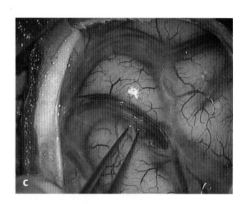
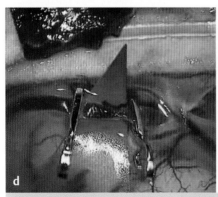
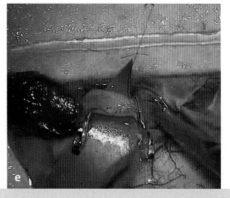
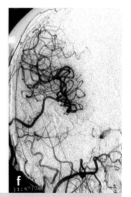

**图 5.4** (a-f)标准的颞浅动脉与大脑中动脉搭桥手术过程。(a)右侧颈外动脉的侧位血管成像显示合适的额支和顶支。如果都适合搭桥,那我们倾向于使用额支;(b)外耳道上 6cm 的外侧裂末端的投影区(绿色圆圈),颞浅动脉额支和顶支的走行(红线);(c)大脑中动脉的 M3 段作为吻合口的受体血管;(d)临时阻断夹阻断受体血管;(e)使用 10-0 缝线间断完全缝合吻合口;(f)术后脑血管造影表明通过 STA-MCA 搭桥血管大脑中动脉供血区域血管充盈良好。

70mL/min,并且非常好的是 5 年通畅率在 95% 左右。

## 5.3.2 取桡动脉行中流量搭桥

取桡动脉搭桥可提供的血流量为 60~100mL/min,5 年通畅率为 90%~95%。作为动脉血液的生理性导管,桡动脉管腔与大脑中动脉 M2 段管腔类似。技术上认为桡动脉搭桥可分三步,首先是取桡动脉,应该明确桡动脉的供血区域是否被尺动脉所代偿;第二步包括开颅和受体血管的暴露;最后是桡动脉在颈外动脉和相应的大脑中动脉之间吻合(图 5.5)。

一般选择非优势侧的前臂取桡动脉。Allen 试验用来评估掌弓动脉的通畅性以及尺动脉能否为手提供足够的血液。在术中,暴露整个前臂,通过触摸或超声多普勒识别桡动脉。从腕关节到肘窝(肱动脉的分叉部)做皮肤的弧形切口。解剖至深筋膜,桡动脉从远心端开始分离。在前臂远

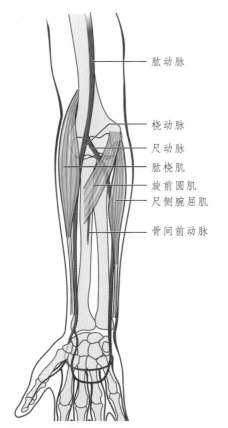
肱动脉
桡动脉
尺动脉
肱桡肌
旋前圆肌
尺侧腕屈肌
骨间前动脉

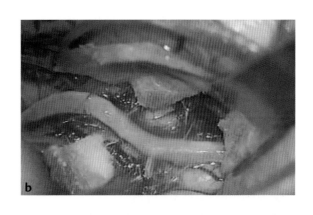

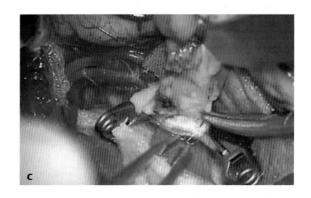

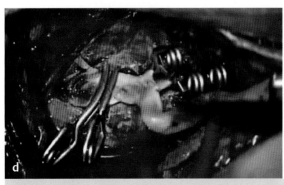

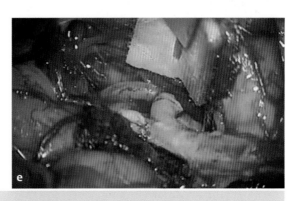

**图 5.5**　取桡动脉行中流量搭桥。(a)前臂桡动脉解剖图;(b)分离外侧裂后暴露的作为受体血管的 M2 段;(c)桡动脉和 M2 段(端-侧吻合),临时阻断 M2 段血供,用 8-0 线连续缝合;(d)颈外动脉和桡动脉(端-侧吻合),临时阻断颈外动脉的远端、近端和甲状腺上动脉,用 7-0 线连续缝合;(e)搭桥结束后 MCA 侧支血供充盈。

侧端桡动脉被深筋膜覆盖,而在中间部桡动脉在肱桡肌和尺侧腕屈肌之间。根据需求暴露桡动脉长度,用双极电凝或丝线结扎分支血管(离主干动脉至少 1mm)。然后用含有罂粟碱的棉片覆盖在动脉上,待需要搭桥时再离断桡动脉进行搭桥。如果分离出的桡动脉有血管痉挛的趋势,可以采取多种方法预防血管痉挛。任何对血流的阻碍,尤其是搭桥血管的痉挛,是必须避免的。压力扩张技术作用就是预防动脉痉挛[11]。桡动脉取出后用肝素盐水冲洗,然后用钝性管子插入动脉的一端,并在一定的压力下注入生理盐水使得动脉扩张长度约 4cm。在很多情况下压力升高使得动脉突然扩张,这部分动脉的血管痉挛得以缓解。这种方法一段一段的重复直到整个血管都得以扩张。然后从血管的另外一端重复该过程。这种方法除了缓解血管痉挛还可以观察搭桥血管是否存在分支渗液。

同时行颈部皮肤切口并暴露颈动脉的分支,一般颈外动脉的近端作为近端吻合部位。然后行翼点开颅,暴露并标识受体血管。通过分离外侧裂,暴露最佳大小和游离度的 M2 段。因为有穿支血管的存在并且在分离过程容易受到损伤,所以一般不使用 M1 段。为了暴露颈动脉分叉部,一般平舌骨水平位置做皮肤切口并打开颈动脉鞘。为了行颈外动脉端–侧吻合术,一般需要将颈外动脉分离到分叉部以上 2cm。在行 M2 段搭桥时先阻断供血端,随后行端–侧吻合术。

## 5.3.3 取大隐静脉行高流量搭桥

取大隐静脉搭桥可提供血流量为 100~200 mL/min,因此在颈动脉完全缺乏侧支血供时,大隐静脉搭桥是非常适合的选择[12]。技术上讲,就是将静脉吻合在近侧颈外动脉和大脑中动脉 M2 段之间。第一步是获取大隐静脉。

大隐静脉起于足背静脉弓内侧端,经内踝前方,沿小腿内侧缘伴隐神经上行,经股骨内侧髁后方约 2cm 处,进入大腿内侧部,与股内侧皮神经伴行,逐渐向前上,在耻骨结节外下方穿隐静脉裂孔,汇入股静脉。术前排除静脉曲张是至关重要的。一般在术前使用超声定位并在皮肤上标

记大隐静脉走行。大隐静脉的暴露一般从远端向上开始解剖分离,长度为 25~30cm。移植静脉的直径为 2~3mm 最适合。这里需要使用超声多普勒定位出最理想的血管直径。分支血管采用双极电凝或丝线结扎。

在准备移植血管过程中,最重要的是防止移植血管漏血,这可能导致术后出血;在血管壁以外的水平结扎或电凝处理血管的分支,以确保血液在管腔内层流。分离好大隐静脉后暂时留置原位,待需要搭桥时再离断大隐静脉进行搭桥。

颈部和颅脑按之前的方法暴露(图 5.5)。简而言之,在平舌骨水平位置作一皮肤横切口,颈动脉分叉的识别和暴露如前述(距分叉部 2cm),然后行翼点开颅,一般选 M2 段做受体血管。

一旦吻合部位完全暴露,尽快将大隐静脉离断,并用肝素溶液冲洗、去掉血凝块,检查血管是否通畅,是否有漏口。另外,通过控制液体静态压力来扩张移植血管。血管末端的结缔组织和外膜层尽可能剥除,以便于搭桥缝合。需要注意的是确保血流方向的正确性,如果需要反向血流可以破坏静脉的瓣膜(图 5.6 c,d)。

从颈部到开颅处做皮下隧道,然后移植血管经隧道穿过并再次测试血管的通畅程度。先行远端吻合,一般与大脑中动脉 M2 段吻合。因为血管大小不匹配,当用大隐静脉进行搭桥时具有一定的困难性。远端吻合后再与近端颈外动脉行端–侧吻合。

## 5.3.4 准分子激光辅助的非闭塞性吻合术

准分子激光非闭塞性吻合术(ELANA)可以在不阻断受体动脉(图 5.7)的情况下,实现颅外–颅内或颅内–颅内搭桥术。因此,该技术可降低由血管临时夹闭导致的脑梗死性神经功能障碍的风险。在过去 15 年里,这项由 Tulleken 教授(乌得勒支,荷兰)研发,以建立远端吻合为主的技术,被广泛应用于神经血管外科手术中[13,14]。由于能够在避免临时阻断血管的情况下,完成高流量近端血管搭桥,患者围手术期的脑缺血情况也能得到较好的控制。不同于通过阻断受体血管动脉

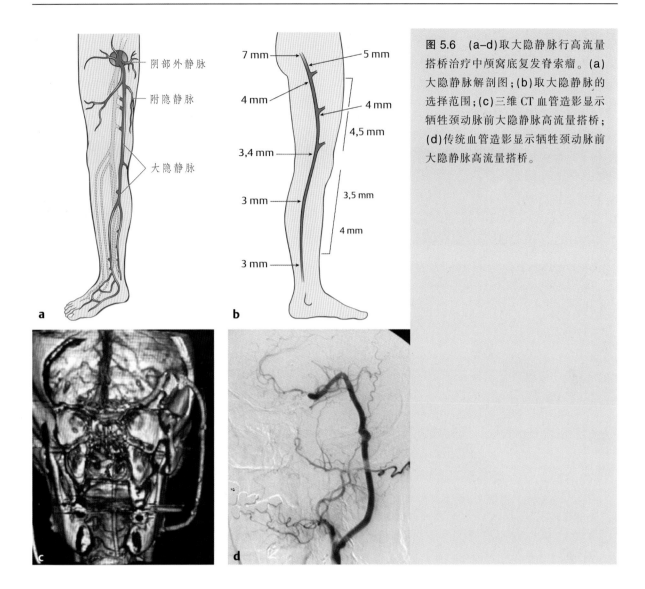

**图 5.6**　(a–d)取大隐静脉行高流量搭桥治疗中颅窝底复发脊索瘤。(a)大隐静脉解剖图；(b)取大隐静脉的选择范围；(c)三维 CT 血管造影显示牺牲颈动脉前大隐静脉高流量搭桥；(d)传统血管造影显示牺牲颈动脉前大隐静脉高流量搭桥。

完成切开和缝合，取而代之用激光设备进行血管吻合。

　　第一步，将连接在吻合环上的移植血管按照传统显微手术过程缝合到受体动脉上。然后，再将由一个外部环形排列的光纤("激光刀")和一个中央吸引器组成的激光导管装置植入到移植血管中。通常情况下，导管装置是通过血管侧支进入受体血管壁的。然后，利用吸引装置将吻合环内的血管壁固定到导管上，激活激光以达到 360°吻合。然后取出激光导管装置，血管瓣被确定安全取出。

　　这项技术的主要优点是：它可以在不阻断血管的情况下，进行血管吻合。它不需要临时阻断血管，也不需要临时夹闭受体或供体血管。因此，它可以最大程度地减少血管暴露和脑牵拉伤。相

反，也必须指出 ELANA 技术只适用于一小部分需要近端吻合且对临时阻断耐受较差的患者。因此，大部分的搭桥术还是可以利用常规的显微外科技术完成的，ELANA 技术只作为搭桥术的一项很好的补充。

### 5.3.5 术中搭桥效果的评估

　　对于需要血管夹闭但又不能耐受血管阻断的复杂性恶性肿瘤的患者而言，一个全面的术中搭桥效果的评估，是判断牺牲颈动脉和根治性肿瘤切除术安全性和成功率的关键。

　　术中搭桥失败的原因包括血管痉挛、血栓形成或吻合口对合不良。为了能够准确地评估术中搭桥的通畅性和效果(图 5.8)，在过去的几年里，采用了各种不同的方法。但显然术中血管造影是

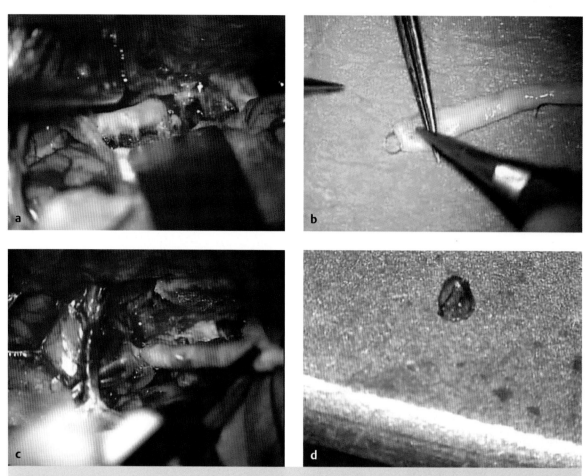

**图 5.7** (a–d)利用准分子激光非闭塞性吻合技术(ELANA)行颅内外血管搭桥：(a)颅内受体血管近端：大脑中动脉的近端 M1 部分；(b)用 8-0 间断缝合线，将 2.6mm 或 2.8mm 的铂金环缝合在大隐静脉远端；(c)激光导管植入移植血管内，放到铂金环内和受体血管壁直接接触；(d)在 360°的激光动脉切开术后，取出血管瓣。

评估术中搭桥效果的金标准。然而，由于有创性、人员要求以及暴露在辐射中，术中血管造影的常规使用还是受到了限制。

## 吲哚菁绿血管造影

近年来，吲哚青绿血管造影(ICG)被引入到了动脉瘤和神经血管搭桥的手术中[15,16]。我们在完成搭桥术之后，将荧光染料 ICG 注入静脉内，通过使用近红外光集成显微镜观察搭桥处的灌注和它的远端循环。我们的经验说明这项新方法是术中判断搭桥血管通畅性的理想方法。如果遇到闭塞或血流量不足的情况时，医生有机会立即采取干预措施。此外，术中 ICG 血管造影不仅可显示搭桥是否通畅，而且还能帮助外科医生确定搭桥失败的部位，因此在术中还能进行快速而又精确的修正。利用这一技术，早期搭桥的通畅率近乎 100%。然而，如果需要更详细的评估搭桥效果和血液输送情况，则需要额外的监测。

## 神经电生理监测

在神经外科实践中，神经电生理监测的应用已经有几十年的历史了。它是一种能进行功能分析和反映运动皮层激活和皮层下传导通路终点事件的方法。在搭桥手术中，外科医生可以根据神经电生理监测，了解搭桥的效果和下游区域的脑灌注情况。当搭桥血管提供的血流不足时，电生理监测能警示外科医生术中重新进行搭桥。我们的经验认为，在决定闭塞颈动脉时，术中运动功能的监测已成为一项最重要的手段。

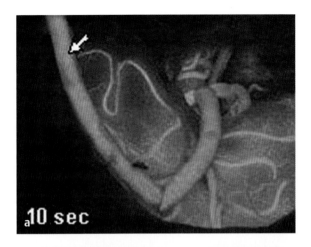

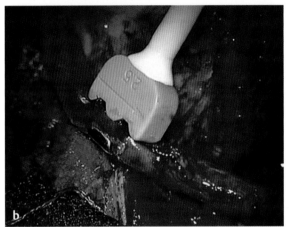

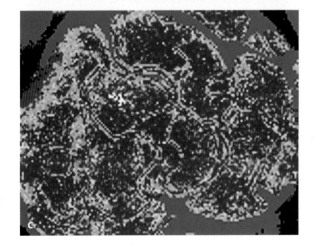

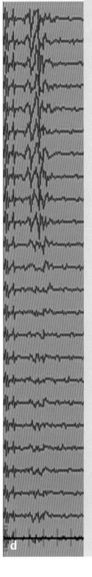

图 5.8　(a–d)完成颅内外血管搭桥后，在牺牲颈动脉时的术中监测技术：(a)利用吲哚氰绿(ICG)荧光血管造影评估吻合口和搭桥血管的通畅性；(b)利用多普勒超声检查，定量分析搭桥部位的血流量(毫升/分钟)；(c)激光散斑对比分析(LASCA)可以提供皮层灌注的模拟彩图；(d) 在颈内动脉临时阻断期间，神经电生理监测的运动诱发电位。注意：振幅会随着颈内动脉的夹闭而消失，而夹闭解除后它又会立即恢复。

## 通过热扩散探针监测术中脑血流

　　脑热扩散血流测定能评估术中脑灌注情况。我们已经讨论过术前热扩散测量仪是一个可以评估脑血流的好工具。与神经电生理监测类似，脑血流监测可以在微循环水平为评估搭桥的通畅性和效果提供重要信息。然而，需要注意的是，由脑血流量探头产生的数据是来源于大脑一个相当小的区域。因此，它不能保证所有区域的解剖和功能的完整性。但是，当探头放置在相关的区域时，探测值可代表该区域[17]。在探头的插入和操作过程中，我们没有遇到过并发症。唯一的缺点就是探头依赖于热稳定，而开颅手术中热稳定不总是能实现。

**激光散斑对比度分析**

我们团队最近推出了激光散斑对比分析(LASCA)作为神经血管外科手术中诊断工具的一项补充[18]。它不但可以绘制术中皮质血流图,而且还能提供脑皮质血流量相对变化的实时成像。作为激光多普勒法的一项改良,它可以在可变的扫描区域内对组织灌注进行定性和半定量的测定。这种新的监测工具能对脑灌注进行实时测量,具有良好的时间和空间分辨率,但无法量化组织血流情况。

### 5.3.6 抗血小板聚集和抗凝方案

术前推荐使用抗血小板聚集药物以防止血栓形成和保护搭桥血管,推荐的使用标准包括对乙酰氨基水杨酸类 100mg/d。然而,有许多的患者对这一治疗方案没有反应,因此,我们建议术前评估分析每个患者的血小板功能,这样就可以通过增加剂量和更换药物来提供最佳的抗血小板聚集。除此之外,我们推荐术中在搭桥血管灌注之前给予 3000 IU 低分子肝素。

## 5.4 颈内动脉的处理

当搭桥手术完成并且搭桥血管血流通畅时,存在的问题是在切除肿瘤的何时阻断颈内动脉。一般情况下,有两种方式:一是术中立即通过夹闭的方式阻断颈内动脉,另一种是通过血管内方法术后延迟闭塞颈内动脉。既然一般肿瘤切除都是在颈内动脉牺牲后进行,所以术中阻断颈内动脉是更佳的方案。当然,只有在经过可靠的评估及术中证明搭桥血管的通畅性和功能正常才能进行颈内动脉阻断。上述的 ICG 视频血管造影术、搭桥血管血流量的监测、脑灌注成像,以及神经生理功能监视的广泛运用都可以为搭桥血管的供血功能进行评估。因此,假如术中有足够安全可靠的监测,我们认为术中即刻阻断颈内动脉是安全的、合理的,而且之后就可以进行肿瘤切除而不需要任何延迟。

## 5.5 肿瘤的处理

搭桥手术后肿瘤切除的时机取决于血管重建手术的方式。如果血管搭桥手术越复杂、时间越长、步骤越多,则肿瘤切除手术应分期进行。也应该考虑到肿瘤的位置及其周边结构的复杂关系,尤其是与颈内动脉的关系。原则上,如果需要用两个不同的手术入路,一个入路是针对搭桥而另一个是针对肿瘤切除的话,就应该考虑进行分期手术。如果颈内动脉损伤后搭桥血管有保证,那么肿瘤的切除就可以单独地进行。我们认为分次手术更合理,因为通过搭桥重建血流和肿瘤切除都是复杂且费力的手术。

## 5.6 结合介入治疗和外科手术来替代搭桥手术

近年来,一些将介入治疗和外科手术相结合的方式在治疗涉及或易累及颈内动脉的肿瘤区域得到了发展。涉及颈内动脉的头颈部肿瘤的治疗,有以下几种方法可供选择,包括放疗和保留或不保留颈内动脉的外科手术治疗。当肿瘤已经浸润到颈内动脉时,一个新的组合治疗方式可以在不影响血管血流动力学的情况下保证肿瘤的根治性。这种替代方式包括植入一个支架,需覆盖所有被肿瘤包绕的颈内动脉部分。手术在完成支架植入术后一个月进行,这时颈动脉壁可与支架完全分离,连同肿瘤一起切除。无论是从临床症状还是影像学检查来看,都没有发现这种治疗方式有什么不足。如此看来,这种方式似乎要优于单纯地将肿瘤从血管壁上剥离下来,因为后者治疗方式是次全切除肿瘤,并且由于血管壁被肿瘤浸润,导致高复发率。

同样,有人提出了结合介入治疗和外科手术治疗的方式治疗复杂鼓室颈静脉区副神经节瘤[19]。肿瘤的浸润是关乎肿瘤切除的操作性和全切率的主要因素之一,并且与患者的预后息息相关。鼓室颈静脉区副神经节瘤累及颈内动脉的程度可能有限,单靠手术也许可以做到对颈内动脉没有损伤或者损伤较小的情况下完全切除肿瘤。然而,对于浸润、侵袭性生长的鼓室颈静脉区副神经节瘤(特别是年轻患者),切除肿瘤过程中不可避免会损伤颈内动脉,要做到完整切除肿瘤而不损伤血管几乎是不可能的。一些外科医生赞同限制性手术,当累及颈内动脉时会选择部分切除肿瘤[20]。

在一些年轻患者中,如果肿瘤浸润性生长,部分切除肿瘤不是一个好的选择。那么结合介入治疗和手术治疗是更好的选择。第一步,植入颈内动脉颈段和岩段支架。随后,患者行手术切除肿瘤。该手术的原理是找到解剖界面然后全切肿瘤,而血管被支架保护。该手术提供了一种非常好的办法来减少术中出血的风险,包括 ICA 和它在海绵窦和岩骨段分支的出血。对于影响血管壁较明显的患者,不切除受浸润的血管壁而达到肿瘤全切是不可能的。比较直观的是,只有完整切除肿瘤及浸润的血管才能把所有的肿瘤细胞切除并预防局部复发。无论如何,长期的疗效仍然是不确定的。

血管支架的内皮再生会引起肿瘤细胞扩散。此外,支架置入术的并发症,如出血、癫痫、脑梗死、血管壁的破裂,尤其是曾接受过放疗的患者,需要与长期获益相权衡,这些仍不清楚。遗憾的是,现在还没有足够的关于支架植入后长期支架内再狭窄的数据。这同样适用于蝶骨嵴内侧脑膜瘤,在手术前先血管内植入支架。

一例脑膜瘤已经浸润到海绵窦的患者,由于肿瘤包绕颈内动脉海绵窦段导致血管狭窄随之产生的脑低灌注导致了肢体偏瘫。由于肿瘤已经产生缺血性症状,牺牲血管一定会伴随永久性神经功能缺损。相反,经皮植入支架恢复了充足的血流量。该病例因为其他并发症而无法进行根治性手术[21]。

总之,对于那些肿瘤压迫颈内动脉并影响到脑血流的患者,支架置入术和随后的外科手术切除是血管重建术后完整切除肿瘤的一个可行替代方案。然而,肿瘤是否可以全切以及支架置入术和外科手术的理想时间间隔仍然不清楚。

我们已经提出一套基于脑血流分析结果的搭桥手术流程。如果患者可以耐受乙酰唑胺试验,并没有表现出神经功能缺损的症状,但脑血流量增加不到30%的基线值,则脑血管容量储备很有可能受到损害,应进行标准的颞浅动脉-大脑中动脉搭桥。没有表现出神经缺损并且脑血流量增加超过30%的基线值说明其储备能力是正常的,这时不用搭桥手术。这种情况下没有指征行搭桥手术来增加脑血流,相应的颈内动脉能牺牲而不影响脑灌注。如果没有血流动力学不足的临床表现,但在未做乙酰唑胺试验时发现脑血流量减少少于30%的基线值,则建议在牺牲肿瘤相关的血管前采用中流量的桡动脉搭桥。在脑血流量下降超过30%基线值的情况下,主张采用高流量的大隐静脉搭桥。最后,如果在 BTO 过程中观察到有神经功能缺损的情况,我们认为最好采用高流量血管搭桥。

## 5.6.1 脑灌注及血流动力学

为了分析脑灌注及血流动力学,患者需要行 DSA 检查。大脑半球皮层静脉的同步显影是评估大脑血流特点以及血流动力学耐受性的一个重要指标。另外,颈内动脉通过前交通动脉到对侧大脑侧支循环也应该被评估。同时,目标区域的动脉及静脉血流灌注可以来自椎-基底动脉循环,通过向优势侧的椎动脉内注入造影剂来评估该灌注情况。一侧椎动脉造影能证实是否存在来自后循环的侧支循环。Willis 环的发育情况也将被评估。根据现有的指南,静脉充盈的滞后时间阈值应该在 0.5~1 秒。如果被阻断血管供血区域的皮层静脉显影比对侧半球延迟 0.5 秒的话,这就说明该区域的血流不同步,代表血流动力存在不足。

根据侧枝循环来源不同,要么对侧 ICA 通过前交通动脉的侧支循环或者椎基底动脉通过后交通动脉的侧支循环,可以比较双侧半球的对称性或者对于后循环来源者比较前后循环显影的同步性来判断显影延迟。在累及颈内动脉的肿瘤患者中,侧支循环主要来自前交通动脉。总的来说,非对称的或者非同步的显影提示了血流动力学的不耐受,预示直接阻断颈内动脉可能导致中风。研究表明,根据不同的流程和患者人群,BOT 中约 50% 到 75% 的患者显示血流动力学能耐受，因此不需要保护性的搭桥手术。然而，单独依靠血管造影来评估累及颈内动脉的肿瘤患者是否有搭桥指征是不够的。相当一部分潜在血流动力学不足的患者因为血管造影筛查的灵敏性不够而错过。因此，依赖能够量化血管化程度的诊断措施至关重要。

CA。

搭桥手术或者血管介入支架手术和后期的肿瘤切除手术应分两步进行：一旦大脑的血流灌注得到保证，肿瘤切除即可单独完成。

（王林 译　洪涛 校）

## 经验和教训

当考虑牺牲颈内动脉时，不管是因为肿瘤侵犯或者因为意外损伤，必须确保在阻断动脉后大脑有足够的血供。

在这种临床情况下，应对患者行6根血管造影和BTO试验，依据临床、影像以及功能性的脑灌注特点来评估脑血管系统。

如果患者不能耐受血管闭塞，那么有两种办法可以保证患者大脑血流供应，一是血管搭桥，二是颈内动脉支架植入术。

BTO评估行颅内外血管搭桥手术指征的方法：

a.患者存在神经功能缺损或者出现双侧横窦显影不同步（时差大于1秒），需取大直径的血管作为供体血管行重建手术；

b.脑灌注下降50%以上的患者需取中等或大直径血管行重建手术；

c.脑灌注下降30%到50%的患者需取小直径血管作为供体血管行重建手术；

d.对于脑灌注下降30%以下的患者，血管的储备能力需要通过乙酰唑胺刺激来获得。如果脑灌注不增加，建议选择小直径血管作为供体血管。

颅内外血管搭桥手术的方式：

a.STA-MCA搭桥：取颞浅动脉的额支或顶支与同侧大脑中动脉的皮层支吻合（血流量20~70mL/min）；

b.取桡动脉桥连颈外动脉与大脑中动脉（血流量60~100mL/min）；

c.取大隐静脉桥连颈外动脉与大脑中动脉（血流量100~200mL/min=高流量搭桥）。

术中评估桥血管的功能需要借助ICG荧光成像、神经电生理监测、热扩散探针、LAS-

## 参考文献

[1] Nussbaum ES, Levine SC, Hamlar D, Madison MT. Carotid stenting and "extarterectomy" in the management of head and neck cancer involving the internal carotid artery: technical case report. Neurosurgery 2000; 47: 981–984

[2] Sessa CN, Morasch MD, Berguer R, Kline RA, Jacobs JR, Arden RL. Carotid resection and replacement with autogenous arterial graft during operation for neck malignancy. Ann Vasc Surg 1998; 12: 229–235

[3] Fisch U. Infratemporal fossa approach to tumours of the temporal bone and base of the skull. J Laryngol Otol 1978; 92: 949–967

[4] van Rooij WJ, Sluzewski M, Slob MJ, Rinkel GJ. Predictive value of angiographic testing for tolerance to therapeutic occlusion of the carotid artery. AJNR Am J Neuroradiol 2005; 26: 175–178

[5] McIvor NP, Willinsky RA, TerBrugge KG, Rutka JA, Freeman JL. Validity of test occlusion studies prior to internal carotid artery sacrifice. Head Neck 1994; 16: 11–16

[6] Sorteberg A, Bakke SJ, Boysen M, Sorteberg W. Angiographic balloon test occlusion and therapeutic sacrifice of major arteries to the brain. Neurosurgery 2008; 63: 651–660; discussion 660–661

[7] Eckert B, Thie A, Carvajal M, Groden C, Zeumer H. Predicting hemodynamic ischemia by transcranial Doppler monitoring during therapeutic balloon occlusion of the internal carotid artery. AJNR Am J Neuroradiol 1998; 19: 577–582

[8] Field M, Jungreis CA, Chengelis N, Kromer H, Kirby L, Yonas H. Symptomatic cavernous sinus aneurysms: management and outcome after carotid occlusion and selective cerebral revascularization. AJNR Am J Neuroradiol 2003; 24: 1200–1207

[9] Marshall RS, Lazar RM, Young WL et al. Clinical utility of quantitative cerebral blood flow measurements during internal carotid artery test occlusions. Neurosurgery 2002; 50: 996–1004; discussion 1004–1005

[10] Vajkoczy P, Roth H, Horn P et al. Continuous monitoring of regional cerebral blood flow: experimental and clinical validation of a novel thermal diffusion microprobe. J Neurosurg 2000; 93: 265–274

[11] Sekhar LN, Duff JM, Kalavakonda C, Olding M. Cerebral revascularization using saphenous vein grafts for the treatment of complex intracranial aneurysms: techniques and outcomes for 17 patients. Neurosurgery 2001; 49: 646–658; discussion 658–659

[12] Friedman JA, Piepgras DG. Current neurosurgical indications for saphenous vein graft bypass. Neurosurg Focus 2003; 14: e1

[13] Langer DJ, Van Der Zwan A, Vajkoczy P, Kivipelto L, Van Doormaal TP, Tulleken CA. Excimer laser-assisted nonocclusive anastomosis. An emerging technology for use in the creation of intracranial-intracranial and extracranial-intracranial cerebral bypass. Neurosurg Focus 2008; 24: E6

[14] Bremmer JP, Verweij BH, Klijn CJM, van der Zwan A, Kappelle LJ. Tulleken CA. Predictors of patency of excimer laser-assisted nonocclusive extracranial-to-intracranial bypasses. J Neurosurg 2009; 110: 887–895

[15] Raabe A, Nakaji P, Beck J et al. Prospective evaluation of surgical microscope-integrated intraoperative near-infrared indocyanine green videoangiography during aneurysm surgery. J Neurosurg 2005; 103: 982–989

[16] Woitzik J, Horn P, Vajkoczy P, Schmiedek P. Intraoperative control of extracranial-intracranial bypass patency by near-infrared indocyanine green videoangiography. J Neurosurg 2005; 102: 692–698

[17] Horn P, Vajkoczy P, Thomé C, Muench E, Schilling L, Schmiedek P.

Xenon-induced flow activation in patients with cerebral insult who undergo xenon-enhanced CT blood flow studies. AJNR Am J Neuroradiol 2001; 22: 1543–1549

[18] Hecht N, Woitzik J, Dreier JP, Vajkoczy P. Intraoperative monitoring of cerebral blood flow by laser speckle contrast analysis. Neurosurg Focus 2009; 27: E11

[19] Sanna M, Piazza P, De Donato G, Menozzi R, Falcioni M. Combined endovascular-surgical management of the internal carotid artery in complex tympanojugular paragangliomas. Skull Base 2009; 19: 26–42

[20] Witiak DG, Pensak ML. Limitations to mobilizing the intrapetrous carotid artery. Ann Otol Rhinol Laryngol 2002; 111: 343–348

[21] Heye S, Maleux G, Van Loon J, Wilms G. Symptomatic stenosis of the cavernous portion of the internal carotid artery due to an irresectable medial sphenoid wing meningioma: treatment by endovascular stent placement. AJNR Am J Neuroradiol 2006; 27: 1532–1534

# 第 6 章　多学科内镜颅底手术中心：提供综合治疗

Nancy McLaughlin, Ricardo L. Carrau, Amin B. Kassam, Daniel M. Prevedello, Wolfgang Deinsberger, Ulrike Bockmühl

## 6.1　概述

在过去的二十多年里，鼻内镜在鼻腔、鼻窦和颅底病变的手术中应用不断增加。根据世界各地权威机构的研究，经鼻内镜手术已成为一种治疗脑深部病变的可靠方法[1-6]。因为该方法可以让手术医生接触到患者的前、中及后颅窝，目前已被认为是鼻颅底外科医疗设备中一个至关重要的工具。取得这些良好成果一方面源于令人满意的手术效果，另一方面则归功于多学科医护人员的共同努力。为了达到有效的治疗效果，在整个治疗阶段都需要有一组来自各个专业的医生来解决患者的具体问题。因此，多学科团队合作方式，在患者术前、围术期及术后阶段的治疗都是无所不在的。

本章我们将回顾那些能保证多学科团队合作方式顺利进行并成功的关键因素，同时介绍此种概念是如何在专业内镜颅底手术中心执行的。

## 6.2　多学科团队方式的主要特征

尽管传统上医生被认为是临床治疗的提供者，他们同时也应该承担起提高服务质量的责任，不仅是在外科治疗急性期，同时应该按照大多数垂体和颅底病变强制执行的方式贯穿长期随访。现代医疗系统鼓励特定领域的专业化，如鼻腔鼻窦颅底内镜手术，因此实际上由某个医生单独提供整体治疗是不可能的。所以团队合作将所有成员的技能、经验和知识整合到一起，取得最终最好的治疗效果[7,8]。许多医疗机构已经意识到多学科实践对改善患者的治疗和预后，以及患者的安全是非常重要的[8]。

### 6.2.1　团队合作的形式

团队合作的过程复杂且多样[8,9,10]。在文献中使用多个术语来描述团队合作的不同架构，即多学科、跨学科和超学科团队[11]。这三种团队合作方式描述了一系列不同的协同工作方式。在多学科团队中，同行业中的不同专家独立工作以实现个人目标，并开会讨论他们的进展[11]。在跨学科团队中团队必须首先同意团队设定的目标。团队成员将努力集中在常见的治疗方案上[11]。在跨学科团队，其成员有着共同的目标，同时分享技能。这种团队合作方式能保证成员之间更大的灵活性和互换性，使资源得到最佳利用[11]。在鼻腔鼻窦病例中，跨学科团队方法可以保证所有成员拥有一个共同的目标，即提高患者的医疗质量。在整体的跨学科概念中，外科团队本身就是一个跨学科团队。所有外科医生根据各自背景负责不同部分，并一起工作以取得最佳的手术效果。然而，经过多年的协同工作，以我们的团队为例，我们发现神经外科医生和头颈外科医生是可以在手术流程的每一步进行互换的，从而创造一个真正的跨学科团队。在整个治疗阶段，不同形式的团队合作也许在不同的时刻会有所不同，因此团队合作本身比它采用的特定方式更重要[12]（图6.1）。

### 6.2.2　团队合作的概念

多学科团队合作寻求一种有效率且有成果的方式来实现所设立的共同目标[7]。但是，有些障碍

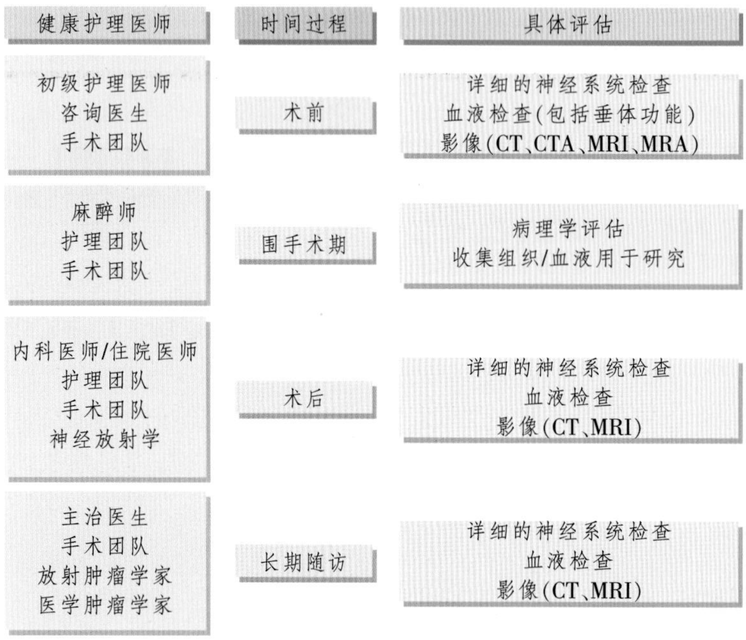

健康护理医师
时间过程
具体评估
初级护理医师
咨询医生
手术团队
术前
详细的神经系统检查
血液检查(包括垂体功能)
影像(CT、CTA、MRI、MRA)
麻醉师
护理团队
手术团队
围手术期
病理学评估
收集组织/血液用于研究
内科医师/住院医师
护理团队
手术团队
神经放射学
术后
详细的神经系统检查
血液检查
影像(CT、MRI)
主治医生
手术团队
放射肿瘤学家
医学肿瘤学家
长期随访
详细的神经系统检查
血液检查
影像(CT、MRI)

**图 6.1** 从术前到长期随访期间的鼻腔鼻窦及颅底病变患者管理流程图。CT:计算机断层摄影术;CTA:计算机断层血管造影;MRA:磁共振血管造影;MRI:磁共振成像。

可能会阻碍其潜力的充分发掘[10]。Xyrichis 及其同事回顾了那些可能抑制或促进团队合作的重要因素。

## 团队架构

团队架构对一个多学科团队的成功至关重要。团队组成和整体大小取决于医疗专业人员的多样性,而这个又取决于患者在整个医疗阶段的医疗要求(图 6.2)。多个成员来自同一专业的团队并不是很有效。地理位置的接近给信息交换,成员之间的沟通以及人际交往带来便利性[13,14]。最重要的是,多学科团队应该有一个有能力的领导者,能够引导团队的能量,保持团队势头,并指导决策[15]。领导力缺乏往往意味着较低的团队效能,与团队合作的质量差也有关系[1]。在鼻窦和颅底病变这种情况下,团队领导应该是外科团队的一员,代表团队参与患者治疗的所有阶段的护理:术前、围术期和术后。除了一个特定的团队架构,该卫生组织应该有一个共同的多学科合作的愿景。组织内成员之间的互相支持对多学科合作

内分泌学
神经外科
头颈外科
神经眼科学
放射肿瘤学
临床与基
础研究
多学科团队方法在脑
垂体瘤治疗中的应用
内科肿
瘤医师
神经放射学
团体和培训
耐心教育和支持
神经病理学

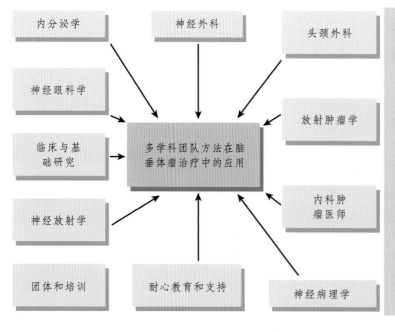

**图 6.2** 内镜颅底研究中心的跨学科团队组织结构图。

的进步发展和不断成熟是非常重要的。特定疾病或特定条件下的多学科团队应该与其组织保持一致目标，共享框架、工具以及资源。同时该卫生组织应鼓励创新，如多学科合作，寻求改善患者诊疗质量[10]。

### 团队互动过程

一个完善的程序组织对有效的团队工作来说很重要[10]。经常性的小组会议使得各成员能够及时跟进上次会议的可交付成果，确定未来的目标，明确治疗过程、角色和责任[16]。所有成员，在与其他成员联系时，不管是口头或书面的，都必须知道在多学科团队中的沟通方式。多学科团队内的沟通有利于团队学习，支持表达分歧意见，有助于发展新的工作关系，并能改善患者的福利[7]。整个团队不仅应该建立起关于何时见面，如何沟通，会议中该讨论什么的流程，同时应该有一个程序性的计划，以评估每个人的表现。团队应该建立定期审计以得到有效的结果和建设性的反馈，做好过程评估及由多学科治疗所带来的影响评估。审计结束时，成员应该参与新工具的开发，以优化他们的效率，及其对患者治疗的影响。

## 6.3 多学科方法在鼻腔鼻窦颅底学科的应用

世界各地的多个团队已经形成了许多应用内镜经鼻手术治疗鼻窦及颅底病变的中心。这些患者在整个诊治过程中都需要特殊诊疗，因此启发人们组成了专门的多学科小组来协调他们的治疗。下面我们来看一下不同医疗专业人员是如何参与到多学科治疗中，打破专业瓶颈，协调给出最优的治疗。

### 6.3.1 术前诊治

初诊医师是大多数患者术前治疗的一个核心参与者。他们往往是第一个接受患者各种症状咨询的医疗专家，有些症状的了解也比其他的更具体。初诊医师参与初步检查的协调，包括内分泌检查，当检查提示鼻窦或颅底病变，就必须将

该患者推荐给一个对此具有丰富经验的专家团队。初诊医生与接受转诊专家之间的沟通非常关键[8,10]。转诊手术小组应将治疗计划明确告知咨询医生，从而让每个人都参与到患者的治疗循环中，防止资源的负效用和诊疗的延迟。

为了提供一个严谨的评估结果，患者应该由一个能够给出建议，提供完整全面的管理选项（包括在某些情况下，结合定期影像学检查的保守治疗），提供鼻腔鼻窦及颅底病变的治疗方式包括肿瘤学、放疗、手术方面的团队进行评估。手术团队应该精通各种方法和重建技术，从而为患者量身定制最佳的手术选择。组成手术团队的医生在传统和经面部入路、锁孔入路以及扩大内镜入路等方面有着丰富的经验，目标是实现最完善的肿瘤切除同时保护患者的神经系统状态。因此，在许多方面，与手术团队的第一次见面显得非常重要。这是一次从患者获得详细病史并进行完整神经系统检查尤其是脑神经，感觉运动和小脑功能的机会。当发现有斜坡、岩斜或枕骨大孔区病变时，有必要做一个脑神经功能的详细评估，从而记录任何亚临床功能障碍。

此外，通过治疗师的会诊可以帮助识别或量化术前声带和吞咽功能障碍。手术前应进行鼻内镜下鼻腔评估，以记录鼻窦感染，鼻中隔完整性，中隔偏曲及任何其他特殊的解剖变异。

影像结果应该与患者一起查看，因为这有助于他们了解信息，并理解接下去的诊疗步骤。如果需要其他影像作为补充，比如垂体磁共振成像（MRI）、磁共振血管造影（MRA），CT 血管造影（CTA），或数字减影血管造影（DSA），应当向患者解释清楚，并和神经放射学专家讨论，从而从这些附加的影像中获取最多的信息。

如果可能的话，最好有一个执业护士参与到初诊过程中来，并作为一个联系人回答患者可能有的任何问题，阐明所有术后相关的期望结果。致力于治疗鼻窦及颅底病变的中心应该具备相关教育材料，以帮助患者了解自己的病理，做出他们自己的选择，并事先查看推荐的治疗方法或联合治疗方案。执业护士也可以帮助协调与团队其他成员的会诊。

神经眼科医生对术前视力，是否出现视盘水肿、瞳孔不等大、眼睑下垂以及视野缺损的评估至关重要。

内分泌医生对患者术前的垂体功能评价也是必不可少的。他们给患者服用特定激素，进行精确的实验以进行评估。这个评价之所以重要是因为针对特定功能性垂体腺瘤进行药物治疗可减少围术期并发症的发生[17]。一旦建议进行手术，就应该告知主治医生，并由主治医生协调术前准备。术前，手术团队必须已经回答患者的所有问题。如果机构中存在研究设施，对于患者术前是否参与组织库和（或）血库，应该基于自愿的原则。

## 6.3.2　手术期间的治疗

围术期间，麻醉师可能是医疗团队最重要的成员。对一些患有鼻腔鼻窦、肢端肥大症和颅底病变的患者，确保患者的气管安全是个挑战，可能需要特殊的插管技术。手术团队必须在插管前讨论这种可能性。

手术由专门的外科手术团队进行。考虑到颅底外科医生、头颈外科医生、神经耳科医生和眼科医生的共同努力，手术的每一部分都是由最熟悉其特定部分的外科医生执行的。在某些情况下，比如在内镜经鼻颅底手术时，头颈外科医生和神经外科医生会共同完成手术的主要部分，充分展示了术中多学科团队合作这样一个概念。研究发现，听神经瘤手术由一个神经外科医生和一个神经耳科医生执行，能取得最佳的手术效果[18]。固定的手术专家团队比临时的组合效果更佳。

组织病理学评价往往能够证实医生假定的术前诊断，这也说明了组织病理学家是整个团队的另一名重要成员。术后针对组织学特征与分子特征的具体分析对推荐辅助治疗也是很重要的。

## 6.3.3　术后护理

在扩大经鼻手术中进行了硬膜内操作，最初的24小时内需要在重症监护室进行密切监测。考虑到患者发病前的身体状况，这项预防措施也

显得很有必要。手术团队必须告知重症监护医生/神经重症监护医生关于患者临床病史、术前神经功能状态、采取的手术、任何可能出现的术中并发症以及总失血量等。必须通知重症监护和初诊医师，以保证患者有最佳的术后护理。在功能性垂体腺瘤或外科手术可能已经影响了垂体或垂体柄的情况下，应邀请内分泌医生共同观察患者。术后第1天，床边护士、执业护士、理疗医师、职业理疗师以及语言康复师都有助于患者的康复。为满足患者及其家人的需求，这些互补学科的观点是必不可少的。

家庭及家人对患者的术后护理来说也是一个重要的因素。考虑到他们大部分时间都在患者床边，有必要让他们明白术后期间患者会发生什么。告知患者家人该观察哪些症状和体征非常重要，这样他们才可以告知护理人员。家庭成员在患者的恢复期间也发挥着关键的作用，因为他们可以促进患者的持续性饮食并起到动员作用。他们的协作应该得到承认和鼓励。患者只有在整个团队都认为安全的情况下才能出院，并及时告知患者家人或其直接照顾者因为后续他们会在家里照顾患者。必须给予患者共同指示，防止混淆和误解。

注册护师以整个鼻窦及颅底团队的名义负责协调出院和后续的指导。患者术后需要在门诊由手术团队观察7~10天。与此同时，头颈外科医生可能想要评估患者的鼻窦。最终病理结果需要告知患者。如果需要辅助治疗，注册护师负责协调将肿瘤科专家和放射科专家整合到团队里。重要的是，要将治疗计划转交给患者的主治医生，并保证所有医护人员的知悉。

## 6.3.4　长期随访

术后第一年，每3~6个月的临床随访是很重要的，因为这使得患者能与他的手术团队保持联系。任何时候，注册护师应该能够解答患者的问题。术后3个月应该进行术后磁共振成像，而这些都应该在医疗团队的成员之间进行讨论。对于术前有视觉障碍或术后产生新的视觉障碍的患者，应在术后4至6周内组织随访，以重新评估患者的视力。

若术前存在内分泌失调或者术后产生新的垂体功能减退、尿崩症状，患者应遵循他（她）的内分泌学家的意见，进行激素替代微调和术后垂体功能评估。在内镜颅底中心，可以将以前的患者整合到治疗团队中来，组成一个病友团。在许多机构中，病友团是一个论坛的形式，新患者可以与老患者见面并直接向其他患有垂体腺瘤的患者问问题。通过在病友团里举办讲座，鼻窦及颅底跨学科团队成员应积极参与到患者的教育中来。

## 6.4　多学科团队合作在内镜颅底中心的发展趋势

为了最大限度地优化患者的治疗，各机构均在不同程度上努力去打破不同行业以及不同专业之间的壁垒。肿瘤委员会和虚拟案例评审会议，多学科门诊，多学科手术，多学科查房，以及治疗协调会议都是发生在整个治疗阶段的团队合作例子。对于这些场所的文献综述已经超出了本章的范围[12]。重要的是，许多医疗保健机构正在认识到多学科团队活动，如病例回顾，肿瘤委员会和多学科查房等，对提高患者安全，改善治疗效果是非常关键的[19]。

此外，多学科合作通过减少重复检查来提高资源利用效率，消除治疗管理中存在的潜在差距，借助诊疗协议和诊疗路径最大限度地减少诊疗交接过程中的可变性，减少错误的发生。多学科团队合作的实施和服务重组也可能使得多种服务项目集中化，并给基于价值的治疗带来潜在的优势（最低的成本产生最好的结果）[8,10,21]。认识到这些优势的机构就能理解支持内镜颅底中心多学科团队的发展和成熟是多么重要。

为了让健康专业人员共同学习，需要创造各种机会。基于人际交往层面，应该鼓励团队成员参与沟通和团队合作研讨会[10]。团队培训的投资很重要，因为正常的医疗培训中是不教团队合作的。协调好社会活动有利于团队成员之间的人际关系，并促进团队成员的归属感。虽然团队成员目前可能会参加一年一度的专业会议，但每个内镜颅底中心每年都应该组织关于鼻窦及颅底病变的共同研讨会。这种地方性年度多学科会议能促使团队成员展示他们在过去一年内的成就，并提出新的诊疗计划。在这个讨论会上，所有学科都被视为患者诊疗过程中积极的一部分。在不久的将来，具体到某个亚专业的国际多学科会议，将成为提高鼻窦及颅底病变患者整体治疗的关键因素。这些会议还应该涉及那些致力于各种各样无论是临床还是基础科学项目的研究人员。全心投入特殊疾病的治疗团队的专家之间的知识交流能够激发出新的研究思路和机会。

## 6.5　结论

为了能得到最佳治疗，多学科团队合作对患有鼻窦及颅底病变的患者来说是很重要的。它能推动诊疗质量改进，全面改善患者的治疗效果。不管什么形式（多学科、跨学科还是超学科），团队合作方式都紧密地交织在患者的术前、围术期以及术后护理等各个阶段。多学科方法将患者放在整个团队努力的中心，从开始到结束，贯穿患者的整个治疗过程。这种团队合作对充分整合临床治疗、基础研究、转化研究以及临床试验来说，是必不可少的。

（吴安华 译　余洪猛 校）

## 参考文献

[1] Cappabianca P, Cavallo LM, Esposito F, De Divitiis O, Messina A, De Divitiis E. Extended endoscopic endonasal approach to the midline skull base: the evolving role of transsphenoidal surgery. Adv Tech Stand Neurosurg 2008; 33: 151–199

[2] de Divitiis E, Esposito F, Cappabianca P, Cavallo LM, de Divitiis O, Esposito I. Endoscopic transnasal resection of anterior cranial fossa meningiomas. Neurosurg Focus 2008; 25: E8

[3] Fatemi N, Dusick JR, de Paiva Neto MA, Kelly DF. The endonasal microscopic approach for pituitary adenomas and other parasellar tumors: a 10-year experience. Neurosurgery 2008; 63 Suppl 2: 244–256; discussion 256

[4] Gardner PA, Kassam AB, Thomas A et al. Endoscopic endonasal resection of anterior cranial base meningiomas. Neurosurgery 2008; 63: 36–52; discussion 52–54

[5] Laufer I, Anand VK, Schwartz TH. Endoscopic, endonasal extended transsphenoidal, transplanum transtuberculum approach for resection of suprasellar lesions. J Neurosurg 2007; 106: 400–406

[6] Zada G, Kelly DF, Cohan P, Wang C, Swerdloff R. Endonasal transsphenoidal approach for pituitary adenomas and other sellar lesions: an assessment of efficacy, safety, and patient impressions. J Neurosurg 2003; 98: 350–358

[7] McCallin A. Interprofessional practice: learning how to collaborate.

Contemp Nurse 2005; 20: 28–37

[8]  Sargeant J, Loney E, Murphy G. Effective interprofessional teams: "contact is not enough" to build a team. J Contin Educ Health Prof 2008; 28: 228–234

[9]  Delva D, Jamieson M, Lemieux M. Team effectiveness in academic primary health care teams. J Interprof Care 2008; 22: 598–611

[10]  Xyrichis A, Lowton K. What fosters or prevents interprofessional teamworking in primary and community care? A literature review. Int J Nurs Stud 2008; 45: 140–153

[11]  Young CA. Building a care and research team. J Neurol Sci 1998; 160 Suppl 1: S137–S140

[12]  McLaughlin N, Carrau RL, Kelly DF, Prevedello DM, Kassam AB. Teamwork in skull base surgery: An avenue for improvement in patient care. Surg Neurol Int 2013; 4: 36

[13]  Cook G, Gerrish K, Clarke C. Decision-making in teams: issues arising from two UK evaluations. J Interprof Care 2001; 15: 141–151

[14]  Molyneux J. Interprofessional teamworking: what makes teams work well? J Interprof Care 2001; 15: 29–35

[15]  Field R, West M. Teamwork in primary health care: 2. Perspectives from practices. J Interprof Care 1995; 9: 123–130

[16]  Rutherford J, McArthur M. A qualitative account of the factors affecting team-learning in primary care. Education for Primary Care 2004; 15: 352–360

[17]  Feelders RA, Hofland LJ, van Aken MO et al. Medical therapy of acromegaly: efficacy and safety of somatostatin analogues. Drugs 2009; 69: 2207–2226

[18]  Tonn JC, Schlake HP, Goldbrunner R, Milewski C, Helms J, Roosen K. Acoustic neuroma surgery as an interdisciplinary approach: a neurosurgical series of 508 patients. J Neurol Neurosurg Psychiatry 2000; 69: 161–166

[19]  Borrill C, West M, Shapiro D, Rees A. Team working and effectiveness in health care. British Journal of Health Care Management 2000; 6: 364–371

[20]  Olofsson J. Multidisciplinary team a prerequisite in endoscopic endonasal skull base surgery. Eur Arch Otorhinolaryngol 2010; 267: 647

[21]  Westin T, Stalfors J. Tumour boards/multidisciplinary head and neck cancer meetings: are they of value to patients, treating staff or a political additional drain on healthcare resources? Curr Opin Otolaryngol Head Neck Surg 2008; 16: 103–107

# 第 7 章 360°颅底入路

Nancy McLaughlin, Daniel M. Prevedello, Juan C. Fernandez-Miranda, Ricardo L. Carrau, Amin B. Kassam

## 7.1 概述

一般而言,到达颅底有 4 种基本入路或路径:前外侧、前内侧、侧方和后外侧。每个又可进一步分为:

- 外部通道(从皮肤到硬膜)。
- 内部通道(从硬膜到病变)。
- "精密区域"(神经血管结构,特别是脑神经位于通道顶端)。

肿瘤与脑神经的相对位置关系常常决定入路和路径的选择。总体原则是尽可能避免穿越脑神经平面。

在选择某种通道时,减小外部和内部通道的趋势日趋显著,以减少组织及其相关创伤。这促使外部/内部通路向微侵袭入路演变。例如,由鼻侧方切开外部入路前内侧到达颅底腹侧,转化为经鼻入路到达同一内部前内侧结构。侧方和前外侧入路演化为 Axel Perneczky 所倡导的"锁孔入路";后外侧入路演化为 Peter Janneta 和 Madjid Samii 拥护的乳突后入路;扩大经鼻入路(expanded endonasal approaches,EEAs)代表了前内侧入路演化为微侵袭入路。

扩大经鼻入路已证实能提供安全的前内侧入路,沿着矢状和冠状平面到达前、中和后颅窝[1,2,3,4]。这样可以使颅底入路的选择更加多样化,然而,外科医生应该能够辨别经颅侧方入路、经鼻前内侧入路,或者联合入路,哪种更适合某一患者[5,6,7]。我们称这些环形排列的到达颅底的入路为到达颅底的"360°入路"。

本章回顾了我们选择手术入路的策略:最直接、破坏最小的入路,或者联合入路以利于最彻底切除,并发症最少。值得一提的是,虽然外部通道(从皮肤到硬脑膜)的并发症确有影响,但影响生活质量的长期并发症主要取决于深部通道和精密区域 (在脑神经和血管结构之间的工作空间)。一般而言,脑神经对操作更为敏感,是决定长期并发症的更重要因素。只要有可能,应避免选择穿过脑神经平面的通道。

## 7.2 颅底外科:发展中的学科

颅底外科长期以来被认为是具有挑战性的领域,病变位置深在,邻近重要的神经血管结构。根据手术入路的路径不同,颅底操作需要广泛破坏软组织和骨(外部通路),脑组织牵拉(内部通路)和神经血管操作(精细区域),以到达病变。早期报道对于接受扩大颅底手术入路患者的入路相关的术后并发症(短暂的,有些是永久的)强调不够[8]。然而,近几十年来,颅底病变患者治疗结果明显改善。

手术技巧和技术显著进步,使得围术期并发症和死亡发生率降低。从外科医生角度看,颅底解剖知识的丰富,掌握传统颅底入路和重建技术使得这些手术更加安全。因此,减少了危及生命的并发症[9,10,11,12,13]。引入多学科团队治疗这些病变促进了多种手术策略、技术和入路的发展。另外,重建技术的改进允许外科医生追求更为广泛的入路,以达到开放和经鼻手术后彻底切除肿瘤的目标[11,12]。颅底缺损重建技术的进步在复杂颅底病变的处理过程中扮演了重要角色。新的重建模式的发展,特别是带血管的重建带动了扩大经颅入路的发展[11]。通过确保隔绝颅内、外空间,可靠的重建减少了严重的和威胁生命的并发症。细致的重建技术通过最大程度的保留功能,最佳的美容效果,也有利于提高术后生活质量。当前,从技术角度讲，术中无框架手术导航、优化的光学技术、显微器械和高速磨钻的进步对提高预后的帮助非常巨大。

尽管经颅颅底手术有所改进，有些入路仍无法避免与手术入路、神经血管结构与病变的关系以及手术通路相关的风险[8,14,15,16,17,18,19]。作为自然演化的一部分，近十年来，由解剖学驱动的前内侧通道颅底入路进展受到关注。在这段时间，很多颅底中心采用更直接的解剖学驱动的入路以减小手术并发症的理念[9,10,13]。延长生命不再是手术唯一的目标，改善或者维持生活质量是首要原则。医生应该尽可能地全切除肿瘤，并通过保留神经功能、心理健康和美容来维持生活质量，这是不证自明的[13,20]。本质上，首要目标（肿瘤切除的程度）不能以牺牲其他为代价，特别是对于有望获得长期存活的低级别肿瘤患者更是如此。这个理念标志着颅底外科进入了崭新的年代，将主要目标从技术进步重新定位到提高患者的总体预后。

这些现代趋势应用到所有的颅底入路，特别是锁孔手术，包括眶上（前外侧）和乳突后（后外侧）入路，被更为经常用来切除前、中及后颅窝的多种不同的颅底病变[6,21,22,23]。显而易见，Perneczky 提出的锁孔理念提示个体化设计的解剖通路能够到达深在的病变，因为随着颅骨距离的增加，手术野逐渐扩大，避免大范围开颅（外部通道）、脑组织牵拉（内部通道），以及不必要的脑组织暴露[23]。重要的是，这些微侵袭入路应该消除或者减少脑组织操作，同时不影响病变显露或者患者预后。另外，有些医生通过引入内镜扩大视角[24,25,26]。因此，内镜辅助锁孔入路手术切除颅底病变在最大有效性、最大安全性和最小侵袭性的理念指导下发展起来。

在过去的 20 年，以类似的方式，EEA 入路的引进提供了安全、有效的手术方式，缩小了通道，提供了直接切除病变位于颅底腹侧而脑神经在病变背侧周围的前内侧入路[1,2,3,4]。EEA 分为两个平面：①中线入路（两侧颈内动脉之间）沿矢状面从嘴侧向尾侧，从额窦到第二颈椎。因此，能够治疗前、中及后颅窝病变[1,2,3,4]。②旁正中入路（侧方到颈内动脉）分为 3 个不同的深度：前、中和后

部，分别对应于前颅窝、中颅窝和后颅窝[3]。EEA 从腹侧直接从中线显露，因此，能够最小地破坏外部和内部通道（鼻旁窦），并且减少脑组织和神经血管结构（精细区域）的骚扰。当有适应证的情况下，前面和腹侧路径使视器良好减压，能够早期离断肿瘤血供[5,6,27]。由于 EEA 与传统开放入路对于鼻窦、鞍区和颅底病变取得相似的肿瘤学结果，许多中心将其作为优先选择的入路，用于仔细遴选的病变。与经颅入路一样，颅底重建对于巨大颅底肿瘤手术至关重要。带血管瓣修补大的硬脑膜缺损的颅底重建技术的发展，显著降低了术后脑脊液漏的发生，支持其广泛应用[28,29,30]。对EEA 价值的认识与颅底外科理念的形成是一致的，以微侵袭入路完成肿瘤切除，为患者带来更好的总体预后。

## 7.3　360°视野

从概念上讲，360°视野基于仔细地术前病变评估，确定破坏性最小的某一手术入路，或能够最彻底切除肿瘤而潜在并发症最少、预后最佳的联合入路。这要求手术团队应该能够进行所有颅底外科手术，包括传统经颅、微创锁孔入路，以及内镜经鼻入路，为每个患者评估后提供最佳的手术方案（图 7.1a）。此外，手术团队应熟练掌握不同手术入路相关的多种重建技术[11,12,28,29,30]。有些病变可通过某一经颅（侧方）或扩大经鼻（中线）入路完成，取决于病变与脑神经的相对位置。然而，单一手术入路可能无法完全显露病变[9,31,32]。

应用 360°体系，我们能够将颅底入路分为：前内侧入路、前外侧入路、侧方入路和后外侧入路（图 7.1b）。所有入路之间是连续的，有些病例更适合联合两个或者多个入路以切除患者的肿瘤。许多作者报道结合经颅侧方显微手术入路或者进行分期干预来处理广泛的颅底病变[9,15,17,33,34]。第二阶段手术有增加并发症的风险，但单次手术更广泛切除，需要牵拉脑组织或移位神经到达肿瘤，潜在增加并发症，需要权衡[33]。近来，联合中线 EEA 和侧方显微手术入路已有报道[16,31]。

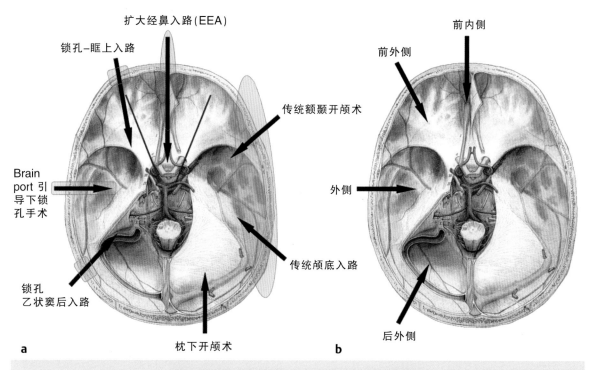

图 7.1(a,b)　经颅和扩大鼻入路显露区域示意图。

## 7.3.1 颅底入路概述

　　颅底病变手术入路的选择需要考虑许多与肿瘤和患者合并病症相关的因素[5,6,7,14,35]。有关肿瘤的特点包括：肿瘤的性质、位置、大小、质地及其与周围血管、神经的关系或包绕情况，都对决定入路有重要影响[6,18,35,36]。有些情况下，以往手术史也影响复发病例的手术入路选择[37]。然而，累及颅底病变手术最重要的考虑因素无疑是其与重要神经血管的关系。术前脑神经功能及其与病变的关系，术后神经功能缺失的潜在风险，术前必须仔细评估。

　　颅底手术的早期年代，血管并发症是最担心和致残的事件。然而，随着技巧和技术的进步，血管并发症显著减少，偶然发生时，处理起来也会行之有效。术后脑神经功能障碍已成为决定患者享受生活质量的重要决定因素之一，因此，也是手术入路选择的首要决定因素。同样，经鼻入路前内侧通道沿中线或者旁中线平面对于神经和血管位于周围的病变最为理想。

　　考虑到颅底手术入路的不断增加，医生应该认识到，何时经颅、经鼻或者联合以上入路最适合治疗某个病变。插图病例显示了经鼻和经颅入路如何互补，同时或者先后，治疗复杂颅底病变。

## 7.3.2 前颅底入路概述

　　前颅底腹侧由筛骨、蝶骨和额骨组成[38]。它的内侧骨性结构由前部鸡冠和筛骨筛板组成，后部由蝶骨体平台组成。这些骨性结构覆盖鼻腔上部和蝶窦。前颅底侧方部分由分别覆盖眼眶和视神经管的额骨和蝶骨小翼组成[38]。

　　各种经颅前方和前外侧路径用来治疗前颅底病变。一般来说，前外侧和侧方入路通过不同的冠状或半冠状皮瓣和相应的开颅形成外部通道。内部通道(即从硬膜到目标)包括额下、半球间和翼点通道。前内侧路径到达病变主要通过经面部和颅面外部通道。这样应用鼻旁窦作为内部通道，提供更为直接的路线到达病变，以避免经前外侧通道到达相同腹侧目标(精细区域)而引起的脑牵拉效应。这些与额下和半球间通道相关的风险不应被低估，额叶牵拉，可能要牺牲上矢状窦,损伤嗅束。额颞部(翼点)开颅以及额下和翼点入路基础上眶骨切开,需要磨除骨结构产生内部通道,到达更基底的部位,来减少脑牵拉的需求,缩短到达病变的距离。特别是翼点开颅有更多的优势,可以利用脑池空间作为内部通道。然而,仍然存在一定程度的脑组织牵拉和骚扰。翼点入路是颅底外科医生不可缺少的工具,能够与其他侧方和后外侧通道结合,分别到达中颅窝和后颅窝。虽然这个侧方入路允许早期识别精细区域内的同侧颈内动脉和视神经,但病变位于视神经的腹侧和内侧仍然是固定不变的。在这种情况下,视神经正处于切除肿瘤的通道上,必然受到骚扰。最典型的例子就是位于视交叉下/后方间隙和脚间窝的颅咽管瘤(图7.2)。尽管沿着外

部/内部通道积极切除骨质,当使用外侧路径,最终的工作窗口变成一个小的圆锥样通道,穿越动眼神经、视束、颈内动脉和后交通动脉,以及所有相关的穿支血管。本质上,神经位于医生和目标之间,然而,在前内侧(EEA)路径上,目标位于医生和神经之间。

依据保持目标在医生和神经之间的原则,前颅底中线病变可以通过中线EEA路径到达[1](表7.1)。根据肿瘤前后生长方向,经筛板、经蝶骨平台/经鞍结节和经蝶鞍入路可以单独或者联合使用。扩大经鼻入路的黄金准则是在显露或分离病变的过程中,尽可能避免穿越脑神经平面。经筛入路的侧方边界是眶纸板,能够扩展形成经鼻中线眶上入路。当眶内软组织向侧方移位,可以到

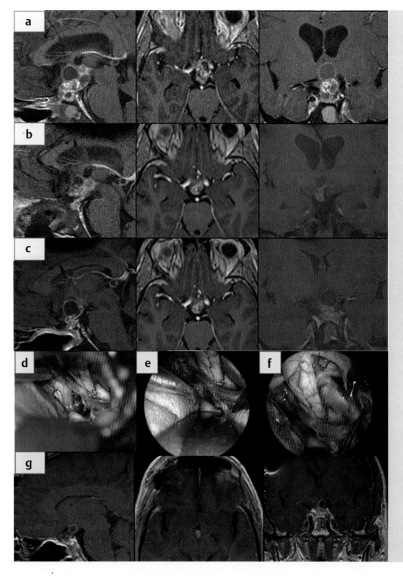

图7.2(a~g) 一位50岁男性患者经另外一家医院治疗后转诊来院。2002年,其被诊断为鞍内鞍上颅咽管瘤,大部分呈囊性,因此行EEA手术(a)。由于肿瘤复发,患者接受了多次经鼻手术,每次切除复发的肿瘤并引流囊内容物。最后一次EEA手术时间是2009年3月(b,c)。最近,患者发觉右眼视力下降。MRI提示鞍上囊性肿瘤复发。由于囊性复发肿瘤主体位于视交叉上方,手术入路采用眶上入路(d~f)。入路的选择取决于鞍上和视交叉上的定位,关颅简便,避免移动先前放置并经过放疗的鼻中隔黏膜瓣。术后患者视力显著改善。术后MRI提示视交叉减压满意(g)。

**表 7.1　传统和扩大经鼻入路到达前颅窝的总结**

| 入路 | 骨切除 | 开放入路（最常采用） | | 显露的脑池 | 到达区域 | | 血管 | 常见病变 |
|---|---|---|---|---|---|---|---|---|
| | | 锁孔入路 | 传统入路 | | 脑 | 脑神经 | | |
| **中线入路** | | | | | | | | |
| 经筛 | 筛板、鸡冠 | 眶上：单侧额部、小骨窗+/-眶骨切开 | 前部、额下：单侧或双侧额部切开、颅+/-眶骨切开 | 半球间裂 | 直回、眶额回 | 嗅神经 | A2、额板动脉、眶额动脉 | 嗅沟脑膜瘤、嗅神经母细胞瘤、脑膨出、脑脊液漏、鼻窦、鼻腔肿瘤 |
| 经蝶骨平台/经鞍结节 | 蝶骨平台、鞍结节、中床突 | 眶上：单侧小骨窗额部开颅+/-眶骨切开 | 前部。额下：单侧或者双侧额部开颅+/-侧额部开颅+/-眶骨切开。前外侧。翼点：额颞骨切开 | 鞍上池、视交叉前池 | 直回、眶额回 | 视神经、视交叉 | 颅内动脉、垂体上动脉、前交通动脉、双侧A2 | 蝶骨平台脑膜瘤、鞍上大腺瘤、视神经胶质瘤、鞍上Rathke裂囊肿、生殖细胞瘤 |
| 经鞍 | 蝶窦、鞍底和面颅 | 眶上：单侧额部、小骨窗开颅+/-眶骨切开（特别是有重要鞍上扩展者） | 前部。额下：双侧额部和额弓切开、颅面入路：经额骨基底部、前外侧入路、翼点：额颞部开颅+/-眶骨切开 | 鞍窝、鞍上池（鞍上扩展病例） | （垂体和鞍膈） | 视神经、视交叉 | 颅内动脉海绵窦段、垂体上、垂体上和下动脉 | 微腺瘤和大腺瘤、垂体腺瘤、Rathke裂囊肿、颅咽管瘤 |
| **旁正中入路** | | | | | | | | |
| 经眶 | 眶纸板、视神经管内侧 | 经结膜入路、Lynch入路、侧方眶切开术 | 前方：眶、并眶上缘切开方眶切开术 | 无脑池 | 眼外肌、眶内容物 | 视神经 | 前筛和后筛动脉、眼动脉及其视网膜中动脉分支 | 鼻窦鼻腔恶性肿瘤、海绵状血管瘤、神经鞘瘤、脑膜瘤、血管瘤 |

达前颅窝底眼眶最高点,视锥内视神经代表该入路的最外侧边界。对于经蝶骨平台/经鞍结节入路,视神经代表了外侧边界,必须在显露过程中早期识别。前颅底旁正中入路中,经眶入路提示去除眶纸板或内侧视神经管。可以在下直肌和内直肌之间分离视锥,以切除视神经内侧病变。

### 7.3.3 中颅窝入路概述

中颅窝腹侧由蝶骨和颞骨组成。内侧为蝶骨体,包括鞍结节、垂体窝、中床突和后床突、颈动脉沟和鞍背。侧方由蝶骨小翼和大翼,以及鳞部和岩骨组成[38]。

中颅窝可以通过多个侧方入路经颅到达(图7.2)。翼点入路到达中颅窝,以及鞍上和鞍旁区域。眶上入路也可以到达鞍上、鞍旁和海绵窦区域[23,24]。颞颧入路显露中颅窝前部。颞底后部可以分别通过经中颅窝入路(颞下开颅,策略上位于外耳道上方)从侧方通道显露,通过后部岩骨切除(联合入路)或者乳突后内听道上入路从后外侧通道显露。经颅中颅窝入路的风险在于颞叶牵拉,Labbe静脉损伤,岩浅大神经骚扰导致面神经功能障碍。近来,有人使用内镜辅助锁孔眶上入路切除中颅窝肿瘤,消除过度的手术骚扰[24]。

颞下窝的肿瘤可以通过耳前–颞下–颞窝下入路切除。然而,与外部和内部通路相独立,在深部或者精密区域,所有侧方入路的末端最终都受到脑神经位置的限制。

中颅底内侧病变可以通过经鼻入路治疗[3](图7.3)。海绵窦和ICA海绵窦段从侧方限制了内镜经鼻经蝶鞍入路。实际上,颈内动脉海绵窦段代表了海绵窦的子午线,也代表了经蝶鞍入路的侧方边界。应用经蝶鞍通道时,为避免穿越Ⅲ、Ⅳ、V1和Ⅵ脑神经平面,医生的操作保持在ICA海绵窦段内侧非常关键。

经翼突入路是大部分经前内侧和旁中线通道到达中颅窝入路的基础。经该通路可以到达颞窝的内侧部分。岩尖内侧入路能治疗岩尖内侧病变。ICA岩骨段(水平段)和斜坡旁段(垂直段)是这两个入路的侧方边界。Meckel囊可以通过岩骨上–四角形空间入路到达[39]。该入路的边界包括下方的ICA岩骨段、内侧的ICA斜坡旁段、上方的第Ⅵ脑神经的限制,第Ⅵ脑神经穿过海绵窦和侧方三叉神经上颌支(V2)区域,被称为"四角形空间"。海绵窦上方的病变可以通过相似的入路到达,随后打开海绵窦上外侧的硬脑膜。这一入路通常用于已有脑神经(Ⅲ、Ⅳ、Ⅵ)损害的病

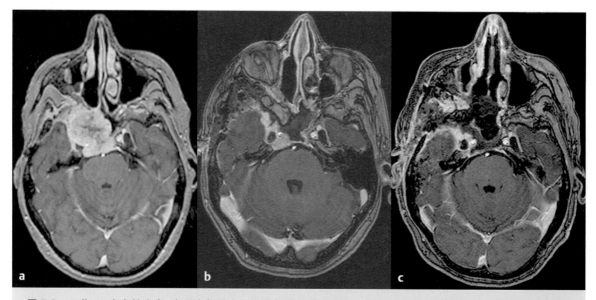

**图7.3** 一位66岁女性患者,表现为复视和新发左侧外展神经麻痹。她曾于3.5年前因颞下窝血管外皮细胞瘤接受开颅手术及术后放疗。影像学提示肿瘤原位复发。对术前影像仔细分析,发现第Ⅵ脑神经的脑池段穿过肿瘤进入硬膜内(a)。为避免影响第Ⅵ脑神经,经翼点+眶骨切开入路切除肿瘤,向外侧至第Ⅵ脑神经平面(b)。第二阶段,外展神经内侧的肿瘤经扩大经鼻入路通过前内侧通道切除(c)。患者术后平稳,第Ⅵ脑神经麻痹完全恢复。

表 7.2　传统和扩大经鼻入路到达中颅窝的总结

| 扩大经鼻入路 EEA | | 开放入路(最常采用) | | 显露的脑池 | 到达区域 | | | 常见病变 |
|---|---|---|---|---|---|---|---|---|
| 入路 | 骨切除 | 锁孔入路 | 传统入路 | | 脑 | 脑神经 | 血管 | |
| 岩尖内侧入路 | 上颌窦造口术,中斜坡基底,翼突基底,岩尖,斜坡,岩尖 | 颞下锁孔入路,并岩骨前部切除 | 侧方:中颅底入路并岩骨前部切除,经孔窦入路并岩骨后部切除 | 环池,桥前池 | 中脑,脑桥 | Ⅵ(Dorello 管处) | 颈内动脉和侧方斜坡动脉 | 胆固醇肉芽肿,软骨肉瘤,脊索瘤,骨髓炎,良性炎性病变 |
| 海绵窦下/四角形区域 | 后部上颌窦造口术,向后方显露 V2,翼突基底(楔形) | 颞下锁孔入路 | 侧方:中颅窝入路,颞下入路 | 桥前池,Meckel 囊 | 颞叶 | V1,V2 和 V3,Ⅵ(干海绵窦上坡下) | 颈内动脉(斜坡旁内侧,岩下),下外侧干 | Meckel 囊区域包括侵袭性腺样囊性癌,青少年鼻腔血管纤维瘤,脑膜瘤,神经鞘瘤,侵袭表性垂体腺瘤 |
| 上海绵窦 | 后部上颌窦造口术,向外侧显露 V2,翼突基底(楔形),眶上裂内侧,海绵窦表面 | 翼点小骨窗开颅并改良眶颧骨切开 | 前侧方:翼点,额颞部开颅+/-眶骨切开,眶额入路:额颞部开颅术+眶切开术+颧骨切开并中颅底剥离 | 第Ⅲ脑神经脑池段 | 颞叶 | Ⅲ,Ⅳ,V1,V2,Ⅵ(干海绵窦内),周围交感纤维,眶上裂处Ⅲ, | 海绵窦颈段颈内动脉下侧动脉,颈内动脉干和脑膜垂体干,海绵窦 | 耐药或者放射后的肿瘤,已有脑神经缺损,卒中或者功能性侵袭性大腺瘤或者瘤侵犯海绵窦,致海绵窦综合征 |
| 颞部/颞下入路 | 后部上颌窦造口术,翼突基底,内侧方,中颅窝 | 颞下锁孔入路 | 侧方:颞下开颅(耳前经颞颧) | 颞部和颞下窝(无真正的脑池) | 颞叶 | Ⅳ,V1,Ⅵ,V2,V3及其分支 | 颈内动脉,上颌动脉及其分支 | 三叉神经鞘瘤,鼻咽癌,脑膨出和中窝脑脊液漏 |

表7.3　传统和扩大经鼻入路到达后颅窝总结

| 扩大经鼻入路 | | 开放入路(最常采用) | | 显露的脑池 | 到达区域脑 | 脑神经 | 血管 | 常见病变 |
|---|---|---|---|---|---|---|---|---|
| 入路 | 骨切除 | 锁孔入路 | 传统入路 | | | | | |
| **中线入路** | | | | | | | | |
| 后床突(经鞍/鞍下入路)垂体移位 | 斜坡上1/3,后床突,鞍背 | 乙状窦后入路 | 前部半球间;双侧额部开颅;前侧方:翼点,额颞部开颅术+/-眶骨切开,额颞部经海绵窦入路,额颞部开颅+眶切开;侧方中颅窝入路并岩骨前部切除术 | 鞍上池,第三脑室前部凹陷,基底池,脚间池 | 钩回,下丘脑,漏斗,孔头体,中脑,大脑脚 | II,III,VI脑神经 | 基底动脉尖,P1,后交通动脉,P2,穿支,小脑上动脉 | 鞍后颅咽管瘤,垂体大腺瘤,岩斜脑膜瘤 |
| 经斜坡 | 斜坡中1/3,岩尖,Dorello管 | 乙状窦后锁孔入路 | 前方:颅面经前侧;后侧:经岩迷路后入路;联合岩部(联合迷路后入路及扩大中颅窝和岩骨前部切除);全岩骨切除术;乙状窦后 | 桥前池,桥延池 | 桥脑腹侧,上延髓 | V,VI,VII,VIII脑神经 | 基底动脉中段,小脑前下动脉,椎基底动脉连接处 | 中岩斜脑膜瘤,脊索瘤,软骨肉瘤,鼻窦肿瘤 |
| 颅颈交界区 | 斜坡下1/3,枕骨大孔 | 乙状窦后锁孔入路 | 后外侧:侧方枕下入路;枕骨大孔后缘,极外侧入路经髁/远外侧入路 | 延髓前方,桥延池 | 下延髓,延颈髓交界区 | IX,X,XI,XII脑神经 | VBJ,延髓穿枕骨大孔区支,椎动脉,小脑后下动脉 | 枕骨大孔区脑膜瘤,脊索瘤,X神经鞘瘤 |
| 经齿状突 | 枕骨大孔,C1环,齿状突,C2上部 | 经颈部 | 前部:经口(包括咽部和经颈部)入路,劈开枕骨和切除硬膜经面入路,(包括下颌骨,上颌骨,扩大上颌骨切开),颅面入路(包括经颅底) | 向桥脑延髓池尾侧扩展 | 延颈髓交界区,C1和C2 | XII,C1神经 | 椎动脉进入硬膜处,前部脊髓动脉 | 风湿性关节炎/颅底陷入,枕骨大孔脑膜瘤 |

**表 7.3 续**

| 入路 | 扩大经鼻入路 骨切除 | 开放入路（最常采用） 锁孔入路 | 开放入路（最常采用） 传统入路 | 显露的脑池 | 到达区域 脑 | 脑神经 | 血管 | 常见病变 |
|---|---|---|---|---|---|---|---|---|
| **旁中线入路** | | | | | | | | |
| 岩下 | 上颌窦后部造口术，内侧和外侧翼突 | 颞下/颞下窝锁孔入路，岩骨前部切除 | 侧方：颞下/颞下窝开颅术（耳前经颧弓）岩骨前部切除，经乳突耳蜗下 | 旁正中打开桥前池、桥小脑角及脑池 | 颞叶，脑桥 | V2、V3 及其分支；后部 Ⅵ 脑神经；侧方 Ⅶ、Ⅷ 脑神经 | 颈内动脉（斜坡旁垂直段），前膝和岩骨水平段 | 软骨肉瘤，脊索瘤，无向内侧突出胆固醇肉芽肿、岩斜区脑膜瘤（作为补充通道） |
| 髁/舌下神经管扩展（岩下向下方扩展）（侧方扩展下 1/3 斜坡入路） | 经翼突；斜坡（下 1/3）内侧髁切除术 | RMC | 后方：经髁/远外侧入路 | 延髓前池、延颈髓池 | 下颈髓、延颈髓交界区 | Ⅻ 脑神经 | 颈内动脉（岩骨和咽旁段），椎动脉，延髓穿支 | 侵袭性肉瘤，神经节细胞瘤，神经鞘瘤，颅底脑膜瘤，脊索瘤 |
| 颈静脉孔（髁/舌下神经管入路后侧方扩展） | 内侧和前部上颌骨切除术；内镜下 Denker 入路（Sturman Canfield） | RMC | 后外侧：极外侧入路；后部：经髁/远外侧入路 | 延髓前池 | 低位延髓，延颈髓交界区 | Ⅸ、Ⅹ、Ⅺ、Ⅻ 脑神经 | 颈内动脉（岩骨旁段），颈静脉，椎动脉，延髓穿支 | 侵袭性肉瘤，神经节细胞瘤，神经鞘瘤，颅底脑膜瘤，脊索瘤 |

例，或者用于对辅助治疗抵抗的肿瘤[3]。海绵窦内残留肿瘤而患者眼球功能正常的病例，需要慎重选择手术，避免出现不必要的并发症[40]。

### 7.3.4 后颅窝入路概述

后颅窝腹侧由蝶骨、颞骨和枕骨组成。其内侧部分由鞍背、斜坡和枕骨大孔组成[41]。它的上1/3包括鞍背和后床突向下至 Dorello 管水平。中1/3 从 Dorello 管向下至颈静脉孔。下1/3 从颈静脉孔到颈延髓交界和枕骨大孔。外侧部分由颞骨和枕骨后表面组成。岩枕缝和颈静脉孔位于枕骨和颞骨之间。

后颅窝可以通过多个侧方、后外侧和后方通道到达[9]（表7.3）。经岩骨入路通过中颅窝、岩骨前部切除到达后颅窝（Kawase 入路）或者后外侧通道和包括迷路后乙状窦前、部分迷路切除、经迷路切除和经耳蜗入路。经岩骨入路可以到达天幕与第Ⅸ和Ⅹ脑神经（颈静脉孔）之间的病变。经岩骨入路的风险包括听力丧失（与迷路磨除程度有关）。乙状窦后开颅是显露后颅窝后外侧，特别是桥小脑角区的标准神经外科手术步骤。与该入路相关的潜在并发症包括脑神经（从第Ⅲ到Ⅻ）损伤和小脑牵拉。枕下开颅等后部通道可以沿中轴线直接到达后颅窝。如果需要经过脑干前方的视角，可以选用远外侧/经髁或者极外侧入路。这些入路提供更好的低位脑干和下血管复合体的显露[17]。然而，这些手术有损伤椎动脉和第Ⅸ到Ⅻ脑神经功能障碍的风险。同样，无论是选择侧方还是后外侧通道，其末端仍然受到脑神经位置的限制。当肿瘤位于腹侧，从侧方入路到达这个区域时，脑神经受压密集，这个问题更为严重，需要医生在神经之间或移位相关神经进行操作。

在这些情况下，前内侧通道是一个很好的选择，保持肿瘤在医生和相关脑神经之间。通过 EEA 到达后颅窝，前后方向显露从鞍背到达枕骨大孔，两侧至颈静脉孔、舌下神经管、枕髁和咽旁间隙之间[2,4]（图7.4）。经斜坡入路可以到达脑桥和上延髓的腹侧。第Ⅱ和第Ⅲ脑神经是到达斜坡上1/3 的侧方界限。另外，第Ⅴ到第Ⅹ脑神经是全斜坡入路的部分侧方边界。经齿状突和枕骨大孔/颅颈入路可作为经斜坡入路的补充，允许到达枕骨大孔、C1 环前方、齿状突和 C2 的上部[4]。该入路的显露和分离仍在后组脑神经的内侧。在旁正中 EEA 到达后颅窝的入路中，岩斜入路用于岩骨中部的深部病变，因其增加岩尖内侧的显露。此入路受到侧方中颅窝和 ICA 限制。岩下入路在颞下入路基础上，常用于颈内动脉岩骨段下方到达岩尖的肿瘤。该入路经侧方受到第Ⅶ和Ⅷ脑神经和后下方的第Ⅻ脑神经限制。第Ⅻ脑神经平面从侧方限制颈静脉孔/舌下神经管入路。该入路从中间通道可以到达远外侧入路相同的区域，因此，我们称之远内侧显露[42]。

## 7.4 360°哲学的原则

指导 360°颅底入路的关键原则有：
- 根本目标是通过破坏性最小的路径和极少的病残率，达到最完全的肿瘤切除。这样可以保留神经功能、容貌和生活质量。
- 颅底手术小组应该熟悉多种经颅入路、锁孔开颅、内镜经鼻入路和重建技术，为每位患者提供基于解剖而非个人偏好的最适合的入路或联合入路。
- 影响选择特定入路的最重要因素是重要神经血管结构的关系，特别是穿过脑神经平面，在神经之间的狭窄窗口分离应该彻底避免。非常重要的是，保持肿瘤在外科医生和神经之间！
- 细致的颅底重建（尽可能血运重建）对于经颅和扩大经鼻入路均至关重要，因为这样做可避免危及生命的并发症，使术后功能最大化（视觉、咀嚼、语言、鼻窦生理功能）和恢复理想的容貌。
- 颅底外科需要多学科团队参与，集中力量为患者服务。多学科手术团队由颅底神经外科医生、耳鼻咽喉–头颈外科医生、神经肿瘤医生、整形外科医生和眼科医生组成，提供最佳的手术入路和重建技术。神经麻醉医生、神经重症医生、神经放射医生、放射肿瘤医生和肿瘤医生的紧密合作确保采取最佳的治疗方案。

当前，每个患者均应进行 360°入路评估，专业团队寻求最佳并且破坏性最小的通路来治疗

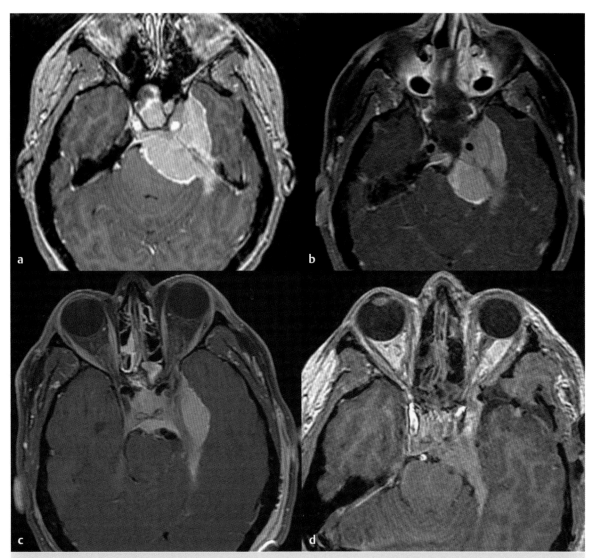

**图 7.4**　一位 38 岁女性患者被诊断为岩斜脑膜瘤，侵入蝶鞍和中颅窝。肿瘤是在无关原因检查时偶然发现的 (a)。在会诊时，患者没有神经功能症状。肿瘤被分期切除，首先是扩大经鼻入路经前内侧通道进行视神经减压 (b)；然后是乳突后入路脑干减压 (c)；最后是眶颧入路全切肿瘤 (d)。病理证实了良性脑膜瘤的诊断，患者神经功能无缺损。

特定的病变，或者决定选择联合入路以最终达到最佳的总体预后。临床预后应该作为特定患者决定治疗的首要决定因素[13]。根治性手术的风险包括增加病残率和死亡率，次全切除手术的风险为术后快速或延迟复发，需要在两者之间权衡[20,30]。遇到恶性肿瘤和次全切除的良性病变，辅助治疗包括放疗、化疗和免疫治疗，可能有助于局部肿瘤控制和保持生活质量的生存。

（乔梁 译　马驰原 校）

**参考文献**

[1] Kassam A, Snyderman CH, Mintz A, Gardner P, Carrau RL. Expanded endonasal approach: the rostrocaudal axis. Part I. Crista galli to the sella turcica. Neurosurg Focus 2005; 19: E3

[2] Kassam A, Snyderman CH, Mintz A, Gardner P, Carrau RL. Expanded endonasal approach: the rostrocaudal axis. Part II. Posterior clinoids to the foramen magnum. Neurosurg Focus 2005; 19: E4

[3] Kassam AB, Gardner P, Snyderman C, Mintz A, Carrau R. Expanded endonasal approach: fully endoscopic, completely transnasal approach to the middle third of the clivus, petrous bone, middle cranial fossa, and infratemporal fossa. Neurosurg Focus 2005; 19: E6

[4] Kassam AB, Snyderman C, Gardner P, Carrau R, Spiro R. The expanded endonasal approach: a fully endoscopic transnasal approach and resection of the odontoid process: technical case report. Neurosurgery 2005; 57 Suppl: E213; discussion E213

[5] de Divitiis E, Esposito F, Cappabianca P, Cavallo LM, de Divitiis O. Tuberculum sellae meningiomas: high route or low route? A series of 51 consecutive cases. Neurosurgery 2008; 62: 556–563, discussion 556–563

[6] Fatemi N, Dusick JR, de Paiva Neto MA, Malkasian D, Kelly DF. Endonasal versus supraorbital keyhole removal of craniopharyngiomas and tuberculum sellae meningiomas. Neurosurgery 2009; 64 Suppl 2: 269–284, discussion 284–286

[7] Zimmer LA, Theodosopoulos PV. Anterior skull base surgery: open versus endoscopic. Curr Opin Otolaryngol Head Neck Surg 2009; 17: 75–78

[8] Sekhar LN, Wright DC, Richardson R, Monacci W. Petroclival and foramen magnum meningiomas: surgical approaches and pitfalls. J Neurooncol 1996; 29: 249–259

[9] Bambakidis NC, Gonzalez LF, Amin-Hanjani S et al. Combined skull base approaches to the posterior fossa. Technical note. Neurosurg Focus 2005; 19: E8

[10] Bambakidis NC, Kakarla UK, Kim LJ et al. Evolution of surgical approaches in the treatment of petroclival meningiomas: a retrospective review. Neurosurgery 2007; 61 Suppl 2: 202–209, discussion 209–211

[11] Imola MJ, Sciarretta V, Schramm VL. Skull base reconstruction. Curr Opin Otolaryngol Head Neck Surg 2003; 11: 282–290

[12] Moyer JS, Chepeha DB, Teknos TN. Contemporary skull base reconstruction. Curr Opin Otolaryngol Head Neck Surg 2004; 12: 294–299

[13] Neil-Dwyer G, Lang DA, Davis A. Outcome from complex neurosurgery: an evidence based approach. Acta Neurochir (Wien) 2000; 142: 367–371

[14] Erkmen K, Pravdenkova S, Al-Mefty O. Surgical management of petroclival meningiomas: factors determining the choice of approach. Neurosurg Focus 2005; 19: E7

[15] Javed T, Sekhar LN. Surgical management of clival meningiomas. Acta Neurochir Suppl (Wien) 1991; 53: 171–182

[16] Pirris SM, Pollack IF, Snyderman CH et al. Corridor surgery: the current paradigm for skull base surgery. Childs Nerv Syst 2007; 23: 377–384

[17] Safavi-Abbasi S, de Oliveira JG, Deshmukh P et al. The craniocaudal extension of posterolateral approaches and their combination: a quantitative anatomic and clinical analysis. Neurosurgery 2010; 66 Suppl Operative: 54–64

[18] Bricolo AP, Turazzi S, Talacchi A, Cristofori L. Microsurgical removal of petroclival meningiomas: a report of 33 patients. Neurosurgery 1992; 31: 813–828, discussion 828

[19] Siwanuwatn R, Deshmukh P, Figueiredo EG, Crawford NR, Spetzler RF, Preul MC. Quantitative analysis of the working area and angle of attack for the retrosigmoid, combined petrosal, and transcochlear approaches to the petroclival region. J Neurosurg 2006; 104: 137–142

[20] Ausman JI. A revolution in skull base surgery: the quality of life matters! Surg Neurol 2006; 65: 635–636

[21] Li Z, Lan Q. Retrosigmoid keyhole approach to the posterior cranial fossa: an anatomical and clinical study. Eur Surg Res 2010; 44: 56–63

[22] Mostafa BE, El Sharnoubi M, Youssef AM. The keyhole retrosigmoid approach to the cerebello-pontine angle: indications, technical modifications, and results. Skull Base 2008; 18: 371–376

[23] Reisch R, Perneczky A. Ten-year experience with the supraorbital subfrontal approach through an eyebrow skin incision. Neurosurgery 2005; 57 Suppl: 242–255, discussion 242–255

[24] Kabil MS, Shahinian HK. The endoscopic supraorbital approach to tumors of the middle cranial base. Surg Neurol 2006; 66: 396–401; discussion 401

[25] Perneczky A, Fries G. Endoscope-assisted brain surgery: part 1—evolution, basic concept, and current technique. Neurosurgery 1998; 42: 219–224; discussion 224–225

[26] Zheng X, Liu W, Yang X et al. Endoscope-assisted supraorbital keyhole approach for the resection of benign tumors of the sellar region. Minim Invasive Ther Allied Technol 2007; 16: 363–366

[27] Gardner PA, Kassam AB, Thomas A et al. Endoscopic endonasal resection of anterior cranial base meningiomas. Neurosurgery 2008; 63: 36–52, discussion 52–54

[28] Hadad G, Bassagasteguy L, Carrau RL et al. A novel reconstructive technique after endoscopic expanded endonasal approaches: vascular pedicle nasoseptal flap. Laryngoscope 2006; 116: 1882–1886

[29] Kassam A, Carrau RL, Snyderman CH, Gardner P, Mintz A. Evolution of reconstructive techniques following endoscopic expanded endonasal approaches. Neurosurg Focus 2005; 19: E8

[30] Kassam AB, Thomas A, Carrau RL et al. Endoscopic reconstruction of the cranial base using a pedicled nasoseptal flap. Neurosurgery 2008; 63 Suppl 1: ONS44–ONS52; discussion ONS52–ONS53

[31] de Notaris M, Cavallo LM, Prats-Galino A et al. Endoscopic endonasal transclival approach and retrosigmoid approach to the clival and petroclival regions. Neurosurgery 2009; 65 Suppl: 42–50; discussion 50–52

[32] Kabil MS, Jarrahy R, Shahinian HK. The application of craniofacial techniques and intracranial endoscopy to pituitary surgery. J Craniofac Surg 2005; 16: 812–818

[33] Chang SW, Wu A, Gore P et al. Quantitative comparison of Kawase's approach versus the retrosigmoid approach: implications for tumors involving both middle and posterior fossae. Neurosurgery 2009; 64 Suppl: ons44–ons51; discussion ons51–ons52

[34] Nakase H, Ohnishi H, Matsuyama T, Morimoto T, Sakaki T. Two-stage skull base surgery for tumours extending to the sub- and epidural spaces. Acta Neurochir (Wien) 1998; 140: 891–898

[35] Carrabba G, Dehdashti AR, Gentili F. Surgery for clival lesions: open resection versus the expanded endoscopic endonasal approach. Neurosurg Focus 2008; 25: E7

[36] Dehdashti AR, Ganna A, Witterick I, Gentili F. Expanded endoscopic endonasal approach for anterior cranial base and suprasellar lesions: indications and limitations. Neurosurgery 2009; 64: 677–687; discussion 687–689

[37] Cavallo LM, Prevedello DM, Solari D et al. Extended endoscopic endonasal transsphenoidal approach for residual or recurrent craniopharyngiomas. J Neurosurg 2009; 111: 578–589

[38] Rhoton AL, Jr. The anterior and middle cranial base. Neurosurgery 2002; 51 Suppl: S273–S302

[39] Kassam AB, Prevedello DM, Carrau RL et al. The front door to Meckel's cave: an anteromedial corridor via expanded endoscopic endonasal approach- technical considerations and clinical series. Neurosurgery 2009; 64 Suppl: ons71–ons82; discussion ons82–ons83

[40] Walsh MT, Couldwell WT. Management options for cavernous sinus meningiomas. J Neurooncol 2009; 92: 307–316

[41] Rhoton AL, Jr. The foramen magnum. Neurosurgery 2000; 47 Suppl: S155–S193

[42] Morera VA, Fernandez-Miranda JC, Prevedello DM et al. "Far-medial" expanded endonasal approach to the inferior third of the clivus: the transcondylar and transjugular tubercle approaches. Neurosurgery 2010; 66 Suppl Operative: 211–219; discussion 219–220

# 第 8 章 鼻腔通道

Ulrike Bockmühl, Ricardo L. Carrau, Bradley A. Otto, Daniel M. Prevedello, Amin B. Kassam

## 8.1 概述

最理想的颅底手术入路是在保证切除肿瘤或修复结构的前提下，能清晰辨认重要血管神经组织，必要时，可扩大切除范围的手术入路。该入路应能保留神经以及咀嚼功能，减少面部疤痕，避免造成面部畸形，同时为重建与修复提供条件。

而经鼻内镜入路能基本满足上述要求。鼻内镜利用鼻腔鼻窦自然形成的腔隙通道，直达颅底各个结构，无需在头面部留下任何切口，更不需要移动颌面部骨骼结构。纵然鼻内镜有如此天然优势，我们仍在努力优化手术方式，为经鼻内镜颅底手术创造更优的手术入路，避免手术并发症和后遗症[1]。总的来说，为达到更好的手术显露，术者应遵循两大原则：①双侧鼻腔入路，为双人四手鼻内镜技术提供便利；②最大范围去除颅底骨质，提供更宽的手术视野。在选择鼻内镜入路时，应将获取皮瓣以及皮瓣转位等组织重建所需的结构保留，为整形修复提供可能。与此同时，应尽可能保留嗅觉与鼻腔纤毛功能。手术结束时，鼻腔应用鼻腔黏膜(原位、移植或瓣)完全覆盖。

## 8.2 术前准备

每位患者术前均应进行详细的脑神经以及基础认知功能检查，标准代谢与内分泌检测，视力与视野检查。

术前的影像学检查则可根据每位患者情况，选择高分辨 CT 和(或)磁共振检查。术者应在术前仔细研究鼻窦解剖形态及其与肿瘤、血管、神经组织和预期手术入路的解剖关系[2]。当肿瘤与重要血管，如颈内动脉、Willis 环、海绵窦关系密切时，应采用 CTA(血管成像)代替 CT 检查以求得到能更清晰显示重要血管和精细骨质结构的图像。

## 8.3 术中注意事项

为了避免出错，我们采用世界卫生组织推荐的外科手术安全核查表(图 8.1)，该核查表在全世界范围内协助避免了许多外科错误的发生。在安全核查时，所有手术参与者必须全部在场。

根据肿瘤侵犯范围以及手术入路的不同，应在术中选择性监测第 Ⅲ、Ⅳ、Ⅵ、Ⅶ 和 Ⅸ~Ⅻ 对脑神经肌电图，选择性记录体感诱发电位和脑干听觉诱发电位[3,4,5]。将增强 CT 或 CTA 与 MRI 的数据融合，用于术中导航。此外，超声多普勒也可用于术中导航，其对比于 CT/MRI 导航优势在于可实时了解重要血管的位置和血流方向。如若预计失血量较大，应立即为患者检测血型，交叉配血，备血(此项准备尽量在术前准备时进行)。对所有可能导致脑脊液漏的手术，均预防性使用抗生素(常用第三代头孢菌素)。在可能涉及脑神经的手术中，应预防性使用糖皮质激素。但因激素会影响皮质醇水平的监测，在涉及功能性垂体肿瘤手术时，则应避免使用激素。用 0.05% 羟甲唑啉或者 1/20 000 肾上腺素棉片填塞鼻腔或鼻腔喷洒上述药物，可收缩鼻腔血管，减轻鼻腔充血，减少术中出血。用 1% 利多卡因混合 1/10 000 肾上腺素局部注射鼻腔外侧壁和鼻中隔可达到更佳止血效果。

全身麻醉满意后，患者平卧位，颈部稍屈曲，

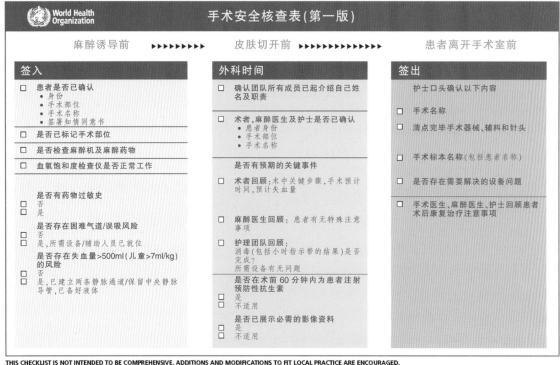

**图8.1**    世界卫生组织推荐的外科手术安全核查表。

稍向左侧倾斜,头部稍转向右侧,用三钉头架固定头部(图8.2)。使术者腕部可自然地与患者鼻腔位于同一直线。若手术向前涉及筛板或需行额窦开放术,应将颈部稍后伸,以更好地观察到前颅底及额窦。反之亦然,若涉及内镜经鼻下方入路的高位颈椎手术,则应将颈部稍屈曲。合适的头位有助于调整术者的姿势,减少对术者颈、背、肩及手的压力,避免疲劳。同时,为减缓术者颈部疲劳,应将显示屏面对术者放置并与术者视线同高。除了用三钉头架固定头部外,根据手术需要,可将患者头部放置于合适的头枕或凝胶马蹄头托,以便术中随时调整头位。特殊情况下应优先使用三钉头架,如预计术中可能在重要组织表面钻孔,预计手术时间较长(避免压疮形成),需要用肌电图监测(无法使用肌松剂)。

对于术中导航系统的选择,我们更倾向于使用面罩注册的光学外科导航系统(Stryker Navigation ; Stryker , Kalamazoo , Michigan , United

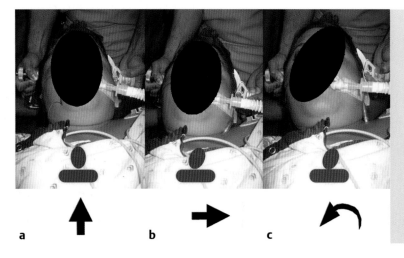

**图8.2**    患者体位:(a)仰卧位;(b)将颈部稍向左侧倾斜后,再将头部转向右侧;(C)将头部固定于头架。

a    b    c

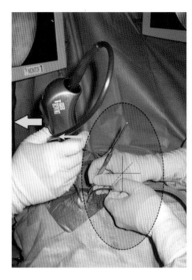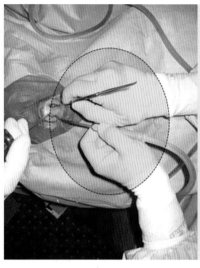

图 8.3 双人三手及双人四手内镜技术。

States）；但其他导航系统也同样适用。导航探头放置于手术台头端，而跟踪器则固定于三钉头架上。在放置导航装置时，应同时考虑术者的站位与显示屏的位置，避免遮挡导航探头视线。

经鼻内镜颅底手术通常由 2 位外科医生以双人三手或双人四手操作方式完成（图 8.3）。手术室中术者，患者、麻醉团队以及仪器和相关物

品的布局以及人员通道的设定则应随之调整。有许多种布置方式，其中最常用的几种请见图 8.4。我们常常将麻醉团队置于患者足端，术者位于手术台右侧，洗手护士位于手术台右侧面向手术台（图 8.4c）。当其中一位术者是左利手时，则该术者站于患者左侧（图 8.4d）。但这种设置可根据术者喜好、仪器、手术室大小及布局而改变。所以，

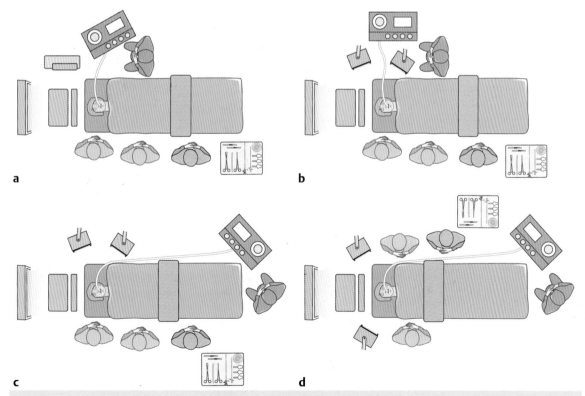

图 8.4 （a-d）各种手术室人员设置。蓝色，患者；绿色，外科医生；灰色，护士；橙色，导航仪及显示屏；紫色，麻醉团队。

每个外科团队应找到最适合自己的布局。

绝大多数的鼻内镜手术均采用0°柱状内镜，视情况改用角度镜(30°、45°、70°)。绝大多数情况下，内镜从右侧鼻腔12点钟位置进入鼻腔，将右侧鼻前庭向上牵拉，为其他器械的置入增加空间(图8.5)。吸引器从内镜同侧鼻腔6点钟位置进入，而切割器或其他电动装置从左侧鼻腔进入。但可根据术中情况随时灵活调整各种器械进入的通道。

## 8.4 手术技术

### 8.4.1 基本的鼻窦通道

手术入路从鼻窦通道的准备和扩大开始，必要时，把制作 Hadad-Bassagaisteguy 鼻中隔瓣(HBF)[5]的部分整合进来。HBF 血管蒂的位置越过蝶窦口，分离蝶窦前壁或鼻中隔后段时有损伤的风险[6,7]。其他的带蒂黏膜瓣，如前和后外侧壁瓣[8,9]、颅骨膜瓣[10,11]、颞顶瓣[12]，则可以在根治性

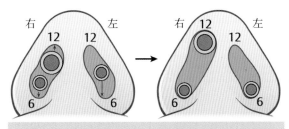

图8.5　鼻内镜及其他器械在鼻腔内布局。鼻内镜位于右侧鼻孔12点钟位置，将右侧鼻前庭向上牵拉，为其他器械的置入扩大可用空间。吸引器位于鼻内镜同侧鼻腔的6点钟位置。切割类器械从左侧鼻腔进入。

手术结束后制备。鼻腔自然通道的扩大通常包括双侧下鼻甲外移、右侧中鼻甲切除、鼻中隔后段切除、双侧蝶窦广泛开放和蝶窦前壁切除(图8.6)。

先将下鼻甲向内骨折，再向外骨折以获得最佳的外移。这个操作将鼻道下方扩大，为器械操作提供更多空间和后鼻孔的暴露提供更好的视野。中鼻甲和上鼻甲可以小心地外移，避免黏膜撕裂和避免中鼻甲上段骨折，因其与筛板垂直板相连。此区域骨折可导致脑脊液漏和嗅丝撕裂，可能导致嗅觉障碍。然而，我们倾向于做右侧中鼻甲部分切除(如下半部分)，这样给内镜提供更多空间，外科医生可将其置于远离手术器械的地方(图8.7)。这样也有利于术后蝶窦清创和监控(图8.8)。上半部分保留是值得的，因其有嗅上皮的分布。切除的中鼻甲可无菌保存，其黏骨膜可用做游离移植瓣。

所有器械均倾向于汇聚在鼻腔后部中央区域。中鼻甲切除避免了视野缩窄(其保持在外侧，平行于外侧壁);因此，要避免镜头污染和手术器械交叉影响。上鼻甲部分切除有助于暴露视神经隆突，进一步暴露视神经管。有时，需要前组和(或)后组筛窦开放，以便为内镜和手术器械提供空间。在我们的经验中，这种情况更多见于鼻腔通道空间受限的儿童。

#### Hadad-Bassagaisteguy 黏膜瓣

HBF 是基于鼻中隔后动脉的一个带蒂鼻中隔黏膜瓣，可从广阔的鼻腔中获得(图8.9)。由于右侧做中鼻甲切除，因此瓣经常取右侧。然而，鼻中隔嵴突，或肿瘤侵犯蝶骨嘴、鼻中隔后段或翼

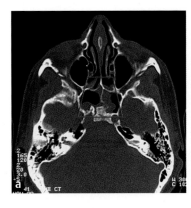
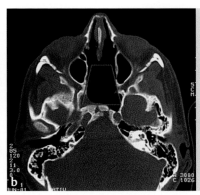

图8.6　(a,b)基本的鼻腔通道。(a)蝶窦鳞状细胞癌的轴位 CT 扫描;(b)术后轴位 CT 扫描显示红色标志的梯形鼻腔通道。

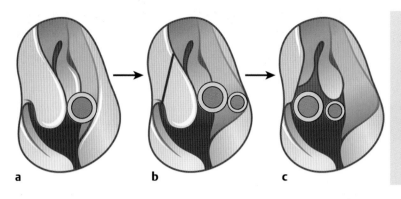

**图 8.7** (a–c)部分中鼻甲(下半部分)切除的重要性。(a)单纯内镜在右侧鼻腔内;(b)内镜和吸引器在右侧鼻腔内;(c)部分中鼻甲切除后,内镜和吸引器在右侧鼻腔内。

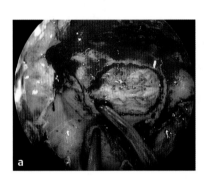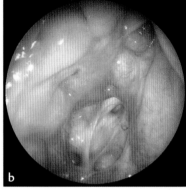

**图 8.8** (a,b)术中基本的鼻腔通道内镜图片(a),以及术后伤口完全愈合的内镜图片(b)。

腭窝则需要取对侧的鼻中隔黏软骨膜。这也适用于经翼突入路[13,14]。HBF用来重建颅底缺损,将鼻腔鼻窦和颅腔分隔开来,和(或)保护神经血管结构。其蒂部在后方,由于手术进路上常常需要做鼻中隔后段切除和双侧蝶窦广泛开放可能会损伤其蒂部。因此,手术第一步应该先准备此黏膜瓣。

掀开黏膜瓣后,去除鼻中隔后段骨质,同时保留对侧黏膜。然后剥离对侧黏膜,在水平层面切开,上方切口在嗅沟下方的2cm,下方切口在鼻中隔和鼻底交界处上方的4~5mm。在蝶骨嘴水平垂直做第三切口。这样获得一个前方的黏骨膜瓣,然后翻转至对侧鼻中隔前方覆盖HBF供体面(Caicedo翻转鼻中隔瓣)。然后,用可吸收线经鼻中隔缝合该瓣。这样就完成了鼻中隔后段切除,有利于双侧器械操作不至于挤压鼻中隔影响内镜的通道,并增加外侧的角度和器械的活动范围。上颌骨嵴突上方的其余黏膜从前和后方切开后,翻转覆盖此区域裸露的骨质。

HBF放在鼻咽部保存备用,直到手术切除部分完成(图8.9)。然而,对于手术涉及斜坡下段、

鼻咽或颅颈交界的患者,HBF存放在同侧鼻腔。这样需要一个大的鼻上颌窗。或者,在黏膜瓣的前方缝一针,用止血钳牵拉悬吊至鼻腔外侧。这样使黏膜瓣的位置平行并紧贴鼻腔外侧壁,远离手术平面,也能减轻手术过程中黏膜瓣的充血或收缩。

对于不需要HBF的病例,可以分离并保留带血供的黏膜后取出蝶骨嘴。鼻中隔后段切除的部分取决于提供双侧操作的需要。这个在制作HBF后方切口时就能完成,包括后鼻孔、蝶骨嘴和鼻中隔后上部,先掀开黏膜并移位以暴露并切除蝶骨嘴和鼻中隔后段,保留包含血管蒂的黏膜。

**蝶窦开放术**

蝶窦开放术首先通过扩大蝶窦自然开口或从鼻中隔与蝶骨嘴交界处进入蝶窦,用Kerrison咬骨钳和(或)切割钻去除蝶骨嘴骨质。我们使用的是全动力系统(TPS,史赛克公司)的切割钻,包括带角度手柄、3~4mm混合金刚钻、长短钻头。蝶窦开放的范围向外达翼内板和蝶窦外

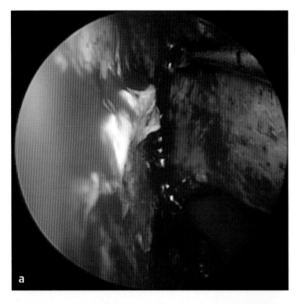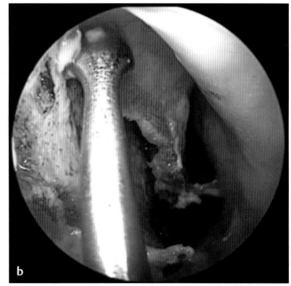

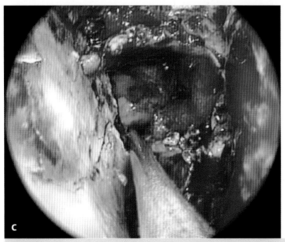

图8.9　(a~c)Hadad-Bassagaisteguy 瓣(HBF)的内镜图片. 掀开 HBF 的前部(a)和下部。术中将黏膜瓣放在裸露的骨壁并推入鼻咽保护起来(c)。

侧壁、向上达蝶骨平台、向下达蝶窦底壁。广泛的双侧蝶窦开放术和鼻中隔后段切除术有利于充分暴露重要的解剖结构，如视神经和颈内动脉(图8.10)。所有可能影响器械入路的窦内或窦间骨质间隔均用切割钻磨平至蝶窦壁平面。因大部分间隔骨质嵌入颈内动脉和视神经管，操作需谨慎。

### 8.4.2 扩大的鼻腔鼻窦通道

#### 侧方暴露

　　涉及经翼突入路的肿瘤暴露需要向外侧扩大鼻腔鼻窦通道。通常指肿瘤同侧的内镜下上颌骨内侧切除术，包括开放宽敞的鼻上颌窗、下鼻甲切除术、上颌窦内侧壁(鼻腔外侧壁)切除术。该术式可暴露整个上颌窦后壁，将其移除后，即可暴露整个翼腭窝(图8.11 和图8.12)。然而，鼻内镜下上颌骨内侧切除术受限于前方的鼻泪管，它可作为内镜的支点，但也妨碍了内镜向外侧移动。内镜 Denker 术式通过切除上颌骨内侧最前端部分(包括梨状孔)来减少此限制，尚可进一步切除上颌骨前壁内侧部分，以增加暴露手术视野的侧向角度。

　　内镜 Denker 术式的第一步是在覆盖梨状孔边缘的黏膜上做一垂直切口(在下鼻甲前端的前方)。切口深度应穿过骨膜以便做骨膜下分离

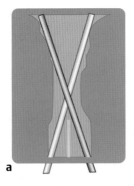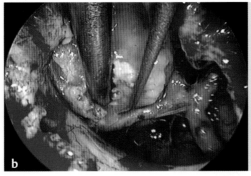

图 8.10　(a,b)蝶窦开放术。(a)广泛双侧蝶窦开放术和鼻中隔后段切除术后的双侧鼻孔入路及其视野；(b)暴露重要解剖结构如神经、动脉的最佳内镜视野。

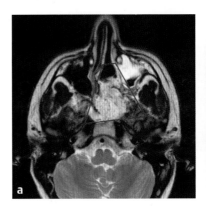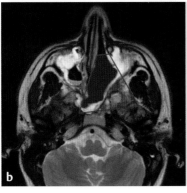

图 8.11　(a,b)鼻腔鼻窦通道的侧向扩展。(a)左侧为一青少年鼻咽纤维血管瘤的 MRI 轴位扫描；(b)瘤体切除后的 MRI 轴位扫描。红色梯形显示侧向扩展后的鼻腔鼻窦通道。

并暴露上颌骨的前部。用反咬钳或高速钻去除上颌骨内侧壁最前端部分。我们通常保留鼻泪管开放，只切除其下方结构。必要时，可锐性分离鼻泪管及其管腔。骨性切除向前方扩展切至梨状孔、向外切至上颌窦前壁。此术式形成一个贯通上颌窦、鼻腔、筛窦、蝶窦和鼻咽的独立腔道(图 8.13)[15,16]。

### 前上方暴露

　　鼻腔鼻窦通道向前上方的扩展主要用于经筛板和经蝶骨平台入路或切除筛窦气房和额窦中的病变(图 8.14)。

　　首先，完全切除筛窦，暴露眼眶内侧壁(如纸样板或眶周和前颅底)。术者必须辨认筛动脉(大多数情况下只有筛前动脉能明显显露)和额隐窝。将邻近骨质部分骨折并取出，形成一个简单的引流口或 Draf I 型引流口[17]。切除纸样板和中鼻甲之间的额窦底壁以获得 II 型额窦引流，II a 型向前切至嗅球窝腹侧缘，II b 型向内切至鼻中隔[17]。此步骤通常使用高速钻或弯钻。

　　对于单侧病变，在不违反肿瘤切除原则的前提下，尽可能保留对侧颅底以保留嗅丝纤维(图

8.15)。在需要完全暴露前颅底的手术中，先开放 Draf III 型引流(也称为中间引流，改良鼻内镜下 Lothrop 式或双侧额窦"drill out"术式，图8.16)。通常情况下，我们先从识别(双侧)第一嗅丝开始：沿着中鼻甲在颅底的起源位置，由前到后切除中鼻甲。在中鼻甲前端附着处的后方10~15mm，可见从筛板发出的小动脉；其后可见第一嗅丝纤维。接着磨除残余的额窦底及其下方的窦间隔，最终形成所谓的"额窦 T"型引流道[17](图 8.17)。切除的鼻中隔垂直板后界代表"T"的竖笔，切除额窦底的后缘即为"T"的横翼。前后纵向磨除筛板之前应电凝软组织、嗅丝、筛前和筛后动脉。在双侧筛板去除后，将鸡冠磨成鸡蛋壳般厚度，将其骨折然后取出。图 8.18 显示术中内镜下暴露额叶。硬膜内切除将在下一章介绍。鼻腔鼻窦或前颅底的一些病变可能需要额外的外侧暴露，因此，前上方扩展通道也可联合侧方扩展，如经翼突入路或经眶入路。

　　鼻内镜术式颇受争议的是其"不可能"获得整块切除。小的病灶通常可在鼻内镜下完整切除。如果确实不行，我们采用连续多层次切除肿瘤。对内翻性乳头状瘤和恶性肿瘤的长期

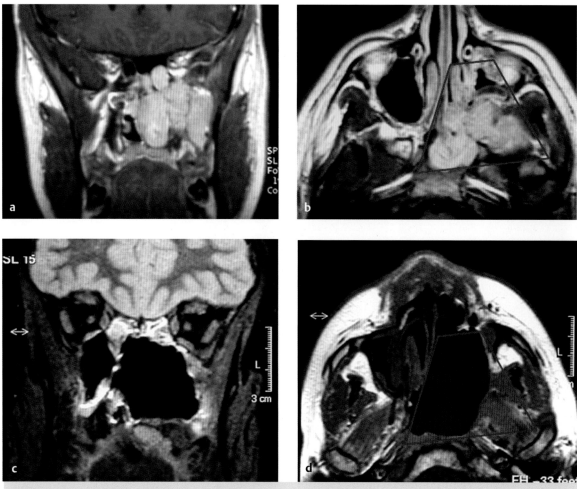

**图 8.12**  (a–d)鼻腔鼻窦通道的广泛侧向扩展。MRI 冠状位(a)和轴位(c)显示 1 例累及左侧颞下窝的青少年鼻咽纤维血管瘤,MRI 冠状位(b)和轴位(d)显示肿瘤切除后。红色梯形显示侧向扩展后的鼻腔鼻窦通道。

研究结果显示,能否根治并不取决于肿瘤的整块切除[18,19],首要目标是识别并广泛切除肿瘤病灶及其浸润组织(如前颅底、硬脑膜或纸样板)。因此,鼻内镜术式下分块切除大的肿瘤是可接受的[18,20,21,22,23,24,25]。

# 8.5  并发症

避免鼻内镜手术并发症的前提是充分预知潜在的危险因素及理解其发生的机制。既往鼻窦手术史导致解剖标志缺乏、出血、感染、病变广泛、术者经验不足等诸多危险因素可增加并发症的发生率。

根据并发症的严重程度可将其分为轻微并发症和严重并发症;根据发生的时间可分为术中

并发症和术后并发症。

## 8.5.1  轻微并发症

轻微并发症是指引起很小的病残但不威胁患者生命的并发症。鼻内镜鼻窦手术患者轻微并发症的发生率为 2%~21%[26,27,28,29],包括粘连、结痂、少量出血、鼻中隔穿孔、头痛、面痛、牙齿敏感度改变、水肿、局部感染、眶周瘀斑、眼睑水肿、由于油纱填塞和鼻翼鼻槛损伤引起的皮下气肿或石蜡肉芽肿(图 8.19)、术后鼻窦炎、溢泪和嗅觉减退。

## 8.5.2  严重并发症

严重并发症表现为严重病残,且有致死的可能。包括眼部损伤(如:视神经或眼外肌损伤)、颅

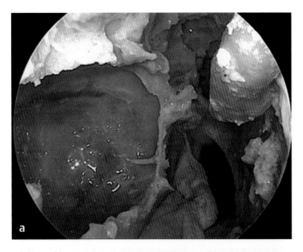
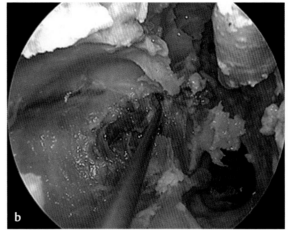
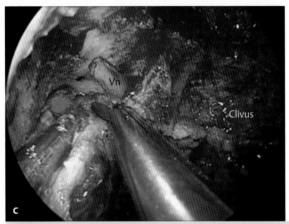

图 8.13　(a–c)侧方扩展暴露的内镜视野。(a)示右侧上颌窦扩大开窗后,显露窦后壁。沿着血管腔隙由内向外切除上颌窦后壁,暴露上颌动脉(b),有利于神经结构的识别和分离。
Vn,翼管神经。

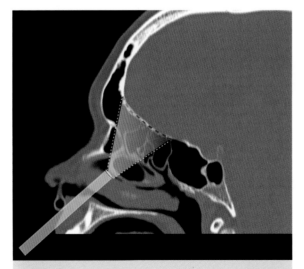

图 8.14　红色虚线显示鼻腔鼻窦通道向前上方延伸的范围。

内损伤(如:脑脊液漏、颅内出血和血肿、大脑实质损伤、脑膜炎、脑脓肿、脑神经损伤、颅内积气、脑卒中、因颈内动脉、大脑前动脉及其额眶支、额极支、椎动脉、海绵窦损伤而引起出血)。鼻内镜鼻窦手术引起的严重并发症的发生率为 0.75%~8%[26,30]。

### 8.5.3 早期并发症

最常见的早期并发症包括术中出血、眼眶损伤和神经损伤。Kassam 等[7,25,31]研究报道,在 800 名接受扩大鼻内镜手术的患者中,约 0.9%并发血管损伤,1.8%并发神经损伤。

### 8.5.4 晚期并发症

晚期并发症包括脑脊液漏、脑膜炎、进行性

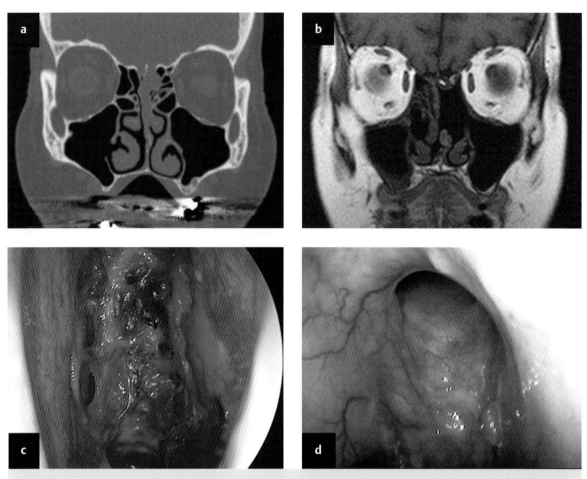

图 8.15    (a-d)左侧鼻腔鼻窦通道的前上方扩展。(a)CT 冠状位扫描显示左侧前颅底的局限性鼻腔鼻窦癌；(b)MRI 冠状位显示肿瘤切除后影像；(c)术后 4 周，内镜显示前颅底痂皮，结痂状态可持续一年；(d)内镜显示 Draf II 型额窦引流[17]。

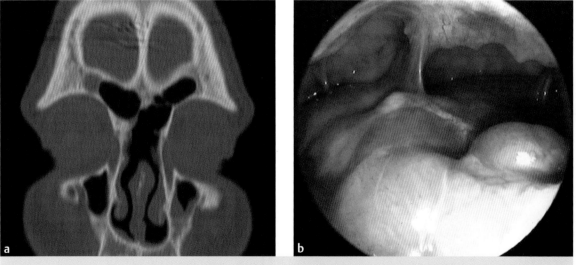

图 8.16    (a,b)Draf Ⅲ 型额窦引流[17]。(a)CT 冠状位扫描；(b)内镜所见。

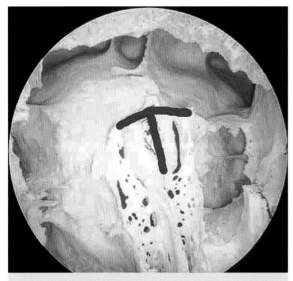

图 8.17　Draf"额窦 T"型引流。

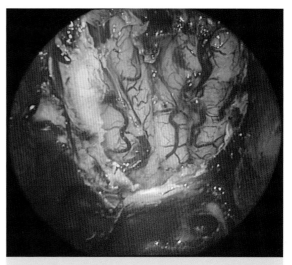

图 8.18　完整暴露前颅底的内镜所见(如硬脑膜切除术后)。

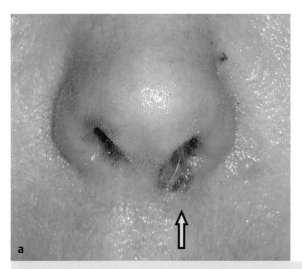

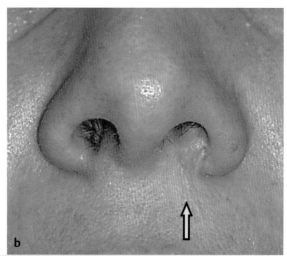

图 8.19　(a,b)鼻内镜手术后鼻翼鼻槛损伤,归为轻微并发症,但可能对患者的外观造成严重影响。(a)术后 5 天;(b)术后 1 年。

视力或嗅觉下降、出血、粘连和感染等。Kassam 等[7,25,31]在一项鼻内镜下颅底手术的队列研究中报道,感染的发生率为 1.9%,脑脊液漏的发生率为<5%。Castelnuovo 等[32]报道,一期硬脑膜修补术的成功率为 93%(失败率为 7%)。Komotar 等[33]通过队列研究发现,鼻内镜手术组和开放手术组的成功修补率均为 90% 左右。但鼻内镜手术组的并发症比开放手术组明显降低[如:脑膜炎(1.1%:3.9%)、脓肿/伤口感染

(0.7%:6.8%)、败血症(0:3.8%)和围术期死亡率(0:1.4%)]。

## 8.6　术后注意事项

对术中有脑膜破损者,应于术后立即行平扫 CT 检查。对所有经鼻内镜行颅脑肿瘤(如鼻腔神经母细胞瘤、腺癌、软骨肉瘤、脊索瘤)切除术患者,均在术后 24 小时内行增强 MRI 检查,以再

次确认已完整切除肿瘤,同时明确重建皮瓣血运及位置正常,修复成功。

欧洲与美国对经鼻内镜颅底手术术后患者的处理有所不同。

### 8.6.1 Kassel 医院(德国)

对于所有前颅底(包括筛板及鸡冠)切除术,硬脑膜成形术或硬脑膜加固术,鼻腔成一大术腔者,均应在硬脑膜成型处放置硅胶片,再用凡士林纱条或其他附有油膏的膨胀性填塞物填塞术腔。硅胶片通过提供湿润的环境促进术腔上皮化。鼻腔自然通道扩大手术后填塞的硅胶片及凡士林纱条应放置超过 7 天再行拔除。若术中仅通过单侧鼻腔即完成肿瘤切除,则可改用橡皮膨胀指套(Rhinotamp;Vostra, Aachen, Germany)填塞术腔,术后 3~7 天拔除。经鼻内镜颅底手术术后,患者根据病情不同,应在医院留观 3 天(简单病例)到 10 天(重症病例)。在鼻腔填塞物完全拔出之前,应预防性使用抗生素(通常是第 3 代头孢菌素)。在鼻腔填塞物全部拔出之后,患者应学会自行护理鼻腔(如每日数次涂抹软膏)。患者出院后,视病情不同,每周或每两周赴门诊行鼻内镜检查并清理创面。

术后随访内容包括鼻内镜检查及 MRI 检查(图 8.20)。对所有恶性肿瘤术后患者,应在术后 2 年内,每 3 个月定期复诊一次,术后第 3 年则每半年复诊一次。从第 4 年开始则每年复诊一次。术后 3 个月应行 MRI 检查,观察双侧鼻旁窦、颅底及大脑,同时应注意是否有颈部淋巴结转移。此后,应每年复查一次 MRI。另外,因实体肿瘤的肺部转移可手术切除,术前为明确肿瘤分期应行胸部 CT 检查,术后也应每年复查胸部 CT。

### 8.6.2 俄亥俄州州立大学

若有脑膜缺损,我们采用带蒂皮瓣修复破损,纳吸棉加固创面,再用膨胀海绵支撑。同时,可用硅胶夹板放置于鼻中隔表面以防止鼻腔粘连。这类患者术后应至少留院观察 3 天。当手术维持了蛛网膜完整性,没有造成脑脊液漏时,我们只用纳吸棉覆盖创面,纳吸棉会自行降解成可用吸引器吸除的颗粒。这类患者在排除内分泌异常及其他严重并发症后,可予术后第 2 天出院。

患者术后即可使用生理盐水喷雾和减充血剂喷雾。视病情不同,术后 5~7 日患者即可赴门诊内镜下拔除填塞物及鼻中隔硅胶夹板,清理鼻腔创面。应特别注意的是,术后 4 周内避免触碰创面或皮瓣。在初次门诊内镜清理鼻腔创面之

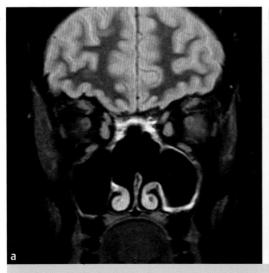
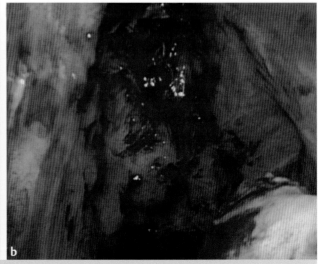

图 8.20 (a,b)颅底肿物切除术后随访。(a)冠状位 MRI 提示扩大的鼻腔通道内未见任何肿瘤复发迹象;(b)术后 6 个月鼻内镜检查提示,术腔可见少量肉芽组织。

后，即可开始自行每日 3~4 次用生理盐水洗鼻。根据病情不同,可每周或每两周赴门诊清理鼻腔创面。

## 8.7 结论

中央腹侧颅底的良性或恶性肿瘤,是可利用自然形成的鼻腔-鼻窦通道,用鼻内镜技术成功切除的。该入路可根据手术需要进行必要的调整和扩大,避免了开颅手术所带来的一系列并发症。

---

**经验和教训**

- 适当的鼻腔鼻窦通道是成功进行经鼻手术的基础。
- 这类手术应该由一位耳鼻喉头颈外科医生和一位神经外科医生,应用三手或四手技术,共同完成。
- 双侧鼻腔入路,鼻中隔后部切除,双侧蝶窦,前壁广泛开放对于手术器械的操作是必不可少的。
- 术者应提前预计重建的需要,通道扩大可能破坏或影响鼻中隔和侧壁黏膜瓣的获取。另外,必须准备其他的重建方法。
- 尽可能在结束时,整个鼻腔为黏膜所覆盖(原来的、移植的或黏膜瓣)。

---

(文卫平 译)

## 参考文献

[1] Bayram M, Sirikci A, Bayazit YA. Important anatomic variations of the sinonasal anatomy in light of endoscopic surgery: a pictorial review. Eur Radiol 2001; 11: 1991–1997

[2] Barges-Coll J, Fernandez-Miranda JC, Prevedello DM et al. Avoiding injury to the abducens nerve during expanded endonasal endoscopic surgery: anatomic and clinical case studies. Neurosurgery 2010; 67: 144–154; discussion 154

[3] Thirumala PD, Mohanraj SK, Habeych M et al. Value of free-run electromyographic monitoring of extraocular cranial nerves during expanded endonasal surgery (EES) of the skull base. J Neurol Surg Rep 2013; 74: 43–50

[4] Thirumala PD, Kodavatiganti HS, Habeych M et al. Value of multimodality monitoring using brainstem auditory evoked potentials and somatosensory evoked potentials in endoscopic endonasal surgery. Neurol Res 2013; 35: 622–630

[5] Hadad G, Bassagasteguy L, Carrau RL et al. A novel reconstructive technique after endoscopic expanded endonasal approaches: vascu-lar pedicle nasoseptal flap. Laryngoscope 2006; 116: 1882–1886

[6] Shah RN, Surowitz JB, Patel MR et al. Endoscopic pedicled nasoseptal flap reconstruction for pediatric skull base defects. Laryngoscope 2009; 119: 1067–1075

[7] Zanation AM, Carrau RL, Snyderman CH et al. Nasoseptal flap reconstruction of high flow intraoperative cerebral spinal fluid leaks during endoscopic skull base surgery. Am J Rhinol Allergy 2009; 23: 518–521

[8] Fortes FS, Carrau RL, Snyderman CH et al. The posterior pedicle inferior turbinate flap: a new vascularized flap for skull base reconstruction. Laryngoscope 2007; 117: 1329–1332

[9] Prevedello DM, Barges-Coll J, Fernandez-Miranda JC et al. Middle turbinate flap for skull base reconstruction: cadaveric feasibility study. Laryngoscope 2009; 119: 2094–2098

[10] Patel MR, Shah RN, Snyderman CH et al. Pericranial flap for endoscopic anterior skull-base reconstruction: clinical outcomes and radioanatomic analysis of preoperative planning. Neurosurgery 2010; 66: 506–512; discussion 512

[11] Zanation AM, Snyderman CH, Carrau RL, Kassam AB, Gardner PA, Prevedello DM. Minimally invasive endoscopic pericranial flap: a new method for endonasal skull base reconstruction. Laryngoscope 2009; 119: 13–18

[12] Fortes FS, Carrau RL, Snyderman CH et al. Transpterygoid transposition of a temporoparietal fascia flap: a new method for skull base reconstruction after endoscopic expanded endonasal approaches. Laryngoscope 2007; 117: 970–976

[13] Fortes FS, Sennes LU, Carrau RL et al. Endoscopic anatomy of the pterygopalatine fossa and the transpterygoid approach: development of a surgical instruction model. Laryngoscope 2008; 118: 44–49

[14] Kassam AB, Vescan AD, Carrau RL et al. Expanded endonasal approach: vidian canal as a landmark to the petrous internal carotid artery. J Neurosurg 2008; 108: 177–183

[15] Chen MK, Lai JC, Chang CC, Liu MT. Minimally invasive endoscopic nasopharyngectomy in the treatment of recurrent T1–2a nasopharyngeal carcinoma. Laryngoscope 2007; 117: 894–896

[16] Yoshizaki T, Wakisaka N, Murono S, Shimizu Y, Furukawa M. Endoscopic nasopharyngectomy for patients with recurrent nasopharyngeal carcinoma at the primary site. Laryngoscope 2005; 115: 1517–1519

[17] Draf W. Endonasal frontal sinus drainage type I–III according to Draf. In: Kountakis S, Senior B, Draf W, eds. The Frontal Sinus. Berlin Heidelberg New York: Springer; 2005:219–232

[18] Bockmühl U, Minovi A, Kratzsch B, Hendus J, Draf W. Stellenwert der endonasalen mikro-endoskopischen Tumorchirurgie. Laryngo Rhino Otol (Stuttg) 2005; 84: 884–891

[19] Minovi A, Kollert M, Draf W, Bockmühl U. Inverted papilloma: feasibility of endonasal surgery and long-term results of 87 cases. Rhinology 2006; 44: 205–210

[20] Kraft M, Simmen D, Kaufmann T, Holzmann D. Long-term results of endonasal sinus surgery in sinonasal papillomas. Laryngoscope 2003; 113: 1541–1547

[21] Nicolai P, Castelnuovo P, Bolzoni Villaret A. Endoscopic resection of sinonasal malignancies. Curr Oncol Rep 2011; 13: 138–144

[22] Nicolai P, Castelnuovo P, Lombardi D et al. Role of endoscopic surgery in the management of selected malignant epithelial neoplasms of the naso-ethmoidal complex. Head Neck 2007; 29: 1075–1082

[23] Nicolai P, Villaret AB, Bottazzoli M, Rossi E, Valsecchi MG. Ethmoid adenocarcinoma—from craniofacial to endoscopic resections: a single-institution experience over 25 years. Otolaryngol Head Neck Surg 2011; 145: 330–337

[24] Castelnuovo PG, Belli E, Bignami M, Battaglia P, Sberze F, Tomei G. Endoscopic nasal and anterior craniotomy resection for malignant nasoethmoid tumors involving the anterior skull base. Skull Base 2006; 16: 15–18

[25] Kassam AB, Prevedello DM, Carrau RL et al. Endoscopic endonasal skull base surgery: analysis of complications in the authors' initial 800 patients. J Neurosurg 2011; 114: 1544–1568

[26] Keerl R, Stankiewicz J, Weber R, Hosemann W, Draf W. Surgical experience and complications during endonasal sinus surgery. Laryngoscope 1999; 109: 546–550

[27] Stankiewicz JA. Complications of endoscopic sinus surgery. Otolaryngol Clin North Am 1989; 22: 749–758

[28] Stankiewicz JA. Complications in endoscopic intranasal ethmoidectomy: an update. Laryngoscope 1989; 99: 686–690

[29] Stankiewicz JA. Cerebrospinal fluid fistula and endoscopic sinus surgery. Laryngoscope 1991; 101: 250–256

[30] Stamm AC. Complications of micro-endoscopic sinus surgery. In: Stamm AC, Draf W, eds. Micro-endoscopic Surgery of the Paranasal Sinuses and the Skull Base. Berlin Heidelberg New York: Springer; 2000:581–593

[31] Kassam AB, Thomas A, Carrau RL et al. Endoscopic reconstruction of the cranial base using a pedicled nasoseptal flap. Neurosurgery 2008; 63 Suppl 1: ONS44–ONS52; discussion ONS52–ONS53

[32] Castelnuovo PG, Delú G, Locatelli D et al. Endonasal endoscopic duraplasty: our experience. Skull Base 2006; 16: 19–24

[33] Komotar RJ, Starke RM, Raper DM, Anand VK, Schwartz TH. Endoscopic endonasal versus open repair of anterior skull base CSF leak, meningocele, and encephalocele: a systematic review of outcomes. J Neurol Surg A Cent Eur Neurosurg 2013; 74: 239–250

# 第 9 章 内镜经鼻扩大入路

Nancy McLaughlin, Daniel M. Prevedello, Daniel F. Kelly, Ricardo L. Carrau, Amin B. Kassam

## 9.1 概述

在过去 20 年间,内镜经鼻颅底外科迅猛发展。20 世纪 90 年代早期,已有人报道在垂体疾病的手术中将内镜作为唯一的可视化工具[1]。全世界很多医学中心紧随其后,采用纯内镜入路来进行鞍区手术[1,2]。

内镜下颅底解剖的理解得益于既往详尽的解剖学研究。如今,随着术中影像导航,声学多普勒超声和电生理监测技术的进步,使得外科医生能够到达蝶鞍以外的颅底病灶。到 1997 年,内镜经鼻技术已系统覆盖整个腹侧颅底。许多解剖学和临床研究已经证实沿矢状面和冠状面的内镜下扩大入路的可行性和安全性[3,4,5,6,7,8,9,10,11,12,13]。由于经鼻扩大入路(EEAs)在适当选择的病例里可到达前、中、后颅窝,所以该入路已被认为是颅底手术的重要途径[14,15,16,17]。

与传统经颅入路相比,经鼻扩大入路具有许多优势。通过直接的腹侧颅底的通道,经鼻扩大入路能够提供更直接的中线区域的暴露,能够切除病变,同时对脑和神经血管的影响最小。它可以对视路进行直接减压,还能在手术早期阻断颅底肿瘤的供应血管,从而有利于肿瘤的切除[2,6,7,12]。这些优点能够显著减少手术时间,缩短住院天数,减少并发症。并且,经鼻扩大入路还能增加患者术后舒适度,没有手术造成的美容缺陷。

本章总结了内镜下经鼻扩大入路的基本理念并描述了矢状面和冠状面经鼻扩大入路的特殊技术。

## 9.2 适应证和术前准备

经鼻扩大入路手术适应证广泛,可治疗整个腹侧颅底,包括前、中、后颅窝的多种疾病(表 9.1)。与其他手术入路不同,经鼻扩大入路手术可避免脑组织的操作和(或)牵拉。因此,它更适合治疗颅底或颅底与脑组织之间的病变。中线病变将重要神经血管结构向外推移,适合经鼻扩大入路手术。

多数颅底病变(除了常规垂体腺瘤或其他鞍内病变)需要术前高分辨率 CT 血管造影(CTA)检查,可以同时显示骨、血管和软组织解剖关系。磁共振检查可评估肿瘤的位置、生长范围及其

表 9.1 经鼻扩大入路手术治疗的疾病分类

| 病种 | 病例 |
| --- | --- |
| 鼻窦炎性疾病 | 黏液囊肿 |
| | 变态真菌性鼻窦炎 |
| 感染 | 硬膜外脓肿 |
| | 骨髓炎 |
| 创伤 | 脑脊液漏 |
| | 视神经减压 |
| 良性肿瘤 | 垂体腺瘤 |
| | 颅咽管瘤 |
| | 脑膜瘤 |
| | 纤维骨性病变 |
| | 血管纤维瘤 |
| 恶性肿瘤 | 鼻窦恶性肿瘤 |
| | 嗅神经母细胞瘤 |
| | 脊索瘤 |
| | 软骨肉瘤 |
| | 转移瘤 |
| 其他 | 拉克裂囊肿 |
| | 皮样囊肿 |
| | 表皮样囊肿 |
| | 血管性疾病(动脉瘤、动静脉畸形) |

与重要软组织的关系。通过 CTA 和 MRI 融合进行骨窗和脑组织窗的术中导航。影像融合用于确认手术解剖结构的视觉印象，尤其是关键的神经血管结构，从而进行精确病灶切除。如有必要，可以使用术中 CT 扫描来更新影像导航系统。

术前应进行血清学和内分泌学检查。根据疾病的病理性质、位置和生长范围，术前神经眼科医生和（或）耳鼻喉头颈外科医生来评估脑神经功能。

全麻后，患者仰卧位，头部用 Mayfield 头架固定。头部固定减少了术中头部的移动，特别是在使用磨钻过程中和神经血管分离时。对于需脑神经监测（肌电图）而不能使用肌松药物时，头部固定能确保患者安全。

手术局限和无须肌电图监测的患者，头部可以置于 Mayfield 马蹄状头托上。所有患者头顶部略向左倾斜，从而使面部向右转 15°~20°。根据病灶矢状位位置，头部可后仰或屈曲，从而更接近腹侧或尾侧。我们常规使用无框架立体定向导航。

对于那些需要进行硬膜下手术或需在 Willis 环、颈内动脉附近进行操作的患者，我们提倡进行神经电生理监测，包括皮层功能（躯体感觉诱发电位）或同时监测脑干功能（脑干诱发电位）。根据肿瘤的解剖预测可能分离脑神经时，还应进行脑神经肌电图监测。

在手术间内，麻醉组位于患者足侧，手术组位于患者右侧。手术技师或护士可以位于手术床的任意一边。其他布置可以根据手术室的形状和大小，外科医生的右利或左利手、身体习惯或外科医生的个人喜好。手术组最好由一名神经外科医生和一名耳鼻咽喉头颈医生组成，两人都应拥有丰富的腹侧颅底内镜解剖学知识和传统颅底手术和经鼻扩大手术经验，至少团队中的其他成员熟悉开颅手术技术。手术导航设备、监视器和摄像装置置于患者的头侧（图 9.1）。位置摆放完善后，外鼻皮肤、鼻前庭及腹部（取脂肪区域）用抗菌溶液消毒。鼻腔内和黏膜不消毒。围术期需使用广谱抗生素预防感染。

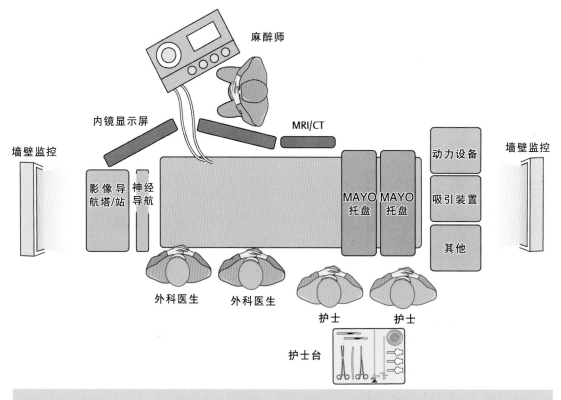

图 9.1　内镜经鼻扩大入路手术室布局图。

## 9.3 手术技术

### 9.3.1 内镜经鼻颅底外科的基本概念

成功的内镜经鼻颅底外科手术需要经双鼻孔、2个外科医生,三或四手技术协同完成,同时还需要磨除足够的颅底骨质,形成宽阔的手术通道来显露关键的解剖标志(图9.2)。双鼻孔宽通道可以避免手术器械的相互"打架",减少内镜镜头的血污,保证内镜的流畅活动,有助于保持无遮挡的术野,增加了侧方成角视野。双手操作对控制术中大出血尤为重要,止血时,可保持良好的视野,避免损伤周围结构[18]。

内镜经鼻肿瘤切除的技术和原则与显微镜经颅手术相同。尤其要依次进行肿瘤包膜电凝、瘤内切除、瘤外分离神经血管结构、肿瘤包膜的电凝切除。根据肿瘤的质地,可选择双吸引器、超声吸引和(或)分块切除,避免抓和牵拉。

### 9.3.2 内镜经鼻扩大经鞍底入路[14]

尽管常规的经鼻鞍底入路并不是"扩大入路",但它可以作为手术通道的一部分,切除向蝶鞍外扩展的垂体腺瘤和颅咽管瘤等病变(图9.3)。例如,经鼻鞍底入路可以结合经蝶骨平台和(或)经斜坡扩大入路来切除硬膜下病变。

在经鞍底入路中,磨除蝶骨前壁(蝶骨嘴)来

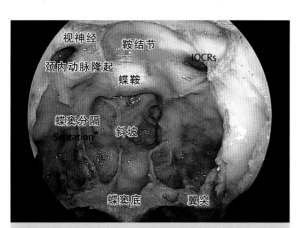

**图9.2** 内镜经鼻扩大经蝶入路的关键标志性解剖结构。

lOCRs:外侧视神经颈内动脉隐窝;mOCRs:内侧视神经颈内动脉隐窝。

充分暴露侧方隐窝(例如翼突隐窝等),蝶骨平台-鞍结节结合点和视神经颈内动脉隐窝(OCR)。蝶骨基底向下磨到斜坡平面,从而提供更大的上下方向到达鞍上空间的自由度。除了广泛的双侧蝶骨切开术外,鼻中隔后部也用反咬钳或刨削器切除。这些操作提供了双鼻孔通道,便于双侧器械操作,增加侧方成角观察以及增加解剖结构的可视范围。以上这些都是经鞍底显露的要点,10年前我们团队就开始这么做了,构成了神经内镜经鼻扩大颅底手术入路的基础[14,15]。

蝶窦内分隔需小心磨除,因其经常指向颈内动脉(ICA)和(或)视神经管。蝶窦黏膜去除后,蝶窦后壁就完全暴露。可辨认一系列关键解剖标志:中央的鞍底隆起,上方的骨性隆起覆盖的上海绵间窦(SIS),下方的斜坡隐窝,蝶鞍侧方的颈内动脉隆起,再上方的视神经,相关的内侧和外侧OCR。磨除鞍底表面骨质,向侧方扩展至海绵窦的内侧,显露上和下海绵间窦。内侧OCR一般不需要打开,除非病变向鞍上及侧方侵犯视神经颈内动脉池。

经鞍底入路的侧方受到海绵窦和颈内动脉的限制。

### 9.3.3 经鼻扩大入路:解剖分类

腹侧颅底可依据解剖通路进行分类(表9.2)[14,15,16,19]。如下所述,这些解剖分类是根据处于颈内动脉之间(矢状或中线位)或颈内动脉外侧(冠状或旁中线位)来分的。

#### 矢状位

中线入路(两侧颈内动脉之间)是沿矢状面上下方向从额窦到第二颈椎,可以到达鸡冠、筛板、蝶骨平台、鞍结节、鞍背和斜坡(图9.4和图9.5)[14,15,17,20]。

*经鞍结节/经蝶骨平台入路*

经鞍结节/经蝶骨平台入路[14]适用于颅咽管瘤、鞍结节脑膜瘤、表皮样囊肿和涉及前颅底后部和鞍上区域的其他病变(图9.6)。该入路的骨质暴露常以鞍底入路为基础,包括磨除蝶骨平台和鞍结节。术中特别注意,暴露后首先要确认眶尖的视神经管,这是经蝶骨平台入路的侧方界

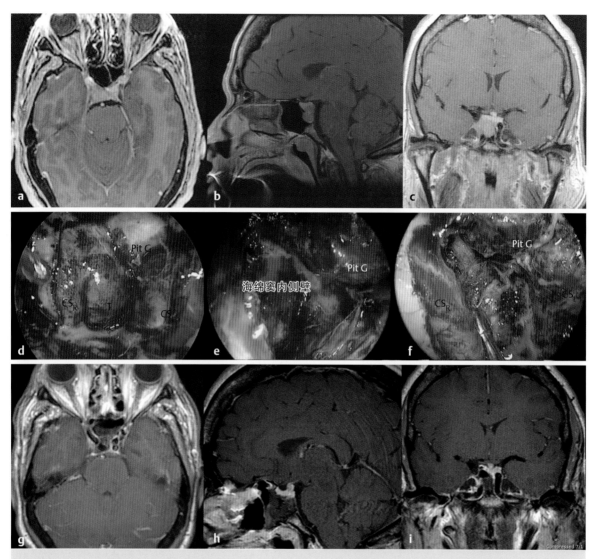

**图 9.3** (a-i)功能性垂体腺瘤经蝶入路手术。(a-c)手术前的 MRI；(d-f)手术中的内镜所见；(g-i)手术后 MRI。CS$_L$，左侧海绵窦；CS$_R$，右侧海绵窦；Pit G，垂体组织；T，肿瘤。

限。切除双侧后组筛窦。磨除筛窦分隔,磨平前颅底和双侧眶纸板。为保护嗅觉功能,磨除范围向前不要超过筛后动脉(PEA),同时需保留鼻中隔的最前缘与颅底相连。如果向前切除超过筛后动脉,将损伤筛板和嗅丝,可能影响嗅觉。蝶骨平台骨质应自头端向尾端方向磨至蛋壳样。去除双侧内侧 OCR 和鞍结节后,显露上海绵间窦,电凝、分离或切断。这有利于暴露向鞍上扩展至视交叉前池的肿瘤。床突旁颈内动脉管也可用 Kerrison 咬骨钳打开。内侧 OCR 水平的床突旁颈内动脉远端的分支,以及筛后动脉来源的动脉穿支,可在识别后电凝。

该入路最重要的解剖结构是包括标志经蝶骨平台入路外侧界限的视神经、颈内动脉、大脑前动脉[A1 动脉、Heubner 回返动脉、前交通动脉(AcoA)及穿支动脉]。当分离硬膜下肿瘤的上表面时,必须注意避免损伤前交通动脉和 Heubner 回返动脉。在视交叉下肿瘤包膜外分离时,同样需要保护视交叉下穿支血管。

### 经筛板入路

经筛板入路[14]常联合经蝶骨平台入路来切除大型颅前窝脑膜瘤、嗅神经母细胞瘤或其他侵袭鼻窦的恶性肿瘤(图 9.7)。该入路需从蝶骨平台向前延伸至鸡冠甚至额窦。该入路的侧方边界是眶纸板,前方达额窦,后方从蝶骨平台达 PEA。

由于这些病变导致嗅觉功能几近丧失,该入

表 9.2　经鼻扩大入路的分类

| 矢状面(中线) | 冠状面(旁中线) |
| --- | --- |
| 经额 | 前冠状位 |
| 经筛板 | • 眶上 |
| 经鞍结节/蝶骨平台 | • 经眶 |
| 经鞍底 | 中冠状位 |
| 经斜坡 | • 岩尖内侧(1 区) |
| • 上斜坡 | • 下海绵窦区/四边形区(3 区) |
| 　经鞍背(硬膜下) | • 上海绵窦区(4 区) |
| 　经鞍下(硬膜外) | • 颞下入路(5 区) |
| • 中斜坡 | |
| • 下斜坡 | 后冠状位 |
| • 全斜坡 | • 岩斜入路(2 区) |
| 经齿状突和枕骨大 | |
| 　孔/颅颈交界入路 | • 岩下入路 |
| | 　经髁 |
| | 　经舌下神经管 |
| | • 舌咽神经旁 |
| | 　内侧(颈静脉孔) |
| | 　外侧 |

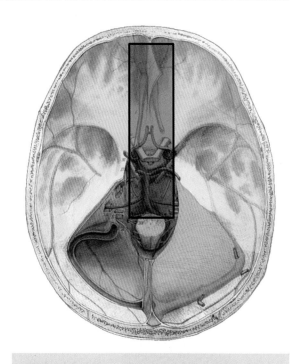

图 9.4　矢状位。红色区,颈内动脉之间的分类区;蓝色,前颅窝;黄色,中颅窝;绿色,后颅窝。

路中可切除鼻中隔前部连接颅底部分。筛窦完全切除后可暴露眶内侧壁。自额筛隐窝处向后磨除颅底骨质。筛前、筛后动脉需辨认、电凝,在近中线处切断,从而减少肿瘤血供,电凝或夹闭失败可导致术后球后血肿。可切除眶纸板获取更大的侧方暴露,但避免损伤眶周组织。磨除筛板前需电凝黏膜、嗅丝,并电凝筛动脉分支以减少肿瘤血供。双侧筛板切除后,将鸡冠磨薄如蛋壳样后剥除。

　　该入路最重要的边界结构是:眶板、大脑前动脉(A2)及其额极分支。例如颅前窝脑膜瘤,分离肿瘤上极时,沿着纵裂,常见 A2 及额极动脉包绕于肿瘤表面;向鞍旁脑池分离肿瘤下极,可见视神经和前交通动脉。沿纵裂分离有利于控制双侧 A2 段近端。

### 经斜坡入路

　　经斜坡入路[15]常用于切除脊索瘤和软骨肉瘤等硬膜内外病变(图 9.8),也适用于脑膜瘤和颅咽管瘤等脑干前方病变。

该入路可达上、中、下斜坡,或者整个斜坡区域全斜坡切除术。上斜坡包括中线区鞍背和旁中线区的后床突,下方可达 Dorello 管。经鞍底硬膜下入路或垂体移位经鞍下硬膜外入路,磨除鞍背及后床突,可达基底动脉和脚间池。有时,只有将垂体移位后才能更好暴露鞍后壁及脚间池[20]。

　　中斜坡包括从 Dorello 管到颈静脉孔区域,可经蝶窦后部直接到达。该入路侧方受限于双侧斜坡旁颈内动脉上升段。

　　下斜坡包括从颈静脉孔至颅颈交界枕骨大孔区域。自中斜坡向下磨除即可暴露下斜坡,但侧方受限于咽隐窝和咽鼓管圆枕。

　　全斜坡入路包括从鞍背、后床突到枕骨大孔前方区域。为获得下方更多的暴露,需广泛磨除双侧蝶窦前壁,切除鼻中隔后部。广泛的蝶窦开放能为内镜提供更深的位置和向下的视角。自蝶窦底部及斜坡表面去除基底咽筋膜后,磨除蝶窦底壁至斜坡。翼管及其中的翼管动脉和翼管神经是重要解剖标志,指向颈内动脉膝部,在磨除颈内动脉膝部下方及外侧斜坡骨质前需确认。

　　由于基底静脉丛的存在,硬脑膜应边电凝边逐步切开。硬脑膜向外侧于颈内动脉岩骨水平段

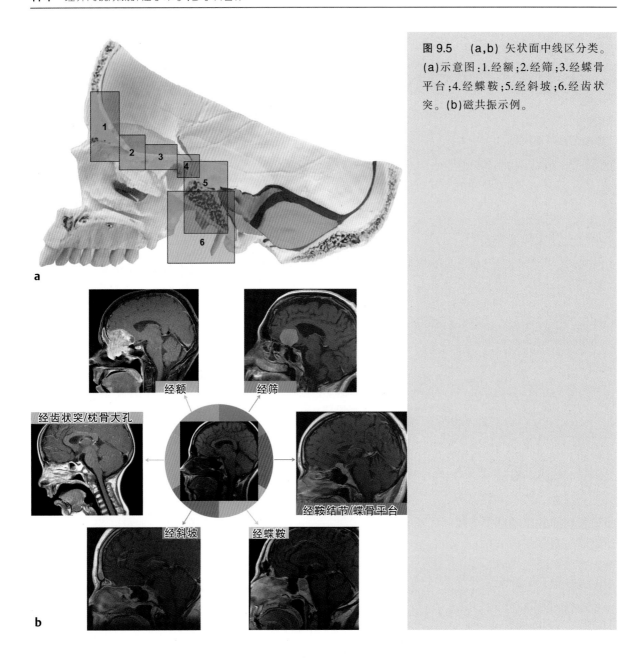

图 9.5　(a,b) 矢状面中线区分类。(a)示意图：1.经额；2.经筛；3.经蝶骨平台；4.经蝶鞍；5.经斜坡；6.经齿状突。(b)磁共振示例。

下方切开至咽鼓管终止处——咽隐窝。颈内动脉膝部内上方背侧有展神经进入 Dorello 管，因此，此处硬膜切开应在直视下进行。

斜坡入路中相关的重要神经结构包括脑干和上斜坡：视神经和动眼神经；中斜坡：展神经；下斜坡：后组脑神经。V、VII、VIII脑神经位于该入路外侧，故较少暴露。此入路相关的血管结构包括椎动脉、椎基动脉连接、基底动脉、小脑上动脉、大脑后动脉及其穿支动脉。

### 经齿状突和枕骨大孔/颅颈交界入路

经齿状突入路[17]适用于从中心切除齿状突。也可用于切除硬膜外退行性或炎性病变(图 9.9)。

该入路同样可显露延髓及上颈髓腹侧，处理硬膜下病变。虽然该入路可从经斜坡入路向下延伸完成，但也可不打开蝶窦，而单独完成。该入路最常用于枕骨大孔区脑膜瘤切除。

切除鼻咽黏膜后，可暴露并部分切除脊旁肌和环枕筋膜。此时，可显露斜坡和C1前弓。如果病变仅需要暴露枕骨大孔，只需磨除C1环上部显露齿状突尖部，磨除枕髁内侧，但不进入枕髁关节囊。然而，如需经齿状突暴露，则需磨除C1前弓，显露齿状突，磨除齿状突至蛋壳样并锐性去除。去除齿状韧带可暴露脑干前方的正常硬膜。然而，在类风湿性关节炎患者手术中，需暴露

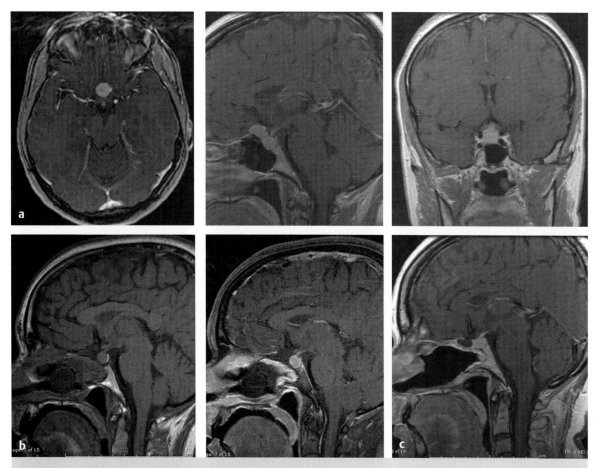

图 9.6　(a–c)典型病例：经蝶骨平台 /经鞍结节入路切除鞍结节脑膜瘤。(a)术前影像；(b)术后即时影像；(c)术后 3 个月的磁共振成像。

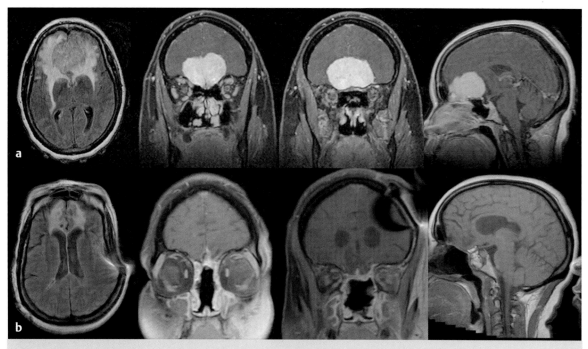

图 9.7　(a,b)经筛板入路切除嗅沟脑膜瘤病例。(a)术前影像；(b)术后影像。

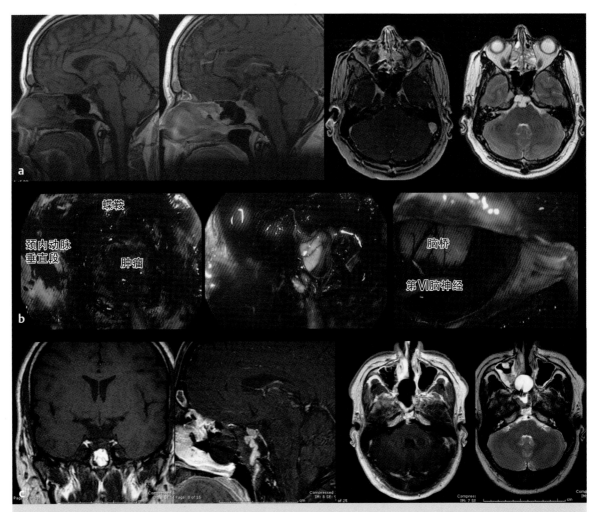

图9.8    (a~c)经斜坡入路切除脊索瘤病例。(a)术前影像;(b)术中所见;(c)术后影像。CN,脑神经。

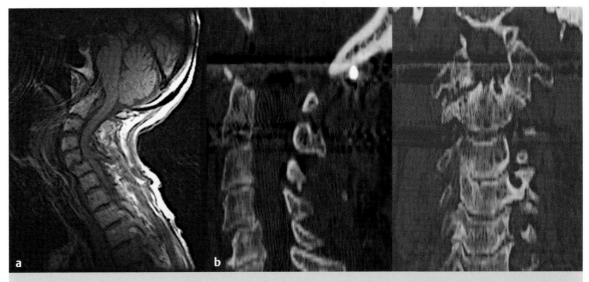

图9.9    (a,b)经齿状突入路治疗颅底陷入症的病例。(a)术前影像;(b)术后影像,冠状位和矢状位。

并切除翳状结构。如颅颈不稳定则需进行后路融合。如果翼状韧带之一和环枕关节囊保持完整，则可保持颅颈稳定。

该入路中最重要的神经、血管结构包括：椎动脉、小脑后下动脉、脑干及后组脑神经。由于黏膜下咽旁段颈内动脉离中线较近，故存在损伤风险。因此，术前 CTA 确定颈内动脉是否位于中线位置，对于规避术中发生灾难性后果尤为重要。

## 冠状位

旁中线入路(颈内动脉外侧)分为前、中和后 3 个不同层面。前冠状位与前颅窝和眼眶、中冠状位与中颅窝和颞叶、后冠状位与颅后窝紧密相关(图 9.10)。

### 前冠状位

经眶和眶上入路常用于：侵犯眶后内侧壁的鼻窦病变(如鼻窦恶性病变)，视神经内下方眶内病变(如神经鞘瘤、海绵状血管瘤和脑膜瘤)以及眶内病变无法切除时行视神经减压。这两种入路都需要广泛切除前、后筛房以尽可能暴露鼻窦侧壁。

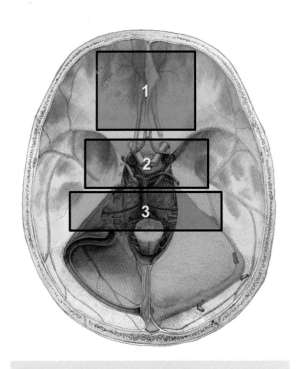

图 9.10　冠状层面。1,前冠状层面;2,中冠状层面;3,后冠状层面。蓝色:前颅底;黄色:中颅底;绿色:后颅底。

根据病变性质，经眶入路可采用单侧或双侧入路。该入路需去除眶纸板和(或)内侧视神经管，打开眶周筋膜，然后在下直肌与内直肌之间或内直肌与上斜肌之间到达病变。经眶上入路可切除眶内侧壁及向外侧牵开眶内组织从而显露眶顶。

前冠状位中相关的重要结构有：视神经,前、后筛动脉,眼动脉及其视网膜中央动脉分支。

### 中冠状位

中冠状入路[16]又根据与颈内动脉岩骨段的关系再进行分类。岩下入路到达岩尖内侧及岩斜交界处。岩上入路能够到达上、下海绵窦和颞下/中颅窝。

### 经翼突入路

该入路可直达中颅窝内侧(翼突隐窝)，常用于治疗该区域常见的自发性脑脊液漏。该入路也用于经蝶到达矢状位相关的中、后冠状位[16]。首先需要扩大的中鼻道上颌窦造口术或内侧上颌骨切开术从而到达上颌窦后壁。甄别并电凝蝶腭动脉和鼻后动脉。然后，去除上颌窦后壁到达翼腭窝[23,24]。由内往外牵拉或切除翼腭窝的软组织显露翼突基底部。

在蝶骨后方可见翼管及圆孔。因为翼管和翼突内侧板是神经内镜到达岩尖的最重要的解剖标志，所以应尽早显露翼管[21,22]。翼管直接与 ICA 前膝部相连，在此处岩骨段 ICA 转角向上形成斜坡旁 ICA 垂直段。向内下方磨除翼突内侧板到达翼管，然后向后到达破裂孔。显露 ICA 前膝部后，可进一步磨除翼突内侧板的后、上方。如此，蝶窦壁侧方可完全暴露。

### 岩尖内侧[16]

经翼突和经斜坡入路可治疗岩尖内侧的病变，如软骨肉瘤和胆脂瘤(图 9.11)。但是该入路存在损伤 ICA 的风险，如果病变没有向内侧侵犯或破坏骨质，仅限于 ICA 后方，则无须选择该内–外入路。岩下入路(后冠状位)可能更适合于治疗 ICA 岩骨段后方区域病变。

为了到达岩尖，如需向外侧牵拉 ICA 则需磨除斜坡旁 ICA 上的骨质[25]。磨除岩尖结合部外侧斜坡可进一步扩大该入路。

该入路中重要的解剖结构有：ICA 和位于 Dorello 管的展神经。

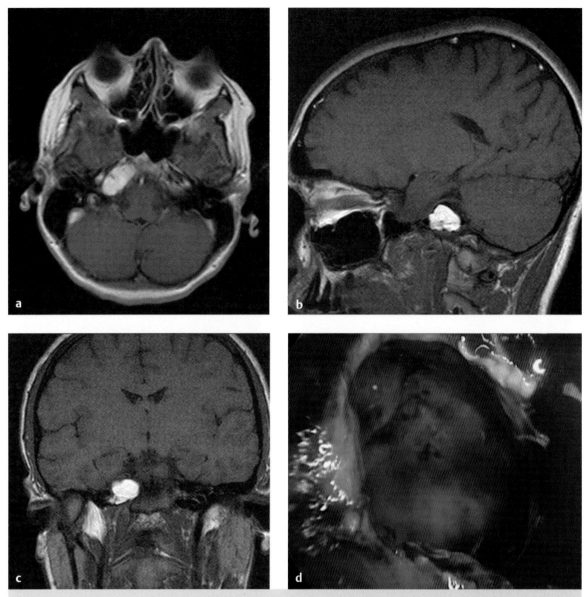

**图 9.11**　(a–d)中岩尖入路胆脂瘤手术。(a–c)术前影像；(d)术后影像显示肿瘤完全切除。

### 下海绵窦/四边形区域

　　该入路[26]也称为岩上入路,适用于 ICA 水平段上方区域的病变。也适用于 Meckel 腔区域或者四边形区域(下方：ICA 岩骨段；上方：展神经；内侧：斜坡旁 ICA；外侧：三叉神经节)的病变。Meckel 腔区域：下界为岩骨段 ICA,内界为斜坡旁 ICA 上升段,上界为海绵窦内的展神经,外界为三叉神经上颌支分支。该区域常见病变有侵袭性腺样囊性癌、脑膜瘤、神经鞘瘤和侵袭性垂体腺瘤(图 9.12)。

　　该入路需首先完成经翼突入路,以及暴露翼管神经,后上方为破裂孔和 ICA 前膝部。磨除上颌窦后壁,向侧方扩大可见上颌神经和圆孔。磨除翼突内侧板向下、内侧可达翼管。然后磨除翼管与上颌神经之间的骨质。需要注意的是,这个骨性通道随着深入而逐渐变窄。磨除该区域骨质后到达四边形区域。如为切除病变而需移位 ICA,则要磨除岩骨段、前膝部和鞍旁 ICA 表面的骨质。打开 ICA 膝部(内侧)到上颌神经(外侧)之间的硬膜可以到达下海绵窦。

　　Meckel 腔区域的危险结构有：ICA、三叉神经和展神经。

### 上海绵窦

　　该入路对骨质的磨除及 ICA 的暴露与下海

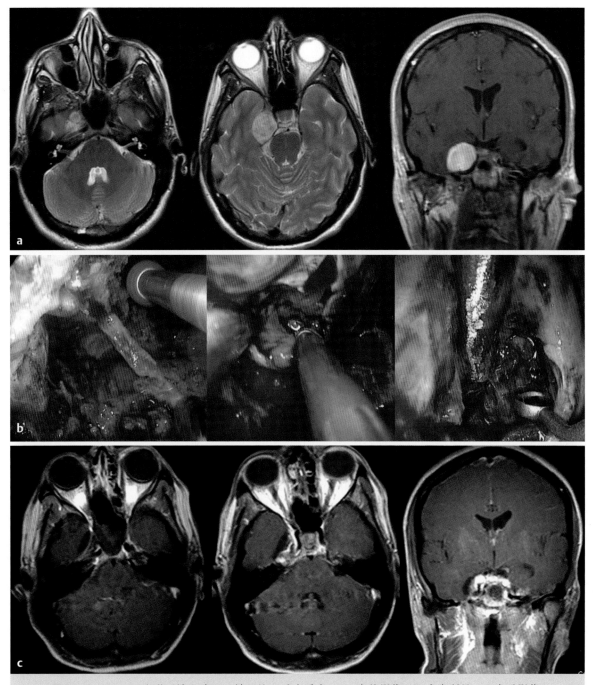

**图 9.12**　(a–c)四边形区域入路三叉神经施旺氏瘤手术。(a)术前影像；(b)术中所见；(c)术后影像。

绵窦入路相似。但该入路脑神经损伤的风险较高，故较少应用。仅用于术前已有脑神经损伤（Ⅲ、Ⅳ、Ⅵ）的病例[16,27]。

为保护 ICA，在硬膜切开时，需仔细甄别鞍旁 ICA 内侧缘。海绵窦上外侧部由内向外切开硬膜。如果海绵窦已经被病变闭塞，那么，在切开硬膜时，只有少量静脉出血。但一旦肿瘤被切除，会有明显出血。

该入路中重要的结构有：Ⅲ、Ⅳ、Ⅴ、Ⅵ脑神经和 ICA 及其伴行的交感神经。

### 颞下入路

肿瘤通过扩大的翼突–上颌裂，向前突入中颅窝、向外突入颞下窝，或者起源于颞下窝。该入路适用于以下病变：颅底尤文氏瘤、脑膜瘤、神经鞘瘤、脑脊液漏及部分鼻窦恶性肿瘤（图 9.13）。

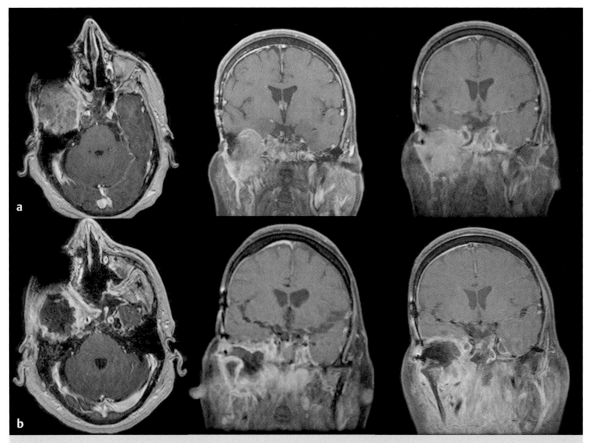

**图 9.13**　(a,b)颞下入路颅底脊索瘤手术。(a)术前影像；(b)术后影像。

该入路需游离翼突内侧板，确认翼管，打开上颌窦窦口。

确认翼突内侧板，磨至与中颅底和圆孔平齐。肿瘤切除前，需要确认ICA前膝部和岩骨水平段。在肿瘤外侧分离时，必须游离和电凝内颌动脉及其分支到翼突外侧板。向下磨除翼突外侧板直至平齐中颅窝和卵圆孔。在翼颚静脉丛大量出血时，需交替进行填压止血和分步切除病变以便为静脉丛血栓形成留出时间。在病变破坏骨性标志、软组织移位时，需使用导航定位。

该入路相关的重要解剖结构有：内颌动脉及其分支，翼管神经、三叉神经(V2、V3)及其分支，眶上裂。

### 后冠状位

后冠状位上起岩斜区，下至枕大孔，侧方达颈静脉孔、舌下神经管、枕髁和咽旁间隙。

### 岩斜入路

岩斜入路适用于岩骨中部的深部病变。该入路首先暴露岩尖内侧，识别蝶窦底和翼突内侧板交界处外侧的翼管，磨除周围骨质，然后到达ICA前膝部[21,22]。代表外侧边界的ICA前膝部是该入路的重要标志。岩骨段(水平段)、膝部和斜坡旁（垂直段)ICA常因表面骨质被破坏向外侧移位。确认ICA膝部后可安全磨除斜坡内侧骨质。在ICA岩骨段下方向外磨除岩斜区结合部的斜坡外侧骨质直至后颅窝底部硬膜和表面的静脉丛。ICA岩骨水平段及此处的海绵窦为该入路上界；中颅窝为上外侧界。打开硬膜可以进入桥前池的旁正中区。

该入路中重要结构有：翼管神经和ICA。

### 岩下入路

岩下入路[16]以颞下入路为基础，应用于该区域内生长的软骨肉瘤和胆脂瘤(图9.14)。在确认上颌神经、翼管和ICA前膝部后，磨除翼突内侧板平齐中颅窝和圆孔。随着翼突外侧板的磨除，其后缘可确认下颌神经，并以此确认卵圆孔。磨

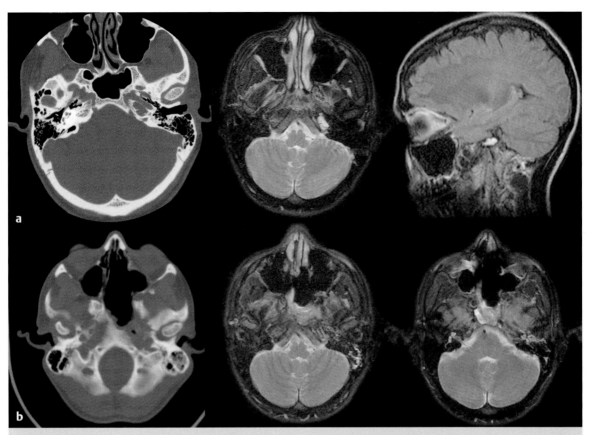

图 9.14　(a,b)岩尖下入路胆脂瘤手术,无法从中间进入。(a)术前影像;(b)术后影像。

除咽鼓管内侧的软骨部分。磨除 ICA 岩骨段和咽鼓管间的骨质及软骨后可达岩尖下方,内侧可达下颌神经。确认 ICA 岩骨水平段和斜坡旁垂直段。最后,在 ICA 岩骨段下方向岩尖方向磨除骨质和切除肿瘤。

　　该入路中重要结构有:内耳及其外侧的Ⅶ、Ⅷ脑神经,上方的 ICA 岩骨段和下外侧的Ⅻ脑神经。

**经静脉孔/舌下神经管入路**

　　该入路常用于治疗软骨肉瘤、副神经节瘤、神经鞘瘤和颅底脑膜瘤。术中需确认咽鼓管,它标志着咽旁 ICA(上升段)从颈内动脉管进入岩尖的位置。咽隐窝在其外侧。枕髁内侧位于枕骨大孔外侧。舌下神经管位于枕髁的上外侧,通过术中影像导航和术中颅神经电生理监测可定位。一旦 ICA 确定,颈静脉孔就在其外侧。Ⅸ、Ⅹ和Ⅺ脑神经位于颈静脉孔和 ICA 之间。

　　该入路中重要结构有:内颌动脉、ICA(咽旁及岩骨段)、三叉神经、颈静脉孔、颈静脉及与之伴行的后组脑神经(Ⅸ、Ⅹ和Ⅺ)及下方舌下神经管中的Ⅻ脑神经。

## 9.4　并发症

　　熟知内镜下腹侧颅底解剖且经验丰富的手术团队实施经鼻扩大入路手术,在使用合适的手术器械并遵循内镜手术原则的情况下,能将术中和术后并发症发生率降到最低。我们将最初的800 例内镜经鼻扩大手术的并发症进行了总结和分类(表 9.3 和表 9.4)。最大的风险是损伤颈内动脉。前颅底手术时,大脑前动脉、视神经、动眼神经、滑车神经、垂体和眼眶有损伤风险。同样,在中颅底手术,展神经和三叉神经分支存在损伤风险。当接近后颅窝时,脑干、基底动脉、椎动脉及其分支,以及Ⅸ、Ⅹ、Ⅺ、Ⅻ脑神经也面临损伤风险。任何时候,打开硬脑膜就有脑脊液漏的风险,需要采用带蒂组织或其他类似的可靠技术进行重建。

表 9.3 作者完成的 800 例扩大经鼻入路手术的术中并发症

| 分类 | 结果 | 病变和/或缺损的类型 |
|---|---|---|
| 血管性 | 死亡(0%) | 无 |
| | 一过性损伤 (0.1%) | P1 段穿孔 |
| | 永久性损伤 (0.4%) | 桥脑出血(四肢瘫痪) |
| | | 颈内动脉撕裂(偏瘫) |
| | | 额极动脉撕裂(右下肢瘫痪) |
| | 无损伤(0.4%) | 眼动脉损伤(已盲)(1 例) |
| | | 颈内动脉撕裂(2 例) |
| 神经损伤 | 永久性损伤 (0.5%) | Ⅸ,Ⅹ,Ⅻ(1 例) |
| | | Ⅸ,Ⅹ(1 例) |
| | | Ⅵ(2 例) |
| | 一过性损伤 (1.5%) | 第Ⅲ对脑神经(1 例) |
| | | 下颌神经运动纤维(1 例) |
| | | 三叉神经眼支(4 例) |
| | | Ⅵ(1 例) |
| | | Ⅸ,Ⅹ(1 例) |
| | | 轻偏瘫(4 例) |

表 9.4 作者完成的 800 例扩大经鼻入路手术的术后并发症

| 分类 | 结果 | 并发症类型 |
|---|---|---|
| 感染 (1.4%) | 死亡(0.1%) | 脑膜炎+癫痫持续状态(1 例) |
| | 治愈(1.1%) | 硬膜内脓肿(1 例) |
| | | 硬膜外脓肿(1 例) |
| | | 脑膜炎(7 例) |
| | 损伤(0.1%) | 硬膜内脓肿——丧失行动能力(1 例) |
| 全身性病变 | 死亡(0.7%) | 肺栓塞 小于 30 天(2 例) |
| | | 肺栓塞 大于 30 天(2 例) |
| | | 肺炎+心梗 小于 30 天(1 例) |
| | | 多器官衰竭 大于 30 天(1 例) |
| | 治愈(2.1%) | 急性肾衰竭——输血(1 例) |
| | | 呼吸衰竭(7 例) |
| | | 肺栓塞 小于 30 天(5 例) |
| | | 心梗(3 例) |
| | | 术后心脏骤停(1 例) |
| 延迟性病变 | 永久性损伤 (0.6%) | 视野缺损(过度填塞)(2 例) |
| | | 视野缺损(低血压)(1 例) |
| | | 视野缺损(血肿)(1 例) |
| | | 偏瘫(术后卒中)(1 例) |
| | 一过性损伤 (1.3%) | 视野缺损(下疝)(1 例) |
| | | 视野缺损(血肿)(4 例) |
| | | 视野缺损(鼻腔气囊压迫)(2 例) |
| | | 第Ⅲ对脑神经(血肿)(1 例) |
| | | 眼球突出(球后血肿)(1 例) |
| | | 共济失调(1 例) |

## 9.5 经鼻扩大入路的循序渐进学习和训练

内镜颅底外科手术比较复杂,学习必须循序渐进[9]。手术进阶可以根据复杂程度和技术难度分为 5 个级别,严重并发症发生的风险也随之逐渐增加。每一个级别都必须完全掌握才能进行下一级学习,因为更高一级代表着解剖复杂度、技术难度的提升,以及神经、血管潜在损伤风险的增加。

Ⅰ级:内镜鼻窦手术,如内镜蝶骨筛骨切除术、蝶腭动脉结扎、眶减压术、内镜额窦切开术。神经血管结构被颅底骨质保护,手术中主要并发症出现的风险较低。

Ⅱ级:代表内镜经鼻颅底外科手术初级阶段,包括脑脊液漏修补和鞍内手术。这些手术涉及硬膜下空间,因此并发症风险较Ⅰ级要高。

Ⅲ级:鞍外、硬膜外手术。包括所有磨除颅底骨质暴露硬膜的经鼻内镜手术,如视神经减压,暴露岩尖向内侧扩展的病变和硬膜外经斜坡和

经齿状突入路。因为有大量重要的神经血管结构在硬膜下穿行,因此需要完全掌握内镜腹侧颅底的解剖。

Ⅳ级:硬膜内的手术。因此,包括外科医生特意打开硬脑膜,来切除单纯硬膜下病变或侵犯到硬膜下的硬膜外病变的手术。从理论上讲,并发症发生的可能性大大增加。

Ⅴ级:脑血管手术,包括动脉瘤、动静脉畸形手术,挤压或包绕颅内重要血管、颈内动脉的肿瘤切除手术。另外,任何在中冠状位和后冠状位上范围超过颈动脉的内镜手术都属于Ⅴ级手术,因为手术中需要使用成角内镜来解剖和移位颈

| \multicolumn{2}{c}{表9.5　内镜经鼻颅底外科的训练教程} | |
| --- | --- |
| **级别** | **手术类别** |
| Ⅰ级 | 内镜鼻窦手术 |
| | 内镜蝶、筛切除术 |
| | 蝶腭动脉结扎 |
| | 内镜额窦开放术 |
| Ⅱ级 | 高级鼻窦手术 |
| | 脑脊液漏 |
| | 侧隐窝手术 |
| | 垂体腺瘤(鞍内) |
| Ⅲ级(硬膜外) | 眶内侧减压 |
| | 视神经管减压术 |
| | 垂体腺瘤(鞍外) |
| | 岩尖(内侧扩展) |
| | 经斜坡入路(硬膜外) |
| | 经齿状突(硬膜外) |
| Ⅳ级(硬膜下) | 皮层覆盖 |
| A | 经蝶骨平台入路 |
| | 经筛入路 |
| | 漏斗前病变 |
| B | 无皮层覆盖 |
| | (直接暴露血管) |
| | 经蝶骨平台入路 |
| | 经筛入路 |
| | 漏斗病变 |
| | 漏斗后病变 |
| | 经斜坡入路 |
| | 经枕骨大孔入路 |
| C | 颈内动脉分离 |
| Ⅴ级 | 中冠状位(旁中线) |
| A | 经颈内动脉岩上入路 |
| | 经颈内动脉岩下入路 |
| | 经翼突入路 |
| | 经颞下入路 |
| B | 后冠状位(旁中线) |
| C | 血管手术 |

内动脉。这是一项艰巨的任务,有灾难性并发症发生的风险。

　　每个具有相应难度的外科手术在驾轻就熟前都有一个积累经验的学习曲线。每一步都需要亲自动手练习,同时需要深入分析来掌握必要的技能。大家公认旁正中入路的学习曲线是最陡

峭,而动手操练的时间也最长。在成为一个完美的内镜外科医生之前必须完成一定的病例数,同时还需具备先天的眼手协调能力、既往内镜经鼻手术的技能、经验以及频次。较好的指导、课程和富有洞察力的反馈可以加速学习过程。例如,神经外科医生要精通内镜辅助锁孔眶上和乙状窦后入路,就要具备通过狭窄通道手术的技能,而这与内镜经鼻手术所需是类似的。在这两种入路中,都必须通过很小的手术窗,沿着窄长的通路,用双手来操纵特制手术器械。以前用显微镜进行常规颅底手术的神经外科医生将不得不花费一定的精力和时间来克服内镜手术视野及通道的障碍。同样的,那些已经接受培训、精通内镜技术的五官-头颈外科医生也需要进一步学习颅底解剖知识才能顺利掌握这项技能。因此,这些医生都需要参加课程和培训来获得内镜操作技能。

　　建议内镜手术团队在每一级至少实施30~50例垂体腺瘤手术才能进入下一个级别[28-31]。选择执行高级别手术(四级和五级)的内镜手术团队,每个外科医生必须致力于团队合作,用充足的病例来完善常规手术流程。无论达到什么级别,对外科医生来讲最重要的是认识到自己的局限性和避免尝试那些超出自己能力的手术操作。

　　除了在手术室从每一个手术中获得学习机会外,参加具有丰富经验的团队指导的尸体解剖课程,更利于理解局部解剖关系,从而弥补现实手术中无法充分暴露的不足。这样也有助于提高对Ⅳ、Ⅴ级手术的认识。

## 9.6　术后护理及结果

　　如果内镜下硬膜内手术或者高危患者,建议在术后进入重症监护室密切观察。其他患者常规入住观察病房。在下一个章节详细介绍使用游离脂肪、带蒂黏膜瓣进行多层重建的策略。不常规放置腰池引流,但在以下情况下可考虑:高流量脑脊液漏(开放脑室或多个脑池)、广泛蛛网膜分离或重度肥胖。术后有任何脑脊液漏迹象,均需立即再次手术明确并修补。

　　功能性垂体腺瘤、术中对正常垂体组织或垂体柄产生影响的,术后应立即行内分泌功能检

查。密切监测尿量、尿比重、血钠。鼻腔填塞的患者应使用抗生素。

多个神经外科专业中心的研究已证实经鼻内镜和标准经颅手术切除鼻窦、鞍区及各种颅底病变的结果相仿[2,3,7,10,11,13,32,33]。总的来说，内镜手术与开颅手术目标一致（即完全切除肿瘤）。而经鼻内镜入路因具备腹侧视角优势，从而对侵袭颅底骨质和硬膜的肿瘤比传统入路切除更彻底[9]。此外，内镜全景的手术视野有助于完整地切除肿瘤。而且，内镜具有更多的侧方视野及动态放大功能，有利于及时术中对肿瘤残余情况进行评估。

尽管内镜经鼻扩大入路对于治疗各种颅底病变的结果令人鼓舞，但目前经验有限，样本量尚少，病例随访时间较短，长期预后尚不确定。要评价内镜经鼻扩大入路是否优于常规开颅手术尚需扩大样本及更长期的随访。

## 9.7　结论

在过去的 20 年里，内镜经鼻手术已有了显著的发展。经验丰富的外科医生使用内镜经鼻入路可以安全切除周边有重要神经血管结构的腹侧颅底病变。尤其重要的是，这样的微侵袭入路尚有发展空间。因此，其适应证和禁忌证尚未完全成熟。虽然肿瘤的类型、大小、形态、质地、血供、向硬膜外局部的侵犯程度、重要血管的包绕、硬脑膜的侵袭以及硬膜内的侵犯等因素增加了内镜经鼻手术的复杂性和操作难度，但并不限制其应用。选择最佳手术入路时，应充分考虑上述因素，患者的自身状况和手术团队的技术水平和经验。术前应用 360°策略进行全方位评估，从而选择最佳手术入路，以求肿瘤全切时达到创伤最小、并发症最少。根据病变性质及部位选择是否需改良入路或联合入路[14-16]。当评估内镜经鼻扩大入路手术不能完全切除病变时，应考虑开颅或经鼻内镜-开颅联合手术[3,7,8]。

迄今为止，内镜经鼻手术仍在发展，还有很大的空间。随着对内镜下腹侧颅底解剖的不断深入，内镜相关设备的进一步研发以及基于大样本手术经验的积累，内镜经鼻扩大入路手术将会得到更广泛的应用。

### 经验和教训

- 内镜经鼻扩大入路利用自然的解剖通道，规避相关的脑神经及大血管。
- 内镜经鼻扩大入路的优势：①早期阻断肿瘤血供；②对垂体、脑组织、神经和血管的最小影响；③直接到达腹侧颅底，如筛板、斜坡、视神经管内侧。
- 根据病变的性质、位置和对颅底侵犯选择合适的鼻腔通道。
- 双鼻孔、双人、三至四手操作技术能使内镜经鼻扩大手术发挥最大优势。
- 内镜颅底手术的操作原则和显微手术相似，应避免对组织的过度牵拉、抓和拽。
- 颅底重建是该手术的关键步骤，重建失败是术后致死的主要原因之一。应用带蒂黏膜瓣是目前最可靠的颅底重建技术。
- 内镜经鼻扩大手术最好由具备颅底和内镜扩大手术丰富经验的神经外科医生和头颈外科医生组成的团队共同完成。
- 对内镜下腹侧颅底解剖结构的熟悉程度是完成内镜颅底手术的关键。
- 颅底外科医生，无论其专长，都必须循序渐进地学习和掌握内镜颅底外科手术技术。

（王清 译　鲁晓杰 校）

## 参考文献

[1] Doglietto F, Prevedello DM, Jane JA, Jr, Han J, Laws ER, Jr. Brief history of endoscopic transsphenoidal surgery—from Philipp Bozzini to the First World Congress of Endoscopic Skull Base Surgery. Neurosurg Focus 2005; 19: E3

[2] O'Malley BW, Jr, Grady MS, Gabel BC et al. Comparison of endoscopic and microscopic removal of pituitary adenomas: single-surgeon experience and the learning curve. Neurosurg Focus 2008; 25: E10

[3] Carrabba G, Dehdashti AR, Gentili F. Surgery for clival lesions: open resection versus the expanded endoscopic endonasal approach. Neurosurg Focus 2008; 25: E7

[4] de Divitiis E, Cappabianca P, Cavallo LM, Esposito F, de Divitiis O. Messina A. Extended endoscopic transsphenoidal approach for extrasellar craniopharyngiomas. Neurosurgery 2007; 61 Suppl 2: 219–227; discussion 228

[5] de Divitiis E, Cavallo LM, Cappabianca P, Esposito F. Extended endoscopic endonasal transsphenoidal approach for the removal of suprasellar tumors: Part 2. Neurosurgery 2007; 60: 46–58; discussion 58–59

[6] de Divitiis E, Esposito F, Cappabianca P, Cavallo LM, de Divitiis O, Esposito I. Endoscopic transnasal resection of anterior cranial fossa meningiomas. Neurosurg Focus 2008; 25: E8

[7] Dehdashti AR, Ganna A, Witterick I, Gentili F. Expanded endoscopic endonasal approach for anterior cranial base and suprasellar lesions:

indications and limitations. Neurosurgery 2009; 64: 677–687; discussion 687–689

[8] Fatemi N, Dusick JR, de Paiva Neto MA, Malkasian D, Kelly DF. Endonasal versus supraorbital keyhole removal of craniopharyngiomas and tuberculum sellae meningiomas. Neurosurgery 2009; 64 Suppl 2: 269–284; discussion 284–286

[9] Frank G, Pasquini E, Doglietto F et al. The endoscopic extended transsphenoidal approach for craniopharyngiomas. Neurosurgery 2006; 59 Suppl 1: ONS75–ONS83; discussion ONS75–ONS83

[10] Fraser JF, Nyquist GG, Moore N, Anand VK, Schwartz TH. Endoscopic endonasal transclival resection chordomas: operative technique, clinical outcome, and review of the literature. J Neurosurg 2010; 112: 1061–1069

[11] Gardner PA, Kassam AB, Snyderman CH et al. Outcomes following endoscopic, expanded endonasal resection of suprasellar craniopharyngiomas: a case series. J Neurosurg 2008; 109: 6–16

[12] Laufer I, Anand VK, Schwartz TH. Endoscopic, endonasal extended transsphenoidal, transplanum transtuberculum approach for resection of suprasellar lesions. J Neurosurg 2007; 106: 400–406

[13] Zada G, Kelly DF, Cohan P, Wang C, Swerdloff R. Endonasal transsphenoidal approach for pituitary adenomas and other sellar lesions: an assessment of efficacy, safety, and patient impressions. J Neurosurg 2003; 98: 350–358

[14] Kassam A, Snyderman CH, Mintz A, Gardner P, Carrau RL. Expanded endonasal approach: the rostrocaudal axis. Part I. Crista galli to the sella turcica. Neurosurg Focus 2005; 19: E3

[15] Kassam A, Snyderman CH, Mintz A, Gardner P, Carrau RL. Expanded endonasal approach: the rostrocaudal axis. Part II. Posterior clinoids to the foramen magnum. Neurosurg Focus 2005; 19: E4

[16] Kassam AB, Gardner P, Snyderman C, Mintz A, Carrau R. Expanded endonasal approach: fully endoscopic, completely transnasal approach to the middle third of the clivus, petrous bone, middle cranial fossa, and infratemporal fossa. Neurosurg Focus 2005; 19: E6

[17] Kassam AB, Snyderman C, Gardner P, Carrau R, Spiro R. The expanded endonasal approach: a fully endoscopic transnasal approach and resection of the odontoid process: technical case report. Neurosurgery 2005; 57 Suppl: E213; discussion E213

[18] Kassam A, Snyderman CH, Carrau RL, Gardner P, Mintz A. Endoneurosurgical hemostasis techniques: lessons learned from 400 cases. Neurosurg Focus 2005; 19: E7

[19] Snyderman CH, Carrau RL, Kassam AB et al. Endoscopic skull base surgery: principles of endonasal oncological surgery. J Surg Oncol 2008; 97: 658–664

[20] Kassam AB, Prevedello DM, Thomas A et al. Endoscopic endonasal pituitary transposition for a transdorsum sellae approach to the interpeduncular cistern. Neurosurgery 2008; 62 Suppl 1: 57–72; discussion 72–74

[21] Osawa S, Rhoton AL, Jr, Seker A, Shimizu S, Fujii K, Kassam AB. Microsurgical and endoscopic anatomy of the vidian canal. Neurosurgery 2009; 64 Suppl 2: 385–411; discussion 411–412

[22] Kassam AB, Vescan AD, Carrau RL et al. Expanded endonasal approach: vidian canal as a landmark to the petrous internal carotid artery. J Neurosurg 2008; 108: 177–183

[23] Cavallo LM, Messina A, Gardner P et al. Extended endoscopic endonasal approach to the pterygopalatine fossa: anatomical study and clinical considerations. Neurosurg Focus 2005; 19: E5

[24] Solari D, Magro F, Cappabianca P et al. Anatomical study of the pterygopalatine fossa using an endoscopic endonasal approach: spatial relations and distances between surgical landmarks. J Neurosurg 2007; 106: 157–163

[25] Zanation AM, Snyderman CH, Carrau RL, Gardner PA, Prevedello DM, Kassam AB. Endoscopic endonasal surgery for petrous apex lesions. Laryngoscope 2009; 119: 19–25

[26] Kassam AB, Prevedello DM, Carrau RL et al. The front door to Meckel's cave: an anteromedial corridor via expanded endoscopic endonasal approach- technical considerations and clinical series. Neurosurgery 2009; 64 Suppl: ons71–ons82; discussion ons82–ons83

[27] Walsh MT, Couldwell WT. Management options for cavernous sinus meningiomas. J Neurooncol 2009; 92: 307–316

[28] Cappabianca P, Cavallo LM, Colao A, de Divitiis E. Surgical complications associated with the endoscopic endonasal transsphenoidal approach for pituitary adenomas. J Neurosurg 2002; 97: 293–298

[29] Cavallo LM, Briganti F, Cappabianca P et al. Hemorrhagic vascular complications of endoscopic transsphenoidal surgery. Minim Invasive Neurosurg 2004; 47: 145–150

[30] Koc K, Anik I, Ozdamar D, Cabuk B, Keskin G, Ceylan S. The learning curve in endoscopic pituitary surgery and our experience. Neurosurg Rev 2006; 29: 298–305; discussion 305

[31] Snyderman C, Kassam A, Carrau R, Mintz A, Gardner P, Prevedello DM. Acquisition of surgical skills for endonasal skull base surgery: a training program. Laryngoscope 2007; 117: 699–705

[32] Gardner PA, Kassam AB, Thomas A et al. Endoscopic endonasal resection of anterior cranial base meningiomas. Neurosurgery 2008; 63: 36–52; discussion 52–54

[33] Tabaee A, Anand VK, Barrón Y et al. Endoscopic pituitary surgery: a systematic review and meta-analysis. J Neurosurg 2009; 111: 545–554

# 第 10 章 经翼突手术入路

Carlos Diogenes Pinheiro-Neto, Pornthep Kasemsiri, Ricardo L. Carrau, Daniel M. Prevedello, Amin B. Kassam

## 10.1 概述

蝶骨位于颅底中心部位，主要分为 3 个部分：蝶骨大翼、蝶骨小翼和翼突。翼突位于上颌窦后壁和翼腭窝的软组织后面，从蝶骨体下方伸出。翼突包含 2 块骨板：翼突内侧板和翼突外侧板，两者在前部融合。在它们的基底部可以发现 2 个骨孔（附着颅底的部分）：圆孔和翼管，它们分别是三叉神经上颌支和翼管神经出颅底的部位[1,2]。

经鼻内镜颅底手术的原则是利用解剖上的通道来到达目标区域[3]。我们把经翼突手术入路定义为需要部分或者全部移除翼突的手术。值得注意的是，这需要经过上颌窦腔，切除窦后壁和（或）侧壁，控制翼腭窝内的神经血管（即颌内动脉和它的终末支）、蝶腭神经节和它相关的神经（翼管神经、腭大神经和三叉神经上颌支）。经鼻内镜翼突手术入路（EETA）可到达蝶窦侧隐窝[4-6]、破裂孔、或颈内动脉岩骨段、Meckel 腔或海绵窦、鼻咽侧壁（塞穆勒隐窝，咽隐窝）和颞下窝[7-9]。

考虑到经翼突入路的目的和解剖上的复杂，经鼻内镜翼突入路可以被分为 5 个主要类型（Table 10.1）：

A 型包括翼突内侧板和翼突外侧板的部分切除，用于颅顶筋膜瓣的转位[10]。

B 型包括翼突基底部内侧的切除，这通常适用于翼管以下水平的蝶窦侧隐窝的病变，比如 Sternberg 管脑脊液漏。

C 型包括解剖翼管，切除翼板基底部来到达岩尖（岩骨下方或后方）、Meckel 腔或偶尔会是海绵窦（分别是 1、2、3、4 区）。

表 10.1　经鼻内镜翼突手术 CPK 分类

| EETA 类型 | 窦腔通道 | 翼骨的切除范围 | 位置 | | 指征 |
|---|---|---|---|---|---|
| | | | 翼管孔 | 圆孔 | |
| A | 上颌窦窗 | 翼突部分切除 | 上方 | 内下方 | 扩大翼腭窝入路，为颞筋膜瓣增大通路 |
| B | | 翼突基底部前部 | 上方 | 内下方 | 蝶窦侧隐窝的病变（如 Sternberg 管脑脊液漏） |
| C | | 解剖翼管，切除翼板基底部 | 上方 | 外上方 | 岩尖或者 Meckel 腔的病变 |
| D | 内侧上颌骨切除± Denker 入路 | 部分或者全部翼板切除，解剖颈内动脉岩骨部（结合 B 和 C） | 下方 | 外下方 | 广泛的病变，需要到达颞下窝，控制颈内动脉岩骨部 |
| E | 内侧上颌骨切除+ Denker 入路 | 部分或者全部翼板切除，解剖颈内动脉岩骨部，切除咽鼓管 | 下方和上方 | 外下方、外上方 | 鼻咽部肿瘤、侵犯颅底的肿瘤（如脊索瘤、软骨肉瘤） |

EETA，经鼻内镜翼突入路；CSF，脑脊液；ICA，颈内动脉。

D 型提供到达颞下窝的途径(5 区),需要不同程度地切除翼板。

E 型包括翼突内侧板甚至是整个翼突及咽鼓管内 1/3 的切除,以暴露咽隐窝或颅颈结合部的外侧[11]。

安全有效地进行经鼻内镜翼突手术要求一名有经验的外科医生,他必须对该区域的内镜下复杂的解剖结构非常熟悉(图 10.1 和图 10.2)。需要识别手术入路中重要的解剖学标志,包括蝶腭动脉、鼻后动脉的蝶腭孔、容纳腭降动脉和腭大神经的腭大管,它们从翼腭窝向腭大孔、翼管、腭鞘管、圆孔、翼上颌裂和眶下裂走行。另外,术者必须对翼腭窝内的结构(翼腭神经节、上颌动脉、三叉神经上颌支)和邻近翼板的结构,如颈内动脉、咽鼓管、翼状肌和三叉神经上颌支之间的解剖关系(图 10.1 和图 10.2)有很深刻

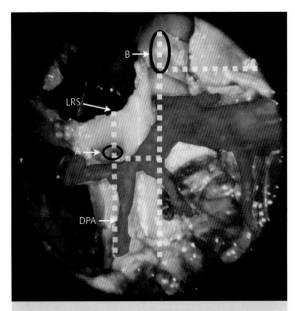

**图 10.1** 左侧翼腭窝的尸体解剖说明向蝶窦侧隐窝(LRS)扩展的蝶骨切开术、颌内动脉及终末支的解剖。腭降动脉(DPA)位于翼板前方。在翼管孔(A)和圆孔(B)部位的垂直和水平的虚线可以帮助我们估计入路的深度。大体上来看,通过一个宽的上颌窦窗和窦后壁的切除,可以暴露翼管孔上方和圆孔内下方、外上方的病变。翼管孔下方和圆孔外下方的病变要求内侧上颌骨的切除,需要或者不需要 Denker 入路及上颌窦外侧壁的切除。如果扩大的病变位于翼管孔上方或者下方、圆孔外侧的区域,则需要通过 Denker 入路行内侧上颌骨的切除。

的理解。

## 10.2　术前准备和手术指征

术前计划,包括对病变的组织学诊断和分级。高分辨率的 CT 扫描能提供关于骨结构的重要信息。如果病损或手术入路与主要血管关系密切,附加的 CTA 可以提供一个手术野内及周围的血管系统的图。MRI 对于确定软组织间的关系以及肿瘤的范围十分重要。对大多数血管病变而言,对于富含血管肿瘤,如果需要做血管栓塞,牺牲颈内动脉,或置入支架等处置,则需要考虑进行介入血管造影。在这些情况下,诊断性和介入性血管造影常常同时完成。但也有特殊例外情况,如患者进行颈内动脉球囊闭塞试验来确认大脑血供侧支循环,此时牺牲颈内动脉或者置入支架会被分别作为独立的步骤。

对脑神经和眼功能的全面评估非常重要。现存的和可以预知的缺损应被记录下来,特别是后组脑神经的缺损,它们可能影响吞咽功能并使围术期的管理复杂化。同样,激素和电解质的平衡也应该达到最优化。还应基于患者术前的血细胞比容和肿瘤的血管分布、大小和范围及其与主要血管的关系等来预测对血液制品的要求。

如前所述,经鼻内镜翼突手术入路适用于颅底深部病变的切除,包括颞下窝、鼻咽、岩尖、海绵窦和 Meckel 腔。在这些部位原发或侵犯到这些部位的病变可有丰富的病理类型。累及岩尖的病变,包括胆固醇肉芽肿、岩尖炎、先天性胆脂瘤、黏液囊肿、软骨肉瘤、脊索瘤和其他少见的肿瘤如鳞状细胞癌。累及 Meckel 腔的病变,包括脑膜瘤、三叉神经鞘瘤、垂体腺瘤、倾向于沿神经周扩散的恶性肿瘤(如腺样囊性癌、黑色素瘤、皮肤鳞状细胞癌)、软骨肉瘤、脊索瘤和其他少见的病变[8]。其他如颞下窝可以被青春期鼻咽血管纤维瘤、上颌或下颌神经鞘瘤、孤立性纤维瘤、脑膜膨出、腺样囊性癌、淋巴瘤及肉瘤等累及。内镜手术入路可以为肿瘤全切、减瘤手术或组织活检(在决定治疗方案前明确诊断)提供充分地暴露[12]。

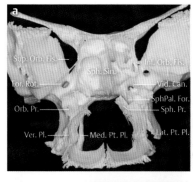
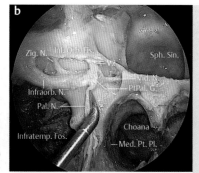
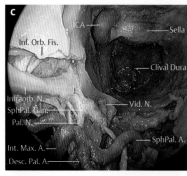
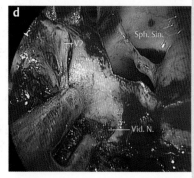
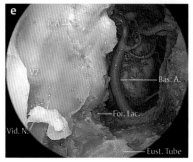
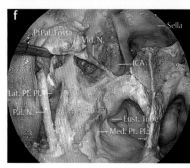

图 10.2　经翼突入路需要识别翼区复杂的解剖结构。翼突包括从蝶骨体下方伸出的翼突内侧板和翼突外侧板(a)。重要的标志包括含蝶腭动脉、鼻后动脉的蝶腭孔、含腭降动脉和腭大神经的腭大管、翼管、圆孔、翼突上颌裂和眶下裂(a-d)。翼腭窝内结构的详细的解剖图解(翼腭神经节、颌内动脉、三叉神经上颌支)(c,d)。翼管邻近结构的解剖关系,特别是颈内动脉、咽鼓管、翼状肌和三叉神经下颌支(e)。进入 Meckel 腔时,可以用转位技术保护翼管神经(f)。

Bas.A,基底动脉;Desc.Pal.A,腭降动脉;Eust.Tube,咽鼓管;For.Lac,破裂孔;For.Rot,圆孔;ICA,颈内动脉;Inf.Orb.Fis,眶下裂;Infraorb.N,眶下神经;Infratemp.Fos 颞下窝;Int.Max.A,上颌内动脉;Lat.Pt.Pl,翼突外侧板;Med.Pt.Pl 翼突内侧板;Orb.Pr,眶突;Pal.N,腭神经;PtPal.G,翼腭神经节;Sph.Pr,蝶突;Sph.Sin,蝶窦;Sphpal.A,蝶腭动脉;Sphpal.For,蝶腭孔;SphPal.Gan,蝶腭神经节;Sup.Orb.Fis,眶上裂;V2,三叉神经上颌支;Ver.Pl,筛骨垂直板;Vid.Can,翼管;Vid.N,翼管神经;Zig.N,颧神经。

# 10.3　手术技术

## 10.3.1 围术期准备

影像导航是经鼻内镜翼突入路中非常重要的辅助手段,因此应该采用。在经翼突入路切除病变的术中我们更偏向于使用 CTA 进行影像导航,因为它能同时提供骨结构和血管系统的图像。而且,CTA 能与 MRI 结合起来提供更好的软组织的清晰界面。根据病变切除范围及与神经血管的关系,我们还可使用脑神经的电生理监测、体感诱发电位和(或)脑干诱发电位。手术开始时,给予能透过血脑屏障的广谱抗生素,并继续使用至术后 48~72 小时。

在经口气管插管后,患者被固定在三钉头部支架上,颈部稍偏左侧并稍转向右侧。用 0.05% 的羟甲唑啉进行鼻腔收缩。用聚维酮溶液进行鼻周和脐周区域(在需要自体同源的游离脂肪用来重建的情况下)消毒。如果患者有颈内动脉受损的高风险,大腿部分也需要做好准备以防需要肌肉补片。鼻中隔和中鼻道注射 1% 利多卡因和肾上腺素(1:100 000~1:200 000)溶液。

## 10.3.2 手术暴露

0° 的柱状透镜(Karl Storz,Tuttlingen,Germany)能为大多数手术提供视野。而角度内镜在"观察角落"方面则比较有优势,但因为它们提供的视野有一定程度的扭曲,故而在操作器械时较为困难,同时也需要有一定角度的器械来适应这个视野,这就导致了能看到的范围比能掌控的范围大。因此,我们更倾向于使用能和直的器械一起使用的 0°柱状透镜（与仪器的几何形状相匹配的直的视线）。经鼻内镜翼突入路中的 A、B、C 型需要中鼻甲的部分切除、宽大的上颌窦窗和宽大的同侧的蝶窦开窗术。上颌窦窗应该从鼻泪管到窦后壁进行最大化的前后径的扩大，以及从眼眶到下鼻甲的从头侧到尾侧方向的扩大。

大部分情况下，我们实施双侧的广泛蝶窦开窗术（暴露双侧翼管孔）和鼻中隔后部切除术来形成一个单独的术腔以扩大视野并便于双手操作。在对侧取 Hadad–Bassagaisteguy 鼻中隔黏膜瓣（HBF）并移位到鼻咽部或同侧窦腔（为了暴露鼻咽部）[13]。HBF 的移位需要一个很大的上颌窦开窗，与同侧颞下窝解剖描述相同的大的上颌窦造口术。或者用一根穿过同侧鼻孔的牵引缝线将 HBF 鼻中隔黏膜瓣放置在鼻腔侧壁。通常需进行鼻中隔后部切除（保留鼻中隔前部的 2~3cm）以便通过双侧鼻孔进行双手操作。广泛的鼻中隔后部切除术可使 0°柱状透镜从对侧鼻腔观察到整个上颌窦后壁。HBF 的供区可使用游离的黏骨膜瓣（如中鼻甲）或 Caicedo 逆行皮瓣重新覆盖[14–16]。

相反，经鼻内镜翼突入路 D 型和 E 型有时需要上颌窦内侧壁切除术，有时还需要上颌窦前壁广泛切除（经内镜 Denker 入路）。上颌骨的内侧切除提供了进入上颌窦的宽大视野：从眶下壁到鼻腔底部，从鼻泪管到窦后壁。上颌窦开窗能暴露上颌窦后壁的上半部分，而上颌骨内侧切除术能暴露后壁的整个高度（使用 0°柱状透镜时图10.2）。

根据暴露的需要和患者鼻窦的轮廓和尺寸，该入路可能也需要前组筛窦和后组筛窦切除。有关这些基础步骤的详细描述，可以在其他相关的章节找到。

在充分的上颌窦开窗或上颌骨内侧壁切除后，接着需切除与窦后壁上 1/3 水平相对应的鼻腔剩余的后外侧壁的黏骨膜（相当于腭骨垂直板部位）。这一解剖可暴露含蝶腭动脉和后鼻动脉的蝶腭孔。可用 1~2mm 的 Kerrison 骨钳切除蝶腭孔的前部来暴露翼腭窝。剥离并保留窦腔后壁的骨膜，然后，在不损伤翼腭窝的任何血管结构

的情况下切除该处骨质。切除骨质达下鼻甲上方（上颌窦开窗后）或窦底（内侧上颌骨切除后）的水平，外侧达眶下裂。

需特别注意上颌窦后壁的内侧部分，因为腭大管位于这个区域。腭大管由上颌骨后下方的斜沟和腭大沟组成。腭大沟位于腭骨垂直板外侧面深部。腭降动脉（图 10.2b，c，d，f）和腭大神经一起走行在该骨管内。D 型和 E 型经鼻内镜翼突入路需要移除上颌窦外侧壁以获得较大的骨性通道。如前所述，这可能需要经内镜 Denker 入路。

当完全暴露翼腭窝的前壁（经上颌窦开窗或上颌骨内侧切除）和识别进入眶下管的眶下神经后，通过切除上颌骨眶突和腭骨垂直板解剖其内侧部分。下方，切除腭大管的前壁和内侧壁来暴露和游离出腭降动脉和腭大神经。确认下方的解剖已到达腭大孔很重要，因为这能使翼腭窝的软组织向外侧移动（图 10.2b，d，f）。

随后，腭骨蝶突被切除以暴露翼管和腭鞘管[19,20]。游离颌内动脉（IMA）的终末分支腭鞘动脉，使翼腭窝内组织向外侧移位，在翼板根部和翼楔（蝶骨底部和翼突内侧板上方的结合）外侧部辨认翼管孔。此时，翼突内侧板上方的骨膜被解剖，使翼腭窝的内容物被封闭在一个由上颌骨和翼突内侧板的骨膜形成的骨膜囊内。对于 A 入路，翼突的部分移除扩大了容纳一段重建皮瓣的通道（如颞顶筋膜瓣、前臂桡侧游离皮瓣），通道扩大的程度和翼突内侧板切除的程度是根据翼腭窝、上颌窦腔和软组织瓣的形状和尺寸来确定的。对于 B 入路，可以通过移除翼管上方的蝶窦外侧隐窝的前壁（气化的翼突基底部）来向外侧扩大蝶窦切除范围。在有些情况下，如果翼突气化扩展到蝶骨大翼，则需要牺牲翼管神经血管束以便翼腭窝的软组织向外侧移位。对于 C 入路（岩尖部或 Meckel 腔入路）[7,8]，通常需要切除翼突基底的内侧部分。在 C 入路中，需磨除蝶窦底并使其和斜坡凹陷水平相齐平。随后进行翼管解剖，从其 3~9 点钟方向开始钻磨。当颈内动脉的位置确定后，即进行上部分半圆周的磨除。将翼管神经向外侧充分移位，从而在保护神经血管束的同时暴露翼突基底部。为保持

翼管神经的完整性,在识别颈内动脉前膝后,钻磨翼管直至骨质像蛋壳样厚薄。将残余骨质骨折,然后仔细移除,注意保留管道的骨膜,它能在操作中对神经起保护作用。翼管骨质被去除后翼管神经可以被游离出来并移位[31]。最后,翼管神经、腭降动脉、腭大神经、翼腭窝"整体"向外移位(图 10.2f)。通过这种移位,可达到足够的暴露来完全切除翼板。一旦完成翼板切除,就可以在保护翼腭窝的情况下到达颞下窝。而颌内动脉主干,应在其进入颞下窝之前,在翼上颌裂水平分离出来。

如前所述,解剖颞下窝的外侧(经鼻内镜翼突入路 D 型和 E 型)经常需要向前进行上颌骨内侧切除术(内镜 Denker 手术),虽然并不总是必需的,以此来实现向外侧的直线视野。这一改良包括切除残留的下鼻甲及使用骨钳、骨凿、钻头切除下鼻道前部。在部分病例中,这一切除仅局限于鼻泪管开口下方。然而,为了完全暴露,我们切除梨状孔和上颌骨上升支,解剖并横断鼻泪管。梨状孔的暴露要求下鼻甲头部前方的垂直切口,这一切口正好在梨状孔的边缘。这个边缘可以用一个钝的解剖器触探,使切口的定位更准确。然后切口将从骨膜切至骨面。沿骨膜表面向外侧解剖暴露上颌骨前部。上颌骨内壁切除术延伸至移除梨状孔和足够的上颌骨前壁来暴露整个窦腔外侧壁。这一改良使内镜视野和手术器械均能向外侧直线到达颞下窝的最外侧。

为进入颞下窝(经鼻内镜翼突入路 D 型)需在翼上颌裂水平解剖颌内动脉,并解剖翼管神经血管束和三叉神经上颌支的蝶腭神经节的分支,其末梢分支进入各自的骨孔中;将翼腭窝的软组织向外侧移位,从而暴露翼突的全部高度。在切除翼突外侧板前,翼内外肌沿着骨膜下的平面分离(避免翼丛出血)。切除翼板后,即可到达颞下窝(经鼻内镜翼突入路 D 型)。在接近颞下窝时,有很多重要的解剖学标志:三叉神经下颌支和卵圆孔位于翼突外侧板基底部的后方,腭帆张肌在翼突外侧板内侧(翼腭窝内)和咽鼓管前方。颈内动脉岩骨段在卵圆孔后方(图 10.2e)。如前所述,咽旁颈内动脉位于咽鼓管后方。对咽鼓管及其骨

管向外上方向的切除,可引导术者到达位于后方的颈内动脉管。对于颞下窝的广泛病变,需采用经鼻内镜翼突入路 E 型。它包括全部翼突的切除和将咽鼓管从破裂孔软骨部分离(避免损伤颈内动脉岩部)和保护咽鼓管后方的软组织(避免损伤咽旁颈内动脉)[22]。

### 10.3.3 术后处理和预后

手术以后,患者被转移到重症监护室,以进行持续监测,并密切观察是否有并发症的发生。需要特别关注术后早期可能出现的体液和代谢紊乱。2 个较常出现的紊乱是尿崩症和抗利尿激素异常分泌引起的症状。内科医生应该警觉其他在颅底手术之后可能出现的主要并发症,特别是脑水肿、卒中、气栓和癫痫发作。

行经鼻内镜翼突入路切除颞下窝肿瘤的患者常表现出不同程度的咀嚼肌功能损伤。跟踪进行物理治疗很重要。为了达到更好的手术效果和更好的生活质量,术后康复治疗是基本要求。

## 10.4 并发症

经鼻内镜翼突入路提供了到达毗邻重要神经血管结构区域的方法[23]。在这样一个复杂的区域进行解剖有相当大的发生并发症的潜在风险。翼腭窝内的上颌动脉损伤可能导致严重的术中出血。如果术中损伤蝶腭神经节或翼管神经,术后泪腺分泌减少也是一个值得关注的问题,尤其是三叉神经眼支功能异常和(或)面瘫的患者,因为这部分患者不能充分保护他们的眼角膜。三叉神经上颌支和下颌支也有损伤的风险(产生面部感觉减退)。翼状肌切除后,常出现牙关紧闭症。术后应尽早使用镇痛药并开始伸展运动,以避免导致张口严重受限的持续性和进行性肌肉疤痕的形成。

在经鼻内镜翼突手术入路中还会出现其他一些并发症,特别是手术入路用于到达岩下区域或 Meckel 腔,颈内动脉受损会导致灾难性的致命性出血。其他的并发症,包括展神经麻痹、脑脊液漏、中枢神经系统损伤、眼眶损伤。

## 经验和教训

● 经翼突手术入路意味着部分或全部翼突切除。

● 经鼻内镜翼突手术入路是到达中冠状平面(如经海绵窦、岩尖和岩上入路)和后颅窝外侧的基础步骤。

● 重要的解剖学标志包括:卵圆孔和三叉神经下颌支、圆孔和三叉神经上颌支、翼管孔和神经、咽鼓管和颈内动脉岩部。

● 经鼻内镜翼突手术入路可为蝶窦外侧隐窝或破裂孔、颈内动脉岩部、Meckel腔或海绵窦、鼻咽外侧和颞下窝的病变提供入路。

● 手术潜在的风险,包括颈内动脉损伤、三叉神经第二支和第三支损伤、展神经损伤、脑干损伤。

(许昱 译　华清泉 校)

## 参考文献

[1] Osawa S, Rhoton AL, Jr, Seker A, Shimizu S, Fujii K, Kassam AB. Microsurgical and endoscopic anatomy of the vidian canal. Neurosurgery 2009; 64 Suppl 2: 385–411; discussion 411–412

[2] Fortes FSG, Sennes LU, Carrau RL et al. Endoscopic anatomy of the pterygopalatine fossa and the transpterygoid approach: development of a surgical instruction model. Laryngoscope 2008; 118: 44–49

[3] Pirris SM, Pollack IF, Snyderman CH et al. Corridor surgery: the current paradigm for skull base surgery. Childs Nerv Syst 2007; 23: 377–384

[4] Bolger WE. Endoscopic transpterygoid approach to the lateral sphenoid recess: surgical approach and clinical experience. Otolaryngol Head Neck Surg 2005; 133: 20–26

[5] DelGaudio JM. Endoscopic transnasal approach to the pterygopalatine fossa. Arch Otolaryngol Head Neck Surg 2003; 129: 441–446

[6] Al-Nashar IS, Carrau RL, Herrera A, Snyderman CH. Endoscopic transnasal transpterygopalatine fossa approach to the lateral recess of the sphenoid sinus. Laryngoscope 2004; 114: 528–532

[7] Zanation AM, Snyderman CH, Carrau RL, Gardner PA, Prevedello DM, Kassam AB. Endoscopic endonasal surgery for petrous apex lesions. Laryngoscope 2009; 119: 19–25

[8] Kassam AB, Prevedello DM, Carrau RL et al. The front door to Meckel's cave: an anteromedial corridor via expanded endoscopic endonasal approach - technical considerations and clinical series. Neurosurgery 2009; 64 Suppl: ons71–ons82, discussion ons82–ons83

[9] Vescan AD, Snyderman CH, Carrau RL et al. Vidian canal: analysis and relationship to the internal carotid artery. Laryngoscope 2007; 117: 1338–1342

[10] Fortes FSG, Carrau RL, Snyderman CH et al. Transpterygoid transposition of a temporoparietal fascia flap: a new method for skull base reconstruction after endoscopic expanded endonasal approaches. Laryngoscope 2007; 117: 970–976

[11] Kasemsiri P, Carrau RL, Prevedello DM et al. How I do it: endoscopic endonasal transpterygoid approaches. Acta de Otorrinolaringologia y Cirugía de Cabeza y Cuello. 2012 Supplement: 119–124

[12] Herzallah IR, Germani R, Casiano RR. Endoscopic transnasal study of the infratemporal fossa: a new orientation. Otolaryngol Head Neck Surg 2009; 140: 861–865

[13] Hadad G, Bassagasteguy L, Carrau RL et al. A novel reconstructive technique after endoscopic expanded endonasal approaches: vascular pedicle nasoseptal flap. Laryngoscope 2006; 116: 1882–1886

[14] Caicedo-Granados E, Carrau R, Snyderman CH et al. Reverse rotation flap for reconstruction of donor site after vascular pedicled nasoseptal flap in skull base surgery. Laryngoscope 2010; 120: 1550–1552

[15] Kimple AJ, Leight WD, Wheless SA, Zanation AM. Reducing nasal morbidity after skull base reconstruction with the nasoseptal flap: free middle turbinate mucosal grafts. Laryngoscope 2012; 122: 1920–1924

[16] Kasemsiri P, Carrau RL, Otto BA et al. Reconstruction of the pedicled nasoseptal flap donor site with a contralateral reverse rotation flap: technical modifications and outcomes. Laryngoscope 2013; 123: 2601–2604

[17] Daniels DL, Mark LP, Ulmer JL et al. Osseous anatomy of the pterygopalatine fossa. AJNR Am J Neuroradiol 1998; 19: 1423–1432

[18] Mellema JW, Tami TA. An endoscopic study of the greater palatine nerve. Am J Rhinol 2004; 18: 99–103

[19] Rumboldt Z, Castillo M, Smith JK. The palatovaginal canal: can it be identified on routine CT and MR imaging? AJR Am J Roentgenol 2002; 179: 267–272

[20] Borden NM, Dungan D, Dean BL, Flom RA. Posttraumatic epistaxis from injury to the pterygovaginal artery. AJNR Am J Neuroradiol 1996; 17: 1148–1150

[21] Prevedello DM, Pinheiro-Neto CD, Fernandez-Miranda JC et al. Vidian nerve transposition for endoscopic endonasal middle fossa approaches. Neurosurgery 2010; 67 Suppl Operative: 478–484

[22] Fortes FSG, Pinheiro-Neto CD, Carrau RL, Brito RV, Prevedello DM, Sennes LU. Endonasal endoscopic exposure of the internal carotid artery: an anatomical study. Laryngoscope 2012; 122: 445–451

[23] Kassam AB, Gardner P, Snyderman C, Mintz A, Carrau R. Expanded endonasal approach: fully endoscopic, completely transnasal approach to the middle third of the clivus, petrous bone, middle cranial fossa, and infratemporal fossa. Neurosurg Focus 2005; 19: E6

# 第 **11** 章 内镜下经鼻蝶入路垂体腺瘤手术

Giorgio Frank, Ernesto Pasquini, Matteo Zoli, Diego Mazzatenta, Vittorio Sciarretta, Marco Faustini Fustini

## 11.1 概述

经蝶入路可直接、迅速的显露鞍区,是鞍区手术中应用最广泛的入路。自从 1907 年 Schloffer 教授首次介绍经蝶入路[1]以来,随着手术技术和器械的不断改进,手术不断改良。经蝶入路的改良以微创为宗旨:从原来经唇下[2]和经鼻中隔入路[3]演变成直接经鼻腔入路,后者直接在鼻腔深部犁骨和鼻中隔移行处开放蝶窦[4]。手术最初在肉眼下操作;20 世纪 60 年代 Hardy 引入了显微镜[5]。后者兼具放大成像和同轴照明的优点,在那个时代,看上去已经解决了术野狭窄和过深所造成的问题。实际上,显微镜的锥形照明和扩鼻器的硬性操作通道限制了视野和操作性。

柱状透镜构成的内镜是光学仪器最新的进展;它允许"外科医生的眼睛"穿过深在的术区,并提供全景视野和(或)成角度视野,且不受限于术野的深度和宽度。在 1963 年,Guiot[6]首次提出在经鼻蝶手术中应用内镜,但直到内镜的不断完善和手术技术的不断进步,该方法才真正为神经外科医生所接受。Jankowski[7]是第一位使用神经内镜切除垂体腺瘤的医生,他结合内镜和经筛窦入路,没有使用扩鼻器。随后,神经内镜经鼻技术由 Jho 和 Carrau 以及 Cappabianca 和 de Divitiis 组合[8,9,10]不断完善并推广。这些先驱们首先探索这种手术方式的可行性,致力于减轻患者术后不适,减少并发症,加快术后恢复和缩短住院日。

上述特点已经作为神经内镜手术的代表性特征被广泛认同。现在焦点已经转移到神经内镜在治疗垂体疾病的效果方面[11]。

经蝶手术起源于 20 世纪 30 年代的博洛尼亚[12],在 20 世纪 60 年代末随着手术显微镜的出现得到进一步发展。在 1998 年,我们用神经内镜经蝶手术取代了显微镜经蝶手术。与熟悉内镜鼻窦手术的耳鼻喉科医生的紧密合作有利于上述手术技术的转变。这一改变很顺利,没有一例在尝试神经内镜手术后,又返回显微镜手术。

本章介绍了我们应用内镜经鼻蝶入路治疗垂体腺瘤的最新进展。对比既往发表的结果[13],由于笔者经验的增加,探讨由此带来的变化。

## 11.2 手术指征

内镜经蝶垂体腺瘤手术适应证与显微镜经蝶手术大致相同,主要包括鞍内起源向鞍上对称性生长的肿瘤。鉴于其良好的耐受性,内镜经鼻蝶入路更适合于老年及一般状况较差者。它适合于手术路径狭窄的儿童患者。内镜经蝶也便于进行复发肿瘤的切除,因为不需再进行鼻中隔分离。一些"经典"的经蝶入路禁忌证,如不对称生长、显著海绵窦侵袭或鞍膈上哑铃型肿瘤,可采用"扩大"内镜下经蝶入路得到部分解决,包括经筛窦-翼突-蝶窦入路 (EPSea)、鞍膈上入路 (SDPhea)、经蝶窦-斜坡入路(TTea)和翼-上颌入路(PMea)[14-17]。

## 11.3 手术技术

### 11.3.1 标准经蝶入路

**器械**

基本器械包括:300w 氙灯冷光源、内镜摄像头、视频记录装置、由柱状透镜组成的不同角度内镜,包括 0°、30°、45°,直径内 4mm,长度为 18cm(原文误写为 18mm)。脚踏控制的冲洗系统可减少内镜反复出入鼻腔。我们在肿瘤切除阶段使用机械支持臂固定内镜和摄像头,使术者能够双手操作(图 11.1)。传统的刺刀状器械(bayonet-shaped)被直的、可双向操作的或手枪柄状器械所代替。

我们在复发肿瘤、甲介型或鞍前型蝶窦病例手术中应用影像学导航代替 X 线透视定位,也用于术中定位血管结构。对于鞍旁病变,除了导航之外,超声多普勒有助于定位颈内动脉。

### 内镜经蝶中线入路

手术需气管插管全麻,患者半座位,头转向术者,马蹄形头托支撑头部。需要影像导航的患者,头部用三钉头架(Mayfield)固定。湿纱布填塞口咽部,预防术野血液和分泌物由术区进入胃。0.5%羟甲基唑啉收缩鼻黏膜。常规消毒脐周皮肤

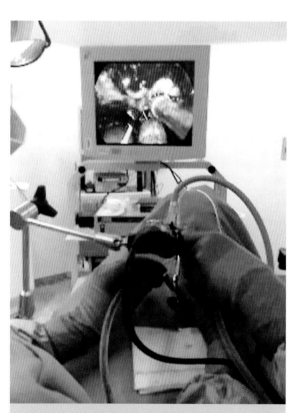

**图 11.1** 内镜固定在机械支持臂上。我们在肿瘤切除阶段使用机械支持臂固定内镜及摄像头,术者能够双手操作。监视器上显示蝶窦内同时有三个手术器械。

以备术中取脂肪。扩大鞍膈上入路者需消毒大腿外侧备取阔筋膜。

手术可分为三步:①显露鞍底;②垂体腺瘤切除;③探查和修补颅底。

#### 第一步:显露鞍底

手术经双鼻孔完成,将中和上鼻甲向外侧移位即可显露蝶筛隐窝及蝶窦开口(图 11.2 a, b,c)。

开放蝶窦从扩大蝶窦开口,使用 Kerrison 咬骨钳或 Stammberger 鼻窦钳。在鼻中隔后部半月形切开黏膜,将筛骨垂直板及蝶窦开口表面黏膜剥离开(图 11.2 d)。对于蝶窦开口难以辨认者,进入蝶窦需要在蝶窦前壁钻孔,位置通常在蝶骨龙骨与鼻中隔后部的交界处,约后鼻孔上 1cm 近中线处。

开放蝶窦要足够大,纵向从蝶窦顶至蝶窦底,双侧应沿蝶窦开口扩展。对于蝶窦气化不良和(或)蝶窦前后壁距离较短者,需去除鼻中隔后部 0.5~1cm。上述手术步骤经双侧鼻孔增加了进入深部术野的空间,使术者能够双手操作。

蝶窦内间隔在蝶鞍前方影响视野,阻碍操作,应予以去除。切除蝶窦黏膜不是必需的,可简单移到侧方。保留黏膜使术后蝶窦恢复更快,蝶窦炎症发生率低,开放蝶窦开口减少术后黏膜囊肿的风险。鞍底开放应尽量大,双侧至海绵窦,纵向至上、下海绵间窦。

#### 第二步:肿瘤切除

首先切开鞍底硬膜。用单刃弯显微剪刀十字形剪开鞍底硬膜。如需硬膜病理检查,可矩形切下硬膜。用吸引器或环刮匙切除肿瘤。禁止在环形刮匙或剥离子使肿瘤松动之前牵拉肿瘤。为预防鞍膈上蛛网膜过早塌陷,建议先从肿瘤的下部和两侧松动和切除,然后是后部和上部。

#### 第三步:探查和修补颅底

采用棉片填塞止血。用 30°及 45°内镜探查瘤腔,发现并清除残留肿瘤。无脑脊液漏者,瘤腔填塞吸收性明胶海绵即可;若术中发现或怀疑脑脊液漏,应用自体脂肪填塞蝶鞍,中鼻甲黏膜封闭鞍底[18]。

蝶窦内疏松填塞吸收性明胶海绵,中鼻甲向内侧复位。除中鼻甲切除者外,一般不常规填塞

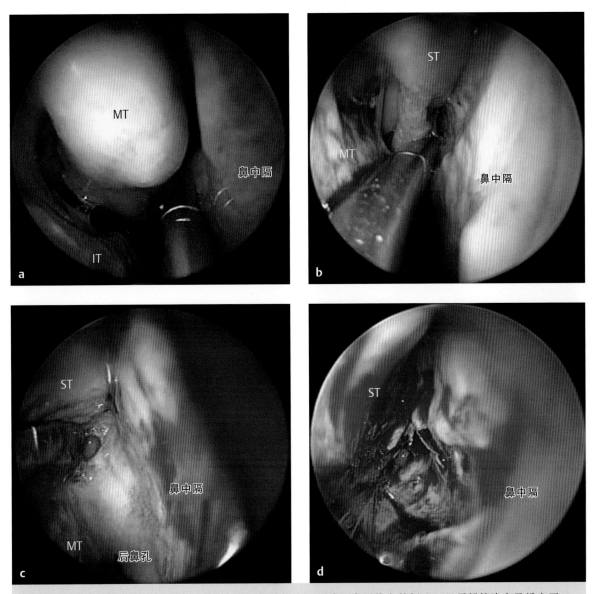

图 11.2 (a–d)蝶窦前壁的显露。将中鼻甲推向外侧(a),再将上鼻甲推向外侧(b),显露蝶筛隐窝及蝶窦开口(c)。于鼻中隔后部行半月形切口,将黏膜从筛骨垂直板及蝶窦开口剥离(d)。
IT,下鼻甲;MT,中鼻甲;ST,上鼻甲。

鼻腔。

## 11.3.2 扩大经蝶入路

### 内镜经筛窦–翼突–蝶窦入路(ethmoid-pterygo-sphenoidal endoscopic approach, EPSea)

该入路适用于质地软且无血管壁浸润的海绵窦肿瘤[15,16,17]。这个入路从前方显露海绵窦,可以直视下处理海绵窦的内侧及外侧部分。

EPSea 采用经筛窦入路,完全切除筛窦及蝶窦,开口要更大。切除上颌窦后壁内侧部,电凝或钛夹夹闭蝶腭动脉。切除部分蝶骨翼突,切除程度取决于蝶窦外侧隐窝气化程度和蝶窦外侧壁及下壁需要显露的范围(图 11.3a)。

除非肿瘤只位于海绵窦的外侧部,一般在鞍底打开硬膜,并沿肿瘤由内向外开放硬膜(图 11.3b)。静脉性出血通常不汹涌,因为肿瘤已将窦腔堵塞,可应用吸收性明胶海绵、棉片填塞及 Floseal (Baxter International, Deerfield, Illinois, United States)控制出血。肿瘤切除后,出血可能进行性变慢。

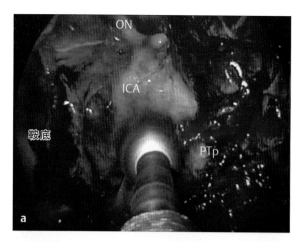

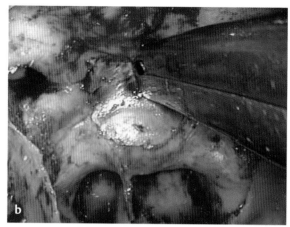

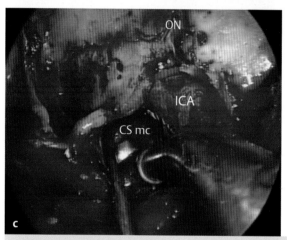

图 11.3 经筛-翼突-蝶窦入路。(a)磨除左侧蝶骨翼突;(b)扩大鞍底开窗,包括鞍结节;(c)双手操作切除左侧海绵窦肿瘤。

CS mc,海绵窦内侧部分;ICA,颈内动脉;ON,视神经管;PTp,翼突。

## 鞍隔上入路(Supradiaphragmatic Approach, SDPhea)

该入路适用于:仅限于中线、蛛网膜外、常规入路不能切除的病变,包括部分垂体腺瘤、Rathke 囊肿、颅咽管瘤及脑膜瘤[14]。

鼻腔阶段是在标准内镜经蝶垂体腺瘤手术的基础上切除一侧中鼻甲,目的是方便操作,将黏膜用于修补。

经蝶显露蝶骨平台详见 Weiss(1987)的描述。

从蝶鞍开始磨除骨质(图 11.4b),向上磨除鞍结节、蝶骨平台的范围应根据病变的大小和位置进行调整。采用金刚砂磨头打薄颅底骨质,然后用椎板咬骨钳咬除(图 11.4c)。双侧视神经是术野外侧界(图 11.5a)。外侧视神经颈内动脉隐窝(OCR)的内侧应小心咬除,应避免打开 OCR 外侧,因有损伤视神经和颈内动脉的风险。

"水平 H"形切开硬膜:H 的上切口在上海绵间窦头侧的硬膜,下切口在鞍底硬膜(图 11.5a),电凝(图 11.5b)或止血夹夹闭上海绵间窦后,在两个水平切口之间做垂直短切口。与切除颅骨类似,硬膜切开的范围也应根据肿瘤的大小和位置。避免硬膜切开范围太大,以降低术后脑脊液漏风险。

该入路能够直接显露鞍上池、视交叉、垂体柄(图 11.5d)。通常,肿瘤将视神经推向外侧,将视交叉推向上方,将垂体柄推向后方,将血管推向外侧。我们主张尽可能保留病变顶端的蛛网膜界面,并采用由内向外的切除策略。

## 其他入路

经蝶窦-斜坡入路和经翼突-上颌窦入路很

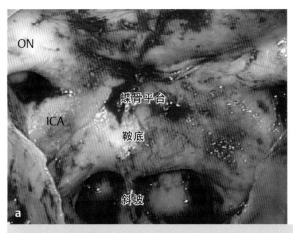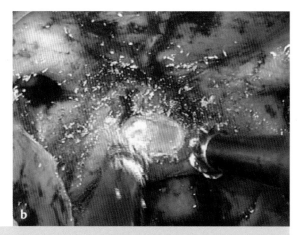

图 11.4　经鞍膈上入路。(a)于鞍结节处开始进行磨除；(b)在靠近视神经及视交叉处用椎板咬骨钳咬除,以防磨钻热损伤周围结构。
ICA,颈内动脉；ON,视神经管。

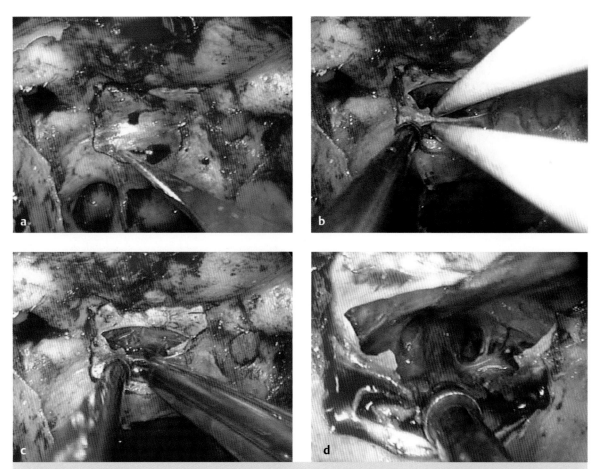

图 11.5　(a-d)鞍膈上入路硬膜切开的外侧界以视神经颈内动脉隐窝为标志。"H"形横向切开鞍底硬膜,上界为双侧海绵窦内上缘连线,下界位于鞍区硬膜(a,b)。电凝中间连接的硬膜(b),并于中央位置剪开硬膜(c)。手术区域可显露鞍上池、视交叉及垂体柄(d)。

少用于垂体病变手术,多与 EPSea 联合应用。因此,本章不做讨论,但包含在 EPSea 治疗病例中。

# 11.4 材料与方法

1998 年 5 月至 2009 年 12 月,意大利博洛尼亚"Bellaria"医院神经外科垂体肿瘤手术中心行内镜经蝶垂体肿瘤手术为 1029 例,肿瘤累及蝶鞍和鞍旁区域(表 11.1)。在这里,我们将报告 851 例垂体腺瘤的治疗经验。垂体腺瘤是鞍区最具有代表性和同质性的病变,而且由于缓解标准非常明确,内镜和显微外科手术更容易进行对比。其他鞍区和鞍外病变在此不赘述。

## 11.4.1 术前和术后评估

所有患者术前均行内分泌、神经影像学及神经眼科检查。清晨空腹测定血浆皮质醇、游离甲状腺素(FT4)、促甲状腺激素(TSH)、促肾上腺皮质激素(ACTH)、泌乳素(PRL)、生长激素(GH)、黄体生成激素(LH)、尿促卵泡素(FSH)、胰岛素样生长因子-1(IGF-1)、睾酮(男性)和雌二醇(女性)。收集 24 小时尿液来测定尿游离皮质醇。

所有患者术前均接受磁共振(MRI)和断层扫描(CT)进行影像学评估。所有患者均接受 1g 头孢唑林静脉注射的短期预防性治疗,6 小时后接受第二次静脉注射。对青霉素类过敏的患者采用克林霉素。继发性肾上腺功能减退的患者给予 50~100mg 氢化可的松替代治疗。

术后内分泌评估于术后 3 天、1 个月、3 个月和 6 个月进行。术后 3 个月及术后每年进行 MRI 复查。根据特定情况,早期神经影像学检查采用 MRI 或 CT。术后 1 个月采用鼻内镜评估鼻腔及蝶窦的恢复情况。若术前视觉功能障碍或术后出现视觉问题,术后 3 个月应常规行神经眼科检查。

## 11.4.2 垂体腺瘤预后分析

我们分析了 851 例内镜经蝶窦垂体腺瘤切除术的患者资料。694 例患者首次接受治疗,而 157 例患者(47 例来自我们中心)曾接受过显微外科手术、内镜手术,有的接受过放射治疗。

根据临床、组织学和免疫组织化学分类,垂

**表 11.1　1998 年 5 月至 2009 年 12 月患者收治情况**

| 病理 | 病例数 | 内镜手术入路例数 | | | |
|---|---|---|---|---|---|
| | | MTea | EPSea | SDPhea | PM |
| 垂体腺瘤 | 851 | 765 | 67 | 19 | 0 |
| Rathke 囊肿 | 56 | 55 | 0 | 1 | 0 |
| 颅咽管瘤 | 45 | 6 | 0 | 39 | 0 |
| 脊索瘤/软骨肉瘤 | 37 | 10 | 19 | 0 | 8 |
| 脑膜瘤 | 16 | 0 | 0 | 14 | 2 |
| 转移癌 | 9 | 8 | 0 | 1 | 0 |
| 星形细胞瘤 | 5 | 0 | 0 | 5 | 0 |
| 假瘤性炎症 | 2 | 2 | 0 | 0 | 0 |
| 胆固醇肉芽肿 | 2 | 0 | 0 | 0 | 2 |
| 三叉神经鞘瘤 | 2 | 0 | 0 | 0 | 2 |
| 毛细血管瘤 | 2 | 0 | 2 | 0 | 0 |
| 生殖细胞瘤 | 2 | 0 | 0 | 2 | 0 |
| 合计 | 1 029 | 846 | 88 | 81 | 14 |
| 百分比(%) | 0 | 82 | 9 | 8 | 1 |

EPSea,经筛窦-翼突-蝶窦入路;MTea,经蝶窦中线入路(包括延伸至中下斜坡);PM,翼上颌入路±EPS;SDPhea,鞍膈上入路。

体腺瘤分为功能性垂体腺瘤(GH、PRL、ACTH 或 TSH 分泌型腺瘤)和无功能性垂体腺瘤(表 11.2)。

　　患者年龄范围从 7~89 岁(平均为 49 岁,中位数为 50 岁)。术后随访时间至少 6 个月(范围 6~142 个月,平均为 34 个月,中位数为 26 个月)(表 11.2)。

　　每例患者均于术中评估肿瘤侵袭情况,分类标准如下:①无侵袭;②侵袭海绵窦;③侵袭骨质和(或)神经结构;④侵袭海绵窦及骨质和(或)神经结构。

　　根据肿瘤质地分为两类:软肿瘤(易于吸除)和硬肿瘤(不易吸除,可以整块切除或用剪刀分块切除)。所有病例均行增殖指数(Ki-67)检测。p53 不常规检测,因此结果中不包括此项。

　　内分泌学治愈定义如下:生长激素腺瘤的治愈标准为与性别和年龄相匹配的 IGF-1 水平(口服糖耐量试验 GH 最低点<1ng/mL[20])。泌乳素腺瘤治愈标准为多巴胺激动剂类药物停药至少 2 月后最新 PRL 水平达正常值范围(女性<30ng/mL;男性<15 ng/mL)[21]。促肾上腺皮质激素腺瘤的治愈标准为需要替代治疗后清晨皮质醇水平<50nmol/L,且 24 小时尿游离皮质醇水平达正常范围[22]。促甲状腺激素腺瘤的治愈标准为 FT3、FT4 和 TSH 达正常值范围[23]。

　　手术效果评价于术后 3 个月进行,包括 MRI 评价肿瘤切除情况,视觉评估及内分泌水平。个

体化、多模式治疗的总体疗效需要在术后 6 个月甚至更长时间进行随访,通过比较 MRI 和临床数据进行综合评估。

　　肿瘤的切除情况基于 MRI:①全切除(无肿瘤残余);②次全切除(残余肿瘤小于 20%);③部分切除(残余肿瘤小于 50%);④切除不充分(残余肿瘤大于 50%)。

　　我们定义的临床(内分泌学和视觉)评价参数如下:①不变(术前症状没有改变);②正常(症状消失);③改善(症状缓解但未消失);④恶化(症状恶化或出现新的神经功能和(或)内分泌学症状)。

　　最终,综合评价标准如下:①治愈(影像学全切除且临床症状消失);②控制(次全切除且症状缓解,或无功能型垂体腺瘤影像学全切除且临床症状改善,术后无须进一步治疗,或功能型垂体腺瘤术后通过手术、药物或放疗等其他治疗,得以缓解或控制;③未愈(接受其他治疗,疾病仍然进展)。在统计学中,应用独立的卡方经验进行统计表分析。

### 11.4.3 结果

　　患者的临床症状见表 11.3。有 765 例患者应用内镜经蝶中线入路(MTea)手术,67 例应用内镜经筛窦-翼突-蝶窦(EPSea)入路,还有 19 例应用了内镜经鞍膈上(SDPhea)入路(表 11.4)。

　　中线经蝶内镜入路的中位手术时间为 45 分钟(35~90 分钟),经筛窦-翼突-蝶窦入路的中位手术手术时间为 90 分钟(60~180 分钟),而经鞍膈上入路的中位手术时间为 120 分钟(90~200 分钟)。

　　围术期死亡率为零,患者的住院日自 2~91 天不等(中位时间为 4 天)。

**手术结果**

　　患者手术结果的评价基于术后 3 个月 MRI 检查提示的肿瘤切除率以及临床症状和(或)生物学指标的缓解程度。

**肿瘤切除率**

　　术后 3 个月 MRI 显示肿瘤全切除 707 例

**表 11.2　1998 年 5 月至 2008 年 12 月手术患者的病理类型、性别分布情况**

| 肿瘤类型 | 性别 n(%) | | 合计 n(%) |
| --- | --- | --- | --- |
| | 男性 | 女性 | |
| GH | 76(41) | 110(59) | 186(22) |
| PRL | 38(36) | 67(64) | 105(12) |
| ACTH | 40(34) | 77(66) | 117(14) |
| TSH | 8(61.5) | 5(38.5) | 13(1.5) |
| NF | 241(56) | 189(44) | 430(50.5) |
| 合计 | 402(47) | 448(53) | 851 |

ACTH,促肾上腺皮质激素腺瘤;GH,生长激素腺瘤;NF,无功能腺瘤;PRL,催乳素腺瘤;TSH,促甲状腺素腺瘤。

表 11.3 垂体腺瘤分类及临床症状

| 肿瘤类型 | 临床症状(患者数) | | | | | |
|---|---|---|---|---|---|---|
| | 偶然发现 | 卒中 | 复发/残留/进展 | 内分泌紊乱 | 视力障碍 | 神经功能障碍 |
| GH | 8 | 2 | 34 | 135 | 1 | 2 |
| PRL | 7 | 6 | 13 | 72 | 6 | |
| ACTH | 5 | 7 | 28 | 77 | 3 | 1 |
| TSH | 1 | 3 | 3 | 7 | 1 | 1 |
| NF | 77 | 40 | 93 | 62 | 143 | 15 |
| 合计,n(%) | 98(11.5) | 56(6.5) | 171(20) | 352(41) | 154(18) | 19(2) |

ACTH:促肾上腺皮质激素腺瘤;GH:生长激素腺瘤;NF:无功能腺瘤;PRL:泌乳素腺瘤;TSH:促甲状腺激素腺瘤。

表 11.4 垂体腺瘤类型和手术入路类型

| 肿瘤类型 | 手术入路,病例数(%) | | |
|---|---|---|---|
| | MTea | EPSea | SDPhea |
| GH | 176 | 10 | |
| PRL | 91 | 10 | 4 |
| ACTH | 106 | 7 | 4 |
| TSH | 12 | | 1 |
| NF | 380 | 40 | 10 |
| 合计 n(%) | 765(90) | 67(8) | 19(2) |

EPSea,内镜经蝶中线入路;MTea,内镜经筛窦–翼突–蝶窦入路(包括中下斜坡扩大入路);SDPhea,内镜经鞍膈上入路。

表 11.5 手术结果:不同类型肿瘤的切除率

| 肿瘤类型 | 术后 3 个月 MRI 结果,n(%) | | | |
|---|---|---|---|---|
| | 全切 | <20% | <50% | >50% |
| GH | 152(82) | 28(15) | 4(2) | 2(1) |
| PRL | 86(82) | 18(17) | 1(1) | 0 |
| ACTH | 105(90) | 11(9) | 1(1) | 0 |
| TSH | 11(85) | 2(15) | 0 | 0 |
| NF | 353(82) | 65(15) | 9(2) | 3(1) |
| 合计,n(%) | 707(83) | 124(14.5) | 15(2) | 5(0.5) |

(83%),124 例(14.5%)次全切除,15 例(2%)部分切除,仅有 5 例(0.5%)为减压手术视同切除不足(表 11.5)。

## 短期内分泌学结果

表 11.6 列出了短期(<3 个月)的手术结果。186 例肢端肥大症患者中的 135 例(72.5%)术后缓解。105 例因耐药而接受手术的 PRL 腺瘤患者中的 83 例(79%)内分泌学缓解。107 例 ACTH 腺瘤患者中有 84 例(78.5%)治愈。13 例 TSH 腺瘤患者中有 11 例(84.6%)缓解。最后,168 例术前内分泌学紊乱的无功能腺瘤患者中有 73 例(43%)术后内分泌功能正常。其中最多的表现是轻微的高泌乳素血症(低于120ng/mL),而他们的泌乳素水平在术后均恢复了正常。

## 短期视力及神经功能结果

分别有 306 例(36%)和 51 例(6%)患者出现了不同程度的视力障碍和神经功能缺失(表11.7 和表 11.8)。视力障碍的患者中有 169 例(55%)术后视力恢复,111 例(36%)术后有改善,25 例(8%)术后无变化。1 例患者术后出现视力下降,该例继发于术腔过度填塞,及时手术减压后视力仅部分恢复。

术前存在神经功能障碍的病例中,术后有28 例(58%)完全恢复,9 例(19%)有改善,还有9 例(19%)无变化(表 11.8)。851 例中有 2 例(0.2%)术后出现了眼肌麻痹,其中 1 例术前无神经功能障碍。

## 综合评价

表 11.9 显示对接受手术的每个患者(804 个患者,851 次手术)进行 6 个月或更长时间(平均为31 个月,中位为 24 个月,范围为 6~102 个月)的

**表 11.6　手术结果：术后 3 个月对每例手术进行随访的内分泌学变化结果**

| 肿瘤类型 | 术后 3 个月的内分泌学结果(n) | | | | |
|---|---|---|---|---|---|
| | 术前内分泌紊乱 | 术后不变 | 术后正常 | 术后改善 | 新发暂时性或永久性内分泌紊乱 |
| GH | 186/186 | 17 | 133+2* | 34 | 2 |
| PRL | 105/105 | 6+1* | 77+6* | 15 | 7 |
| ACTH | 107/107 | 25+1* | 83+1* | 4+3* | 5 |
| TSH | 13/13 | 1 | 10+1* | 1 | 1 |
| NF | 168/430 | 301 | 73 | 0 | 56 |
| 合计 | 851 | 350 | 376 | 54 | 71 |

ACTH：促肾上腺皮质激素腺瘤；GH：生长激素腺瘤；NF：无功能腺瘤；PRL：泌乳素腺瘤；TSH：促甲状腺激素腺瘤；* 为新发暂时性或永久性内分泌功能紊乱的病例。

**表 11.7　手术结果：术后 3 个月对每例手术进行随访的视力障碍变化结果**

| 术前视力障碍类型 | 术后 3 个月的视力情况(n) | | | | |
|---|---|---|---|---|---|
| | 无变化 | 正常 | 改善 | 恶化 | 总计 |
| 单侧 PVD | 1 | 35 | 2 | 0 | 38 |
| 双侧 PVD | 21 | 131 | 75 | 1 | 228 |
| 单侧 SVD | 2 | 2 | 20 | 0 | 24 |
| 双侧 SVD | 0 | 1 | 10 | 0 | 11 |
| PVD-SVD | 1 | 0 | 4 | 0 | 5 |
| 合计,n(%) | 25(8) | 169(55) | 111(36) | 1(0.1) | 306(36) |

PVD：局部视力障碍；SVD：严重视力障碍；PVD-SVD：一侧 PVD，另一侧 SVD。

**表 11.8　手术结果：术后 3 个月神经功能障碍变化结果**

| 术前神经功能障碍类型 | 术后 3 个月神经功能障碍情况(n) | | | | |
|---|---|---|---|---|---|
| | 无变化 | 正常 | 改善 | 恶化 | 总计 |
| 无 | 0 | 0 | 0 | 1 | 1 |
| 眼肌麻痹(第Ⅲ、Ⅳ、Ⅵ脑神经) | 7 | 23 | 6 | 1 | 37 |
| 三叉神经痛/眼肌麻痹 | 1 | 4 | 1 | 0 | 6 |
| 颅高压/脑积水 | 1 | 0 | 1 | 0 | 2 |
| 昏迷 | 0 | 1 | 1 | 0 | 2 |
| 合计 | 9(19) | 28(58) | 9(19) | 2/851(0.2) | 48(5.6) |

总的随访结果,不论其术后是否接受过其他治疗。

## 统计分析

应用如下参数对每种类型肿瘤进行综合评价:性别、肿瘤大小、既往手术史、肿瘤质地、术中发现侵袭性和增殖指数(Ki-67)。

### 功能性垂体腺瘤
### 生长激素腺瘤

我们治疗了 177 例 GH 腺瘤,65 例微腺瘤,112 例大腺瘤。年龄为 14~78 岁(平均年龄为 47 岁);男性 73 例(41.2%),女性 104 例(58.82%,注:原文如此)。2 例患者分别于术后 50 个月和

表 11.9 综合评估:初次手术患者的各项结果(未受其他治疗病情得到缓解和控制的影响)或者经过其他疗法(手术、药物治疗、放射治疗)

| 肿瘤 | 后续治疗 | 预后(患者数量) | | | |
|---|---|---|---|---|---|
| | | 治愈 | 控制 | 未治愈 | 合计 |
| GH | 无 | 130 | 0 | 0 | 130 |
| | 药物 | 0 | 34 | 5 | 39 |
| | 放疗 | 0 | 7 | 0 | 7 |
| | 放疗+手术 | 0 | 1 | 0 | 1 |
| GH,合计 n(%) | | 130(73.4) | 42(23.7) | 5(2.8) | 177 |
| PRL | 无 | 75 | 3 | 0 | 78 |
| | 药物 | 0 | 18 | 1 | 19 |
| | 放疗 | 0 | 3 | 1* | 4 |
| PRL,合计 n(%) | | 75(74.2) | 24(23.7) | 2(1.9) | 101 |
| ACTH | 无 | 79 | 2 | 5 | 86 |
| | 药物 | 0 | 1 | 2 | 3 |
| | 开颅手术 | 0 | 2 | 0 | 2 |
| | 放疗 | 0 | 5 | 4+1* | 10 |
| | 放疗+肾上腺切除 | 0 | 3 | 0 | 3 |
| ACTH,合计 n(%) | | 79(75.9) | 13(12.5) | 12(11.5) | 104 |
| TSH | 无 | 10 | 0 | 0 | 10 |
| | 药物 | 0 | 1 | 0 | 1 |
| | 放疗 | 0 | 1 | 0 | 1 |
| TSH,合计 n(%) | | 10(83.3) | 2(16.6) | 0 | 12 |
| NF | 无 | 344 | 51 | 2+1* | 398 |
| | 药物 | 0 | 2 | 1 | 3 |
| | 开颅手术 | 0 | 3 | 1* | 4 |
| | 放疗 | 0 | 5 | 0 | 5 |
| NF,合计 n(%) | | 344(83.9) | 61(14.8) | 5(1.2) | 410 |
| 合计 n(%) | | 638(79.3) | 142(17.6) | 24(2.9) | 804 |

* 为因疾病死亡病例。

ACTH:促肾上腺皮质激素腺瘤;GH:生长激素腺瘤;NF:无功能腺瘤;PRL:泌乳素腺瘤;TSH:促甲状腺激素腺瘤。

57 个月死于垂体腺瘤以外的病因。

本组 177 例患者共行 186 次手术;术后 130 例治愈(73.4%)(表 11.10)。统计分析表明,患者治愈率与既往手术史($P=0.0024$)和肿瘤侵袭性($P<0.0001$)呈显著相关(表 11.10)。

### 泌乳素腺瘤

我们治疗 PRL 腺瘤 101 例,46 例微腺瘤,55 例大腺瘤。年龄为 7~82 岁(平均年龄为 38 岁);男性 36 例(35.6%),女性 65 例(64.4%)。2 例患者分别于术后 11 个月和 46 个月死于垂体腺瘤

以外的疾病。其中 1 例术后第 6 年发现多发脑转移瘤,随后行乙状窦后入路切除症状性的斜坡肿瘤,1 年后因为病情恶化死亡。

该组的 101 例患者共接受 105 次手术;75 例(74.2%)患者治愈(表 11.11)。统计分析显示,患者治愈率与既往手术史($P=0.0137$)、肿瘤大小($P=0.0064$)以及侵袭性($P<0.0001$)相关(表 11.11)。

### 促肾上腺皮质激素腺瘤

我们治疗 ACTH 腺瘤 104 例,73 例微腺瘤,

**表 11.10 生长激素腺瘤:各项参数综合评估**

| 统计参数 | | 患者数量 | 预后,患者数量(%) | | | 卡方检验 | |
|---|---|---|---|---|---|---|---|
| | | | 治愈 | 病情得到控制 | 无效 | P值 | 显著性 |
| 性别 | 男性 | 73 | 58(79.5) | 12(16.4) | 3(4.1) | 0.1275 | 否 |
| | 女性 | 104 | 72(69.2) | 30(28.8) | 2(1.9) | | |
| 既往手术 | 否 | 151 | 118(78.1) | 30(19.9) | 3(2.0) | 0.0024 | 是 |
| | 是 | 26 | 12(46.2) | 12(46.2) | 2(7.7) | | |
| 肿瘤大小 | 微腺瘤 | 65 | 52(80) | 10(15.4) | 3(4.6) | 0.0916 | 否 |
| | 大腺瘤 | 112 | 78(69.6) | 32(28.6) | 2(1.8) | | |
| 肿瘤侵袭 | 侵袭 | 36 | 16(44.4) | 17(47.2) | 3(8.3) | <0.0001 | 是 |
| | 非侵袭 | 141 | 114(80.9) | 25(17.7) | 2(1.4) | | |
| 肿瘤质地 | 软 | 167 | 122(73.1) | 40(24.0) | 5(3.0) | 0.8092 | 否 |
| | 硬 | 10 | 8(80.0) | 2(20.0) | 0(0.0) | | |
| 增殖指标 | Ki-67<3% | 150 | 110(73.3) | 35(23.3) | 5(3.3) | 0.6168 | 否 |
| | Ki-67>3% | 27 | 20(74.1) | 7(25.9) | 0(0.0) | | |

**表 11.11 泌乳素腺瘤:各项参数综合评估**

| 统计参数 | | 患者数量 | 预后,患者数量(%) | | | 卡方检验 | |
|---|---|---|---|---|---|---|---|
| | | | 治愈 | 病情得到控制 | 无效 | P值 | 显著性 |
| 性别 | 男性 | 36 | 23(63.9) | 5(13.9) | 6(16.7) | 0.3182 | 否 |
| | 女性 | 65 | 56(86.2) | 8(12.3) | 6(9.2) | | |
| 既往手术 | 否 | 91 | 71(78.0) | 19(20.9) | 1(1.1) | 0.0137 | 是 |
| | 是 | 10 | 4(40.0) | 5(50.0) | 1(10.0) | | |
| 肿瘤大小 | 微腺瘤 | 46 | 41(89.1) | 5(10.9) | 0(0.0) | 0.0064 | 是 |
| | 大腺瘤 | 55 | 34(61.8) | 19(34.5) | 2(3.6) | | |
| 肿瘤侵袭 | 侵袭 | 16 | 4(25.0) | 11(68.8) | 1(6.3) | <0.0001 | 是 |
| | 非侵袭 | 85 | 71(83.5) | 13(15.3) | 1(1.2) | | |
| 肿瘤质地 | 软 | 94 | 71(75.5) | 21(22.3) | 2(2.1) | 0.4494 | 否 |
| | 硬 | 7 | 4(57.1) | 3(42.9) | 0(0.0) | | |
| 增殖指标 | Ki-67<3% | 80 | 63(78.8) | 17(21.3) | 0(0.0) | 0.0079 | 是 |
| | Ki-67>3% | 21 | 12(57.1) | 7(33.3) | 2(9.5) | | |

31 例大腺瘤。年龄为 14~80 岁(平均年龄为 40 岁);男性 34 例(32.7%),女性 70 例(67.3%)。2 例患者分别于术后 4 个月和 28 个月死于垂体腺瘤以外的疾病。2 例患者分别于术后 18 个月和 45 个月死于该疾病的进展(其中 1 例发展为多发转移瘤)。

104 例患者共接受 117 次手术;79 例(75.9%)治愈。统计分析显示,治愈率与既往手术史(P=0.0081)和肿瘤侵袭性(P=0.0237)相关(表

11.12)。

### 促甲状腺激素腺瘤

我们治疗 TSH 腺瘤 12 例,其中 1 例为起源于犁状骨和蝶骨结合部的异位 TSH 腺瘤[24]。患者年龄为 14~72 岁(平均年龄为 48 岁);男性 7 例(58.3%),女性 5 例(41.7%)。无死亡病例。

12 例患者共接受 13 次手术;10 例(83.3%)治愈(表 11.9)。由于病例数过少,统计学分析无显著差异。

**表 11.12　促肾上腺皮质激素腺瘤:各项参数评估**

| 统计参数 | | 患者数量 | 预后,患者数量(%) | | | 卡方检验 | |
|---|---|---|---|---|---|---|---|
| | | | 治愈 | 病情得到控制 | 无效 | P值 | 显著性 |
| 性别 | 男性 | 34 | 23(67.6) | 5(14.7) | 6(17.6) | 0.3182 | 否 |
| | 女性 | 70 | 56(80.0) | 8(11.4) | 6(8.6) | | |
| 既往手术 | 否 | 81 | 67(82.7) | 8(9.9) | 6(7.4) | 0.0081 | 是 |
| | 是 | 23 | 12(52.2) | 5(21.7) | 6(26.1) | | |
| 肿瘤大小 | 微腺瘤 | 73 | 57(78.1) | 8(11.0) | 8(11.0) | 0.7112 | 否 |
| | 大腺瘤 | 31 | 22(71.0) | 5(16.1) | 4(12.9) | | |
| 肿瘤侵袭 | 侵袭 | 7 | 3(42.9) | 1(14.3) | 3(42.9) | 0.0237 | 是 |
| | 非侵袭 | 97 | 76(78.4) | 12(12.4) | 9(9.2) | | |
| 肿瘤质地 | 软 | 97 | 75(77.3) | 12(12.4) | 10(10.3) | 0.3237 | 否 |
| | 硬 | 7 | 4(57.1) | 1(14.3) | 2(28.6) | | |
| 增殖指标 | Ki-67<3% | 86 | 68(79.1) | 10(11.6) | 8(9.3) | 0.2136 | 否 |
| | Ki-67>3% | 18 | 11(61.1) | 3(16.7) | 4(22.2) | | |

**无功能垂体腺瘤**

我们治疗了 431 例无功能垂体腺瘤,9 例微腺瘤,422 例大腺瘤。年龄 15~89 岁(平均年龄为 56 岁);男性 231 例(56.3%),女性 179 例(43.7%)。2 例患者分别于术后 8 个月和 43 个月死于垂体腺瘤以外的疾病。2 例患者分别于术后 2 个月和 3 个月死于肿瘤进展;尸检发现脑部侵袭。2 例患者分别于术后 6 个月和 7 个月死于手术并发症。

410 例患者共接受 430 次手术;344 例

(83.9%)治愈(表 11.13)。统计学分析结果显示,治愈率与既往手术史(P<0.0001)、肿瘤质地(P<0.0001)以及肿瘤侵袭性(P<0.0001)相关(表 11.13)。

# 11.5　并发症

手术相关和系统性并发症的总结见表 11.14 及表 11.15。表 11.14 展示了与手术入路相关并

**表 11.13　无功能腺瘤:各项参数评估**

| 统计参数 | | 病人数量 | 预后,患者数量(%) | | | 卡方检验 | |
|---|---|---|---|---|---|---|---|
| | | | 治愈 | 病情得到控制 | 无效 | P值 | 显著性 |
| 性别 | 男性 | 231 | 192(83.1) | 36(15.6) | 3(1.3) | 0.8853 | 否 |
| | 女性 | 179 | 152(84.9) | 25(14.0) | 2(1.1) | | |
| 既往手术 | 否 | 331 | 296(89.4) | 33(10.0) | 2(0.6) | <0.0001 | 是 |
| | 是 | 79 | 48(60.8) | 28(35.4) | 3(3.8) | | |
| 肿瘤大小 | 微腺瘤 | 9 | 7(77.8) | 2(22.2) | 0(0.0) | 0.7839 | 否 |
| | 大腺瘤 | 401 | 337(84.0) | 59(14.7) | 5(1.2) | | |
| 肿瘤侵袭 | 侵袭 | 81 | 55(67.9) | 25(30.9) | 1(1.2) | <0.0001 | 是 |
| | 非侵袭 | 329 | 289(87.8) | 36(10.9) | 4(1.2) | | |
| 肿瘤质地 | 软 | 358 | 305(85.2) | 52(14.5) | 1(0.3) | <0.0001 | 是 |
| | 硬 | 52 | 39(75.0) | 9(17.3) | 4(7.7) | | |
| 增殖指标 | Ki-67<3% | 348 | 293(84.2) | 50(14.4) | 3(0.9) | 0.2605 | 否 |
| | Ki-67>3% | 62 | 51(82.3) | 11(17.7) | 2(3.2) | | |

表 11.14　手术并发症及手术类型

| 手术并发症 | MTea | EPSea | SDPhea | 共计% |
|---|---|---|---|---|
| 鼻衄 | 12 | | 1 | 13(1.5) |
| 术后脑脊液漏 | 9 | 1 | 3 | 13(1.5) |
| 脑神经麻痹 | 1 | | 1 | 2(0.1) |
| 其他神经系统<br>　并发症 | 2 | | 1 | 3(0.3) |
| 视力损害 | 2 | 1 | 1 | 4(0.5) |
| 颈内动脉损伤 | | 1 | | 1(0.1) |
| 血肿/缺血 | 10 | 2 | 2 | 14(1.6) |
| 共计 | 36/765<br>(4.7) | 5/67<br>(7.4) | 9/19<br>(47) | 50(5.9) |

CN,脑神经;CSF,脑脊液;EPSea,经筛窦−翼突−蝶窦入路;ICA,颈内动脉;MTea:经蝶窦中线入路(包括延伸到中下斜坡);SDPhea,鞍膈上入路。

表 11.15　手术及系统性并发症

| 手术并发症 | 患者数量(%) |
|---|---|
| 鼻衄 | 13(1.5) |
| 术后脑脊液漏 | 13(1.5) |
| 视力损害 | 4(0.4) |
| 脑神经麻痹 | 1(0.2) |
| 其他神经系统并发症 | 3(0.3) |
| 颈内动脉损伤 | 1(0.2) |
| 血肿及缺血 | 14(1.6) |
| 围术期死亡 | 0 |
| **系统性并发症** | |
| 一过性尿崩 | 26(3.0) |
| 永久性尿崩 | 10(2.3) |
| 部分垂体功能低下 | 45(3.2) |
| 全垂体功能低下 | 5(1.1) |
| 抗利尿激素异常分泌综合征 | 7(0.8) |
| 脑膜炎 | 4(0.4) |
| 心脏疾病 | 3(0.3) |
| 肺炎 | 1(0.1) |

CN,脑神经;CSF,脑脊液;DI,尿崩症;SIADH,抗利尿激素异常分泌综合征。

发症的数量和百分比。我们对所有病例中有、无并发症与手术入路类型(标准经蝶对比扩大经蝶)的差异进行分析,有统计学意义(两侧 P 值=0.0002)。

## 11.5.1 鼻腔鼻窦并发症

13 例(1.5%)患者出现了迟发性鼻衄(术后数小时到 18 天);多数需鼻腔填塞处理,只有 5 例需行蝶腭动脉电凝止血。

所有病例均未出现术后鼻窦炎和黏液囊肿。有慢性鼻窦炎病史的患者术前或术后对炎症进行了针对性的治疗。所有患者术后常规行频繁低渗液清洗鼻腔,术后 3~4 周行经鼻内镜检查。

## 11.5.2 鞍内并发症

139 例(16.3%)患者术中证实脑脊液漏,此类患者需采用腹部脂肪或阔筋膜与中鼻甲黏膜进行颅底重建。13 例患者(占患者总数的 1.5%,占术中脑脊液漏组的 10%)术后出现脑脊液漏,需再次手术处理。仅最早的 5 例术中脑脊液漏患者进行了腰大池引流处理。

术后视力障碍加重 4 例;均与鞍内过度填塞腹部脂肪有关,均予以早期再次手术解除压迫后得以恢复。其中 1 例视力部分恢复。

## 11.5.3 鞍上和鞍旁并发症

血管和神经相关并发症可能与入路阶段和(或)肿瘤切除过程中血管分离有关,特别是肿瘤延伸至鞍外的病例。

神经并发症的原因包括损伤血管继发或直接损伤神经组织(例如环形刮匙刺穿鞍膈并刺入神经组织)和脑神经。

我们观察到 1 例术前无神经功能缺失的患者直接损伤导致动眼神经麻痹症状。这是在一个质地较硬的 TSH 腺瘤手术过程中,术中环形刮匙刮除右侧海绵窦外上方肿瘤时的非直视下操作造成的损伤。

1 例伴有斜坡和海绵窦侵袭的无功能腺瘤女性患者发生了颈内动脉损伤。鞍底显露时,未发现骨质裂隙而错误的钳夹颈内动脉壁导致血管破裂。术中填塞压迫后,出血得以控制。立即行血管造影检查,并用弹簧圈闭塞颈内动脉。术后患者无神经系统后遗症。

颅内血肿或缺血出现明显症状才算作术后

并发症,共计 14 例患者。6 例症状轻的鞍内血肿患者数日即自行恢复。另外,8 例患者需要再次手术(3 例内镜经蝶入路,5 例开颅入路)。只有 6 例患者诉有神经系统后遗症;其中 3 例患者分别于术后 6 个月(2 例)及 7 个月死于并发症。

### 11.5.4 全身并发症

45 例(5.2%)部分垂体功能减退和 5 例(1.1%)全垂体功能减退,需要激素替代治疗。一过性尿崩 26 例(3%),永久性尿崩 10 例(2.3%)。抗利尿激素异常分泌综合征(SIADH) 32 例(7%),术后 3~10 天出现。我们认为,这一并发症被低估了,因为其多在出院后出现,且为亚临床型。

**鼻腔功能的质量**

为了验证对手术鼻腔阶段的耐受度,我们对既往无鼻腔功能改变,无急性或慢性鼻窦炎病史,无鼻腔手术病史的 40 例患者进行分析。在术前评估中,所有患者均需要进行特殊的鼻腔症状学的主观测试、鼻内镜检查,术后 1 个月及 3 个月行鼻腔测压,同时行标准检查(内分泌学、神经眼科学及磁共振检查)。我们对所有患者行鼻内镜、鼻腔功能测试及鼻腔测压检查进行再次评价。我们并未发现鼻中隔穿孔、明显的粘连或鼻窦炎。所有患者均无鼻腔功能恶化的主诉;反之,13 例合并轻微窦口鼻道复合体改变的患者,术中予以纠正后,术后主观/客观鼻腔功能得到不同程度的改善。

## 11.6 讨论

目前,经蝶入路手术是治疗鞍区广泛病变的首选治疗。主要应用三种前方入路手术:显微镜经鼻中隔经蝶窦入路、显微镜经鼻蝶入路和内镜经鼻蝶入路。

显微镜经鼻中隔经蝶窦入路是从 Cushing 和 Hirsh 于 1910 年提出的技术发展而来[2,3]。此技术需先切开齿龈或鼻中隔,在鼻中隔黏膜下分离,从而产生一个通道直通蝶窦后壁。手术需要应用扩鼻器。

1987 年,Griffth[4]提出了经蝶筛隐窝入路的经鼻蝶窦开放术。但此方法也必须使用扩鼻器。近年来,为了克服显微镜侧方和上方的视野死角,角度内镜经常用于手术最后阶段探查。

1992 年,Jankosky[7]首次描述了 3 例内镜经筛窦入路切除垂体肿瘤。1997 年,Jho 和 Carrau[8]描述了内镜经鼻入路治疗 50 例垂体腺瘤患者。De Divitiis[10]和 Cappabianca[9]在欧洲普及了内镜经鼻垂体腺瘤手术,并且完善了这项技术,促进了器械的发展。

内镜技术采用柱状透镜作为光源和成像介质。不需使用扩鼻器,通过生理腔隙(鼻腔-蝶窦开口-蝶窦腔)到达鞍底。

内镜经蝶垂体腺瘤手术代表了经蝶入路发展的最新成果,它保留了这一入路最基本的优点:手术时间短,耐受性好,效率高,并发症少。

我们已经在既往发表的论文中得出了结论[13],随着手术经验的增加,结果是否变化,有待我们进一步阐明。我们比较前 314 例病例(5.5 年)和随后的 537 例病例(近 5 年)的结果,具体阐述如下。

### 11.6.1 手术时间

不复杂手术的平均时间约为 40 分钟,与显微镜经蝶手术时间相当。

### 11.6.2 耐受性好

耐受性很难评估,因为它由主观和客观两部分组成。主观评价可通过询问接受过显微镜经蝶手术的患者,用从 0(完全舒服)到 10(完全不耐受)的分数,来比较两种手术的耐受性。在所有病例中,内镜手术的耐受性至少比显微镜经蝶手术改善 3 分。耐受性的客观评价可通过术后镇痛的必要性、鼻腔呼吸困难程度和住院/康复时间来衡量。内镜中线经蝶入路患者术后疼痛轻,很少需要止痛药。相反,鞍膈上入路患者术后早期常因气颅导致头痛。常需镇痛药加仰卧 24~48 小时控制头痛。保持鼻腔通畅呼吸能让患者术后感觉舒适。内镜中线经蝶入路术后很少需要填塞鼻腔;相反,鞍膈上入路因常规切除一侧中鼻甲,故术后常规填塞至少同侧鼻腔。术后患者恢复时间很短，但是我们为谨慎起见 3~4 天后方可出院。因为我们认为，这是内分泌学和水电解质平衡进行评估所需的最短时间。其他可能的延迟并发症，如抗利尿激素分泌异常综合征（SIADH），可以通过定期门诊随访来进行监测和控制。因此，内镜中线经蝶入路患者术后至少 3 天出院；而鞍膈上入路患者平均住院时间为 9 天，主要需要证实没有脑脊液漏。基于我们的早期经验，内镜中线经蝶入路的住院时间与显微镜经蝶手术相当；而内镜经蝶鞍膈上入路住院时间是前者的 3 倍，由于没有显微镜鞍膈上入路的报道，因此无法进行比较。

## 11.6.3 有效性

本组病例的有效性略优于早期病例。然而，最终意见是相同的：对于局限于鞍内腺瘤，内镜经蝶组的总体手术效果与显微镜经蝶类似；但对于鞍外生长的大腺瘤，内镜切除更彻底[13]。

具体报告如下。

● 生长激素腺瘤：依据最新的缓解标准，整体结果与 Kreutzer 等的类似（69.2%:70%）[25]。对于垂体大腺瘤，我们的结果（69.6%）优于既往文献报道的（46%~64%）[1,12,26,27,28]。

● 泌乳素腺瘤：微腺瘤效果较好（89.1%），但大腺瘤的缓解率（61.8%）优于文献报道[21,24,29,30]。

● 促肾上腺皮质激素腺瘤：微腺瘤（78.1%）比大腺瘤（71.0%）获得了更好的结果。本组微腺瘤中有 18 例患者 MRI 未发现明确病变，上述情况往往提示预后差[31]。

本组也证实促甲状腺素腺瘤罕见，尽管治愈率高，因病例数少，无法进行总体有效性评价。

本组对无功能腺瘤的研究表明，肿瘤大小对手术结果并无影响，术中证实肿瘤侵袭和肿瘤的质地才是重要的影响因素（$P < 0.0001$）（表 11.14）。事实上，通过单次手术，我们可以使 97.5% 的肿瘤得到有效控制，且内科（medical complications）及手术并发症少。

统计分析表明对于各种类型肿瘤，术中证实肿瘤侵袭和既往手术史均是预后不良因素。另两个预后不良相关因素是泌乳素腺瘤的大小和无功能腺瘤的质地。

## 11.6.4 并发症

文献报道[10,11,32]表明，内镜手术的并发症较显微镜更低[28,33,34]。我们前期和后期病例之间的比较证实了 Ciric[33] 的观点："随着术者信心的增加，并发症发生率会意外增加，可能是因为在术中采取了更危险的手术步骤"。此外，晚期病例包含了许多扩大入路的方式，这也使并发症发生率明显增加。

内镜手术直接从蝶筛隐窝开始操作，"跳过"了鼻腔阶段，因而降低了鼻腔并发症。此外，我们认为与耳鼻喉科医生的积极、稳定的合作对于鼻腔的影响是有益的，改善鼻功能起到了重要作用，我们的研究和以前的报道均是如此。

本组短期或长期随访并未出现术后鼻窦炎。术后 1 个月耳鼻喉科检查也能发挥积极的作用。术后也未出现黏膜囊肿，经蝶窦中线入路手术利用了人体的自然腔隙，且术中扩大了蝶窦开口，从而减少了术后窦口闭合的可能性。

鼻腔相关主要的并发症是术后鼻衄，通常来自蝶腭动脉的鼻中隔分支，少见（1.5%）。大多数病例仅需紧急鼻腔填塞；其中 5 例患者需在手术室进行出血动脉电凝止血。鼻衄均发生在术后 14 天内，对患者而言是十分不愉快的经历。

脑脊液漏和脑膜炎是经蝶手术的主要并发症。依我们的经验，脑膜炎的发生很罕见（0.4%），常继发于脑脊液漏。我们的数据并未将术中发现脑脊液漏并修补者算作并发症。这种类型的脑脊液漏是可预见的，有时是不可避免的，本组有 84 例（18.2%）（表 11.1）。我们仅将术后脑脊液漏算入并发症，共计 12 例（2.6%）。虽然经内镜经鼻进行早期硬膜修补，仍有 4 例（0.4%）继发脑膜炎，后者经药物治疗后治愈且无神经功能缺损。

出血相关并发症包括：颈内动脉的直接损伤，术区压迫性血肿，鞍外出血以及残余肿瘤出血[35]。本组中有 1 例颈内动脉出血病例，在侵袭性腺瘤的蝶窦部分切除过程中，颈内动脉斜坡段撕裂。首先填塞蝶窦控制出血；然后，紧急血管造影显示出现了假性动脉瘤，应用血管内介入技术顺利地进行了血管闭塞。

术区出血，除非有症状，否则不需处理。本组有 3 例行二次经鼻手术清除压迫性血肿。鞍外出血我们经开颅手术处理，包括 2 例硬膜下血管损伤和 3 例残余肿瘤出血或出血性梗死。

本组有 1 例眼肌麻痹，是由于右侧角度环形刮匙进入硬膜下，损伤动眼神经所致。术后视力下降的可能原因是视交叉的直接损伤、压迫或缺血损伤。4 例患者因为过度填塞造成视力障碍。我们早期再次手术处理，术后 3 例患者视力恢复正常，1 例部分恢复。

内分泌并发症，包括垂体功能低下、尿崩及抗利尿激素分泌异常综合征。前两种并发症可以预测，而且可在切除肿瘤过程中仔细操作而预防。术者辨别和保留正常垂体组织的经验可以使垂体功能得以保留。本组中 16 例(3.5%)患者出现术后垂体功能低下。

抗利尿激素分泌异常综合征是一种可以预测但无法预防的并发症。本组出现 32 例(7%)。未被识别的抗利尿激素分泌异常综合征可能是一种十分凶险的全身并发症，早期发现和药物治疗至关重要。所以我们常规在术后第 10 天对出院患者进行电解质检查。

## 11.6.5 展望

过去 10 年，内镜经蝶垂体手术经验不断积累，使我们能够对这种技术的现状进行总结。中线经蝶内镜入路确实手术时间短、耐受性好、安全性高且手术效果好。特别是，我们再次证实：对于鞍内病变，内镜与显微镜手术效果差异不大；对于鞍外生长的肿瘤，内镜切除肿瘤的能力似乎优于显微镜。与显微镜相比，肿瘤显露阶段并发症减少了，但肿瘤切除相关并发症与文献报道的显微镜手术仍然相似。

评价内镜经蝶手术的一个复杂因素是部分学者将中线经蝶内镜入路与扩大经蝶入路(SD-Phea 和 EPSea)混为一谈，后者越来越多用内镜技术完成。然而，既然中线经蝶内镜入路与显微镜经蝶入路比较，那么，扩大经蝶入路就更应该与经颅手术相比较。关于扩大经蝶入路的争论是开放的，应该主要集中于在该入路无可匹敌的优势，避免脑组织及神经牵拉操作，与并发症增加风险之间的平衡，后者主要取决于病变性质。

---

### 经验和教训

- 垂体腺瘤应由多学科协作治疗，包括内分泌、神经放射、神经外科和头颈外科医生。
- 与传统经蝶手术方式比较，内镜经蝶入路能达到更高的肿瘤全切除率(大腺瘤)。
- 对于有压迫症状的无功能腺瘤和功能性 ACTH 腺瘤、GH 腺瘤，外科手术是首选。
- PRL 腺瘤首选药物治疗。
- 全切除是所有激素分泌性肿瘤(例如功能性)肿瘤的治疗目标。
- 对于 Rathke 裂囊肿，简单引流通常是足够的。
- 对于无功能腺瘤、颅咽管瘤和脑膜瘤，应权衡肿瘤全切除与相关并发症。
- 避免使用锐性分离肿瘤，始终在蛛网膜界面外切除肿瘤有助于避免脑脊液漏。
- 切除侵袭鞍旁的肿瘤时，应在直视下操作，要使用精细的钝性和锐性器械及谨慎地使用吸引器，以避免颈内动脉损伤。
- 保留至少 1/3 的正常垂体组织以避免术后全垂体功能低下。

(贾旺 译)

## 参考文献

[1] Sciarretta V, Mazzatenta D, Ciarpaglini R, Pasquini E, Farneti G, Frank G. Surgical repair of persisting CSF leaks following standard or extended endoscopic transsphenoidal surgery for pituitary tumor. Minim Invasive Neurosurg 2010; 53: 55–59

[2] Cushing H. Surgical experience with pituitary disorders. JAMA 1914; 63: 1515–1525

[3] Hirsch O. Endonasal method of removal of hypophyseal tumors, with a report of two successful cases JAMA 1910; 55: 772–774

[4] Griffith HB, Veerapen R. A direct transnasal approach to the sphenoid sinus. Technical note. J Neurosurg 1987; 66: 140–142

[5] Hardy J. Surgery of the pituitary gland, using the trans-sphenoidal approach. Comparative study of 2 technical methods[in French] Union Med Can 1967; 96: 702–712

[6] Guiot G, Rougerie J, Fourestier A et al. Intracranial endoscopic explorations [in French]. Presse Med 1963; 71: 1225–1228

[7] Jankowski R, Auque J, Simon C, Marchal JC, Hepner H, Wayoff M. Endoscopic pituitary tumor surgery. Laryngoscope 1992; 102: 198–202

[8] Jho HD, Carrau RL Endoscopic endonasal transsphenoidal surgery: experience with 50 patients. J Neurosurg 1997; 87: 44–51

[9] Cappabianca P, Alfieri A, de Divitiis E. Endoscopic endonasal transsphenoidal approach to the sella: towards functional endoscopic pituitary surgery (FEPS). Minim Invasive Neurosurg 1998; 41: 66–73

[10] de Divitiis E, Cappabianca P, Cavallo M. Endoscopic endonasal transsphenoidal approach to the sellar region. In: de Divitiis E, Cappabianca P, eds. Endoscopic Endonasal Transsphenoidal Surgery. Vienna New York: Springer; 2003:91–130

[11] Dehdashti AR, Ganna A, Karabatsou K, Gentili F. Pure endoscopic

endonasal approach for pituitary adenomas: early surgical results in 200 patients and comparison with previous microsurgical series. Neurosurgery 2008; 62: 1006–1015; discussion 1015–1017

[12] Cavina C. Lo stato attuale della chirurgia ipofisaria. Riv Otoneurooftalmol 1932; 9: 205–370

[13] Frank G, Pasquini E, Farneti G et al. The endoscopic versus the traditional approach in pituitary surgery. Neuroendocrinology 2006; 83: 240–248

[14] Cappabianca P, Frank G, Pasquini E, de Divitiis O, Calbucci F. Extended endoscopic endonasal transsphenoidal approaches to the suprasellar region, planum sphenoidale and clivus. In: de Divitiis E, Cappabianca P, eds. Endoscopic Endonasal Transsphenoidal Surgery. Vienna New-York: springer; 2003:176–187

[15] Frank G, Pasquini E. Approach to the cavernous sinus. In: de Divitiis E, Cappabianca P, eds. Endoscopic Endonasal Transsphenoidal Surgery. Vienna New York: Springer; 2003:159–175

[16] Pasquini E, Sciarretta V, Farneti G, Mazzatenta D, Modugno GC, Frank G. Endoscopic treatment of encephaloceles of the lateral wall of the sphenoid sinus. Minim Invasive Neurosurg 2004; 47: 209–213

[17] Pasquini E, Sciarretta V, Frank G et al. Endoscopic treatment of benign tumors of the nose and paranasal sinuses. Otolaryngol Head Neck Surg 2004; 131: 180–186

[18] Schloffer H. Erfolreiche Operation eines Hypophysentumors auf nasalem Wege. Wien Klin Wchnschr 1907; 20: 621–624

[19] Webb SM, Rigla M, Wägner A, Oliver B, Bartumeus F. Recovery of hypopituitarism after neurosurgical treatment of pituitary adenomas. J Clin Endocrinol Metab 1999; 84: 3696–3700

[20] Giustina A, Barkan A, Casanueva FF et al. Criteria for cure of acromegaly: a consensus statement. J Clin Endocrinol Metab 2000; 85: 526–529

[21] Losa M, Mortini P, Barzaghi R, Gioia L, Giovanelli M. Surgical treatment of prolactin-secreting pituitary adenomas: early results and long-term outcome. J Clin Endocrinol Metab 2002; 87: 3180–3186

[22] Gittoes NJL, Sheppard MC, Johnson AP, Stewart PM. Outcome of surgery for acromegaly—the experience of a dedicated pituitary surgeon. QJM 1999; 92: 741–745

[23] Losa M, Giovanelli M, Persani L, Mortini P, Faglia G, Beck-Peccoz P. Criteria of cure and follow-up of central hyperthyroidism due to thy-rotropin-secreting pituitary adenomas. J Clin Endocrinol Metab 1996; 81: 3084–3090

[24] Mortini P, Losa M, Barzaghi R, Boari N, Giovanelli M. Results of transsphenoidal surgery in a large series of patients with pituitary adenoma. Neurosurgery 2005; 56: 1222–1233; discussion 1233

[25] Kreutzer J, Vance ML, Lopes MB, Laws ER, Jr. Surgical management of GH-secreting pituitary adenomas: an outcome study using modern remission criteria. J Clin Endocrinol Metab 2001; 86: 4072–4077

[26] Nishizawa S, Oki Y, Ohta S, Yokota N, Yokoyama T, Uemura K. What can predict postoperative "endocrinological cure" in Cushing's disease? Neurosurgery 1999; 45: 239–244

[27] Ahmed S, Elsheikh M, Stratton IM, Page RCL, Adams CBT, Wass JAH. Outcome of transphenoidal surgery for acromegaly and its relationship to surgical experience. Clin Endocrinol (Oxf) 1999; 50: 561–567

[28] Semple PL, Laws ER, Jr. Complications in a contemporary series of patients who underwent transsphenoidal surgery for Cushing's disease. J Neurosurg 1999; 91: 175–179

[29] Nomikos P, Buchfelder M, Fahlbusch R. Current management of prolactinomas. J Neurooncol 2001; 54: 139–150

[30] Tyrrell JB, Lamborn KR, Hannegan LT, Applebury CB, Wilson CB. Transsphenoidal microsurgical therapy of prolactinomas: initial outcomes and long-term results. Neurosurgery 1999; 44: 254–261; discussion 261–263

[31] Bochicchio D, Losa M, Buchfelder M. Factors influencing the immediate and late outcome of Cushing's disease treated by transsphenoidal surgery: a retrospective study by the European Cushing's Disease Survey Group. J Clin Endocrinol Metab 1995; 80: 3114–3120Review

[32] Jho HD. Endoscopic transsphenoidal surgery. J Neurooncol 2001; 54: 187–195

[33] Ciric I, Ragin A, Baumgartner C, Pierce DB. Complications of transsphenoidal surgery: results of a national survey, review of the literature, and personal experience. Neurosurgery 1997; 40: 225–236; discussion 236–237

[34] Weiss MH. Transnasal transsphenoidal approach. In: Apuzzo MLJ, ed. Surgery of the Third Ventricle. Baltimore: Williams & Wilkins; 1987:476

[35] Laws ER, Jr. Vascular complications of transsphenoidal surgery. Pituitary 1999; 2: 163–170

# 第 **12** 章  肿瘤-特异性治疗策略

## 12.1 内翻性乳头状瘤

Paolo Castelnuovo, Apostolos Karligkiotis, Paolo Battaglia, Feder-ica Sberze, Davide Lom bardi, Piero Nicolai

### 12.1.1 概述

鼻窦内翻性乳头状瘤是一种上皮来源的良性肿瘤,具有局部侵袭性,可侵犯临近的鼻窦、毗邻的骨组织以及眼眶或颅底等重要结构。鼻窦内翻性乳头状瘤的标准治疗方法主要针对其两个主要特征:高度复发性及恶变的可能[1]。

手术是治疗内翻性乳头状瘤的重要方法。20世纪60年代前,因为没有显微镜或鼻内镜等先进设备的辅助,经鼻切除肿瘤是通常治疗内翻性乳头状瘤的手术方法。在此期间,由于肿瘤切除的不完全,复发率高达78%[2]。其后由于经颌面部手术的广泛应用,鼻侧切开术和面中翻揭手术成为治疗内翻性乳头状瘤治疗的金标准,肿瘤的复发率降至0%~29%[3]。内翻性乳头状瘤的鼻外入路手术包括皮肤或黏膜病变的去除以及上颌骨切开术常常导致暂时性或永久性的并发症,如溢泪、慢性泪囊炎、面颊感觉异常、一过性复视等[4]。

1992年,Waitz与Wigand首先报道了单纯经鼻内镜治疗内翻性乳头状瘤的手术方法[5]。在其后20年间大量相关文献报道了鼻内镜技术同鼻外入路手术治疗效果的比较,显示鼻内镜技术与经鼻外入路切除肿瘤手术相比可以避免常见并发症及面部瘢痕的形成[4,7,8]。2006年,一项meta分析明确显示,对于大多数内翻性乳头状瘤而言,鼻内镜手术比传统经鼻外入路手术的效果更加可靠[4]。

有报道,内翻性乳头状瘤发生鳞状细胞癌变的恶变率高达56%[9],实属估计过高。目前回顾性文献和大样本数据明确显示,内翻性乳头状瘤恶变的发生率为2%~13%[3,10-14]。在一项超过2000例内翻性乳头状瘤的综合研究报道显示,7.1%的病例会发生恶变,3.6%的病例会发生异时性恶变[15]。

以下几种情况应视为鼻内镜手术的禁忌证:①额窦黏膜和(或)眶上组织广泛受侵;②伴有重要毗邻结构的恶变,如眼眶或面部皮肤;③既往手术残留大量瘢痕组织[16]。

需要强调的是,内翻性乳头状瘤复发的主要原因是手术操作问题,而不是因为肿瘤本身的特性;因此无论采用何种手术方法,必须重视肿瘤切除的完整性[6,17]。肿瘤的侵犯范围以及肿瘤与邻近结构的关系对于手术方案的制订极为重要。内翻性乳头状瘤术前MRI检查显示会有脑回-分叶状的影像学特征,这也是鉴别内翻性乳头状瘤的一项重要检查方式[18](图12.1)。近期研究表明,CT显示骨炎和局部骨质增生可作为预测病灶原发部位的影像学特征[19,20]。

### 12.1.2 技术研究

鼻内镜手术有时不能将肿瘤整块切除。整块切除肿瘤与彻底切除肿瘤的概念不同。治疗良性肿瘤重要的是在手术过程中彻底切除肿瘤。彻底切除肿瘤的关键是保证手术边缘无病灶组织(组织学阴性)。

鼻内镜提供了放大的视野,角度镜的使用增加了对鼻窦周围组织的观察范围。应用分块切除技术使得根治性切除肿瘤变得更为容易[21]。我们应用"渐进逐层切除"技术可以根据肿瘤解剖层

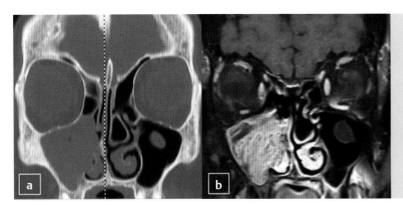

图 12.1　(a,b)内翻性乳头状瘤术前的影像学资料。(a)CT 冠状位扫描显示右侧上颌窦内密度混杂。鼻窦内侧壁内移,骨质部分吸收,此病变图形像"非洲地图"。(b)MRI:T1-加权像,脂肪饱和法,钆剂增强扫描显示内翻性乳头状瘤典型的脑回-分叶状的影像学特征。

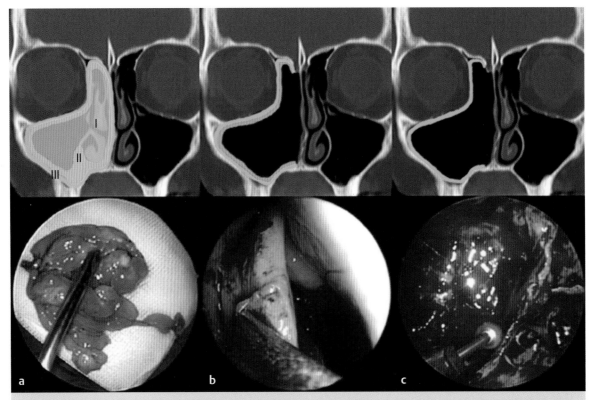

图 12.2　(a-c)内翻性乳头状瘤连续逐层切除术。(a)切除病变的三层示意图。第一步:应用缩减体积或分块切除技术切除可见的肿瘤(I,淡蓝色)。(b)第二步:行骨膜下组织切除术(II,橘红色)。(c)第三步:深层骨质磨除(III,绿色)。

面的连续性进行逐层切除(图 12.2)。彻底根治肿瘤有 3 个重要的原则:

　　1.进行鼻窦块状赘生物的减瘤术,目的在于到达肿瘤的原发部位。直接切除或应用动力系统充分切除病变,从而明确识别肿瘤与黏膜之间的交界关系。必须对肉眼下正常黏膜边缘进行多组冰冻切片活检,以对病变边缘进行判断。

　　2.切除骨膜下及向心方向的黏膜以便切除肿瘤中心部位残存的病灶。手术必须围绕肿瘤周边,在看似正常的组织上进行,朝鼻腔中心方向进行骨膜下组织的切除,从而实现根治性手术效果。通过鼻前庭或口腔取出切除的组织。

　　3.切除肿物根蒂下方的骨质;此步骤可以保证彻底切除肿瘤[14]。最新设计的鼻内钻头(直钻和弯钻)不会伤及鼻前庭部位的皮肤或黏膜。

　　病变部位及黏膜受累的区域可以提示手术的范围。非常明确的微小病变可以通过相对保守的手术入路[22](图 12.3)。

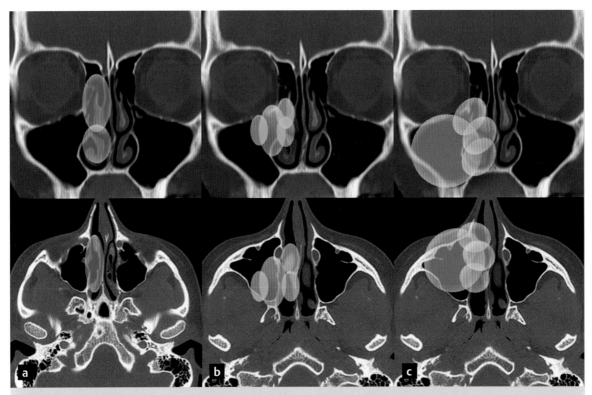

图 12.3 (a−c)内翻性乳头状瘤向筛窦和上颌窦侵袭。(a)病变累及鼻腔、中鼻道、筛骨和(或)上鼻道(蓝色);(b)病变累及上颌窦内侧壁和后壁,扩展至筛骨和(或)鼻腔(绿色);(c)病变累及上颌窦前外侧壁或上颌窦前内侧角,扩展至筛骨和(或)鼻骨(黄色)。

## 12.1.3 外科技术

手术需进行全身麻醉,低血压,头高体位。鼻腔填充2%羟甲唑啉、1% 盐酸奥布卡因、肾上腺素(1/100 000)溶液的纱条10分钟。

应用直径 4mm 的 0° 和 45° 鼻内镜进行手术。使用连接水泵的镜头冲洗器可以保持术中镜头的清晰。术中需要应用直的、有角度的及双端的手术器械向外侧或毗邻区域切除病变组织。手术第一步应用切割器进行可见肿瘤的减瘤术,直至暴露肿瘤的原发部位。具有吸引管的液体分离器可收集肿瘤组织用于活检。含有二极管的激光刀可使手术切口无出血。配有延伸手柄的鼻内高性能微型切割器连接金刚钻或切割钻可以在不损伤周围组织的条件下切除鼻窦或颅底骨质。最新设计的弯钻易于到达上颌窦外侧以及额窦上方、眶上方等手术部位(图12.4)。

内镜切除肿瘤的手术入路如下。

## 术式1:鼻内镜手术入路切除内翻性乳头状瘤

此种术式适用于累及中鼻道、筛骨和(或)蝶窦以及额窦漏斗的病例。突入上颌窦但没有直接累及黏膜的病灶也可以用此种手术方式(图12.5a)。当病变累及整个鼻腔时,开始即进行肿瘤减瘤术,以便暴露手术的基本标志,如上颌线、中鼻甲、后鼻孔等。应用手术刀或激光刀沿上颌线进行黏膜切开,金刚钻磨除黏膜下的骨质并暴露筛漏斗,于骨膜下平面识别出筛骨纸样板。继续沿向心方向进行手术,沿筛板外侧暴露筛房,向上暴露筛顶。中鼻甲切除可以暴露颅底手术平面。应用双极电凝烧灼蝶腭动脉及其分支。在鼻内镜手术中,应用手枪式握把设计的双极电凝、保护性手术器械套管、为简单切口设计的小角度微型探针、伸入鼻腔避免与内镜交叉的360°可控器械,都是非常重要的。第二项建议是应用双极

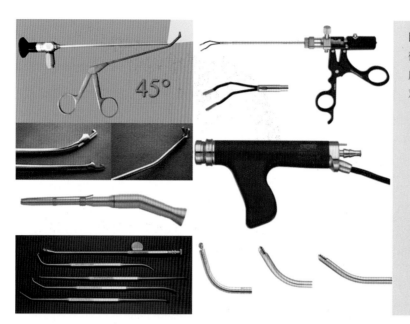

图 12.4　多种鼻内镜鼻窦手术的显微器械:45°鼻内镜、微型钻头、带角度双头曲度的剥离器、各种手术钳、双极电凝、角度钻以及切割器。

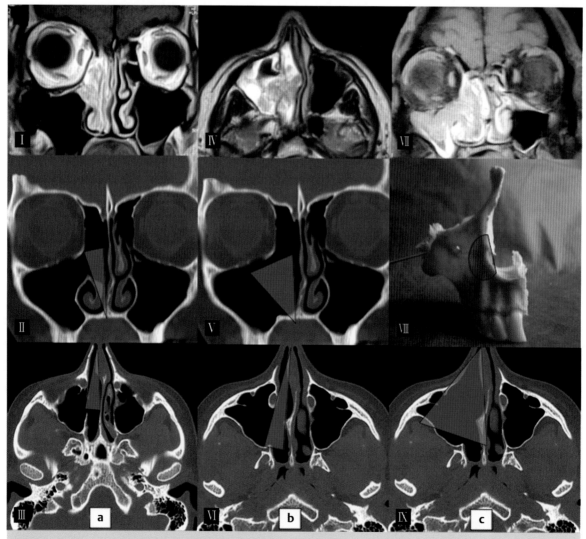

图 12.5　(a~c)累及筛窦和上颌窦的内翻性乳头状瘤不同的手术方法。(a)第一种切除术(Ⅰ~Ⅲ);(b)第二种切除术(Ⅳ~Ⅵ);(c)第三种切除术(Ⅶ~Ⅸ)。

电凝进行手术,因为单极电凝可通过血液引起电扩散,从而导致视神经的损害。当病变累及后筛时,有必要进行上鼻甲的切除。在极少情况下,如肿瘤侵犯到嗅区,才进行嗅裂病变的切除。为避免出现脑脊液鼻漏,必须仔细横行切断嗅觉纤维。医源性硬脑膜缺损时,术中需进行硬脑膜重建术。

自颅底至后鼻孔切开附着于蝶窦前壁的黏膜,由蝶嘴沿后鼻孔上缘扩展至蝶腭动脉区域。切除蝶窦前壁,取出窦内黏膜做活检,与原发病变分开送检。

Draf IIA 型鼻窦切开术通常要切除鼻丘气房或额骨气房才能到达额窦。这种手术方法可以在术中清楚地观察到额窦黏膜,并可以在内镜引导下进行广泛的鼻窦切开术。最后,应用金刚钻头穿透病灶下方的骨质,并进行多部位的即时活检(如冰冻切片)。

开放眶上气房时,应电凝切断筛前动脉,暴露并扩大手术视野,在纸样板上方钻孔避免损伤眼眶,此项操作利于手术医生借助器械到达术腔深处。目前弯钻头可以伸入额漏斗及大的眶上气房中进行手术。尽管有这些新式弯钻,但广泛累及眶上气房且向外延伸扩展的肿物仍需要进行经鼻外入路的额皮瓣骨成形术。

## 术式 2:鼻内镜手术入路切除内翻性乳头状瘤

第二种类型的鼻内镜下肿瘤切除术(图12.5b)与鼻内镜下中线上颌窦切除术的方法一致[8,23],适用范围为起源于中鼻道、筛窦和(或)蝶窦以及额漏斗,累及上颌窦,或病变起源于上颌窦内侧壁或后侧壁的内翻性乳头状瘤(图12.3b)。鼻泪管可能需要切除,这取决于肿瘤向前累及的范围。此方法的局限性在于上颌窦前壁与外侧壁的暴露欠佳。

该项操作与术式 1 的不同之处在于此项操作为纵切口,应用激光刀沿上颌线自鼻腔外侧壁的中鼻甲切开至下鼻甲的鼻腔底部。从下鼻甲处继续二次黏膜切开并进行相关的切骨术,直至上颌窦后壁;因而手术切开范围包括整个上颌窦内侧壁。在骨切开术的过程中要特别注意腭骨与上颌窦后壁的连接处,避免损伤腭降动脉。向

后与向上切除的步骤已在术式 1 中描述。如果病变累及鼻泪管,需要暴露更大的术野,必须在Béraud-Krause 瓣膜以下 2~3 mm 处进行鼻泪管的横断,以避免术后鼻泪管狭窄。鼻泪管的横断必须一次性进行,反复操作可增加术后鼻泪管狭窄的危险性。如果损伤鼻泪管,术中必须应用泪道支架且放置 1 个月以上。术式 2 提供了眶底与鼻泪管之间良好的手术视野,该区域是内翻性乳头状瘤常见的好发部位。为了避免眶周或眼部的损伤,必须小心磨除。推荐使用安全性能高的微型磨钻可避免损伤前庭及皮下区域的组织。

## 术式 3:鼻内镜手术入路切除内翻性乳头状瘤

第三种类型的内镜手术,也称为 Sturmann-Canfield 改良手术或内镜 Denker 手术[24](图12.5c和图 12.6),适用范围为病变累及上颌窦前壁、后壁、下壁的黏膜(需要充分暴露鼻窦),无论病变是否累及中鼻道、筛窦、蝶窦,以及额窦漏斗。此手术包括上颌窦内侧壁的切除以及上颌窦上壁内侧的切除,以便使窦腔全部可见(图12.3c)。

手术第一步为切开下鼻甲首的黏膜。沿骨膜下平面行泪嵴及上颌窦前壁的切除(依照病变的范围)直至暴露眶下神经。打开上颌窦前壁和上颌窦内侧角以暴露整个窦腔。在泪囊下进行鼻泪管的分离与切开。切开上颌窦内侧壁的步骤已在术式 1 和 2 中完整介绍。手术第二步为沿骨膜下平面分离和去除侵及上颌窦窦壁的病变。如果患者有较深的牙槽隐窝,可以在鼻底和牙槽隐窝的连接处磨除骨质,充分暴露视野。双弯钻等手术器械和 45°鼻内镜可以轻易切除病变黏膜。棉片可帮助分离上颌窦壁的残存黏膜,此时有可能磨除鼻窦骨质以确保没有黏膜残留,注意不要损伤眶下神经。当牙槽隐窝很深时,弯钻有助于隐窝底部的操作,可达到完整地切除病变。内翻性乳头状瘤原发部位的骨质增生必须进行去除,去除病变组织直至骨质表面光滑且肉眼观察无肿瘤残留。

**特别注意事项——额窦病变**

因为额窦病变范围的不同,病变可呈局限

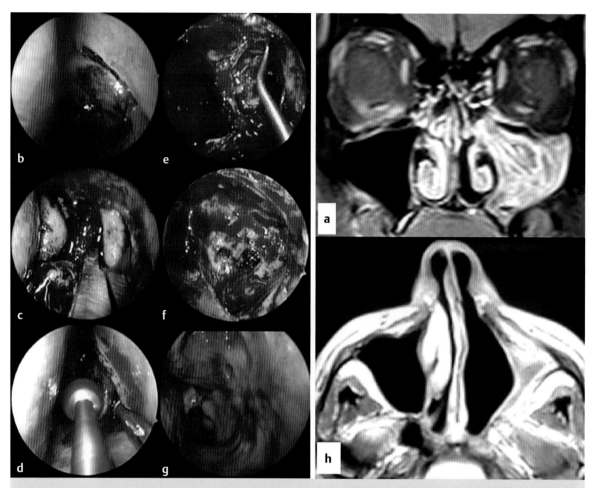

图 12.6　(a–h)第三种类型的内翻性乳头状瘤切除术。(a)在左侧上颌线位置处开始用激光刀切除病变；(b)识别并应用微型内镜剪刀横切左侧鼻泪管；(c)应用微型钻头在梨状嵴和左侧上颌窦前壁上钻切。(d)应用弯的显微解剖刀在骨膜下切除左侧上颌窦黏膜；(e)术毕时的左上颌窦窦腔；(f)术后 10 个月内镜观察左侧鼻腔，上颌窦腔完全上皮化，可观察到正常瘢痕组织形成；(g)术前 MRI：T1 加权像，脂肪饱和法，钆剂强化，病变累及左侧上颌窦外侧壁，可见典型的脑回–分叶状结构；(h)术后 8 个月 MRI 显示肿瘤无复发。正常瘢痕组织填充上颌窦窦腔。

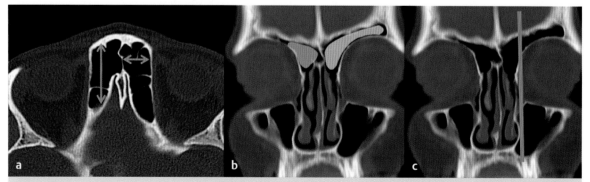

图 12.7　(a–c)影响额窦手术入路选择的因素。(a)额隐窝的结构；(b)额窦的体积：右侧的小额窦适合鼻内镜手术入路(蓝色)，左侧的大额窦适合经鼻外入路(黄色)；(c)病变的位置和范围。当肿瘤病变范围超出图中所标志的纸样板时，应采用经鼻外入路。

性,也可以通过筛窦侵及额隐窝,直至广泛侵袭,所以额窦对于内镜手术来说是一个具有挑战性的位置(图 12.7)。术中切除病变黏膜的同时,需要磨除骨膜下的骨质。额窦手术包括 Draf ⅡB(病变由筛窦侵及额漏斗)(图 12.8b)或 Draf Ⅲ(众所周知是改良的 Lothrop 入路或者是中部引流手术)额窦开放术(小的额窦和(或)肿瘤起源于额窦后壁的病变)(图 12.8c)或者内镜联合额骨瓣开放术用于巨大的黏膜病变占据气化极佳的额窦腔或者侵入较大的眶上气房(4型手术入路)(图 12.9)。有时术前的影像学资料不能准确提供额窦黏膜病变的信息,可以在术中进行辨别确认。医生必须告诉患者存在由单纯内镜手术转换成联合经鼻外入路开骨瓣的可能。Draf IIB 型额窦手术是将从纸样板至鼻中隔的额窦底切除。为了顺利进行手术,首先必须识别第一嗅丝,因为它标志着前颅底的起始部位。在其后约 1cm 处做一个方向向下的 U 形切口,即从鼻腔侧壁中鼻甲附着处上缘开

始,上至鼻腔顶部,嗅裂前缘,向下转向鼻中隔上。注意直到可以辨别出第一嗅丝,才可以分离黏膜。在这个位置之前手术是安全的,骨质可以用金刚钻磨除,向上切除直至打通额窦底。然后额窦自然开口与此孔相通,修整中鼻甲前缘;由此产生一个大的额窦开口。然后分离黏膜,将下面的骨质磨除。

Draf Ⅲ型额窦开放术(改良 Lothrop 入路或者中间引流术),是将对侧额窦底也切除,更加广泛的暴露额窦,这样可以经双侧鼻孔和四手操作来达到额窦的底部或者上部的区域。先辨认出双侧第一嗅丝。然后将鼻中隔前部 1/3 去除,在两侧的嗅觉纤维之间,去除额窦底的前方组织。也要去除额窦内的间隔。手术结束时,可形成由中隔和筛板形成的"T"形结构,同时保留中鼻甲[25,26]。

如果肿瘤局限侵袭到眶上气房的外侧,需要向侧方暴露眶内软组织内容物,在这之前要分离筛前动脉并将其电凝和结扎(凿开纸样板上部

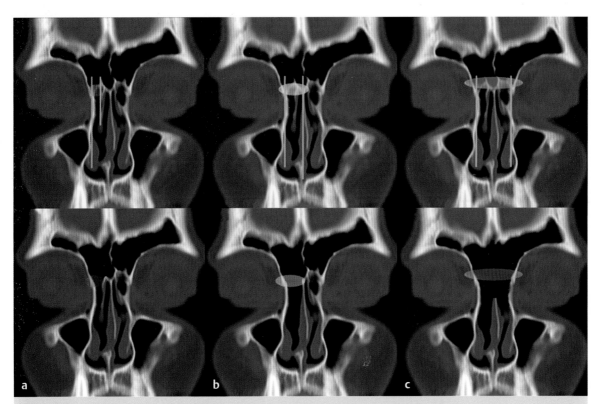

图 12.8　(a-c)Draf 额窦手术。(a)Draf IIA 型额窦开放术:额窦底的切除范围从纸样板至中鼻甲;(b)Draf IIB 型额窦开放术:额窦底的切除范围从纸样板至鼻中隔;(c)Draf Ⅲ型额窦开放术:额窦底的切除范围从同侧纸样板至对侧纸样板。

之前)[27]。

## 术式 4:内镜手术入路联合额窦前壁骨瓣成形术切除内翻性乳头状瘤

术式 4 手术入路由上述内镜经鼻手术的任何一种类型联合额窦骨瓣成形术所构成(图 12.9)。这种术式适用于巨大的额窦病变,特别是对于有巨大额窦气房或者其内含有较大眶上气房的患者。在发际线后的 1cm 处做一冠状切口,即从一侧耳屏前一点至对侧相同的部位。这种向前的曲线切口可以达到减少切口挛缩和美容的目的,即所谓的"鸥形翼"形切口。兰尼夹用于伤口边缘的止血。钝性分离将帽状腱膜从其下的骨板上分离。在这一手术步骤中重要的是不要损伤眶上神经和前方的滑车上神经或侧方的面神经颞支。一旦前方区域暴露充分,那么在骨窗周边切开骨膜,宽阔的基底有助于骨瓣的供应血管保护。为了定义鼻窦的边界,术前对前额进行消毒,根据

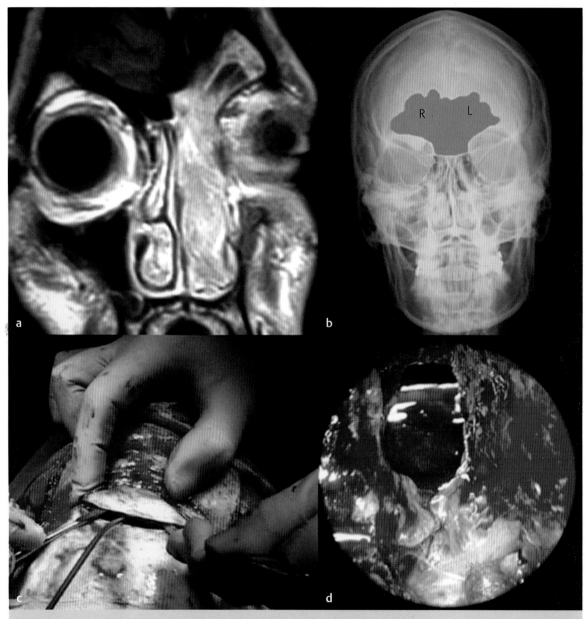

**图 12.9**　(a–d)肿瘤广泛侵袭左侧额窦,采用鼻内镜联合额骨入路手术。(a)MRI T1 加权像,钆剂强化,显示肿瘤信号增强,病变侵犯左侧额窦及鼻腔;(b)对于经额骨入路的手术标志来说,Caldwell X 线片检查是极其重要的;(c)经额骨手术入路;(d)鼻内镜观察 Draf IIB 型额窦手术的效果。鼻内镜可以清楚地观察到经额骨入路手术的情况。

Caldwell X 线片的检查结果,使用眶上标志线将鼻窦轮廓标记出来。使用摆锯在额窦上钻孔,尽量避免损伤硬脑膜。一旦病变被切除,鼻窦骨组织上的附着物被移除,就可以获得更大范围的全切。为了便于术后内镜复查,病变切除后,不应该阻塞额窦口。重新复位骨瓣,用钛板固定。最后用3-0 可吸收线将骨膜或帽状腱膜和皮肤缝合。

### 特别注意事项——蝶窦病变

　　虽然侵及蝶窦的内翻性乳头状瘤罕见,但因为病变会直接侵犯重要的组织结构,如视神经、颈内动脉或者垂体,所以需要精确的术前评估(图 12.10)。内镜技术非常适合肿瘤大面积侵犯蝶窦的手术,以及各种蝶窦解剖类型(蝶鞍型、鞍前型、甲介型)的手术。因为经鼻腔或者直接旁鼻中隔窦入路不能充分暴露蝶筛隐窝,所以蝶窦开放可以通过经筛或者经筛-翼突-蝶窦(TEPS)入路。当肿瘤破坏了蝶窦周边的骨质,需要将病变黏膜从重要组织结构上切除,如视神经、视神经-颈内动脉隐窝,蝶鞍,颈内动脉和海绵窦区域。术中切除病变有可能损伤到视神经或者颈内动脉,所以应该针对不同的患者进行个性化治疗。这个区域唯一存在的解剖不便问题是如果翼突发育气化良好,就只能通过经筛-翼突-蝶窦(TEPS)

入路来切除蝶窦病变。经筛窦入路可以暴露蝶窦前壁、眶尖和翼突根部。去除蝶窦前壁,用双极电凝将蝶腭动脉电凝。一旦翼腭窝开放,就可以辨认出翼管和圆孔。电凝翼管动脉,磨除翼突根部和蝶骨底。行对侧中隔旁入路可以获得更好的术野,磨除蝶嘴进入蝶窦并切除蝶窦间隔。去除鼻中隔后 1/3 的骨质。如行对侧入路,允许手术器械活动的角度将更大,也允许达到蝶窦侧方区域,同时也允许四手操作技术的使用[28]。

### 特别注意事项——颅内或眶内受累

　　颅内或眶内受累是罕见的,包括以下两种可能的情况:肿瘤向颅内或眶内发展,合并或不合并硬膜内或眶周的侵犯。这两种情况应先将超出鼻腔鼻窦的病变切除,然后对硬脑膜或眶骨膜组织进行冰冻活检,以证实其是否受侵。如果病变累及硬脑膜或眶骨膜,必须将受累的硬脑膜或眶骨膜切除。扩大颅底骨质缺损处,可以清楚地暴露硬脑膜边缘,将病变组织切除。近几年,随着颅底外科手术经验的增长,可使用多层技术进行内镜下颅底硬脑膜较大缺损的修补手术,在磨除缺损周围的骨质使其平滑和规整后,将附着在颅底骨质的颅内硬脑膜分离,使用自体游离移植物如阔筋膜和中隔软骨,单独或者联合使用带血管蒂

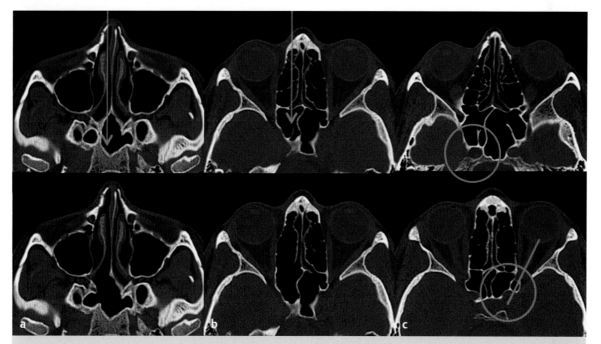

图 12.10　(a-c)鼻内镜手术治疗蝶窦内翻性乳头状瘤。(a)经鼻中隔旁入路到达蝶窦;(b)经筛窦到达蝶窦;(c)毗邻蝶窦的重要结构:颈内动脉和视神经。

瓣(如鼻中隔黏膜瓣)进行修补[29,30]。

## 12.1.4 术后护理和随访

手术的目的在于将肿瘤彻底切除,即达到手术边缘无肿瘤残留,并且形成大的鼻窦腔,以利于随访时的内镜检查。在手术结束时,将鼻腔填塞物放置在鼻道内。术后第二天将鼻腔填塞物取出,并进行内镜下药物治疗。住院时间大约为 4 天。

所有患者均需要进行抗生素治疗,即阿莫西林 3g/d,持续 10 天;联合类固醇激素治疗,即地夫可特 30mg,持续 5 天,减量至 7.5mg,总共 15 天;或者泼尼松 25mg 逐渐减量至 6.25mg。取出鼻腔填塞物后, 推荐使用生理盐水冲洗鼻腔 2 次/天,至少冲洗 1 个月。第一次内镜检查在出院后 3 周进行。随后患者在术后第一年内每 4 个月进行内镜检查,然后,每 6 个月复查,至少持续 4 年。之后可以每 1 年复查一次。既往有术后数年肿瘤复发的病例报道,所以要尽量延长随访时间[4,16]。

无论术中什么时候出现鼻泪管的损伤,均要在手术结束时进行残留泪道的冲洗,取出鼻腔填塞物后 15 天要保持泪道的开放。术中一般不需要进行泪道扩张,如果术后出现溢泪症状,或许需要进行内镜下鼻腔泪囊吻合术[16]。

以下几种情况需要进行术后 MRI 或 CT 的检查:①由于形成瘢痕组织,内镜检查不能观察到术腔(术后 2 年每 6 个月检查一次,接下来的 3 年每年检查一次);②有症状的患者;③经病理组织学证实病变残留或复发;④经病理组织学检测证实是侵袭性鳞状细胞癌 (术后第 1 年每 4 个月检查一次,在接下来的 4 年每 6 个月检查一次)[16,31]。

## 12.1.5 并发症

并发症可以分为早期或者晚期。在一项最新报道中显示 212 例经单纯内镜手术或者联合额骨骨瓣成形术患者中, 共有 20 例出现并发症(9.4%),其中 8 例为早期并发症(3.7%),12 例为晚期并发症(5.7%)。同一文献中的一项回顾性研究发现并发症的发病率为 0%~20%(平均为 6.5%),早期和晚期并发症的发生率分别为 0%~19.6%(平均 4%)和 0%~13.9%(平均为 2.5%)[11]。

术后即刻发生的并发症包括脑脊液鼻漏(如术中发现可立即行内镜下硬膜重建手术),术后出血或许需要在全麻下,内镜下电凝治疗。另一方面迟发性并发症包括黏液囊肿,通常发生在额窦或上颌窦,有症状的患者可以通过磁共振检查发现, 无症状的患者因为受累鼻窦形成瘢痕组织,可以在进行磁共振检查时,偶尔发现,可选择在内镜下开窗术进行治疗。

另一个晚期并发症是由于瘢痕组织形成而导致的囊后泪道阻塞。内镜经鼻腔泪囊吻合术必须保持泪囊支架 1 个月以上。最后对于术后药物治疗效果不佳的鼻窦炎(通常是额窦或上颌窦)需要行内镜修复手术[16]。

## 12.1.6 结论

目前认为经鼻内镜手术是绝大多数内翻性乳头状瘤治疗的金标准。针对内翻性乳头状瘤的治疗方案如下:磁共振检查可以用于鉴别诊断基础;提倡多点活检进行组织病理学检查;对于病变的骨膜下组织要进行冷冻切片检查以确定肿瘤边缘;术后需内镜复查,特殊病例需要复查磁共振。有了这个方案,肿瘤复发及并发症的发生率已经明显下降。

### 经验和教训

- 鼻腔鼻窦乳头状瘤有 3 种组织学类型:外生性或蕈状乳头状瘤、柱状细胞乳头状瘤和内翻性乳头状瘤。

- 内翻性乳头状瘤呈向底层基质浸润的生长模式,没有侵犯到基底膜。

- 内镜检查可以为内翻性乳头状瘤的诊断提供一个强有力的支持,表现为一侧单发或多发息肉样物质,表面呈指状和乳头状突起。

- 除非肿瘤起源于或侵袭额窦的最上部或最外侧部,否则内镜下手术是内翻性乳头状瘤治疗的第一选择。

- 内翻性乳头状瘤的根治性手术包括将骨膜下组织切除及骨质磨除,这样可以有效切除残留的肿瘤组织,并可预防肿瘤的复发。

- 严格的早期内镜随访可以早期发现肿瘤残留或复发,并予以内镜下切除。

(刘钢 译)

## 12.2 鼻咽纤维血管瘤

Piero Nicolai, Alberto Schreiber, Andrea Bolzoni Villaret, Davide Farina

### 12.2.1 概述

鼻咽纤维血管瘤(JA)是一种良性的、高度血管化的肿瘤,约占头颈部肿瘤的 0.05%,多见于青少年男性。在世界各地的发病率有很大的差异,在印度和埃及的发病率要高于欧洲。丹麦收集的数据显示,每百万居民的发病率每年 0.4 例[32]。

显微镜下鼻咽纤维血管瘤的组织学是由纤维基质和无弹性纤维层的大小各异的血管组成(图 12.11)。最新的免疫组织化学和电镜研究表明,JA 可能更多是血管畸形引起的(错构瘤)而不是真正的肿瘤。Schick 和同事们[33]详细研究了这种可能性,推测 JA 可能由胚胎发育的第 22 和 24 天之间连接腹侧和背侧主动脉的临时血管——未完全消失的鳃动脉演变而来。这条动脉一般情况下会退化并形成血管丛,有的会消失或者残留,在青春期激素的刺激下潜在地导致了 JA 的发生和发展。

本节介绍了 JA 诊断和治疗的最新进展,特别关注于内镜技术和相关研究结果给 JA 带来的治疗方案。此外,内镜手术的适应证、局限性和相关治疗结果也被列入本节的讨论。

### 12.2.2 起源部位和扩展模式

JA 被认为起源于蝶腭孔区域,随后通过两种不同的模式侵犯到邻近的解剖部位:在无阻力(如鼻腔、鼻咽)或阻力较小(如翼腭窝、颞下窝)的区域内膨胀式地生长;通过对蝶骨基底部的骨皮质侵蚀性生长到松质骨内。按第一种生长模式,病变可向外侧生长进入翼腭窝及颞下窝,向前侵犯上颌窦的后壁(图 12.12)。进一步向外破坏可能会侵犯颞肌、咬肌、颊部软组织等(图 12.13)。

病变向后生长由内向外可沿以下几个途径侵犯:沿翼管向后外生长至破裂孔到达颈内动脉(ICA)的膝部,由内向外侵犯上颌神经,然后到达海绵窦,更外侧沿眶下裂到达眶尖,然后到达颅内。一旦 JA 穿透蝶骨底部的骨髓质,就可在骨质内扩散,甚至可以完全破坏蝶骨大翼,并延伸到颅中窝(图 12.14)。总的来说,JA 生长至颅内并不罕见,但在硬膜内生长却是极为罕见的[34]。

### 12.2.3 诊断检查

体格检查 JA 的典型症状是单侧鼻塞、鼻出血,青春期的男孩有此主诉应立刻高度怀疑此病。随着病变的进行性生长可能导致鼻窦引流障碍,产生症状(图 12.15)如头痛、面部疼痛,和(或)咽鼓管功能障碍引起分泌性中耳炎和传导性听力损失。眼球突出或脸颊肿胀提示病变已经分

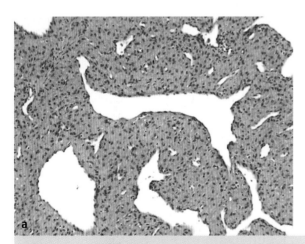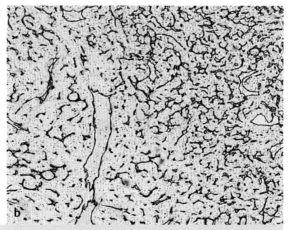

图 12.11 鼻咽纤维血管瘤的显微镜下形态。(a)H & E 染色;(b)为 CD31 免疫组化。见肿瘤内血管管径变异程度较大,而血管大多缺乏肌层,基质细胞呈梭形。

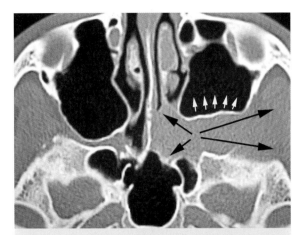

图 12.12 青春期男性患者,伴左侧持续性鼻塞和面部疼痛,行 CT 扫描(骨重建)。可见左蝶翼腭窝膨胀性病变,向内侧侵犯至鼻腔,外侧突入颞下窝(黑色箭头)。上颌窦的后壁向前移位(白色箭头),骨质连续。

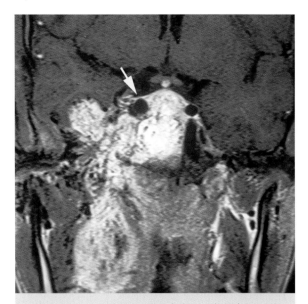

图 12.14 冠状位 MRI 增强扫描:巨大的鼻咽纤维血管瘤包绕右侧海绵窦及颈内动脉(箭头),破坏大部分蝶骨大翼,扩展到颅中窝。

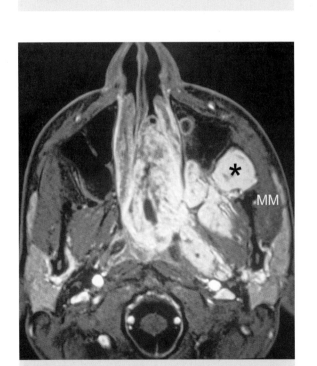

图 12.13 轴位增强 MRI 扫描:鼻咽纤维血管瘤Ⅲ B 期病变(根据 Andrews 等的 24 分期)。病变侵犯颅内,于硬膜外延伸(未显示),大块肿物突入口腔内(* 显示)和咬肌间隙。
MM,咬肌。

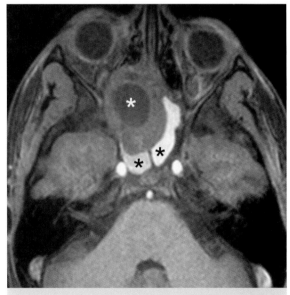

图 12.15 钆增强 T1 加权 MRI:右侧鼻咽纤维血管瘤侵犯双侧蝶窦及蝶骨嘴。病灶内囊性成分呈现低信号(白星);在双侧蝶窦内呈现高信号(黑星)提示其内有血液成分。

别延伸到眶内或颞下窝。

### 内镜检查

内镜检查一般可以在中鼻甲的尾端见到巨大的分叶状肿块,堵塞后鼻孔,表面光滑,可看见

肿物表面清晰的血管形成(图 12.16)。对于可疑 JA 病变不推荐活检术,因为活检可能会引起患者的大出血。

### 横断面成像

横断面成像可见以翼腭窝水平为中心、明显

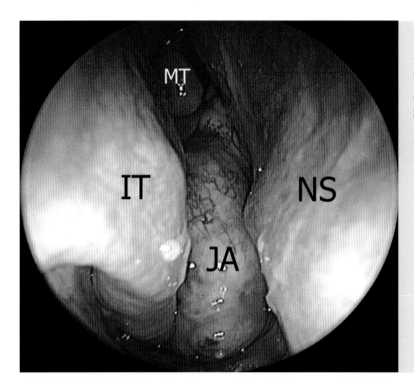

**图 12.16**　内镜下鼻咽纤维血管瘤：右侧鼻腔见肿瘤,呈分叶状,表面光滑,血管化明显,根蒂部位于中鼻甲尾端,堵塞右后鼻孔。

IT,下鼻甲;MT,中鼻甲;NS,鼻中隔。

增强的软组织肿块,表现为特征性的骨双重受累(重塑和破坏);在病变及其周边可见一些新生血管形成。CT 和 MRI 都可以显示这些影像学特征。然而,后者在显示松质骨被侵犯,病变侵入中颅窝,以及评估其与海绵窦和硬脑膜的关系时,更有优势。

　　在影像学特征的分析上,鉴别诊断包括血管外皮细胞瘤、小叶毛细血管瘤、神经节细胞瘤。这些病变可以通过肿瘤的不同生长模式及患者年龄进行鉴别。

　　识别 JA 供血血管是选择最佳手术方案的另一个重要参考。虽然有些信息可以通过血管 MRI 得到(或间接推断),但所有的供血相关血管网都需要 DSA(以及术前的栓塞)来检测。一般情况下,主要的病变供血血管为内颌动脉和咽升动脉。当病变累及颅底并与颈内动脉位置密切时,也常可以观察到供血血管为内下干或垂体下动脉(图 12.17)。在 36% 的患者中,可以看到双侧供血[35],因此,对双侧颈动脉系统均需要行血管造影评估(图 12.18)。

**术前栓塞**

　　在以往与广泛破坏相关的严重出血案例中,术前栓塞可以减少术中的出血,而如今因为有介

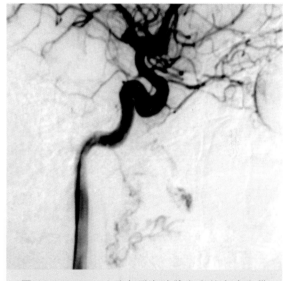

**图 12.17**　DSA 显示由颈内动脉发出的向病变供血的小血管。

入放射科医生协助,术前栓塞已经成为一个标准的术前准备程序。在 20 世纪 90 年代早期,Mc-Combe 等[36]警示,术前栓塞所导致的病变和周围正常组织交界处的改变可能引起术中病变的不完全切除。而栓塞技术的改进和新型栓塞材料的使用已经减小了此风险。

　　聚乙烯醇颗粒是一种最常用的栓塞材料,通常在术前 24~48 个小时内进行栓塞,这样可以避

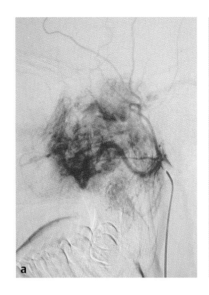
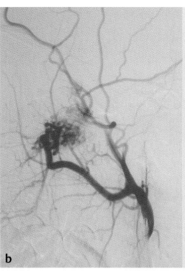

图 12.18 (a,b)DSA 显示同侧的 (a)和对侧的(b)颈外动脉系统供血血管。

免侧支循环的建立。一般而言,对瘤体颈外动脉供血动脉的附属或末端分支进行栓塞,可避免栓塞 ICA 供应的小分支所导致的严重神经系统并发症。

为尝试控制广泛的颅底病变术中出血,Tran Ba Huy 等[37]介绍了一种直接经鼻腔或外侧穿刺的栓塞技术, 栓塞材料主要为氰基丙烯酸酯、碘油以及钨粉的混合物。鉴于同一团队报告存在严重神经系统并发症的发生率[38],这种技术还没有被推广。然而,最近,在一个小样本的研究报道中,应用一种新的称为 Onyx 的栓塞材料,能阻止鼻咽纤维血管瘤的迁移,似乎为这个疾病的治疗提供了新的探索点[39,40]。少数情况下,肿瘤完全包绕颈内动脉,这时,在使用球囊测试后,阻断颈内动脉是另一种可以选择的方案(图 12.19)。

虽然由丰富经验的术者操作能减少手术并发症发生的风险,但是早期鼻咽纤维血管瘤可不用进行术前栓塞。因为在早期的病变中,蝶腭动脉和颌内动脉可在上颌窦后壁较容易暴露,并在手术开始时钳夹后切除以阻断瘤体的供血。

## 12.2.4 分期系统

JA 不同的分期方式有助于比较不同类型的肿瘤,指导患者的手术方式选择。在内镜时代前的分类方案中,Radkowski 等[41]和 Andrews 等[42]的方案在临床上已被广泛应用。最近由 Önerci 等[43](表 12.1)和 Snyderman 等[44](表 12.2)提出的分期方法如预期的那样更准确地区分了适合内镜

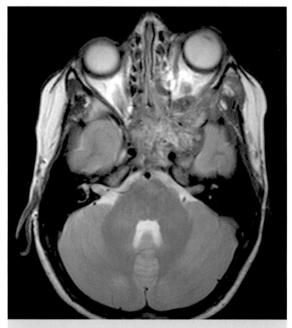

图 12.19 轴位 MRI 增强延迟期:左侧颈内动脉出现被病变包绕的迹象,肿物还延伸至对侧颈内动脉。

手术的病变及需要外侧入路或联合入路手术的病变。有趣的是,栓塞后残存血管分布也可作为外侧或联合入路手术适应范围的参考数据。

## 12.2.5 手术策略和围术期处理

对于鼻咽纤维血管瘤的治疗,手术是目前公认的理想方式。传统手术方式包括前方的经腭骨、口咽、鼻侧切开术、面中部掀翻、Le Fort I 截骨术入路,或者经侧方的颞下入路,而内镜的出现彻底改变了它的治疗方式。一般认为,局限在

**表 12.1　Önerci 等提出的鼻咽纤维血管瘤的分期**

| Ⅰ期 | 病变局限在鼻腔、鼻咽顶、筛蝶窦或小范围侵犯翼腭窝。 |
|---|---|
| Ⅱ期 | 病变侵犯到上颌窦，翼腭窝被全部侵犯，延伸至前颅窝和部分在颞下窝内生长。 |
| Ⅲ期 | 深度破坏翼突根部或蝶骨大翼和蝶骨体的骨松质，明显向外侵犯至颞下窝或翼板后方，或侵犯眶周，侵犯海绵窦。 |
| Ⅳ期 | 肿瘤侵犯颅内的垂体与颈内动脉之间的间隙或位于颈内动脉的外侧、中颅窝，或在颅内广泛的延伸。 |

**表 12.2　Snyderman 等提出的鼻咽纤维血管瘤的分期**

| Ⅰ期 | 肿瘤没有明显超出原生长区域，局限在翼腭窝中线内侧的区域。 |
|---|---|
| Ⅱ期 | 侵犯鼻窦，生长至翼腭窝中线外侧的区域。 |
| Ⅲ期 | 局部破坏颅底骨质或侵犯颅外其他区域，包括眶、颞下窝，栓塞后无残余血管分布。 |
| Ⅳ期 | 侵犯颅底、眶、颞下窝，栓塞后残存血管分布。 |
| Ⅴ期 | 肿物在颅内延伸扩张，栓塞后残存血管分布。M:内侧扩张;L:外侧扩张。 |

鼻腔、鼻咽、蝶窦和翼腭窝的病变可通过内镜下切除。此外，最近的一些成功案例表明，只要操作团队经过一定的专业培训，颞下窝、眼眶、和(或)鞍旁区的鼻咽纤维血管瘤也可以使用内镜手术切除[45;46]。如果出现颅底大面积的侵犯、颈内动脉供血血管较多或肿瘤包绕颈内动脉的情况，那么就要根据肿瘤与颈内动脉的位置关系去联合使用前方或侧方外侧入路。作为主刀医生，无论选择何种手术方式，都要及时和患者进行沟通。目前使用内镜手术的公认优点包括无疤痕，上颌骨骨性前壁保留，而角度镜使用也实现了各窦腔隐窝的无死角可视化，从而达到降低复发率和减少住院时间的目的。

内镜手术暴露鼻咽纤维血管瘤的重要原则之一就是尽可能暴露病变部位而不接触其表面，从而使出血减到最小。内镜手术的步骤一般包括中鼻甲切除、筛窦开放和蝶窦开放，然后行扩大中鼻道开窗术，向后延伸暴露蝶腭孔。在手术开始阶段先切除鼻中隔后 1/3 段能更好地暴露鼻咽部分的病变，并能更容易地使用"双手"技术。然后是上颌窦后壁切除，范围要向外侧暴露到达翼腭窝、颞下窝的病变处。少数情况下，较大体积的病变可将上颌窦的后壁向前移，JA 侵入上颌窦内，或者广泛侵犯颞下窝。在这些情况下，术者可以使用 Sturman-Canfield 方式进路(经鼻Denker 入路)更好地暴露外侧的病变，这种内镜入路方式是通过在梨状孔水平作一垂直切口，在鼻腔内切除上颌窦的前内侧壁，或者可以选择性开放上颌窦前壁后使用内镜配合手术。

需要注意的另一个重要问题是，在处理大的肿瘤时，很少能实现瘤体整块切除。在这种情况下，最好首先切除鼻腔-鼻咽部病变，然后解决深入到颞下窝和翼突后方的病变。我们的经验是，在切除瘤体时，使用半导体激光能减少术中出血。另外一个关键点是，在处理颞下窝和翼腭窝临近区域的病变时，助手对瘤体进行适当地牵拉，使肿瘤与颞下窝和翼腭窝粘连分离，保持一个适当的切割平面。在切除时，要特别注意分离出上颌神经，并对其进行保留。对于与颈内动脉紧密接触的病变，都应在处理完其他病变后，再处理。使用术中导航和超声多普勒检查能准确识别颈内动脉并大大降低其损伤的风险。在手术的最后要广泛的磨除蝶窦底壁的骨质，这已被证实能显著降低病变残留的可能性[47]。在进展性的病变手术中，都可能发生继发性的静脉或动脉出血。因此，手术中必须配备一个具有内镜颅底手术经验的麻醉师，在术中应随时使用血液回收输送机，以及必须给手术医生随时配备鼻腔止血填塞材料(包括可吸收性明胶海绵粉末、氧化纤维素、胶原纤维和纤维蛋白或合成密封胶)[48]。此外，还应在医院中配备一名能控制颈内动脉大出血的介入放射科医生。在手术结束后，鼻腔应少量填塞，并保留至术后 24~48 小时。

在术前一天到鼻腔填塞拔除后的围术期，可以使用以广谱头孢菌素为代表的抗生素治疗。术后应在内镜下清理术腔的血痂及纤维蛋白，并指导患者每天使用盐水冲洗鼻腔鼻窦，以稀释分泌物及减少痂皮的形成。

### 12.2.6 术后复查

由于鼻咽纤维血管瘤具有黏膜下生长的特点,内镜检查对识别病变是否残留或复发的作用有限。因此,强烈建议患者术后复查应做磁共振检查。基于 Kania 等的经验[49],认为术后应对术腔行 CT 检查以作为鉴别复发或残留的基线。我们已经实行在拔除鼻腔填塞物的当天或第二天行术腔 MRI 检查。有了 MRI 的基线对照,那些原来在 3~4 个月经常出现的难以鉴别是小的残留病灶或活动性瘢痕组织的炎症性病变,就不会再起干扰作用。到目前为止,我们在行术后早期 MRI 检查的患者中没有发现任何一例有病变残留,同样,在随后的 MRI 随访(半年一次,至少持续 3 年)检查中,也没有出现残留的迹象。对于持续性的鼻咽纤维血管瘤,无论是因患者不能接受手术并发症而拒绝手术切除,抑或术后随访时发现,在确定治疗方案前应行多次 MRI 检查,来对比监测评估肿瘤的生长是非常必要的。

### 12.2.7 结果

比较外进路手术或内镜手术对鼻咽纤维血管瘤的效果受到了原发肿瘤的分期和随访方式不同的影响。在 20 世纪 90 年代,有文献报道[50,51]使用外进路治疗一系列鼻咽纤维血管瘤的患者的复发率为 36%~40%[50,51]。最近,Danesi 等[34]发现使用面中翻入路效果较好,术后随访患者颅内和颅外出现残留病变分别只有 13.5% 和 18.2%。

内镜手术的复发率范围从 0%(小/中病变)[50,51]到 19.1%(包括分期较高的肿瘤)[45]。在我们使用内镜下切除的 46 例鼻咽纤维血管瘤患者中,不仅 I~II 期,同样 IIIa~IIIb 期(根据 Andrews 分期)[42]也取得了良好的效果,整体残留率为 8.6%[46]。有趣的是,尽管我们广泛磨除与病变相连的蝶窦底壁骨质,在术后 24 个月内被 MRI 诊断发现的 4 例残留的病例,都位于该处(图 12.20)。这一发现更有力地支持了在术中广泛磨除肿瘤与正常边界外的蝶窦底壁骨质。

### 12.2.8 非手术治疗方法有效吗?

一般而言,放化疗为那些可能出现严重手术

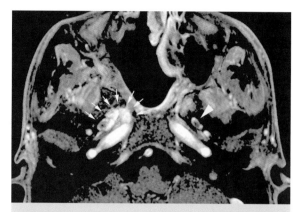

图 12.20　术后 6 个月,轴位增强、脂肪抑制 MRI:可疑的连续性鼻咽纤维血管瘤(箭头所指),位于靠近三叉神经第三支和破裂孔前方的翼突根部的水平(检测作为一个低点)。对侧的箭头显示卵圆孔的位置。

并发症的复发患者提供了治疗选择的方案。

### 放射治疗

由于治疗后几十年内有出现肉瘤样变性或放射性肿瘤的可能,放射治疗鼻咽纤维血管瘤仍存在争议。然而,有一点可以肯定的是,低剂量(30~36 Gy)放疗已被证明对存在高手术风险的进展性或复发性的病变是有治疗效果的[52]。此外,立体定向放射治疗的使用(即伽马刀、射波刀)可以通过保留正常结构,优化目标部位的放射剂量,来减少放疗并发症发生率。我们的意见是放疗应局限在危险区域的残留病变,无法手术切除,并有明显生长的情况。

### 化疗

最初使用化疗治疗鼻咽纤维血管瘤可以追溯到 20 世纪 80 年代初,那时有两种不同的治疗方案,一种是使用阿霉素和氮烯唑胺,另一种是使用长春新碱、放线菌素 D 和环磷酰胺[53]。然而,后续则鲜有报道[54]。

由于普遍认为鼻咽纤维血管瘤的发生和发展具有激素依赖性,因此提出了基于雌激素或睾酮受体阻滞剂的一些不同形式的治疗方案。在最近的研究中,氟他胺,一种睾酮受体阻滞剂类的药物,作为一种进展性的鼻咽纤维血管瘤的术前辅助治疗可以减少肿瘤的大小。肿瘤体积的减少与血清睾酮水平的下降相关，而病变体积的反弹只有在青春期患者才出现[55]。

## 12.3 嗅神经母细胞瘤

Matteo de Notaris, Isam Alobid, Joaquim Enseñat, Manuel Bernal-Sprekelsen

### 12.3.1 概述

嗅神经母细胞瘤（ENB）是一种少见的恶性肿瘤，起源自鼻腔顶部、筛板、上鼻甲和鼻中隔上部的嗅神经上皮[56]。最早于 1924 年由 Berger 和 Luc 对 ENB 进行描述，约占鼻腔恶性肿瘤的 3%[57]。ENB 发病年龄跨度较大，但其有两个明显的发病高峰为 10~20 岁、40~50 岁。

组织学上，ENB 由小圆形神经内分泌细胞组成，起自鼻腔神经上皮的原始前体细胞。免疫组化染色中突触蛋白、S-100、嗜铬粒蛋白和神经元特异性烯醇化酶呈阳性。ENB 倾向于颈部淋巴结转移，约 5%ENB 患者就诊时已发生颈部淋巴结转移，而远期随访颈部淋巴结转移率可达 23%[58]。ENB 有远处转移的潜能，据报道，有 6% 的患者就诊时发生[59]。

外科手术全切肿瘤（图 12.21）联合辅助放疗是大多数研究的标准治疗方案[60]。然而，有些研究中心报道单纯手术切除不放疗的治疗方案取得成功[61]。化疗虽然不推荐常规使用，但是可以作为进展期、转移患者多模式治疗的一部分，或是终末期患者的缓和治疗[62]。

ENB 患者的症状与肿瘤的位置和侵犯的结构有关，但最初无特异性症状。就诊时常见的症状可能包括单侧鼻腔堵塞、鼻出血、鼻漏、鼻窦痛、眼球突出。

依据肿瘤侵犯范围来划分的 Kadish 分期系统被广泛接受[63]，并被证实与疾病的预后相关。A 期：肿瘤局限于鼻腔。B 期：肿瘤局限于鼻腔和鼻窦。C 期：肿瘤生长超过鼻腔和鼻窦的范围。

我们医院对于 ENB 的治疗包括传统经颅面

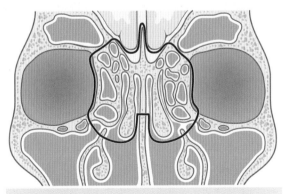

图 12.21　内镜下对于广泛侵袭的 ENB 的切除范围示意图。

入路和越来越多的内镜下经鼻入路，然后辅助放疗(对于高分级和局部进展肿瘤)。本节的目的是根据我们中心的经验及文献回顾，分析 ENB 的自然病史、诊断、外科手术技巧、多模态治疗及预后。

## 12.3.2 影像特点

ENB 是一种生长缓慢的肿瘤,最早可能表现为嗅隐窝上部较小的病变，继而侵及单侧前、中筛房。ENB 在其生长过程中倾向于破坏周边骨质,并可以向颅底任何一个方向侵袭。向上可能侵及前颅窝,向外可以侵及眼眶,并跨越中线到对侧鼻腔。也可以阻塞鼻窦开口,导致鼻窦分泌物潴留及影像学上鼻窦不透明。要特别注意颈部和咽后壁淋巴结转移，在初诊有 10%~44% 的阳性率。

CT 扫描(图 12.22a)在评估骨质破坏方面非常有用，尽管其不能将 ENB 与起自同一部位的其他鼻腔恶性肿瘤区分开。CT 上显示为均匀的软组织肿块，并且呈现相对均匀的强化。局部钙化时,常可见且易于识别[64]。

MRI(图 12.22 b,c)的 T1 和 T2 加权像 ENB 表现为不均一的等信号肿块。强化时表现多样，但通常是中等到明显强化。当侵犯颅内时,肿瘤主体与脑组织之间经常有囊变。这有利于 ENB

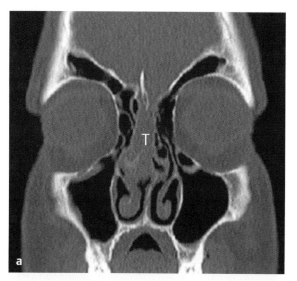
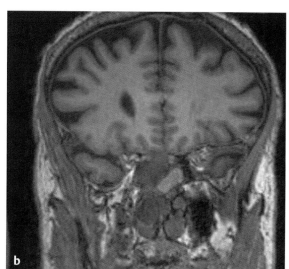
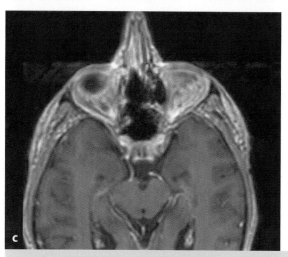

图 12.22　(a-c)3 例嗅神经母细胞瘤术前、术后影像。(a)术前冠状 CT 扫描。气化良好的上颌窦和额窦。Kadish A 期肿瘤主要侵及右侧鼻腔嗅裂处，并向上到达颅底(筛板)，但无颅内侵犯(见后面的 MRI 证实)。(b)术前冠状 MRI T1 加权像显示肿瘤侵及蝶窦并穿透颅底骨质累及硬膜。此为 Kadish C 期肿瘤。(c)术后 MRI 显示肿瘤全切。

同其他肿瘤的鉴别诊断。囊变部分的边界有时也会强化[64]。

### 12.3.3 组织学特点

ENB 具有典型的形态,包括离散的肿瘤细胞巢、骨小梁和肿瘤细胞结节、纤维成分、突出的大量间质血管。典型肿瘤细胞呈现为小、黑、圆形或者卵圆形的细胞核,缺少核仁,少细胞质。多血管的性状明显。嗜酸性纤维成分由纤细的、浅桃红色的类神经组织的纤丝组成,免疫组化染色 S-100 蛋白可能阳性。但是,唯一反映预后的组织学特征是肿瘤坏死的存在与否。细胞学的异型性和有丝分裂比率与长期的预后无明显关系。

组织学上鉴别诊断有时更加困难,因为肿瘤没有或者很少有独特的特点,常常被误诊为其他的恶性肿瘤,如未分化癌、黑色素瘤、淋巴瘤或肉瘤。ENB 的侵袭性生物学行为常常反映在其组织学分级上,特征性表现为隐蔽的黏膜下播散、局部复发、非典型的远处转移和较差的远期预后。

### 12.3.4 手术

联合经面部入路和神经外科入路(即经颅面切除术)曾经是首选技术,这样可以整体全切肿瘤和筛板,保护脑组织,评估颅内肿瘤生长。

### 12.3.5 手术原则

由 Van Buren 等[65]首先描述的前颅面联合手术的肿瘤学原则为整块切除肿瘤,包括筛窦、鼻中隔上部、前颅窝底的两侧眶间区域(例如前颅面切除术)或者向外侧扩大至部分眼眶骨质或其软组织内容物(例如前外侧颅面切除术)。

外部入路采用经典的冠状皮瓣。注意不要损伤面神经的额颞支。仔细游离大的额骨骨膜瓣用于颅底重建。然后打开双额颅骨,向下至眶上缘,游离骨瓣。大多数肿瘤自筛骨筛板向外突出。若肿瘤侵蚀脑实质,可以采取硬膜内额下入路。两侧分别以眶顶为基底打开硬膜。在中线部位,两条缝线结扎并在其前缘安全离断上矢状窦后,沿

着大脑镰向后剪开到达其下缘。最后,轻轻向上抬起额叶到达前颅底区域。

双额下入路可以暴露整个前颅底,对视交叉上区域提供最佳视野。可以对称、全景地观察两侧的视神经、视交叉、颈内动脉及其分叉和 Willis 环前部。

继而,进行鼻侧切开术,然后行全筛窦切除术,从下方暴露整个颅底,从而进行整块肿瘤切除。

### 12.3.6 内镜经鼻扩大入路至前颅底:手术技术

功能性内镜鼻窦外科技术和手术的不断发展[63,66],使得经颅和颅面入路前颅底手术相关的创伤不断减少。

内镜下经鼻入路切除 ENB 可以通过一侧或者双侧经鼻入路来完成(图 12.23 和图 12.24)。此入路可以达到的范围:前方,额窦后壁;侧方,眶内侧壁;后方,蝶骨平台前部-筛后动脉水平。

所有的内镜下扩大入路,第一步需要计划和制备颅底重建所必需的黏膜瓣。因此,手术开始于带蒂鼻中隔黏膜瓣(Hadad-Bassagaisteguy flap)的制作[67],手术后期用于重建前颅底。在切除肿瘤阶段,制作好的黏膜瓣可以存放在上颌窦或鼻咽部。我们习惯于将其放置在上颌窦,减少对术野视线的影响。当鼻中隔被肿瘤浸润时,可以利用对侧鼻中隔黏膜瓣或者鼻腔侧壁黏膜[68]来重建前颅底。

然后,在嗅沟上部识别第一束嗅丝,确定额窦磨除的后界。根据肿瘤是单侧还是双侧,分别采用 Draf ⅡB 型或者 Draf Ⅲ 型术式。

分块切除肿瘤,逐步暴露肿瘤边界,即:鼻中隔上部和中间,筛板和筛顶上部,外侧至纸样板上部。必要时,整个前颅底需要骨骼化,必须包括整个前筛窦和后筛窦,切除中鼻甲、上鼻甲,直达蝶骨平台前方,切除受侵的鼻中隔(黏膜软骨膜)上部,完全暴露筛顶,至少纸样板的上部要切除。结扎或电凝筛动脉后,切除筛板。完全双侧经筛切除颅底骨质需要在第一束嗅丝水平,横向界限到蝶骨平台,沿着筛顶

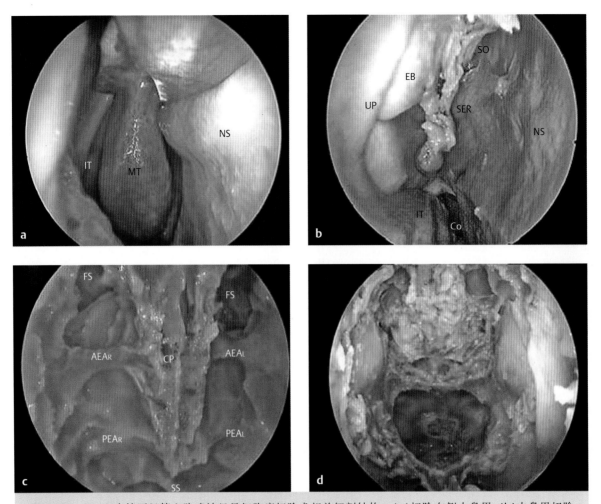

**图 12.23**　(a-d)内镜下经筛入路嗅神经母细胞瘤切除术相关解剖结构。(a)切除右侧中鼻甲；(b)中鼻甲切除后所见；(c)暴露筛板，范围为自后部的蝶窦到双侧额窦隐窝；(d)磨除蝶骨平台(后部)到额窦(前部)骨质，在筛板水平暴露前颅底。
AEA，筛前动脉；AEA_L，左侧筛前动脉；AEA_R，右侧筛前动脉；Co，后鼻孔；CP，筛板；EB，筛泡；FS，额窦；IT，下鼻甲；MT，中鼻甲；NS，鼻中隔；PEA_L，左侧筛后动脉；PEA_r，右侧筛后动脉；SER，蝶筛隐窝；SO，蝶窦口；SS，蝶窦；UP，钩突。

外侧磨除颅底骨质，呈四边形，暴露前颅底硬膜。

当打开硬膜后，识别大脑镰非常重要，电凝矢状窦的出血点。一旦大脑镰自鸡冠处分离，将硬膜与肿瘤和嗅球一并切除。肿瘤侵袭到双侧筛板时，需要自前向后切除双侧的筛房黏膜，并送病理分析。其余的边界包括中隔前部和来自额窦后壁下部的黏膜。

当等待软组织边界的冰冻病理切片结果时，可以磨平鸡冠以利于颅底重建。然后，在硬膜缺损处的内外覆盖一、二层阔筋膜，再覆盖鼻中隔黏膜瓣重建颅底。

## 12.3.7　结果

ENB 的治疗包括手术、单纯放疗或联合手术与放疗。一些学者也主张化疗。

在接下来的篇幅中，我们将集中讨论内镜下经鼻手术后的结果。在最近的几十年，内镜下经鼻手术已经逐渐被承认为治疗鼻窦恶性肿瘤的手术方式。最近发表了一篇回顾性综述，报道了内镜技术在治疗鼻窦和前颅底良性和恶性肿瘤，包括 ENB 的应用[69]，但文献很少[70,71]。

Unger 等[72]报道了 14 例采用内镜手术且术后放疗的患者。中位随访时间为 58 个月。5 位患

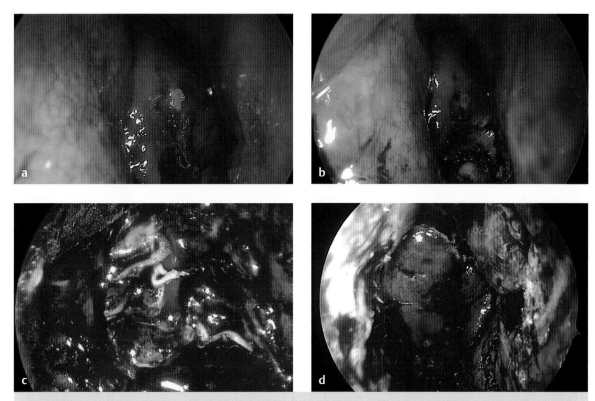

**图 12.24**　(a-d)内镜下经筛入路嗅神经母细胞瘤切除术术中所见。(a)内镜下所见肿瘤位于右侧鼻腔,鼻中隔及中鼻甲之间。(b)术中取活检。(c)肿瘤切除,打开前颅底,并可见脑脊液漏(荧光染色)。注意白色纤维对应嗅丝。部分硬膜切除后送病理,以确定安全切除边界范围。(d)鼻中隔黏膜瓣覆盖前颅底缺损处。

者(36%)肿瘤复发,内镜手术和放射治疗后平均为 36.6 个月复发。在发表时,所有的病人均存活,并且至少 13 人没有疾病再发征象。另外,1 人术后出现脑脊液漏需要再次手术治疗。另 1 人出现慢性双侧额窦炎。

Castelnuovo 等[73]报道了 10 例切除边界为阴性的患者。9 名患者接受了术后放疗。1 名患者接受了辅助化疗。没有患者出现局部复发。但是,1 名患者术后 21 个月出现颈部转移,接受了颈部手术及放疗。中位随访时间为 37 个月,所有的患者均存活。

一项联合匹兹堡大学和迈阿密大学的内镜下经鼻嗅神经母细胞瘤切除术的文章[71]报道纳入 23 名患者(19 名为首次手术,4 名为肿瘤复发手术)。首次手术肿瘤全切并达到术中切除边界阴性结果的为 17/19。原发病例的平均随访时间为 45.2 个月,除 1 名患者有颈部转移外,其余患者在最后随访时,均无病变的证据。

## 12.3.8　讨论

**分期**

大多数作者应用 Kadish 分期系统[63],因其反映预后。但其主要的缺点是,Kadish C 期的定义太宽泛。认识到这个不足,其他作者也提出了其他分级,例如 Dulgerov 和 Calcaterra 提出的改良的分期方法[基于经典的肿瘤体积、淋巴结转移及远处转移的(TNM)系统][58]。

目前,还没有一种被广泛接受的关于 ENB 的流行病学、分子学或病理学的预后指标。虽然 Hyams 等 [74] 提出的组织病理学分级对于预测 ENB 患者生存率有些价值[75,76,77]。Hirose 等研究表明较高的 S-100 免疫阳性和较低的 (<10%) Ki-67 标志记指数有较好的预后[78],但是其他学者还没有证实这一发现。

## 争议

### 嗅球的处理

有人认为,嗅球及其覆盖的硬脑膜应该和肿瘤一并切除。但是,没有确切的证据支持应该切除整个嗅球[79]。而且对于单侧生长的肿瘤,是否应用双侧入路(这样更彻底)也值得商榷。

### 单纯内镜下入路

最近几十年,ENB 的外科治疗发生了明显的变化。发展于 20 世纪 50 年代的颅底外科是一个快速变革的领域。在此期间,颅底外科有了重大的进展,从而使手术并发症发生率与死亡率持续下降。早先 ENB 需要通过开颅、经面手术,而现在经内镜通过鼻腔操作即可完成。随着修补颅底缺损,将颅腔与鼻道隔离能力的提高,微侵袭外科的适应证不断扩大。经颅面手术入路,应用颅骨骨膜瓣和游离显微血管瓣将颅腔与鼻道隔离。内镜经鼻入路造成的缺损也可以应用新的方法,包括带蒂鼻中隔黏膜瓣来修补[80,81,82,83]。另外,术中导航等技术进步可以使外科医生精确定位,避免损伤重要结构,而且可以确切地切除容易被残留的肿瘤。一篇文献综述指出,对于 ENB 外科手术技术仍有不一致和争论,有些术者只切除鼻腔组织(颅外切除),有些切除骨质保留硬膜(硬膜外切除),有些做局部硬膜切除(保留嗅球和嗅束),有些则完全硬膜内切除,包括嗅球和嗅束[83]。但是,多数耳鼻喉科医生偏爱内镜手术切除 ENB,联合术后对前颅底尤其是嗅球区域辅助放疗,除非肿瘤早期,局限于鼻腔,或者适度的邻近鼻窦侵犯。

欧洲鼻腔、鼻窦、颅底肿瘤内镜治疗建议书[69]详尽阐述了单纯内镜手术入路治疗恶性鼻窦肿瘤的绝对和相对禁忌证(表 12.3)。

### 颈部的治疗

总体而言,约有 30%的患者会出现颈部淋巴结转移。由于这种恶性肿瘤罕见,关于最佳治疗方案,尚无明确的统一意见,处理的方式仍存在争议。

约 5%的患者就诊时已经出现颈部淋巴结转

**表 12.3　单纯内镜经鼻切除恶性鼻窦肿瘤的相对和绝对禁忌证**

| 相对禁忌证 | 绝对禁忌证 |
|---|---|
| 血管侵袭(颈内动脉和海绵窦) | 当下列需要时 |
| 视交叉侵袭 | • 眼眶内容物切除术 |
| 后颅窝侵袭 | • 完全或彻底上颌骨切除术(中度上颌骨切除术是可接受的) |
| 肿瘤低于颈椎 C2 水平 | 皮肤侵袭 |
| | 额窦前壁±外侧隐窝侵袭 |
| | 硬脑膜或脑,外侧至眶顶中部或视神经外侧侵袭 |
| | 脑实质侵袭 |

移。这种情况需要行颈部淋巴结切除、放射治疗,或切除后放疗。临床上没有颈部淋巴结转移(N0)的患者,"等待观察"是有争议的,因为约23%的患者会出现颈部淋巴结转移[58]。

然而,颈部临床症状可能出现于 2 年,甚至更长时间,或初次治疗后,延迟的颈部淋巴结切除是可接受的选择。主要缺点是伴随远隔部位的转移。

### 长期随访

ENB 的治疗差异甚大,包括手术[84,85]、单纯放射治疗[86]、术前放疗加手术[87]、手术加术后放疗[88]。多模式的治疗能提高患者预后。经颅面切除术或内镜下扩大经鼻入路(尤其是局限性低级别肿瘤)是首选治疗方式。新的辅助性放疗似乎是有益的。

当面临经颅面手术或内镜下经鼻手术选择的时候,医生应该知道,一个最近的 meta 分析显示,内镜手术有着更好的总体生存率,在长期的随访中两者没有明显的区别[89]。另外一个要点是,ENB 患者术后必须进行长期随访,因为其复发间隔时间很长。其他头颈恶性肿瘤的随访时间为 5 年,而 ENB 复发可能在治疗后 10、15 年,甚至 20 年[90]。但与其他多数鼻窦恶性肿瘤不同,挽救性手术是可行的。局部复发率为33%~50%[91]。

- ENB 是一种神经内分泌起源的小圆形细胞肿瘤，起自鼻部神经上皮组织的前体细胞。占鼻腔和鼻窦肿瘤的 6%。
- ENB 在就诊（少见）或者长期随访（更常见）时，可出现颈部淋巴结转移或者远隔部位转移。
- 改良的 Kadish 分期系统和 Hyams 组织病理分类系统均可提示预后。
- 手术全切除后辅助放射治疗是公认的标准治疗。
- 术前评估通常包括 CT 和增强 MRI，分别评估肿瘤与周围骨质和软组织的边界。
- 最近的一项 Meta 分析提示，在选定的患者中，内镜下经鼻切除 ENB 与经颅面入路有着相似或者更好的总体生存率。
- 内镜下经鼻入路切除 ENB 适用于 Kadish A、B 期及选择性的 Kadish C 期肿瘤。

（贾亮 译　张庆九 校）

# 12.4　脑膜瘤

Nancy McLaughlin, Daniel M. Prevedello, Daniel Kelly, Juan Fernandez-Miranda, Ricardo L. Carrau, Amin B. Kassam

## 12.4.1　概述

脑膜瘤占颅内原发肿瘤的 30%，是颅内最常见的肿瘤病理类型[92]。这一类型的肿瘤多数为良性病变，它们表现为多种多样的病理形态，可来源于颅底的不同区域。尽管不同的脑膜瘤的自然病程和临床表现不一，但是治疗的目标都是相同的，即不管肿瘤长在哪个部位，在保留神经功能的前提下尽可能全切肿瘤，去除占位效应，预防复发[93]。在以上前提下，根据不同患者的偏好和每种方案的利弊，选择个体化治疗策略。

为了显露切除起源于硬膜的肿瘤，近年来，神经外科医生们设计了多种颅底手术入路。这些经颅的手术入路，需要广泛的软组织切开，以及较多的骨性切除，需要牵拉脑组织以及神经血管，才能达病灶位置。此外，当肿瘤位于鞍区、视交叉下间隙、脑干腹侧，特别是当肿瘤周边被脑神经所包绕时[94]，传统的侧方经颅入路暴露肿瘤会显得较为局限。近来，许多颅底外科中心已经采用了一些改良的手术入路来使得术后致残率最小化[95]。总之，外科医生必须在保留神经功能以维持患者的生存质量的同时，做到最大化地切除肿瘤。更为重要的是，肿瘤切除的程度应该和致残率最小化相互平衡，同时不能以牺牲神经功能为代价，尤其是在低级别肿瘤的患者中，他们的预期生存时间往往较长。

总之，到达颅底一共有 4 条通道，即后外侧、侧方、前外侧和前正中。在过去的 10 年中，大量的解剖学和临床研究已经证实扩大经鼻入路（EEAs）的可行性和安全性，该入路通过前内侧正中通道提供了通向腹侧颅底的通路。因此，扩大经鼻入路使得切除位于前、中、后颅窝的颅底病变成为可能，这些病变在矢状位可位于颈内动脉内侧面，在冠状位可位于颈内动脉外侧[96,97,98,99]。近来的临床研究表明，在切除鼻窦、鞍区和颅底病变中，经蝶扩大入路与传统开颅方式相比可获得相同的效果[21,94,100,101,102,103,104]。这些标准化的手术入路被公认为是颅底外科医生们医疗手段中的重要工具。在这 4 种颅底手术入路中，选择的首要原则为受累脑神经的相对位置。在位于颅底中央并且脑神经沿肿瘤周边被推挤至侧方或上方的脑膜瘤，直接采用经鼻扩大的经腹侧入路有以下优势：①可以先行阻断肿瘤血供；②对垂体、脑组织和神经血管的影响最小化；③直接到达颅底腹侧的骨性结构，如筛板、斜坡、视神经管内侧。过去的 10 年中，人们对颅底外科的基本理念已经有了转变，即通过更为微创的入路获取最大程度的肿瘤切除，从而使患者的生存时间和生活质量最优化。该理念尤其适用于脑膜瘤手术，因为大部分肿瘤来源于颅底中线附近的硬膜，并且重要的血管神经结构会被推挤到肿瘤周边。

在本章节中，我们将通过标准解剖法进行完全扩大经鼻内镜入路对颅底脑膜瘤的手术方式做一个总结。首先我们将从总体上讨论手术策略，接下来将根据位于不同解剖部位的肿瘤进行具体分析,包括以下部位的脑膜瘤:嗅沟、蝶骨平台/鞍结节、鞍隔、海绵窦、Meckel 囊、眶后内侧壁、岩斜区、斜坡和枕骨大孔。

## 12.4.2 总体手术原则

理想的切除脑膜瘤的手术原则即是有序而系统地认清各个层次的不同结构:骨性、硬膜和囊性结构(同时根据需要行减瘤操作),不论肿瘤生长于凸面或是颅底腹侧。首先始于广泛的骨性结构切除,其目的不仅在于减少了肿瘤复发率,而且暴露了颅底硬膜和病变起源处周围的关键结构。其次,应系统地阻断肿瘤周边血供,将硬膜附着肿瘤与供血动脉分离,最后,只有在肿瘤周边血供被阻断的前提下,才可行减瘤操作以及囊外分离。根据大型凸面脑膜瘤的病例,手术并不是打开一个局限视野开始切瘤子,而是尽可能多地显露肿瘤周边的硬膜,然后再行减瘤术和囊外分离。

位于腹侧的脑膜瘤因脑神经被肿瘤推挤到周边,传统的侧方入路要暴露肿瘤起源处的硬膜就受到了相应的限制。这使得在颅底外科形成的最初三十年间,外科医生们发展了一系列详细描述的经颅手术入路,允许外科医生在这些深部狭小的通道形成的小窗口操作,在脑神经之间或通过推挤和牵拉脑神经进行手术操作。这些经验表明,我们有能力到达肿瘤部位。然而,这些手术入路需要不同程度的神经血管操作,并且由此带来了相应的术后残疾以及对患者的生活质量有影响。随着影像导航以及高分辨的光学仪器的发展,对于颅底腹侧脑膜瘤可采用与凸面脑膜瘤相似的手术策略,更为精确的靶向切除肿瘤。例如,可通过前正中入路来有序分层切开骨、硬膜和囊壁分离。

颅底腹侧脑膜瘤的切除最适合采用扩大经鼻入路(EEA),因为它们位于鼻窦通道顶部且通常靠近中线,周围有重要的血管神经结构存在。由于这些解剖关系的存在,使得扩大经鼻入路(EEA)在切除肿瘤具有以下优势,即无须牵拉任何脑组织和血管神经,同时脑组织的暴露程度最小化。该入路可同时切除受累的颅骨和硬脑膜,从而达到 Simpson I 级切除。采用该入路后,这些

颅底肿瘤实际上就变成了凸面脑膜瘤,肿瘤的基底附着点得以显露[102]。将肿瘤的主要供血血管直接显露可较早阻断血供(表 12.4 和表 12.5)。打开硬脑膜前应广泛电凝。较早地阻断肿瘤血供便于后续的减瘤操作,而这些操作可应用相同的显微操作原则[105]。切除肿瘤的过程中,因为 0°镜可提供全景和动态的视野,切开并牵拉的范围可以得到最小化,而偶尔使用有角度内镜可提供旁正中的视野。内镜同样具有放大功能,可较早且直接提供重要的视交叉下方穿支血管以及垂体上动脉的视野。保护这些动脉可以分别保留术后视力和垂体功能[102]。

在后续的讨论中,我们将针对具体部位的颅底腹侧脑膜瘤,评估重要的手术入路解剖原则。由于内镜利用了鼻腔通道的各个生理间隙,因此我们必须牢记这些间隙,为双手操作提供空间,同时还需为内镜的不断变换位置提供便利,这对更好地显露视野非常重要。

## 12.4.3 解剖学和局限性

### 前颅窝:嗅沟、蝶骨平台/鞍结节和鞍隔脑膜瘤

对于位于前颅窝的脑膜瘤来说,前界可达额窦,后界可达蝶鞍[96]。扩大经鼻入路的指导原则为脑神经平面即为外侧界,且尽可能不要越过脑神经[96,102]。对于嗅沟脑膜瘤还需注意,水肿的额叶沿肿瘤周边被推挤移位,特别是有软脑膜受累和静脉回流受阻时,受到轻微的牵拉更易受损[106]。嗅沟脑膜瘤切除范围的外侧界为视神经,实用的替代解剖标识为眶尖或上直肌的位置。嗅沟脑膜瘤的操作通道左右界为双侧额窦打开(内镜 Lothrop 或 Draf Ⅲ),前后界为前/后筛窦打开范围。尽管经筛窦入路的外侧界为纸样板,但是内上方的眶顶与嗅嵴附着处可通过推移眶周和眶内容物进行切除,提供了采用外侧扩大后抵达眶尖的入路(图 12.25)。如果前颅窝的病变位于眶尖外侧,通常情况下无法经鼻入路到达(至少不是这一特定的外侧部分)。

关于经蝶骨平台/经鞍结节入路的操作通路

表 12.4　全内镜或内镜辅助切除腹侧颅底脑膜瘤文献回顾

| 参考文献 | 病例数/肿瘤部位 | 手术方式 | 肿瘤全切率 | 预后:视力或其他颅神经症状 | 内分泌预后 | 并发症 |
|---|---|---|---|---|---|---|
| Gardner 等 (2008)[102] | 35 例:15 例位于嗅沟或蝶骨平台,13 例位于鞍结节,5 例位于蝶骨平台且累及岩斜,2 例位于岩斜(原表格下无 PC 注解)且累及蝶骨平台 | 内镜扩大经鼻入路 | 嗅沟或蝶骨平台:83% 鞍结节:92% | 术后视觉症状 100% 得到恢复或缓解 | 3% 患者出现新发术久性垂体功能障碍 | 新发神经功能障碍:3% 脑脊液漏:40% 脑膜炎:0% |
| Dusick 等 (2005)[101] | 7 例:全部位于鞍结节 | 内镜辅助下显微镜经蝶入路 | 51.7%(合并近全切除,全切率为 85.7%) | 未出现视觉恶化,嗅觉缺失:14.3%(1/7) | 14.3%(1/7)患者出现垂体前叶功能低下 | 脑脊液漏:42.3%(3/7) 脑膜炎:0% |
| de Divitiis (2007)[105] | 6 例:全部位于鞍结节 | 内镜下扩大经蝶入路 | 83% | 视觉改善:66.7% 视觉暂时性下降:33.3% | 16.7% 患者出现尿崩(1/6) | 脑脊液漏:16.7% |
| Kitano 等 (2007)[120] | 16 例:全部位于鞍结节 | 唇下扩大经鼻入路 | 全切或近全切 75%(12/16) | 视力改善:81% 至少一侧视觉下降:38%(6/16) 嗅觉丧失:12.5%(2/16) | 未报道 | 脑脊液漏:12.5%(2/16) 无脑膜炎 |
| Dusick 等 (2008)[117] | 13 例:全部位于鞍结节 | 内镜辅助下显微镜经蝶入路 | 54%(7/13)(合并近全切除,全切率为 87%) | 未报道 | 7.7%(1/13)患者出现垂体前叶功能低下(为先前文献中同一患者) | 未报道 |
| Wang 等 (2009)[118] | 7 例:全部位于鞍结节 | 内镜下扩大经鼻蝶入路 | 85.7% | 71.4% 患者改善 未出现恶化 | 14.3%(1/7)短暂性尿崩 | 无脑脊液漏 |
| Akutsu 等 (2009)[112] | 7 例:全部位于海绵窦 | 内镜辅助下显微镜鞍底鞍结节减压术 | 未报道 | 动眼功能受累:88.2% 得到改善 三叉神经受累:33.3% 得到改善 | 76.4% 患者萆前泌乳素血症恢复正常 生长激素缺失恢复正常(37.5%) 性腺机能减退恢复(33.35%) 新发内分泌缺失:4.8%(生长激素缺乏) | 无脑脊液漏 无脑膜炎 |

**表 12.5　腹侧颅底脑膜瘤经扩大经鼻入路治疗后肿瘤血供及颅神经受累的文献总结**

| 起源 | 血供 | 受累神经 | 扩大经鼻入路 |
|---|---|---|---|
| 嗅沟<br>筛板<br>额蝶缝 | AEA,PEA,脑膜中动脉前支,眼动脉浅返支,眼动脉脑膜支,ACA,ACoA分支 | 嗅神经:上外侧<br>视神经/视交叉:下外侧 | 经筛 |
| 蝶骨平台/鞍结节<br>蝶骨平台<br>鞍结节<br>视交叉沟<br>蝶骨缘 | PEA, ACA, ACoA | 嗅神经:下外侧<br>视神经/视交叉:上外侧 | 经蝶骨平台/经鞍结节 |
| 鞍膈<br>鞍膈(鞍上,鞍内或两者均有) | 鞍上:ICA分支<br>鞍内:ECA硬膜支,IMA和ICA的分支 | 视通路:上外侧 | 经鞍结节/经鞍 |
| 海绵窦(海绵窦本身)<br>硬膜外或硬膜内 | 斜坡内侧动脉和脑膜背侧动脉(后壁);下外侧干的分支(侧壁) | III<br>IV<br>V1,V2<br>VI | 经鞍(侵及鞍内的)<br>上海绵窦 |
| Meckel囊<br>构成Meckel囊的硬膜 | 下外侧干,脑膜背侧动脉外侧支 | V2<br>VI | 岩下/四边形区域 |
| 岩尖<br>岩尖 | 天幕内侧动脉,脑膜背侧动脉 | 颅神经移位取决于累及硬膜与第V~XI脑神经出颅孔的位置关系 | 岩尖内侧 |
| 斜坡<br>斜坡区 | 斜坡内侧动脉和脑膜背侧动脉,ICA分支,VA | 脑神经向外侧移位<br>上斜坡:II,III<br>全斜坡:V~X | 经斜坡<br>全斜坡切除术(±垂体移位) |
| 岩斜<br>岩斜区 | 脑膜背侧动脉,弓下动脉,脑膜中动脉,枕动脉的前脑膜支和咽升动脉的分支 | VI:内侧<br>VII:尾侧 | 岩斜(在经斜坡和经鼻入路的基础上) |
| 枕骨大孔<br>枕骨大孔前缘 | 主要来自ECA(咽升动脉和枕动脉的分支)和VA(脑膜前,后动脉) | IX~XII对脑神经向外侧移位 | 经齿状突和枕骨大孔/颅颈交界入路 |

ACA,大脑前动脉;ACoA,前交通动脉;AEA,筛前动脉;ECA,颈外动脉;EEA,扩大经鼻入路;ICA,颈内动脉;IMA,系膜下动脉;PEA,筛后动脉;VA,椎动脉。

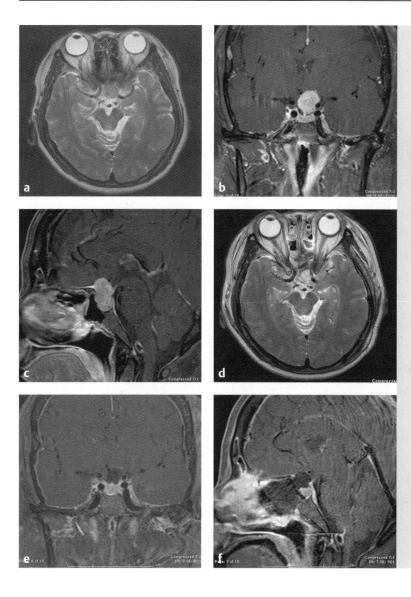

图 12.25  (a-f)鞍结节和鞍膈脑膜瘤。57 岁女性患者,进行性左侧视力下降。头部 MRI 示鞍区和鞍上占位,导致视交叉受压,左侧视神经变形。病变中心位于鞍结节水平,与垂体分界清。病变呈均匀强化(a-c)。术前诊断为鞍结节/鞍膈脑膜瘤。体格检查:患者左眼视力下降,左侧视盘萎缩。患者行经鞍区/鞍结节/蝶骨平台入路肿瘤切除术。术中病理确诊为良性脑膜瘤。术后影像学检查显示脑膜瘤全切(d-f)。该患者视力逐渐改善,垂体功能得到保留。

可扩展至筛后动脉,广泛打开双侧蝶窦可使操作更为便利。

经蝶骨平台/鞍结节入路可以使操作通道扩大到筛后动脉并有利于广泛打开双侧蝶窦。筛后动脉标志着暴露骨质的前界,因为嗅丝位于这个标志之前,嗅觉有可能受损。经鼻手术必须遵循显微外科操作的原则,病灶囊外的分离(在肿瘤囊内切除后)要求对重要神经血管结构早期显露便于控制;在这个入路中,即为颈内动脉床突段及视神经。为了保证连续切除,视神经-颈内动脉内侧隐窝是关键的暴露点,即鞍结节外侧及中床突组成。这个骨性暴露非常有必要,便于我们随后打开硬膜并向外侧扩大到骨膜层,形成颈内动脉床突段的内环。在分离该区域硬脑膜的过程中,需要电凝 McConnell 背囊动脉,

这将明显阻断肿瘤组织的血供。沿着镰间韧带及隔膜打开硬脑膜到内环水平,能同时达到镰状韧带处的视神经以及颈内动脉,因为颈内动脉进入了蛛网膜下隙。该段颈内动脉发出了一个重要的分支,即垂体上动脉。双侧垂体上动脉在视交叉下方汇合,形成了一个视交叉下方的血管网,这是腹侧视觉通路的主要血供来源。这些沿肿瘤周边非常细的血管是移位的,手术时,必须沿着各自向下呈漏斗状的走行予以保留。

发生在嗅沟、蝶骨平台/鞍结节以及鞍膈脑膜瘤可以缓慢压迫视觉通路,产生继发性缺血症状,表现为对任何程度的操作比较敏感[102]。视交叉和前循环构成后界[102]。嗅沟脑膜瘤可以将视神经推至下外侧,将视交叉推至后方,然而,大脑前动脉及前交通动脉是向后上方移位[106]。相反,

蝶骨平台/鞍结节的脑膜瘤更容易沿大脑前动脉推挤视神经至上外侧[107]。当以上重要结构位于病变周围时,可通过经鼻内镜入路(EEA)接近肿瘤。通常我们根据病变与脑血管结构的关系将其分为三类:①囊壁后外侧和血管之间有皮层;②血管和囊壁粘连,两者之间没有脑组织;③肿瘤包裹血管。当肿瘤包裹视器或者大脑前动脉,通过 EEA 切除肿瘤时,可以考虑将外侧经颅入路作为独立的或者二阶段术式[108]。

该入路中视神经标志着外侧界,因此必须在早期即暴露并找到视神经管,因为它参与组成了眶尖。很重要的一个考虑是肿瘤在生长过程中可以延伸进入视神经管,但这并不是手术禁忌证,因为腹侧通路能够轻易到达视神经管内侧,允许我们沿着视神经的内下方切除肿瘤,这是一种非常可靠的视神经减压方式[102]。通过 EEA 能够达到视神经管的前内侧 270°,也可以继续向前扩大进入眼眶及球后间隙。以往的传统外侧入路很难达到该区域,更适合解决视神经管外侧部分。

经过对入路的头尾扩大,前颅底脑膜瘤的高度并不限制 EEA 的使用。虽然顶端肿瘤很难接近,但在移除前下方瘤囊前,对肿瘤基底实施分块切除有效阻止了额叶下降到术区影响视野。有时,非常大的肿瘤需要分步切除,首先要给予明显的减瘤操作;之后,保证残瘤逐渐下降。由于软脑膜侵袭,当肿瘤与视交叉及脑腹侧面之间缺乏明确的蛛网膜界限时,肿瘤完全切除很不安全,这与手术入路无关。当肿瘤延伸进入蝶鞍时,需要采取经蝶鞍入路(海绵窦及颈内动脉海绵窦段是外侧界限)。

## 中颅窝:侵及和未侵及海绵窦的脑膜瘤

硬膜分为两层(骨膜层和脑膜层),海绵窦是两层间形成的憩室。海绵窦内脑膜瘤可能发生于任何一层脑膜,瘤体向外侧延伸生长。有时,源自外侧壁的脑膜瘤,如大的蝶骨翼或前床突脑膜瘤会压迫海绵窦[109]。因此,海绵窦脑膜瘤代表了一组多样混杂的肿瘤,很难鉴别肿瘤位于海绵窦内还是只是压迫了海绵窦。在通过 EEA 切除海绵窦脑膜瘤的过程中,要注意避开海绵窦上外侧部

分,避免对第 Ⅲ、Ⅴ、Ⅳ、V 1 和 Ⅵ脑神经的损害。海绵窦实际上是一个相对小的空间,Meckel 囊经常会被人们误以为是海绵窦的下部。然而,Meckel 囊是一个与海绵窦完全不同的区域,它包含半月神经节及其分支。通过前内侧通路很容易借助四边形空间到达这个区域。四边形的解剖学边界为:颈内动脉岩骨段为下界,斜坡旁颈内动脉为内侧界,第 Ⅵ脑神经为上界(因为其穿过海绵窦,代表一个在 Meckel 囊和海绵窦之间的功能转换区),三叉神经的第二分支上颌支(V2)为外侧界[110]。

一个真正的上外侧海绵窦入路,在颈内动脉虹吸段外侧通常被用于处理那些已经明确的存在第 Ⅲ、Ⅳ、Ⅵ脑神经功能障碍或者辅助治疗无效的脑膜瘤。当海绵窦脑膜瘤延伸并挤压视神经或视交叉时,可以考虑先做部分切除,为后续的放射治疗构建一个间隙,这也最小化了放射性视神经损伤的风险[109,111]。类似的,当海绵窦脑膜瘤向内生长,会压迫垂体及垂体柄造成垂体功能减退。可以实施部分肿瘤减压,恢复垂体功能并制造一个间隔;以此减少放射后的垂体功能障碍[112,113]。

通过内侧岩尖入路很容易接近岩尖脑膜瘤。颈内动脉的岩骨段(水平部分)和斜坡旁段(垂直部分)及 Dorello 管内的第 Ⅵ脑神经是该入路的外侧边界。岩斜区入路被用来处理沿着岩骨中部分布的深在病变,因为其增加了岩尖内侧的暴露程度。这种入路方式会受到中颅窝和颈内动脉的限制。一个关键的因素在于颈内动脉岩骨段及斜坡段与基底动脉的距离。一个由基底动脉为后内侧界,第 Ⅵ脑神经为上界,颈内动脉斜坡旁段为前外侧界以及翼管为下界形成的四边形空间对该入路非常有帮助。这个空间直接与后内侧的基底动脉到颈内动脉斜坡旁段平行线之间的距离成比例。

## 后颅窝(岩尖、岩斜区、斜坡、枕骨大孔区脑膜瘤)

岩下入路建立在颞下窝入路的基础上,该入路通常从岩骨段颈内动脉以下到达岩尖的肿瘤。这种入路侧方受第 Ⅶ和Ⅷ脑神经限制。

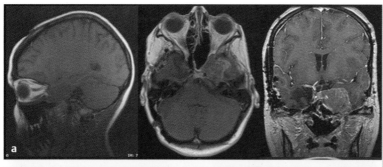

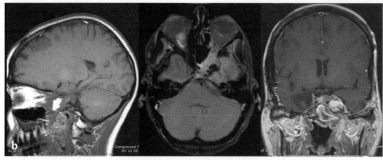

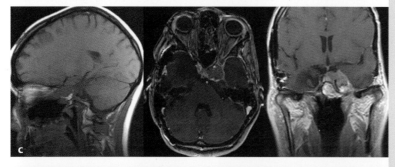

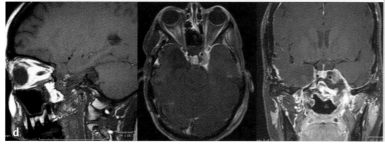

图 12.26　(a–d) 海绵窦、蝶鞍和 Meckel 囊脑膜瘤。女性，35 岁，主诉左侧上眼睑下垂一周。查体发现，左眼内外侧凝视减弱。其症状在服用地塞米松后得到改善。由于其患有神经纤维瘤病 II 型，多年前就被诊断为一种范围涉及蝶鞍、海绵窦、Meckel 囊和中颅窝在内的颅底脑膜瘤。该患者经历过 8 次手术，包括经颅、经鼻以及立体定向放射外科。随访其最近的手术发现 (a,b)，脑膜瘤表现为一种非典型增生脑膜瘤，其 Ki-67 为 10%。为了使第 III、IV、V、VI 脑神经减压，我们实施了扩大经鼻内镜肿瘤切除术切除了蝶鞍和 Meckel 囊的肿瘤。这种前内侧入路适用于从中部至颈内动脉海绵窦段的肿瘤切除，可避免跨脑神经操作。在之前的扩大鼻内镜手术入路中，鼻中隔瓣被重新用于颅底缺损的闭合。病理学表明，这是一种杆状特征的脑膜瘤，其 Ki-67 增加了 15%。术后，患者未出现新的神经缺陷，其左侧动眼神经功能得到中度改善，凝视障碍得到了轻度改善。手术后进行辅助治疗。

累及岩尖、斜坡以及岩斜区的脑膜瘤可能会推移周围脑神经，使这些脑神经非常容易受手术操作的影响[109,114,115]。对于这些后颅窝腹侧病变，上界是鞍背，下界是斜坡的远端 (枕骨大孔前部) 和颅颈交界区[97]。到后颅底的前内侧通道受脑神经限制。第 III 脑神经标志着暴露斜坡上三分之一时的侧方限制；脑神经 V、X 限制了中部和下部的三分之一斜坡[97,99]。经齿突和枕骨大孔以及颅颈交界入路可向下扩大，暴露枕骨大孔、C1 (第一颈椎) 环、齿突以及 C2 (第二颈椎) 上部[115]。颅颈交界区的下缘是从鼻中隔到硬腭的鼻腭线，并能延伸到颈椎。通常来说在这个标志线以上的病变可以经扩大入路。然而，侧方暴露和切除必须在双侧后组脑神经和双侧舌下神经管之间。枕骨可在斜坡下三分之一向外侧磨除以扩大斜坡切除，并可通过髁上的颈静脉结节。枕髁内侧部分同样可以磨除，从而可在近端控制蛛网膜下隙内的椎动脉。然而，这一方法因舌下神经管在 10 点钟方向和 2 点钟方向而受到限制。

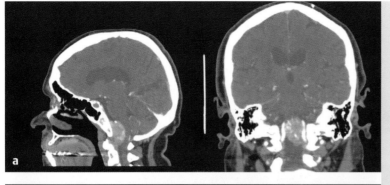

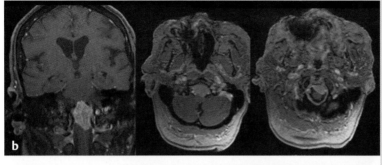

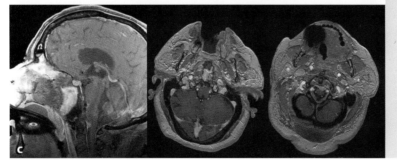

图 12.27　(a-c)枕骨大孔脑膜瘤。67 岁,老年女性,步履艰难。早期 MRI 结果显示枕骨大孔前唇有损伤,提示脑膜瘤(a,b)。对该患者采用经斜坡入路,几乎达到了完全切除。为避免脊柱不稳,内部留下一小部分肿瘤残余未切除(c)。组织病理提示 I 级脑膜瘤。该患者无任何神经功能缺陷。

## 12.4.4 术前评估

### 体格检查

术前体格检查包括侧重于脑神经功能的详细评估。绝大多数的嗅沟脑膜瘤会损害嗅觉,因此嗅神经必须在术前加以评估。而完整的神经科检查包括:视力、瞳孔大小、眼睑下垂以及使用视野测量器械的视野评估,这是前颅窝脑膜瘤术前检查必不可少的一步[106,107]。眼外肌功能评估脑膜瘤临近的第Ⅲ、第Ⅳ、第Ⅵ脑神经全行程功能十分重要。术前检查视神经乳头是否水肿来判断颅内高压。对于接近或者紧靠半月神经节或三叉神经分支的病变,术前需注意患者是否有面部麻木或面部疼痛。岩斜脑膜瘤患者可能会出现第 V 至第 XI 脑神经麻痹症状[115]。第Ⅷ和第Ⅶ脑神经应该进行细致的面部运动检查和听力敏感检查。对于斜坡和枕骨大孔区的大型肿瘤应该评估其后组脑神经功能以发现潜在的功能障碍[100,114]。除了对咽反射进行测试外,咽部内镜检查也同样需要,以便对喉功能进行评估。此外,语言病理学家的会诊可能会对于术前声带和吞咽功能障碍的诊断和量化有所帮助。

### 断层成像

常规的 CT 扫描能够诊断肿瘤的位置和范围。CT 平扫与邻近脑组织相比,绝大多数的脑膜瘤表现为质地均匀、高密度占位。增强后,脑膜瘤典型表现为均匀强化。CT 扫描能够查出钙化、囊肿、坏死和出血,这些都会导致不均匀成像。相邻脑组织水肿和占位效应可以通过 CT 成像进行初步评估。薄层的颅底 CT 断层扫描,能够评估特殊的骨解剖和成骨或破骨等病理变化。CT 血管造影可同时提供关于骨质、血管以及颈内动脉比邻的相关信息。因此，能够通过它确定安全的通道。

无论有无增强显像，磁共振成像都是脑膜瘤术前评估的首选之法。无论这些脑膜瘤在什么位置，它们都会通过磁共振产生特定的成像。脑膜瘤在 T1 加权序列上是等信号，T2 加权序列上是等~高信号，并且能够在进行钆注射后，表现为均匀一致的强化。对于每一个脑膜瘤的亚型，它与邻近肿瘤的神经血管结构之间的关系必须在手术前加以确定，因为这将会决定手术入路。除此之外，周围脑组织血管源性白质水肿的范围需在 T2 加权序列和 FLAIR 中加以确定。理想情况下，术前 CTA 和 MRI 相互融合，可以用作无框架立体影像导航 (Stryker, 卡拉马祖，美国密歇根州)。海绵窦内、鞍旁、鼻腔和鼻窦内的肿瘤，必须在初次手术进行处理[109]，因为 10%~15% 的颅底病变会进展成鼻窦炎[116]。

此外，CTA 或 MRI 血管成像都可以用来判断血管的解剖以及肿瘤相邻重要血管。这些分析有助于评估是否存在血管包绕或血管缩窄，提示血管的侵袭。如果在术前检查便怀疑有血管侵袭，那么就要判断是否考虑部分肿瘤残留，或者是否有必要做血管重建。血管造影可用来评估是否做术前栓塞。然而，这一方法很少被推荐使用，因为肿瘤通常会从颈内动脉中获得血液供应。

### 内分泌评估

对于蝶骨平台/鞍结节脑膜瘤、鞍膈脑膜瘤、海绵窦向鞍内延伸的脑膜瘤，都应在术前对垂体前叶和后叶功能进行内分泌评估。尽管术前很少出现垂体功能障碍，但仍可能会在术后发生一过性垂体激素的紊乱[117]。

## 12.4.5 手术技术：扩大经鼻入路切除脑膜瘤的一般原则

内镜和 EEA 已在第 8 章和第 9 章分别进行了阐明。在这一部分，我们将会详细介绍一些一般性的外科手术技术，如骨窗暴露、硬脑膜剥离/阻断血供以及瘤囊的切除[94,101,102,105,118]。

对于任何一种手术方式，根据病变范围个体化骨切除十分重要。通常而言，骨切除必须覆盖整个肿瘤附着区。在某些特殊情况下，骨切除可能因解剖而受限，如颈内动脉和海绵窦区。关于运用 EEA 对颅底脑膜瘤进行切除，我们强调运用与标准显微神经外科手术同样的原则[102,105,116]。也就是说，通过双手操作，早期阻断肿瘤血供，肿瘤囊内减压，囊外神经血管结构的分离，循序进行。特别强调一点，在任何情况下都必须遵循的显微外科原则，通过锐性分离和轻柔的对抗牵拉，不用抓取器械。这是在任何情况下都不应该妥协的最高原则。

瘤内减压阶段，可通过机械工具，双吸引器或者剪刀。近年来，随着科学技术的发展，更多动力设备得以问世。我们已经避免使用产热工具，如超声吸引，因为其产生的热量会损伤神经血管结构。与热能无关的机械自动化操作，如 Myraid 工具 (NICO 公司，美国印第安纳州印第安波利斯)，似乎是最安全且最为有效的分块切除工具。

### 前颅底脑膜瘤

对于鞍上脑膜瘤，特别是那些位于鞍隔、鞍结节和蝶骨平台上的肿瘤，骨窗暴露通常非常相似。对于以上任何一种情况，手术的第一步都是磨除鞍隔表面骨质使垂体向下移位，早期识别内侧 OCR。紧接着，使用高速混合磨钻作 V 型骨切除，范围是以筛后动脉作为前界，视神经管作为外界，鞍结节作为后界。将硬脑膜骨膜层剥离时应从前向后分离，避免损伤脑膜层。切除鞍结节通常作为骨切除阶段的最后一步，因为上海绵窦间窦可能造成严重的静脉出血。蝶骨平台的切除有助于从前到后的骨质切除，当然要求确保不损伤海绵间窦。

尽管硬脑膜剥离和血行阻断前面已经讨论过，仍有几个关键点有必要重申。打开的外侧硬膜必须延伸至硬膜内环，以便于控制蛛网膜下隙的床突旁颈内动脉。按照一个特定的步骤(即通过颈内动脉延伸至前交通动脉再到对侧的颈内动脉)，使得包膜外剥离变得更加方便。血管评估和术前影像对于评估血管与瘤囊之间的关系十分必要，如皮层间隔，肿瘤粘连或是血管包绕。最需要进行鉴定的血管是垂体上动脉及其分支。在鞍结节/蝶鞍连接处进行肿瘤基底部电凝时，应在辨认垂体柄后进行，因为它经常会与包膜后缘粘连，容易受到破坏。

对于一般的嗅沟脑膜瘤而言，额窦后壁和筛板必须切除。然而，对于较大的嗅沟脑膜瘤，切除蝶骨平台、鞍结节、蝶骨前壁来获得适当的头尾方向的暴露，以及需要切除眼眶内侧来获得充分的横向暴露[96]。正如先前所述，一般情况下两侧的嗅嵴和纸样板首先会被磨除，眶内上壁的切除。接下来，将增厚的筛骨板与鸡冠从前到后进行分离。鸡冠是骨框架移除的最后一步，因为下矢状窦可能会产生明显静脉出血。

硬脑膜剥离和血行阻断会基于这些肿瘤的血供采用特定的步骤。第一，筛前动脉和筛后动脉，容易暴露和识别，因为它们走行在各自的通道中。在切除肿瘤的时候，需要注意留出足够的血管残端来避免血管收缩以及眼球后血肿的产生。下一组是脑膜中动脉大脑镰支。顾名思义，这些血管位于大脑镰的前部。因此，双侧切开硬脑膜进行前文所述的瘤内减压术。一旦确定了游离缘，在下矢状窦电凝后便可进行大脑镰切开。

最后，通常从近到远进行包膜外分离。视交叉作为后界，前交通动脉进一步得以识别，以及通常紧跟其后的纵裂。血管分支解剖应十分小心，而术前的皮层间隔、软脑膜侵犯、粘连以及血管包绕都对最后的分离有指导作用。

### 中颅窝脑膜瘤

斜坡脑膜瘤需要磨除两侧颈内动脉斜坡旁段之间的斜坡，但一些枕骨大孔脑膜瘤可能还需要对枢椎齿状突进行切除[97]。对于这些病例，术前判断颅颈的稳定性十分重要。

中冠状面的手术入路都是建立在岩骨段颈内动脉与病灶之间的相互关系，根据病灶是在岩骨段颈内动脉的下方（岩尖内侧和岩斜）还是上方（上海绵窦和 Meckel 囊），需要不同程度的骨质磨除，显露颈内动脉斜坡旁段和岩骨段[98,110]。除此之外，岩骨段颈内动脉水平的斜坡硬脑膜的

打开需要在直视下操作，因为展神经从此穿过。

大型的脑膜瘤可以分次切除而没有致残率。第二次手术，黏膜瓣可以非常容易地从颅底分开而数分钟内到达肿瘤组织。

### 颅底缺损重建

颅底缺损重建对于内镜经鼻扩大入路（EEA）手术的成功至关重要。在切除肿瘤之前，要预先做好计划。具体的重建方法将在第 13 章中介绍。在我们的实践中，我们更倾向于使用鼻中隔黏膜瓣这种有血供的组织去重建颅底缺损[67,81]。在手术开始阶段，从前向后制作鼻中隔黏膜瓣。保留鼻后动脉为（黏膜瓣）蒂部，将带蒂鼻中隔黏膜瓣存放于鼻咽腔直到肿瘤切除。重建先将可吸收人工硬膜置于硬膜下，人工硬膜易于操作，同时减少了神经血管组织被卷入硬膜缺损处的风险。这一步显著降低了缺损处脑脊液漏的风险。

不同于鼻腔肿瘤的术后重建，鼻中隔黏膜瓣并未被脑膜瘤侵犯。因此，鼻中隔黏膜瓣可以充分地用于重建。在整个前颅底暴露的情况下，重建需要补充填充材料。可以选择的方法包括先使用移植的脂肪填充于蝶窦内；将鼻中隔黏膜瓣贴在脂肪外侧，覆盖前颅底；再使用膜性移植材料（筋膜或异体真皮）增加黏膜瓣的覆盖面积；最后使用 14-Fr 球囊在内镜直视下充气，术后在缺损处压迫重建组织 3~6 天。

### 12.4.6 并发症

扩大经鼻入路手术主要并发症与传统经颅颅底手术相似，包括脑脊液漏、出血、气颅、脑神经损伤、病变处的血管损伤，以及感染。

我们最近回顾了 100 例采用内镜扩大经鼻入路切除前颅窝脑膜瘤的病例，1 例患者发生了术中血管（A2 段）损伤，术后该损伤处假性动脉瘤发生出血，并发生了相应神经功能缺损。5% 的患者出现视力下降，6% 的患者出现了新的永久性垂体功能减退[102]。在我们的病例中，这可能与电凝鞍结节时热力损伤垂体动脉有关。术后 30 天内，本组病例无死亡率。在本组采用内镜经鼻扩大入路切除前颅窝脑膜瘤病例中，其他并发

症包括肺栓塞/深静脉血栓形成(< 5%),癫痫发作(< 6%),垂体功能不全(< 4%),新发脑神经缺损(< 2%),细菌性脑膜炎(<2%),以及心肌梗死(< 1%)。

一项关于切除中、后颅底腹侧脑膜瘤并发症的评估研究目前正在进行中。如前所述,第 V、VI 脑神经、颈内动脉水平段、垂直段在内镜经鼻扩大入路治疗中颅底病变中容易受损;脑干、基底动脉、椎动脉及其分支、第 V ~ VII 脑神经在后颅底手术中容易受损。

在外科手术中只要打开硬脑膜,脑脊液漏的风险不可避免。在前颅窝脑膜瘤病例中,最常见的术后并发症为脑脊液漏,在使用带蒂黏膜瓣作为常规颅底重建方法后,脑脊液漏的发生率从最初的 30% 左右显著降至 6%[81]。腰大池引流在经蝶或内镜经鼻扩大入路手术后并不是常规使用,但是在高流量的脑脊液漏、蛛网膜严重撕裂,以及肥胖病例中,可以考虑使用。有趣的是,我们凭经验使用腰大池引流治疗脑脊液漏,这却被证明增加了脑膜炎的风险。在我们的病例中,如果术后怀疑发生脑脊液漏,我们倾向于将患者推回手术室进行探查,如果发现漏口便进行修补。在脑脊液漏的病例中,通过使用有血供的组织进行重建,以及积极的再次探查修补,我们将脑膜炎的发生率在近期内镜经鼻扩大入路手术中降低至 1%。

## 12.4.7 术后护理及预后

内镜经鼻扩大入路切除颅底脑膜瘤的患者术后 24 小时内需要在重症监护室里密切观察生命体征及每小时进行神经功能评估。普通 CT 检查需要在术后即刻完成,以便获取基础图像资料以及记录颅内气体量。术后 MRI 检查需要在术后第一天完成。

术后详细的脑神经功能、运动、感觉,以及小脑功能评估是必要的,且需要和患者术前情况进行对比。在我们的前颅底脑膜瘤病例中,70%术前视力受损的患者,术后视力功能得到显著改善(Snellen 视觉灵敏度提高 2 排或 2 排以上),或者视野缺损得到改善[102]。必要时,神经眼科专家、耳、鼻、喉(耳鼻喉)科专家、语言治疗师以及物理治疗师需要对患者完成详尽的神经系统专科检查。

术后早期内分泌功能的随访可以评估垂体前叶的功能。因为对垂体或垂体柄的操作,术后出现一过性尿崩。尿量、尿比重、血清钠,需要密切监测。有新的术后垂体功能紊乱的患者,需要内分泌专家的会诊。

患者在鼻腔填塞,球囊导管支撑带蒂黏膜瓣的时候,需要使用抗菌药物。一旦鼻腔填塞物移除,就要指导患者开始鼻腔灌洗,每天 2~3 次,以湿化鼻窦黏膜,清理鼻腔以及鼻窦,减少结痂,减少感染的风险。患者在术后一周,需要做神经外科、耳鼻喉科的评估。此时,用一个硬性内镜评估黏膜的愈合情况。如果需要的话,则清创。

尽管在专门的治疗中心用内镜经鼻扩大入路对处理颅底腹侧脑膜瘤具有诱人的前景。但是,收集的患者数量仍然不足,术后随访时间仍然太短,以至还不能得出 EEA 手术比传统开颅手术优越[101,102,105,112,116,118,119,120]仍然需更大量的病例和长期的随访结果。广泛受累的骨组织的磨除和肿瘤附着硬膜的切除可以使更多病例达到 Simpson I 级切除,减少肿瘤复发的概率。与 EEA 手术相比,广泛骨组织的磨除和受累硬膜的切除,开颅手术仍然不足。

## 12.4.8 结论

内镜经鼻扩大入路在切除颅底腹侧脑膜瘤的手术中是一种安全可行的术式。当富有经验的医师完成该手术后,患者预后较好,这使得通过最小的创伤完成最大限度地切除肿瘤。重要的是,在血管控制、显微外科操作,以及鞍底重建这些难点使得内镜经鼻扩大入路切除肿瘤更具有挑战。因此,根据肿瘤的特征、患者的疾病特点以及手术团队的经验与技巧,选择个性化的手术入路。对于每个患者应该进行 360°手术入路的评估,制定最小创伤、最少并发症的手术方式去完成最大限度地切除肿瘤。

**经验和教训**

- 脑膜瘤占所有原发性颅内肿瘤的30%，构成颅内肿瘤最大的类型。
- 内镜经鼻扩大入路对于前和中线颅底脑膜瘤（从鸡冠到颅颈交界区）能够提供充分的通路。
- 前颅窝脑膜瘤向侧方扩展（到眼眶中部），需要去除筛骨纸样板，以暴露眼眶软组织。
- 蝶骨平台或鞍结节脑膜瘤容易压迫视觉系统以及大脑前动脉。这种在中线部位生长的肿瘤更适合采用内镜经鼻扩大入路，优于经颅前外侧入路，因为后者需要在术中牵拉视神经。
- 当肿瘤包裹视觉系统或大脑前动脉时，可以采用内镜经鼻扩大入路，也可以采用侧方经颅入路，或将经颅入路作为二次计划手术入路。
- 肿瘤与血管之间有脑皮层分隔的脑膜瘤应用 EEA 手术切除是最简单、最安全的。
- 脑膜瘤的背侧与血管毗邻较为复杂。安全地分离它们的界面需要一个拥有高超手术技巧与经验的内镜外科团队。
- 脑膜瘤被血管包裹（例如大脑前动脉）是最为复杂、风险最高的情况。此时，需要一个富有经验的内镜经鼻扩大入路团队去安全地暴露、分离和处理这些重要的血管。
- 切除脑膜瘤的理想手术方法是按照顺序暴露相应的解剖结构，移除骨质、硬脑膜，沿肿瘤边界阻断血管，减瘤操作，折叠瘤囊，最后包膜外切除。
- 血管处理，显微外科分离，以及鞍底重建这些特殊问题使得通过内镜经鼻扩大入路切除肿瘤成为最具挑战性的手术。

（薛亚军　徐远志　译　楼美清　校）

# 12.5　脊索瘤

Eng H. Ooi, Ian J. Witterick, Fred Gentili

## 12.5.1　概述

颅底脊索瘤是一种罕见肿瘤，起源于胚胎脊索组织，占所有中枢神经系统恶性肿瘤的6%~8%（原文如此，应为 0.6%~0.8%，译者注），最常见的颅底好发部位在斜坡[121]。肿瘤位于颅底中央，临近重要神经血管结构，给手术医生带来巨大的挑战。肿瘤易侵入骨质，导致全切困难，复发率高。外科手术切除肿瘤虽然是颅底脊索瘤治疗的首选治疗，但潜在并发症发生率高，影响患者生活质量。脊索瘤总体是一种缓慢生长的恶性肿瘤，特点为局部浸润性生长，侵袭周围结构，如不治疗可能导致严重功能障碍甚至死亡。远处转移见于 29%的患者[121]。

## 12.5.2　临床表现

颅底脊索瘤症状多样，与病变位置和肿瘤生长方式有关。头痛、颈部疼痛、脑神经障碍和视力改变是常见表现[122,123]。巨大肿瘤伴脑干受压的患者可能出现延髓性麻痹、锥体束征和共济失调等表现。许多患者仅表现为展神经麻痹（如复视），是最常见的临床表现[124]。

## 12.5.3　病理

传统病理分类将脊索瘤分为经典型和软骨型[121]，经典型最多见，该型主要包含多液泡细胞、嗜酸性细胞（空泡状），在黏液样基质中呈巢状和条索状排列。软骨型脊索瘤包含明显的软骨成分，肿瘤细胞分布于类似透明软骨的基质空隙中。软骨型似乎预后较好[125]。其他研究并未发现两型间无复发生存率（RFS）的明显差异[126,127]，然而，有些研究认为，软骨型是低级别软骨肉瘤误诊而来，因此预后较好[126,128,129]。免疫组化有助于鉴别和诊断软骨肉瘤与脊索瘤。经典型和软骨型波形蛋白、S-100 和细胞角蛋白染色均阳性，经典型细胞角蛋白、上皮细胞膜抗原和癌胚抗原染色阳性[130]。

## 12.5.4 影像学表现

CT 和 MRI 都很重要,有助于诊断脊索瘤。这些诊断方法非常有助于显示肿瘤范围,肿瘤对周围神经血管结构和脑干的侵犯和影响,进行手术计划[131]。CT 对骨质显示更好,典型表现为中线占位性病变,伴有斜坡骨质破坏(图 12.28)。MRI 可以显示肿瘤的软组织边界,通常表现为多样的 T1 信号和 T2 高信号。

增强后的肿瘤常有中度到明显的强化(图 12.29)。虽然某些影像学特征曾被认为是脊索瘤的典型特征,但单独从影像学上难以确切区分脊索瘤和软骨肉瘤。术后 MRI 对于判断肿瘤切除范围和随访很有帮助。通常术后 3 个月、6 个月和 12 个月应复查 MRI(图 12.30)。

## 12.5.5 预后相关因素

未接受治疗的脊索瘤患者的平均生存期不到 1 年[121]。肿瘤切除程度很重要,肿瘤切除程度高的患者的无复发生存期比部分切除要高[126,127]。短 OS 的独立因素包括女性、放疗前活检导致肿瘤坏死、肿瘤体积大于 70mL 等[132]。研究表明,根据肿瘤的生物学行为差异可分为 2 个亚组,一组有较高的并发症发生率和死亡率,常在首诊 4 年内早期复发和死亡;另一组肿瘤生长缓慢,存活期长[123,133]。另外,端粒酶反转录酶 mRNA 表达和 p53 突变与残留肿瘤倍增时间缩短相关,肿瘤更容易复发[133]。

## 12.5.6 斜坡解剖

斜坡是颅底脊索瘤最常见的部位,斜向上向前,从枕骨大孔向鞍背,由枕骨底部和蝶骨底部构成。斜坡两侧均有颈静脉结节,舌下神经自其与枕髁之间的舌下神经管出颅。斜坡外缘下方的岩枕裂有岩下窦沟。斜坡后方是后颅窝,有椎动脉(VA)、椎基底动脉汇合处(VBJ)、基底动脉(BA)、延髓和脑桥。斜坡两侧是破裂孔及 ICA 岩斜段。展神经就在 VBJ 上外沿斜坡腹侧面走行, 进入 Dorello 管并进入海绵窦。斜坡可分为上斜坡、中斜

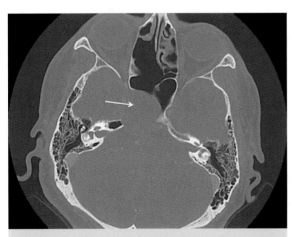

**图 12.28** 轴位 CT 显示中斜坡肿瘤(白箭头)伴骨质侵袭。

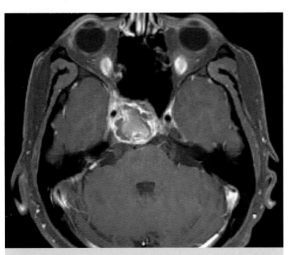

**图 12.29** MRI:轴位 T1 增强相显示图 12.28 所示的同一个肿瘤。

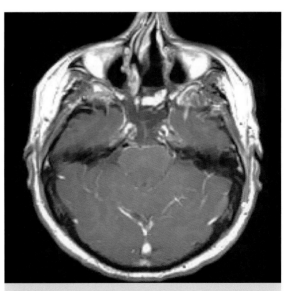

**图 12.30** 术后 MRI:轴位 T1 像显示肿瘤全切除。

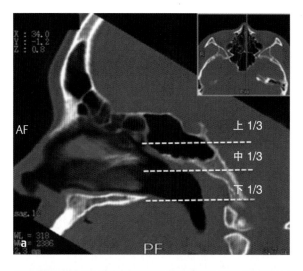
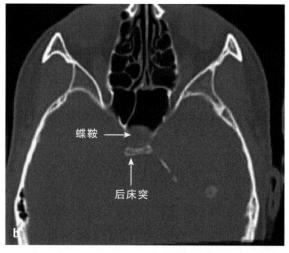
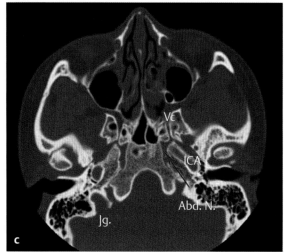
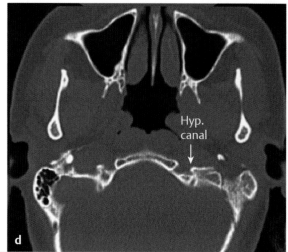

图 12.31　(a-d)CT 扫描矢状位。(a)和轴位显示斜坡分区:上(b)、中(c)和下(d)斜坡。

Abd n.:红箭头示外展神经位于 ICA 的后内侧;Hyp. Canal:舌下神经管;ICA,颈内动脉,显示 ICA 岩骨段与翼管的关系;Jg.,颈静脉窝;Post. Clinoids:后床突;Vc:翼管。

坡和下斜坡三部分(图 12.31)。上三分之一与鞍背及蝶鞍有关,中三分之一自蝶鞍至颈静脉结节,下三分之一自颈静脉结节至枕骨大孔和枕髁。

## 12.5.7　分级系统

基于颅底受侵程度和切除肿瘤手术入路[122]的分级系统见表 12.6。

## 12.5.8　治疗

手术切除在斜坡脊索瘤的总体治疗中居重要地位。肿瘤扩大切除能延长生存期和无复发生存时间,包括复发的病例[100,123,128,134,135,136,137]。但既往研究对肿瘤切除到何种程度没有共识。根治性全切(radical)[122]、完全切除(gross total)[124,138]或全切(total)[128]都用来描述术中观察和术后影像没有残余肿瘤的情况。还有作者用扩大切除(radical excision)[123]或次全切除(subtotal resection)[122,126,127]描述切除程度大于 90%的情况。部分切除通常是指切除肿瘤小于 90%[122,123,126]。

手术入路的选择应根据肿瘤的位置、扩展程度和生长方式,以及肿瘤与重要神经血管结构(ICA、VA、BA 和脑神经)的关系,是否需要穿越这些结构切除肿瘤。另外,还应考虑是否有硬膜下侵犯和是否需要枕颈融合等。如果肿瘤侵及 3 个以上的解剖部位和(或)侵入重要血管和/或神经结构,根治性切除就非常困难了[139]。手术入路

表 12.6 颅底脊索瘤分级[122]

| 分期 | 描述 |
|---|---|
| I | 肿瘤局限于颅底的单个解剖腔隙 |
| II | 肿瘤侵入两个或多个相邻颅底腔隙，可以用单一手术入路全切肿瘤 |
| III | 肿瘤侵入多个相邻颅底腔隙，需要联合两个或多个手术入路才能全切肿瘤 |

表 12.7 开颅手术入路切除颅底脊索瘤

| 分期 | 描述 |
|---|---|
| 前方 | 经前颅底，眶颧，扩大经额，额颞，经上颌窦，扩大经蝶，经口，带蒂鼻切开术，经下颌，咽后入路 |
| 侧方 | 外侧经髁，经颈静脉孔，经岩骨，颞下，乙状窦后，翼点 |

表 12.8 开颅切除颅底脊索瘤结果

| 研究者 | 病例数 | 切除程度 | 无复发生存期 | 总生存期 |
|---|---|---|---|---|
| Choi et al(2010)[123] | 97 | 未报道 | 25%的复发率 | 5年生存率为55%，10年生存率为36% |
| Colli & Al-Mefty(2001)[126,127] | 53 | 全切49.2%，次全切28.6%，部分切除22.2% | 5年为50.7% | 5年生存率为85.9% |
| Sen et al(2010)[139] | 71 | 全切58% | 49%为复发率 | 5年生存率为75% |
| Gay et al(1995)[128] | 46 | 全切47%，近全切20%，次全切23%，部分切除10% | 5年为76% | 未报道 |
| Tamaki et al(2001)[135] | 17 | 全切12%，近全切18%，次全切52%，部分切除18% | 5年为51% | 未报道 |

包括开颅、内镜或联合入路。开颅手术入路从前方或侧方切除肿瘤（见表12.7），开颅手术入路的肿瘤切除程度、无复发生存时间和总生存率结果见表12.8。

常见的手术并发症，包括脑脊液漏和神经功能障碍。脑脊液漏发生率为5.3%~20.3%[123,126,127,129,136,138,139]。永久性术后神经功能损伤发生率为5.8%~28.6%[126,127,136]。开颅入路的手术死亡率为0%~14.6%[126,127]。其他开颅并发症包括面部瘢痕，有些患者需要行临时胃造口术和（或）气管切开术，有些前方开颅入路会讲话和吞咽困难[123,140]。曾有报道脊索瘤沿手术通路种植，甚至发生于腹部取脂肪处[141]。因此，取脂肪一定要警惕肿瘤种植的可能性。放疗时，将开颅手术通道置于放疗野内可以减少种植的风险。

## 12.5.9 辅助治疗

质子束放射治疗是目前脊索瘤辅助治疗的首选。这种放疗方法通过高放射剂量的治疗可以将脊索瘤的3年和5年控制率分别提高到87%和81%[137]。严重并发症发生率低于10%。但该结果仅见于肿瘤扩大切除的患者。有研究称接受质子束放疗的脊索瘤患者较未放疗者4年RFS明显提高（90.9%:38.5%）[126,127]。立体定向放射外科也用于残留或复发的脊索瘤[142]。然而，我们的策略是术后采用适形调强放疗，可以取得相似的效果[124]。

## 12.5.10 内镜入路切除斜坡脊索瘤

EEA切除颅底脊索瘤引入后很快得到认同[97,98,124,143,144,145]。内镜手术入路的优点和缺点见表12.9。EEA适用于中斜坡脊索瘤，可以联合开颅入路分期手术治疗。EEA的相对禁忌证包括肿瘤侵及硬膜下或伴有明显的侧方扩展[124]。

**术前准备**

患者仰卧于手术台上，Mayfield头架固定，头部稍曲，并向右侧稍旋转以改善斜坡的视角。我们应用计算机辅助手术导航（Stealth Station；

表12.9　内镜手术入路的优点和缺点

| 优点 | 缺点 |
| --- | --- |
| 直接面对中线肿瘤 | 与传统开颅手术入路解剖视角完全不同 |
| 对脑组织和脑神经的牵拉最小 | 需要与开颅手术不同的手术技巧,存在学习曲线 |
| 角度内镜可以观察周围结构 | 缺少双目立体视觉 |
| 肿瘤侵袭周围结构提供了良好的操作通道 | |

美敦力公司,Jacksonville,佛罗里达,美国)用于解剖学引导,并用微型血管多普勒声学超声辅助确认颈内动脉和基底动脉的位置[124]。

## 手术入路

我们应用双鼻孔双人四手技术操作,持镜者通常将内镜置于右侧鼻孔保证术野显露,术者应用手术器械通过双鼻孔操作。通常切除右侧中鼻甲获得更大的手术通道。如果术者需要,可行双侧中鼻甲切除。我们行双侧后组筛窦开放,并将左侧中鼻甲向侧方移位。我们倾向应用Hadad技术留取鼻中隔黏膜瓣用于颅底重建[67]。如果斜坡肿瘤向侧方扩展,我们通常留取对侧黏膜瓣,因为可能需要行经翼突入路。我们建议矫正明显的鼻中隔偏曲,改善手术通道。同时在黏膜瓣侧行上颌窦开口扩大,将黏膜瓣推入上颌窦内备用,注意不要扭曲黏膜瓣血管蒂。

## 中线暴露

鼻中隔后部切除以扩大蝶嘴显露。这一步骤非常关键,使内镜有足够的空间置于器械操作范围之外,允许器械两侧通过,而不至于相互干扰,同时还可以保证术野的良好照明和放大显示。然后要进行双侧扩大的蝶窦开放,带蒂鼻中隔黏膜瓣对侧的鼻中隔后动脉可以电凝切断,用磨钻和(或)Kerrison咬骨钳开放整个蝶窦前壁,视蝶窦侧隐窝的气化情况,可以向侧方暴露至蝶骨翼突。

这个准备阶段至关重要,应建立一个单腔的大的盒形空间,充分暴露蝶窦和斜坡(图12.32)。

蝶鞍、视神经-颈内动脉隐窝、斜坡旁颈内动脉隆起和上斜坡等解剖结构应清晰可见。蝶窦内黏膜应予以去除。中、下斜坡的显露应去除鼻咽部黏膜,然后剥除下方的鼻咽基底筋膜,向下直至枕骨大孔。辨认头长肌,根据需要分离或去除。磨除上颌嵴和梨状骨使之平齐鼻底,以改善向下方的显露。

因为肿瘤起源于颅底中央,通常压迫重要神经血管结构向背侧或背外侧移位,内镜经鼻手术入路非常适合切除这种类型的肿瘤。此时,通常可看到肿瘤,特别是斜坡前部被侵蚀,减少了进入肿瘤需要磨除的骨质。极少部分病例肿瘤显露

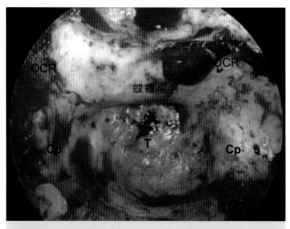

图12.32　术中图像显示切除斜坡肿瘤需要广泛暴露蝶窦和斜坡。

Cp:颈内动脉隆突;OCR:内侧视神经颈内动脉隐窝;T:肿瘤。

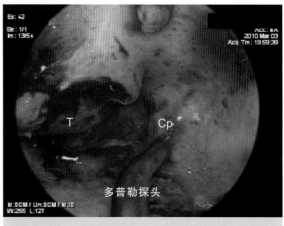

图12.33　术中图像显示应用超声多普勒探头判断岩骨段颈内动脉位置。

Cp:颈内动脉隆突;T:肿瘤。

困难,可以应用导航定位。术中多普勒探头有助于判断斜坡旁颈内动脉(图 12.33)。

## 外侧显露

明显向外侧或后外侧扩展的肿瘤如越过岩斜段颈内动脉,通常需要侧方开颅手术切除,或联合内镜手术入路分期切除肿瘤。我们有 2 例脊索瘤患者,一期开颅手术切除肿瘤明显向侧方扩展的部分(图 12.34),再二期行内镜手术切除[124]。其他作者报道了内镜手术切除向侧方或后外侧扩展越过颈内动脉岩斜段和岩骨段的肿瘤[145]。术中需行经翼突入路控制颈内动脉岩骨段,要广泛的上颌窦开口扩大,去除上颌窦后壁,结扎蝶腭动脉和翼腭窝和颞下窝内颌内动脉的其他分支[145]。

翼管由内向外走行,是颈内动脉岩骨段前膝部的关键标志,后者位于翼管的上内侧(图 12.31c)[146]。按照从尾端到头端的方向磨除蝶骨翼突骨质,将翼管作为磨除的上界,以免误伤颈内动脉。磨除过程沿翼管神经和动脉下缘按照从尾端到头端的方向将其轮廓化[98]。用高速磨钻将颈内动脉隆起表面骨质磨削至蛋壳样,然后用 Kerison 咬骨钳咬除。应注意脑神经的走行,特别是展神经,该神经经过颈内动脉后方走向海绵窦。

## 肿瘤切除

通常用 3mm 粗金刚砂磨头磨除斜坡骨质

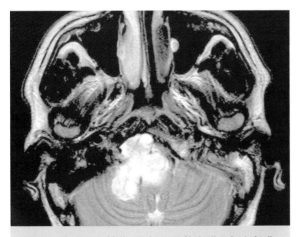

图 12.34　MRI:轴位 T1 相显示伴有明显侧方侵袭的斜坡脊索瘤,该病例首先经侧方入路开颅切除肿瘤后,再二期内镜手术入路切除中线前方肿瘤。

(图 12.35),去除松质骨时的渗血,可以用骨蜡止血,其他可以应用的止血材料,有 Floseal 纤维蛋白胶(巴克斯特国际有限公司,迪尔菲尔德,伊利诺斯,美国)、吸收性明胶海绵(Gelfoam,普强公司,卡拉马祖,密歇根,美国)、微纤维止血胶原(速即纱,爱惜康,强生,萨默维尔,新泽西,美国)、艾薇停(爱惜康,强生,萨默维尔 新泽西,美国)。然后联合应用磨钻和 Kerrison 咬骨钳去除内层骨皮质。全切肿瘤要求尽可能广泛的显露,并在内镜直视下应用显微外科手术技术切除肿瘤。

根据肿瘤的不同质地和结构,选用不同种类的刮圈和吸引器切除肿瘤(图 12.36)。如果肿瘤质地较软,可以应用双吸引器技术吸除肿瘤,一支吸引器利用轻度吸引吸住肿瘤,另一支吸引器进行瘤内减压。从脑干上分离肿瘤时,一定要在直视

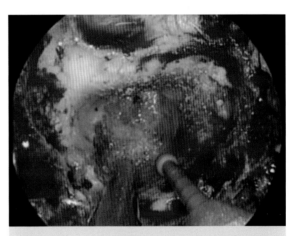

图 12.35　术中磨除斜坡。通常肿瘤已经侵蚀斜坡骨质,不需要大量磨除骨质,但应注意尽量完全暴露肿瘤。

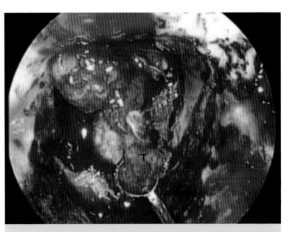

图 12.36　术中用刮匙囊内刮除肿瘤(T)。

下操作，避免盲目牵拉，以免损伤穿支血管。切除向侧方扩展的肿瘤时，可应用成角内镜改善显露。

### 硬膜下肿瘤切除

对于侵入硬膜的肿瘤，打开硬膜时，要小心电凝基底静脉丛，以免出血。出血时，可应用上文所述的方法止血。切除岩骨段颈内动脉上方肿瘤时，应使用双手小心操作，避免展神经损伤。硬膜下肿瘤切除时，可先瘤内减压，然后沿肿瘤包膜分离，肿瘤包膜外血管可以锐性分离[97,98]。肿瘤切除程度取决于肿瘤与脑干穿支血管、重要血管神经结构（例如基底动脉和颈内动脉）和脑干的粘连程度。

### 颅底重建

应用多层复合重建技术封闭颅底缺损，首先在硬膜下放置一层阔筋膜，然后在硬膜外放置一层，小心操作尽量使阔筋膜平整贴敷于骨质边缘，避免阔筋膜折叠后与骨质"剥离"导致脑脊液漏。然后蝶窦内填塞脂肪和吸收性明胶海绵支撑阔筋膜，再施以纤维胶（Tisseel；Baxter Canada Bioscience，安大略省，加拿大）。应用该方法颅底重建后，我们的术后脑脊液漏发生率约为33%，在应用带血管蒂鼻中隔黏膜瓣技术后，发生率降至13%。现在我们的经验是将带血管蒂黏膜瓣置于阔筋膜上方，保证黏膜瓣与骨质的直接接触（覆盖整个缺损），然后再应用组织胶（图12.37），外层放置脂肪和吸收性明

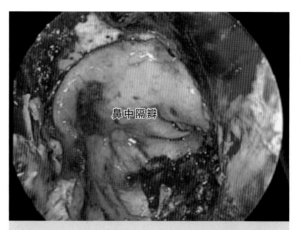

**图12.37** 切除肿瘤后应用鼻中隔黏膜瓣进行颅底重建。

胶海绵，最后用Foley导管（14号）的球囊压迫固定。术后3天即可拔除Foley球囊。如不能行鼻中隔黏膜瓣时，可以应用下鼻甲黏膜瓣[147]。我们术后常规不行腰大池置管引流。

### 内镜下切除斜坡脊索瘤的结果

文献报道的手术结果总结见表12.10。我们总结的病例中，开颅手术切除复发率与内镜切除复发率相近，但并发症发生率较低[100]。但与开颅手术组相比，内镜手术组病例数较少，随访时间较短。

## 12.5.11 结论

斜坡脊索瘤最佳治疗方案的选择要求最大限度地切除肿瘤，尽量减少术后并发症发生率，保护神经功能以提高患者生活质量，术后应辅助

**表12.10　内镜下切除斜波脊索瘤的结果**

| 研究者 | 病例数 | 随访 | 切除程度 | 手术结果 |
| --- | --- | --- | --- | --- |
| Solares et al（2005）[144] | 3 | 8~24个月 | 未报道 | 1例死于其他原因，1例无瘤生存，1例带瘤生存 |
| Jiang et al（2009）[143] | 12 | 6~36个月 | 未报道 | 8例无瘤生存，2例带瘤生存，1例复发，1例术后1年死亡 |
| Stippler et al（2009）[145] | 20 | 平均为13个月（1~45个月） | 8（66.7%）全切，2（16.7%）近全切，2（16.7%）次全切 | 10%复发率，5例（25%）残留肿瘤进展 |
| Dehdashti et al（2008）[124] | 12 | 中位时间为16个月（4~26月） | 7（58%）全切，5（42%）次全切 | 无复发，无死亡 |
| Frank et al（2006）[148] | 9 | 平均为27个月（15~69个月） | 3例根治性切除，5例次全切，1例部分切除 | 1例复发，3例（33%）死亡 |

进行放射治疗。内镜手术入路切除肿瘤安全有效,是中斜坡脊索瘤的最佳选择,需要进行更长期的随访进一步证实内镜手术入路的优势。

## 经验和教训

- 斜坡脊索瘤是起源于胚胎脊索组织的罕见肿瘤,占中枢神经系统恶性肿瘤的 6%~8%(0.6%~0.8%,译者注)。

- 脊索瘤从病理上分为经典型和软骨型两种,后者预后较好。

- 斜坡脊索瘤常见症状,包括头痛、颈部疼痛、脑神经麻痹和视力障碍。

- CT 和 MRI 有助于脊索瘤诊断。

- 斜坡脊索瘤的最佳手术策略是手术切除后辅助放疗,有研究证实,质子束放疗是最佳选择。

- EEA 适用于中斜坡和中斜坡周围的肿瘤,肿瘤明显地向硬膜下或侧方扩展是相对禁忌证。但 EEA 联合分期开颅手术入路可以处理向侧方或下方扩展的肿瘤。

- 术中导航和超声多普勒的应用有助于确认和保护颈内动脉。

- 肿瘤切除程度与预后高度相关,但同时应尽量减少术后并发症的发生,保护神经功能,以提高患者生活质量。

(李储忠 译)

## 参考文献

[1] Busquets JM, Hwang PH. Endoscopic resection of sinonasal inverted papilloma: a meta-analysis. Otolaryngol Head Neck Surg 2006; 134: 476–482

[2] Calcaterra TC, Thompson JW, Paglia DE. Inverting papillomas of the nose and paranasal sinuses. Laryngoscope 1980; 90: 53–60

[3] Weissler MC, Montgomery WW, Turner PA, Montgomery SK, Joseph MP. Inverted papilloma. Ann Otol Rhinol Laryngol 1986; 95: 215–221

[4] Tomenzoli D, Castelnuovo P, Pagella F et al. Different endoscopic surgical strategies in the management of inverted papilloma of the sinonasal tract: experience with 47 patients. Laryngoscope 2004; 114: 193–200

[5] Waitz G, Wigand ME. Results of endoscopic sinus surgery for the treatment of inverted papillomas. Laryngoscope 1992; 102: 917–922

[6] Lund VJ. Optimum management of inverted papilloma. J Laryngol Otol 2000; 114: 194–197

[7] Sham CL, Woo JKS, van Hasselt CA. Endoscopic resection of inverted papilloma of the nose and paranasal sinuses. J Laryngol Otol 1998; 112: 758–764

[8] Kamel RH. Transnasal endoscopic medial maxillectomy in inverted

[9] Yamaguchi KT, Shapshay SM, Incze JS, Vaughan CW, Strong MS. Inverted papilloma and squamous cell carcinoma. J Otolaryngol 1979; 8: 171–178

[10] Hyams VJ. Papillomas of the nasal cavity and paranasal sinuses. A clinicopathological study of 315 cases. Ann Otol Rhinol Laryngol 1971; 80: 192–206

[11] Pelausa EO, Fortier MAG. Schneiderian papilloma of the nose and paranasal sinuses: the University of Ottawa experience. J Otolaryngol 1992; 21: 9–15

[12] Kapadia SB, Barnes L, Pelzman K, Mirani N, Heffner DK, Bedetti C. Carcinoma ex oncocytic Schneiderian (cylindrical cell) papilloma. Am J Otolaryngol 1993; 14: 332–338

[13] Mansell NJ, Bates GJ. The inverted Schneiderian papilloma: a review and literature report of 43 new cases. Rhinology 2000; 38: 97–101

[14] Krouse JH. Endoscopic treatment of inverted papilloma: safety and efficacy. Am J Otolaryngol 2001; 22: 87–99

[15] Mirza S, Bradley PJ, Acharya A, Stacey M, Jones NS. Sinonasal inverted papillomas: recurrence, and synchronous and metachronous malignancy. J Laryngol Otol 2007; 121: 857–864

[16] Lombardi D, Tomenzoli D, Buttà L et al. Limitations and complications of endoscopic surgery for treatment for sinonasal inverted papilloma: a reassessment after 212 cases. Head Neck 2011; 33: 1154–1161

[17] Myers EN, Fernau JL, Johnson JT, Tabet JC, Barnes EL. Management of inverted papilloma. Laryngoscope 1990; 100: 481–490

[18] Maroldi R, Farina D, Palvarini L, Lombardi D, Tomenzoli D, Nicolai P. Magnetic resonance imaging findings of inverted papilloma: differential diagnosis with malignant sinonasal tumors. Am J Rhinol 2004; 18: 305–310

[19] Lee DK, Chung SK, Dhong HJ, Kim HY, Kim HJ, Bok KH. Focal hyperostosis on CT of sinonasal inverted papilloma as a predictor of tumor origin. AJNR Am J Neuroradiol 2007; 28: 618–621

[20] Yousuf K, Wright ED. Site of attachment of inverted papilloma predicted by CT findings of osteitis. Am J Rhinol 2007; 21: 32–36

[21] Snyderman CH, Carrau RL, Kassam AB et al. Endoscopic skull base surgery: principles of endonasal oncological surgery. J Surg Oncol 2008; 97: 658–664

[22] Landsberg R. Attachment-oriented endoscopic surgical approach for sinonasal inverted papilloma. Oper Tech Otolaryngol Head Neck Surg 2006; 17: 87–96

[23] Sukenik MA, Casiano R. Endoscopic medial maxillectomy for inverted papillomas of the paranasal sinuses: value of the intraoperative endoscopic examination. Laryngoscope 2000; 110: 39–42

[24] Brors D, Draf W. The treatment of inverted papilloma. Curr Opin Otolaryngol Head Neck Surg 1999; 7: 33–38

[25] Draf W. Endonasal micro-endoscopic frontal sinus surgery: the Fulda concept. Oper Tech Otolaryngol Head Neck Surg 1991; 2: 234–240

[26] Kountakis S, Brent A, Draf W. The Frontal Sinus. Berlin, Germany: Springer-Verlag; 2005

[27] Nicolai P, Tomenzoli D, Lombardi D, Maroldi R. Different endoscopic options in the treatment of inverted papilloma. Oper Tech Otolaryngol Head Neck Surg 2006; 17: 80–86

[28] Castelnuovo P, Locatelli D. The Endoscopic Surgical Technique "Two Nostrils–Four Hands". Tuttlingen, Germany: Endo-Press; 2006

[29] Bignami M, Pistochini A, Meloni F, Delehaye E, Castelnuovo P. A rare case of oncocytic Schneiderian papilloma with intradural and intra-orbital extension with notes of operative techniques. Rhinology 2009; 47: 316–319

[30] Locatelli D, Rampa F, Acchiardi I, Bignami M, De Bernardi F, Castelnuovo P. Endoscopic endonasal approach for repair of cerebrospinal fluid leaks: Nine-year experience. Neurosurgery 2006; 58 Suppl 2: 246–256

[31] Nicolai P, Castelnuovo P. Benign tumors of the sinonasal tract. In: Flint P, Haughey B, Lund V, et al, eds. Cummings Otolaryngology: Head and Neck Surgery. 5th ed. Philadelphia: Mosby Elsevier; 2010:717–727.1

[32] Glad H, Vainer B, Buchwald C et al. Juvenile nasopharyngeal angiofibromas in Denmark 1981–2003: diagnosis, incidence, and treatment. Acta Otolaryngol 2007; 127: 292–299

[33] Schick B, Plinkert PK, Prescher A. Aetiology of angiofibromas: reflection on their specific vascular component [in German]. Laryngorhinootologie 2002; 81: 280–284

papilloma. Laryngoscope 1995; 105: 847–853

[34] Danesi G, Panciera DT, Harvey RJ, Agostinis C. Juvenile naso-pharyngeal angiofibroma: evaluation and surgical management of advanced disease. Otolaryngol Head Neck Surg 2008; 138: 581–586

[35] Wu AW, Mowry SE, Vinuela F, Abemayor E, Wang MB. Bilateral vascular supply in juvenile nasopharyngeal angiofibromas. Laryngoscope 2011; 121: 639–643

[36] McCombe A, Lund VJ, Howard DJ. Recurrence in juvenile angiofibroma. Rhinology 1990; 28: 97–102

[37] Tranbahuy P, Borsik M, Herman P, Wassef M, Casasco A. Direct intratumoral embolization of juvenile angiofibroma. Am J Otolaryngol 1994; 15: 429–435

[38] Casasco A, Houdart E, Biondi A et al. Major complications of percutaneous embolization of skull-base tumors. AJNR Am J Neuroradiol 1999; 20: 179–181

[39] Lehmann M, Ulrich S, Reineke U, Hamberger U, Dietrich U, Sudhoff H. Intratumoral Onyx embolisation in the management of juvenile nasopharyngeal angiofibroma [in German] HNO 2010; 58: 853–857

[40] Herman B, Bublik M, Ruiz J, Younis R. Endoscopic embolization with onyx prior to resection of JNA: a new approach. Int J Pediatr Otorhinolaryngol 2011; 75: 53–56

[41] Radkowski D, McGill T, Healy GB, Ohlms L, Jones DT. Angiofibroma. Changes in staging and treatment. Arch Otolaryngol Head Neck Surg 1996; 122: 122–129

[42] Andrews JC, Fisch U, Valavanis A, Aeppli U, Makek MS. The surgical management of extensive nasopharyngeal angiofibromas with the infratemporal fossa approach. Laryngoscope 1989; 99: 429–437

[43] Önerci M, Oğretmenoğlu O, Yücel T. Juvenile nasopharyngeal angiofibroma: a revised staging system. Rhinology 2006; 44: 39–45

[44] Snyderman CH, Pant H, Carrau RL, Gardner P. A new endoscopic staging system for angiofibromas. Arch Otolaryngol Head Neck Surg 2010; 136: 588–594

[45] Ardehali MM, Samimi Ardestani SH, Yazdani N, Goodarzi H, Bastaninejad S. Endoscopic approach for excision of juvenile nasopharyngeal angiofibroma: complications and outcomes. Am J Otolaryngol 2010; 31: 343–349

[46] Nicolai P, Villaret AB, Farina D et al. Endoscopic surgery for juvenile angiofibroma: a critical review of indications after 46 cases. Am J Rhinol Allergy 2010; 24: 67–72

[47] Howard DJ, Lloyd G, Lund V. Recurrence and its avoidance in juvenile angiofibroma. Laryngoscope 2001; 111: 1509–1511

[48] Ong YK, Solares CA, Carrau RL, Snyderman CH. New developments in transnasal endoscopic surgery for malignancies of the sinonasal tract and adjacent skull base. Curr Opin Otolaryngol Head Neck Surg 2010; 18: 107–113

[49] Kania RE, Sauvaget E, Guichard JP, Chapot R, Huy PT, Herman P. Early postoperative CT scanning for juvenile nasopharyngeal angiofibroma: detection of residual disease. AJNR Am J Neuroradiol 2005; 26: 82–88

[50] Lloyd G, Howard D, Phelps P, Cheesman A. Juvenile angiofibroma: the lessons of 20 years of modern imaging. J Laryngol Otol 1999; 113: 127–134

[51] Gullane PJ, Davidson J, O'Dwyer T, Forte V. Juvenile angiofibroma: a review of the literature and a case series report. Laryngoscope 1992; 102: 928–933

[52] McAfee WJ, Morris CG, Amdur RJ, Werning JW, Mendenhall WM. Definitive radiotherapy for juvenile nasopharyngeal angiofibroma. Am J Clin Oncol 2006; 29: 168–170

[53] Goepfert H, Cangir A, Lee YY. Chemotherapy for aggressive juvenile nasopharyngeal angiofibroma. Arch Otolaryngol 1985; 111: 285–289

[54] Schick B, Kahle G, Hässler R, Draf W. Chemotherapy of juvenile angiofibroma—an alternative? [in German] HNO 1996; 44: 148–152

[55] Thakar A, Gupta G, Bhalla AS et al. Adjuvant therapy with flutamide for presurgical volume reduction in juvenile nasopharyngeal angiofibroma. Head Neck 2011; 33: 1747–1753

[56] Neuronal origin of human esthesioneuroblastoma. N Engl J Med 1982; 307: 1457–1458

[57] Berger LLR. Esthesioneuroepithelioma olfactif. Bull Assoc Franç Etude Cancer 1924; 13: 410–421

[58] Rinaldo A, Ferlito A, Shaha AR, Wei WI, Lund VJ. Esthesioneuroblastoma and cervical lymph node metastases: clinical and therapeutic implications. Acta Otolaryngol 2002; 122: 215–221

[59] Koka VN, Julieron M, Bourhis J et al. Aesthesioneuroblastoma. J Laryngol Otol 1998; 112: 628–633

[60] Dulguerov P, Allal AS, Calcaterra TC. Esthesioneuroblastoma: a meta-analysis and review. Lancet Oncol 2001; 2: 683–690

[61] Demiroz C, Gutfeld O, Aboziada M, Brown D, Marentette LJ, Eisbruch A. Esthesioneuroblastoma: is there a need for elective neck treatment? Int J Radiat Oncol Biol Phys 2011; 81: e255–e261

[62] Fitzek MM, Thornton AF, Varvares M et al. Neuroendocrine tumors of the sinonasal tract. Results of a prospective study incorporating chemotherapy, surgery, and combined proton-photon radiotherapy. Cancer 2002; 94: 2623–2634

[63] Kadish S, Goodman M, Wang CC. Olfactory neuroblastoma. A clinical analysis of 17 cases. Cancer 1976; 37: 1571–1576

[64] Yu T, Xu YK, Li L et al. Esthesioneuroblastoma methods of intracranial extension: CT and MR imaging findings. Neuroradiology 2009; 51: 841–850

[65] Van Buren JM, Ommaya AK, Ketcham AS. Ten years' experience with radical combined craniofacial resection of malignant tumors of the paranasal sinuses. J Neurosurg 1968; 28: 341–350

[66] Kennedy DW. Functional endoscopic sinus surgery. Technique. Arch Otolaryngol 1985; 111: 643–649

[67] Hadad G, Bassagasteguy L, Carrau RL et al. A novel reconstructive technique after endoscopic expanded endonasal approaches: vascular pedicle nasoseptal flap. Laryngoscope 2006; 116: 1882–1886

[68] Zanation AM, Carrau RL, Snyderman CH et al. Nasoseptal flap takedown and reuse in revision endoscopic skull base reconstruction. Laryngoscope 2011; 121: 42–46

[69] Lund VJ, Stammberger H, Nicolai P et al. European Rhinologic Society Advisory Board on Endoscopic Techniques in the Management of Nose, Paranasal Sinus and Skull Base Tumours. European position paper on endoscopic management of tumours of the nose, paranasal sinuses and skull base. Rhinol Suppl 2010: 1–143

[70] Gallia GL, Reh DD, Salmasi V, Blitz AM, Koch W, Ishii M. Endonasal endoscopic resection of esthesioneuroblastoma: the Johns Hopkins Hospital experience and review of the literature. Neurosurg Rev 2011; 34: 465–475

[71] Folbe A, Herzallah I, Duvvuri U et al. Endoscopic endonasal resection of esthesioneuroblastoma: a multicenter study. Am J Rhinol Allergy 2009; 23: 91–94

[72] Unger F, Haselsberger K, Walch C, Stammberger H, Papaefthymiou G. Combined endoscopic surgery and radiosurgery as treatment modality for olfactory neuroblastoma (esthesioneuroblastoma). Acta Neurochir (Wien) 2005; 147: 595–601, discussion 601–602

[73] Castelnuovo P, Bignami M, Delù G, Battaglia P, Bignardi M, Dallan I. Endonasal endoscopic resection and radiotherapy in olfactory neuroblastoma: our experience. Head Neck 2007; 29: 845–850

[74] Hyams VJ. Olfactory neuroblastoma. In: Hyams V, Batsakis J, Michaels L, eds. Tumours of the Upper Respiratory Tract and Ear. Washington DC: Armed Forces Institute of Pathology; 1988:240–248

[75] Foote RL, Morita A, Ebersold MJ et al. Esthesioneuroblastoma: the role of adjuvant radiation therapy. Int J Radiat Oncol Biol Phys 1993; 27: 835–842

[76] Miyamoto RC, Gleich LL, Biddinger PW, Gluckman JL. Esthesioneuroblastoma and sinonasal undifferentiated carcinoma: impact of histological grading and clinical staging on survival and prognosis. Laryngoscope 2000; 110: 1262–1265

[77] Koch M, Constantinidis J, Dimmler A, Strauss C, Iro H. Long-term experiences in the therapy of esthesioneuroblastoma [in German] Laryngorhinootologie 2006; 85: 723–730

[78] Hirose T, Scheithauer BW, Lopes MB et al. Olfactory neuroblastoma. An immunohistochemical, ultrastructural, and flow cytometric study. Cancer 1995; 76: 4–19

[79] Carta F, Kania R, Sauvaget E, Bresson D, George B, Herman P. Endoscopy skull-base resection for ethmoid adenocarcinoma and olfactory neuroblastoma. Rhinology 2011; 49: 74–79

[80] Rivera-Serrano CM, Bassagaisteguy LH, Hadad G et al. Posterior pedicle lateral nasal wall flap: new reconstructive technique for large defects of the skull base. Am J Rhinol Allergy 2011; 25: e212–e216

[81] Kassam AB, Thomas A, Carrau RL et al. Endoscopic reconstruction of the cranial base using a pedicled nasoseptal flap. Neurosurgery 2008; 63 Suppl 1: ONS44–ONS52, discussion ONS52–ONS53

[82] Hadad G, Rivera-Serrano CM, Bassagaisteguy LH et al. Anterior pedicle lateral nasal wall flap: a novel technique for the reconstruction of anterior skull base defects. Laryngoscope 2011; 121: 1606–1610

[83] Snyderman CH, Gardner PA. "How much is enough?" endonasal surgery for olfactory neuroblastoma. Skull Base 2010; 20: 309–310

[84] Biller HF, Lawson W, Sachdev VP, Som P. Esthesioneuroblastoma:

surgical treatment without radiation. Laryngoscope 1990; 100: 1199–1201

[85] Beitler JJ, Fass DE, Brenner HA et al. Esthesioneuroblastoma: is there a role for elective neck treatment? Head Neck 1991; 13: 321–326

[86] Parsons JT, Mendenhall WM, Mancuso AA, Cassisi NJ, Million RR. Malignant tumors of the nasal cavity and ethmoid and sphenoid sinuses. Int J Radiat Oncol Biol Phys 1988; 14: 11–22

[87] Simon JH, Zhen W, McCulloch TM et al. Esthesioneuroblastoma: the University of Iowa experience 1978–1998. Laryngoscope 2001; 111: 488–493

[88] Oberman HA, Rice DH. Olfactory neuroblastomas: a clinicopathologic study. Cancer 1976; 38: 2494–2502

[89] Devaiah AK, Andreoli MT. Treatment of esthesioneuroblastoma: a 16-year meta-analysis of 361 patients. Laryngoscope 2009; 119: 1412–1416

[90] Levine PA. Would Dr. Ogura approve of endoscopic resection of esthesioneuroblastoma? An analysis of endoscopic resection data versus that of craniofacial resection. Laryngoscope 2009; 119: 3–7

[91] Bradley PJ, Jones NS, Robertson I. Diagnosis and management of esthesioneuroblastoma. Curr Opin Otolaryngol Head Neck Surg 2003; 11: 112–118

[92] Claus EB, Bondy ML, Schildkraut JM, Wiemels JL, Wrensch M, Black PM. Epidemiology of intracranial meningioma. Neurosurgery 2005; 57: 1088–1095, discussion 1088–1095

[93] Drummond KJ, Zhu JJ, Black PM. Meningiomas: updating basic science, management, and outcome. Neurologist 2004; 10: 113–130

[94] Dehdashti AR, Ganna A, Witterick I, Gentili F. Expanded endoscopic endonasal approach for anterior cranial base and suprasellar lesions: indications and limitations. Neurosurgery 2009; 64: 677–687, discussion 687–689

[95] Bambakidis NC, Kakarla UK, Kim LJ et al. Evolution of surgical approaches in the treatment of petroclival meningiomas: a retrospective review. Neurosurgery 2007; 61 Suppl 2: 202–209, discussion 209–211

[96] Kassam A, Snyderman CH, Mintz A, Gardner P, Carrau RL. Expanded endonasal approach: the rostrocaudal axis. Part I. Crista galli to the sella turcica. Neurosurg Focus 2005; 19: E3

[97] Kassam A, Snyderman CH, Mintz A, Gardner P, Carrau RL. Expanded endonasal approach: the rostrocaudal axis. Part II. Posterior clinoids to the foramen magnum. Neurosurg Focus 2005; 19: E4

[98] Kassam AB, Gardner P, Snyderman C, Mintz A, Carrau R. Expanded endonasal approach: fully endoscopic, completely transnasal approach to the middle third of the clivus, petrous bone, middle cranial fossa, and infratemporal fossa. Neurosurg Focus 2005; 19: E6

[99] Kassam AB, Prevedello DM, Thomas A et al. Endoscopic endonasal pituitary transposition for a transdorsum sellae approach to the interpeduncular cistern. Neurosurgery 2008; 62 Suppl 1: 57–72, discussion 72–74

[100] Carrabba G, Dehdashti AR, Gentili F. Surgery for clival lesions: open resection versus the expanded endoscopic endonasal approach. Neurosurg Focus 2008; 25: E7

[101] Dusick JR, Esposito F, Kelly DF et al. The extended direct endonasal transsphenoidal approach for nonadenomatous suprasellar tumors. J Neurosurg 2005; 102: 832–841

[102] Gardner PA, Kassam AB, Thomas A et al. Endoscopic endonasal resection of anterior cranial base meningiomas. Neurosurgery 2008; 63: 36–52, discussion 52–54

[103] Tabaee A, Anand VK, Barrón Y et al. Endoscopic pituitary surgery: a systematic review and meta-analysis. J Neurosurg 2009; 111: 545–554

[104] Zada G, Kelly DF, Cohan P, Wang C, Swerdloff R. Endonasal transsphenoidal approach for pituitary adenomas and other sellar lesions: an assessment of efficacy, safety, and patient impressions. J Neurosurg 2003; 98: 350–358

[105] de Divitiis E, Cavallo LM, Esposito F, Stella L, Messina A. Extended endoscopic transsphenoidal approach for tuberculum sellae meningiomas. Neurosurgery 2007; 61 Suppl 2: 229–237, discussion 237–238

[106] Hentschel SJ, DeMonte F. Olfactory groove meningiomas. Neurosurg Focus 2003; 14: e4

[107] Chi JH, McDermott MW. Tuberculum sellae meningiomas. Neurosurg Focus 2003; 14: e6

[108] de Divitiis E, Esposito F, Cappabianca P, Cavallo LM, de Divitiis O. Tuberculum sellae meningiomas: high route or low route? A series of

51 consecutive cases. Neurosurgery 2008; 62: 556–563, discussion 556–563

[109] Heth JA, Al-Mefty O. Cavernous sinus meningiomas. Neurosurg Focus 2003; 14: e3

[110] Kassam AB, Prevedello DM, Carrau RL et al. The front door to Meckel's cave: an anteromedial corridor via expanded endoscopic endonasal approach- technical considerations and clinical series. Neurosurgery 2009; 64 Suppl: ons71–ons82, discussion ons82–ons83

[111] Pendl G, Schröttner O, Eustacchio S, Ganz JC, Feichtinger K. Cavernous sinus meningiomas—what is the strategy: upfront or adjuvant gamma knife surgery? Stereotact Funct Neurosurg 1998; 70 Suppl 1: 33–40

[112] Akutsu H, Kreutzer J, Fahlbusch R, Buchfelder M. Transsphenoidal decompression of the sellar floor for cavernous sinus meningiomas: experience with 21 patients. Neurosurgery 2009; 65: 54–62, discussion 62

[113] Couldwell WT, Kan P, Liu JK, Apfelbaum RI. Decompression of cavernous sinus meningioma for preservation and improvement of cranial nerve function. Technical note. J Neurosurg 2006; 105: 148–152

[114] Boulton MR, Cusimano MD. Foramen magnum meningiomas: concepts, classifications, and nuances. Neurosurg Focus 2003; 14: e10

[115] Liu JK, Gottfried ON, Couldwell WT. Surgical management of posterior petrous meningiomas. Neurosurg Focus 2003; 14: e7

[116] Derome PJ, Guiot G. Bone problems in meningiomas invading the base of the skull. Clin Neurosurg 1978; 25: 435–451

[117] Dusick JR, Fatemi N, Mattozo C et al. Pituitary function after endonasal surgery for nonadenomatous parasellar tumors: Rathke's cleft cysts, craniopharyngiomas, and meningiomas. Surg Neurol 2008; 70: 482–490, discussion 490–491

[118] Wang Q, Lu XJ, Li B, Ji WY, Chen KL. Extended endoscopic endonasal transsphenoidal removal of tuberculum sellae meningiomas: a preliminary report. J Clin Neurosci 2009; 16: 889–893

[119] Fatemi N, Dusick JR, de Paiva Neto MA, Malkasian D, Kelly DF. Endonasal versus supraorbital keyhole removal of craniopharyngiomas and tuberculum sellae meningiomas. Neurosurgery 2009; 64 Suppl 2: 269–284, discussion 284–286

[120] Kitano M, Taneda M, Nakao Y. Postoperative improvement in visual function in patients with tuberculum sellae meningiomas: results of the extended transsphenoidal and transcranial approaches. J Neurosurg 2007; 107: 337–346

[121] Eriksson B, Gunterberg B, Kindblom LG. Chordoma. A clinicopathologic and prognostic study of a Swedish national series. Acta Orthop Scand 1981; 52: 49–58

[122] Al-Mefty O, Borba LA. Skull base chordomas: a management challenge. J Neurosurg 1997; 86: 182–189

[123] Choi D, Melcher R, Harms J, Crockard A. Outcome of 132 operations in 97 patients with chordomas of the craniocervical junction and upper cervical spine. Neurosurgery 2010; 66: 59–65, discussion 65

[124] Dehdashti AR, Karabatsou K, Ganna A, Witterick I, Gentili F. Expanded endoscopic endonasal approach for treatment of clival chordomas: early results in 12 patients. Neurosurgery 2008; 63: 299–307, discussion 307–309

[125] Heffelfinger MJ, Dahlin DC, MacCarty CS, Beabout JW. Chordomas and cartilaginous tumors at the skull base. Cancer 1973; 32: 410–420

[126] Colli B, Al-Mefty O. Chordomas of the craniocervical junction: follow-up review and prognostic factors. J Neurosurg 2001; 95: 933–943

[127] Colli BO, Al-Mefty O. Chordomas of the skull base: follow-up review and prognostic factors. Neurosurg Focus 2001; 10: E1

[128] Gay E, Sekhar LN, Rubinstein E et al. Chordomas and chondrosarcomas of the cranial base: results and follow-up of 60 patients. Neurosurgery 1995; 36: 887–896, discussion 896–897

[129] Sekhar LN, Pranatartiharan R, Chanda A, Wright DC. Chordomas and chondrosarcomas of the skull base: results and complications of surgical management. Neurosurg Focus 2001; 10: E2

[130] Ishida T, Dorfman HD. Chondroid chordoma versus low-grade chondrosarcoma of the base of the skull: can immunohistochemistry resolve the controversy? J Neurooncol 1994; 18: 199–206

[131] St Martin M, Levine SC. Chordomas of the skull base: manifestations and management. Curr Opin Otolaryngol Head Neck Surg 2003; 11: 324–327

[132] O'Connell JX, Renard LG, Liebsch NJ, Efird JT, Munzenrider JE, Rosenberg AE. Base of skull chordoma. A correlative study of histologic and clinical features of 62 cases. Cancer 1994; 74: 2261–2267

[133] Pallini R, Maira G, Pierconti F et al. Chordoma of the skull base: pre-

dictors of tumor recurrence. J Neurosurg 2003; 98: 812–822

[134] Sen C, Triana A. Cranial chordomas: results of radical excision. Neurosurg Focus 2001; 10: E3

[135] Tamaki N, Nagashima T, Ehara K, Motooka Y, Barua KK. Surgical approaches and strategies for skull base chordomas. Neurosurg Focus 2001; 10: E9

[136] Samii A, Gerganov VM, Herold C et al. Chordomas of the skull base: surgical management and outcome. J Neurosurg 2007; 107: 319–324

[137] Ares C, Hug EB, Lomax AJ et al. Effectiveness and safety of spot scanning proton radiation therapy for chordomas and chondrosarcomas of the skull base: first long-term report. Int J Radiat Oncol Biol Phys 2009; 75: 1111–1118

[138] Al-Mefty O, Kadri PA, Hasan DM, Isolan GR, Pravdenkova S. Anterior clivectomy: surgical technique and clinical applications. J Neurosurg 2008; 109: 783–793

[139] Sen C, Triana AI, Berglind N, Godbold J, Shrivastava RK. Clival chordomas: clinical management, results, and complications in 71 patients. J Neurosurg 2010; 113: 1059–1071

[140] DeMonte F, Diaz E, Jr, Callender D, Suk I. Transmandibular, circumglossal, retropharyngeal approach for chordomas of the clivus and upper cervical spine. Technical note. Neurosurg Focus 2001; 10: E10

[141] Arnautović KI, Al-Mefty O. Surgical seeding of chordomas. Neurosurg Focus 2001; 10: E7

[142] Martin JJ, Niranjan A, Kondziolka D, Flickinger JC, Lozanne KA, Lunsford LD. Radiosurgery for chordomas and chondrosarcomas of the skull base. J Neurosurg 2007; 107: 758–764

[143] Hong Jiang W, Ping Zhao S, Hai Xie Z, Zhang H, Zhang J, Yun Xiao J. Endoscopic resection of chordomas in different clival regions. Acta Otolaryngol 2009; 129: 71–83

[144] Solares CA, Fakhri S, Batra PS, Lee J, Lanza DC. Transnasal endoscopic resection of lesions of the clivus: a preliminary report. Laryngoscope 2005; 115: 1917–1922

[145] Stippler M, Gardner PA, Snyderman CH, Carrau RL, Prevedello DM, Kassam AB. Endoscopic endonasal approach for clival chordomas. Neurosurgery 2009; 64: 268–277, discussion 277–278

[146] Vescan AD, Snyderman CH, Carrau RL et al. Vidian canal: analysis and relationship to the internal carotid artery. Laryngoscope 2007; 117: 1338–1342

[147] Fortes FS, Carrau RL, Snyderman CH et al. The posterior pedicle inferior turbinate flap: a new vascularized flap for skull base reconstruction. Laryngoscope 2007; 117: 1329–1332

[148] Frank G, Sciarretta V, Calbucci F, Farneti G, Mazzatenta D, Pasquini E. The endoscopic transnasal transsphenoidal approach for the treatment of cranial base chordomas and chondrosarcomas. Neurosurgery 2006; 59 Suppl 1: ONS50–ONS57, discussion ONS50–ONS57

# 第 **13** 章 硬膜重建

Paolo Castelnuovo, Andrea Pistochini, Stefania Gallo

## 13.1 概述

### 13.1.1 "内镜前"时代

鼻窦肿瘤少见,占所有头颈部恶性肿瘤的3%。鼻窦肿瘤局部扩张可侵犯颅底,手术一直是最主要的治疗方法[1]。1954 年,Smith 首次在病例报道中提出颅面手术这一概念,神经外科医生与头颈外科医生联合手术,完整切除 1 例筛-眶肿瘤及包绕其内的筛板和蝶窦前壁[2]。但是,Smith 的这一做法起初并不被人欣赏。直到 1963 年,Ketcham 发表文章报道了 17 例前颅面部切除术,这种手术方法才成为治疗突向或侵犯前颅底的恶性肿瘤的试金石,逐渐被广泛认可,成为金标准[3]。

从此,随着手术技术和重建方法的进步,颅面切除的手术适应证和范围更加明确。另外,影像学技术的发展让外科医生更准确地评估肿瘤的范围,进而可以更好的分期,通过更安全的手术入路进行更精准的手术[4]。尽管如此,颅面切除手术并不是没有并发症。手术死亡率小于 5%,但总的并发症发生率高达 25%~65%[5]。

### 13.1.2 内镜时代

内镜经鼻扩大手术是在 20 世纪 70 年代由 Messerklinger 引进和首次应用,得益于 Stammberger、Wigand、Kennedy、Draf、Lund、Castelnuovo 等人的贡献,逐渐在全世界推广,成为治疗鼻窦炎性病变的金标准。80 年代后半时期,内镜经鼻扩大手术的适应证迅速扩大,包括了泪道狭窄、后鼻孔闭锁、脑脊液鼻漏、眼眶病变及垂体肿瘤等多种病理类型[6,7]。最近,由于手术器械和内镜

设备的改良以及手术经验积累和信心的增加,内镜手术目前可以安全、有效地切除大多数鼻窦、鼻咽部、甚至侵犯颅底的良性肿瘤。到了 90 年代后期,一些分散的病例报道将一些仔细选择的鼻窦恶性肿瘤也列为内镜技术的可能适应证[8-11]。

细致的解剖学研究已从内镜角度提高了颅底解剖的认识水平。这一进步与术中影像导航和定制器械的应用相得益彰,从而使颅底外科医师能够通过微小的通道到达部位深在的病变。这些颅底扩大入路的可行性及安全性已经在大量文章中明确和报道[12]。目前内镜经鼻扩大入路可以到达前、中、后颅窝[13]。

实施内镜经鼻扩大入路手术的一个主要先决条件是掌握四手操作技术。第一个提倡多手操作技术的是 Mark May,他在 1990 年建议改进技术,一个鼻腔内置入多个器械,这就需要 2 位医生的协作[14]。此外,鼻中隔大部切除保证了更广泛显露手术野。近期,Briner 和 Simmen 强调了这一技术的正面作用,尤其是缩短了手术时间,改善了手术野的显露,优化了资源[15]。近些年来,神经外科领域医生的经验向我们展示了这些技术如何扩展应用于前、中颅窝病变,以及选择性的后颅底病变[16-20]。

### 13.1.3 颅底重建

任何颅底肿瘤切除手术的效果都同时取决于修补手术造成的颅底缺损的能力,这也正是过去 10 年的一个主要挑战。

颅面部切除手术后的重建包括简单和复杂方法,其中骨膜瓣和帽状腱膜-骨膜瓣得到了最广泛的认可[21,22]。

内镜扩大入路颅底重建的总目标与传统颅底开放手术一致,包括将颅腔与鼻腔隔离,保护

255

神经血管结构,美容保护或重建,功能保护或康复,避免无效腔[23]。其中,将颅腔与鼻腔隔离是为了预防脑脊液漏、颅内积气、颅内感染包括鼻源性脑膜炎和脑脓肿,保护脑神经和重要血管免受干燥和感染影响。

早期内镜颅底重建技术的经验来源于自发性脑脊液漏和外伤性或医源性损伤的修补手术。多篇报道已经证实小的颅底缺损可以通过很多种游离移植技术成功修补,成功率在95%以上[24]。

但是,对于经鼻扩大入路形成的更大更复杂的颅底缺损,这些方法已被证明不足以胜任。这类病例重建的复杂性不仅是因为面积大,还在于缺乏支撑结构。中后颅底的高流量脑脊液漏,邻近精细的神经血管结构(如视交叉、颈内动脉、第Ⅵ对脑神经),这些因素进一步限制了这些修补技术的效果。

后来,游离移植修补技术改良,例如多层材料修补,降低了前颅底脑脊液漏的发生率[25],但是,中、后颅窝的、大的缺损,发生漏的概率仍然较高[13,26]。

传统开放性手术后采用带血管蒂的瓣(通常为帽状腱膜骨膜瓣通过骨窗翻转至颅底)快速、可重复性地降低了术后并发症[27],内镜修补技术可以学习借鉴。经过改良,设计了很多带血管蒂的瓣(例如 Hadad-Bassagaisteguy 瓣,简称HB瓣)用于内镜颅底扩大入路手术后的颅底缺损重建,从而把脑脊液漏的发生率降低至5%以下[28]。

## 13.2　颅底重建

### 13.2.1 可供选择的材料(移植物和瓣)

1926 年,Walter Dandy 发表了首例额部开颅脑脊液漏阔筋膜修补手术[29]。1948 年,Dohlman报道了一种颅外入路(鼻-眶切口),用鼻中隔黏膜瓣修补筛骨根部漏口[30]。1952 年,Oskar Hirsch第一次采取扩大经鼻入路(经鼻中隔-经蝶),从鼻中隔获取黏膜软骨膜,用于蝶窦水平的颅底重建[31]。

从此以后,许多不同的材料被用来修补硬膜缺损,主要有:自体移植物、同种异体移植物和各种合成生物材料。新材料的实验测试只进行了少量的动物研究,文献中,其用于硬膜修补后的愈合机制的信息非常有限[32]。

组织学上,硬膜由富含胶原纤维的网状结构组成,成纤维细胞混杂其中,并由硬膜下神经上皮细胞覆盖。应用可降解移植物修补硬膜后的愈合过程被认为是由自体组织(硬膜边缘的成纤维细胞迁徙)替代移植物,最终形成一层厚痂。由此看来,胶原移植物效果极佳。相反,不可降解材料由于对酶和细胞反应的抵抗而不能被自体组织代替,具有组织相容性的材料在愈合过程中由一层菲薄的组织覆盖。这些生物材料由结缔组织包裹,不产生排异反应,不与脑皮质粘连,只产生较轻的硬膜外纤维化,因而可用于硬膜修补[33]。尽管如此,偶有文献报道生物合成移植物引起并发症,例如局部炎性反应和感染[34,35]。

理想的硬膜修补材料应该具有以下特征:①自体来源,避免出现一切异体排异反应的风险;②杜绝传播 HIV、肝炎或其他传染性疾病;③有利于成纤维细胞迁徙及结缔组织沉积;④效益费用比良好。

根据游离移植物或带血管移植瓣分别介绍颅底重建技术。

#### 游离移植物

此技术需将移植组织从供体部位完全游离、转移、植入到受体部位。由于移植物缺乏血供,必须保证受体部位血供良好,能给移植组织提供营养,才能保证移植成功。重建方法可用单层(覆盖技术)或多层组织(多层技术)。后者又分为只应用一种材料的"简单"多层技术,以及应用不同组织特性材料的"组合"多层技术。

最常用的组织有:

● 阔筋膜容易获取,可取面积大,是一种常用的自体移植物。它可与其他游离或带血管蒂的移植物合并使用。其坚固性与硬膜类似,愈合能力好。

根据作者的经验,髂胫束的厚度、柔韧性及强度 3 种特性最佳。髂胫束是阔筋膜的延伸,从髂嵴开始,沿大腿外侧向胫骨的髁下结节走行,平

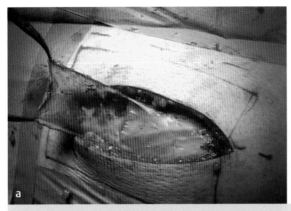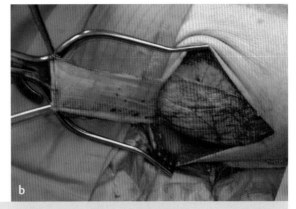

**图 13.1** (a,b)获取阔筋膜瓣(a)和髂胫束瓣(b)对比。显然,后者强度更好。

均长度为 400mm,平均宽度为 90mm[37](图 13.1)。其在股骨髁部位的平均厚度一般为 1.6~2.2mm,与年龄成反比[38]。在大腿中间的 1/3 处取髂胫束游离瓣,根据需要可连带皮下脂肪。切口皮下双重缝合以避免肌肉脱垂。

* 颞筋膜,虽然获取容易,但是较阔筋膜薄、弱,取得的面积小。

* 黏膜骨膜/黏膜软骨膜,从鼻中隔或鼻甲上剥离。

* 软骨,可以从鼻中隔、外耳或耳屏上获取。

* 骨组织,可以从鼻中隔、鼻甲上获取,很快就会被吸收。

* 脂肪可作为填塞材料,用于窦腔气化不良的病例,也可与筋膜一起应用。还可以用来固定覆盖移植物,或者剪成碎片,在多层硬膜重建时,垫在两层移植物中间(图 13.2)。

* 异体组织,如牛或人冻干硬膜,已经被广泛应用;但是,自从证实可以传播朊病毒相关疾病,已经不再常规使用[39]。

* 合成材料,如 Gore-Tex 补片、多孔聚乙烯植入物,或羟基磷灰石之类的骨替代材料都有少量文献报道提及过。应绝对避免羟基磷灰石之类的骨替代材料直接接触脑表面或其他敏感的神经组织[40]。

**带血管的移植瓣**

最近十年来,随着手术技术的进展,内镜经鼻手术入路可以到达大的累及颅底硬膜的病变,以及硬膜内肿瘤。迫切需要发展相关技术,放心、

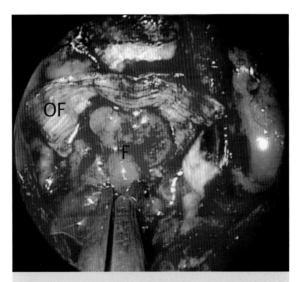

**图 13.2** 在颅底缺损部位表面铺一块阔筋膜(OF)修补,然后用一小块脂肪(F)固定,两者均涂纤维蛋白胶固定。

可靠、安全的关闭硬膜。

带血管的移植瓣是实现这一目标的最好方法。所获取的组织保留了与供体部位的连接(蒂),通过滑动、翻转动作转移至邻近的受体部位。移植组织自带血供。

理想的移植瓣应该是设计简单、抗外力损伤、并发症轻微或无并发症、可提供足够的面积,而且有可旋转的弓形区域,转移时,不会被牵拉返回供体部位。通常而言,由缺损区邻近部位取的瓣优于远隔部位取得瓣或者需要微血管转移的瓣。

以下简要介绍文献中描述的用于颅底重建所采用的各种带血管瓣。

### Hadad-Bassagaisteguy 瓣

Hadad-Bassagaisteguy 瓣(HB 瓣)是由鼻中隔后动脉供血的带血管蒂的瓣[41]。此动脉来源于鼻后动脉,后者是下颌动脉的终末支之一。鼻中隔后动脉供应整个鼻中隔,与筛动脉、腭大动脉、面前动脉相吻合。瓣的设计需根据缺损区大小和形状,最好要超出缺损区实际大小,必要时,还可修剪。

HB 瓣对于内镜经鼻扩大入路的发展和被接受具有深远的影响。术后脑脊液漏发生率戏剧性的下降至 5%以下[42],使内镜颅底手术的范围得以扩大[26]。HB 瓣用途广泛,旋转弓较宽,面积大,相对容易获取,已成为扩大经鼻入路手术后最主要的重建方式。HB 瓣缺失见于后鼻孔区域广泛放射治疗后的患者[28]。

获取 HB 瓣需用两个沿鼻中隔长轴的平行切口。下方切口平行于上颌嵴,上方切口要在鼻中隔最上方以下 1~2cm 水平,以保护嗅觉上皮细胞。鼻黏膜上皮交界处竖直切口将两个水平切口在前方连接起来。

在后部,上方切口向外侧延伸至蝶窦口下缘的蝶窦嘴,下方切口沿鼻中隔后部游离缘,向外侧延伸至后鼻孔的弓形隆起。蝶骨嘴切口之间的黏膜带包含鼻中隔后动脉,形成相对较长而窄的蒂,便于覆盖较远的区域,能旋转的角度大[41](图13.3)。

同样重要的是,提高蒂的水平,尽可能接近蝶腭孔,能够使黏膜瓣达到最大长度。要让蒂在这一水平呈游离状态,需磨除蝶骨翼的根部。

为了使黏膜瓣达到最大长度,前面竖直切口应在黏膜与皮肤的交界处。如果需要更宽的黏膜瓣,可以将下面切口置于下鼻道的鼻腔侧壁。所有切口都可以根据重建的需要或肿瘤的特点进行调整。软骨膜下剥离 HB 瓣将其游离,然后放置在鼻咽部或上颌窦内备用[43]。

该黏膜瓣不论直接使用还是覆盖在传统的筋膜移植物上,都能够为受体部位,尤其是颅底关键部位,提供非常强的支撑作用和快速的上皮形成。双侧鼻中隔黏膜瓣用于重建也有文献报道[44]。

### 下鼻甲后部带蒂黏膜瓣

用下鼻甲带血管黏膜瓣并非新概念。此部位

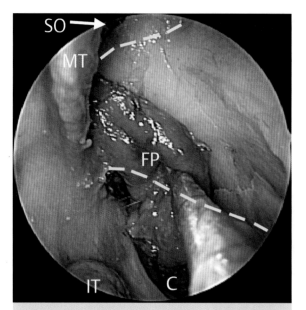

**图 13.3** 右侧鼻腔内镜标本解剖图,0°4mm 镜。黄色虚线标识为瓣的切口线,在蝶筛隐窝水平,两者分别在中鼻甲(MT)尾部以上和下鼻甲尾部以下,前自鼻孔(C),后至蝶窦开口(SO)。在蝶骨翼和蝶腭区水平磨除骨质,则该瓣的蒂(FP)可以更容易活动。

的前部带蒂黏膜瓣可用于鼻中隔穿孔的修补和鼻缺损的内衬材料。下鼻甲后部带蒂黏膜瓣(posterior pedicle inferior turbinate flap,PPITF)所依附的血管是下鼻甲动脉–鼻后外侧动脉的一个终末支,后者来源于蝶腭动脉[45]。最好首先在蝶腭孔确认从此穿出的蝶腭动脉,沿其远端走行方向,辨认鼻后外侧动脉。沿下鼻甲矢状面做 2 个平行切口,上切口刚好在下鼻甲上方、上颌囟水平,下切口沿下鼻甲下缘。在下鼻甲前头竖直切开连接 2 个平行切口,然后推起黏膜骨膜,面积约为 4.97cm$^2$[46]。

### 中鼻甲后部带蒂黏膜瓣

中鼻甲后部带蒂黏膜瓣(posterior pedicle middle turbinate flap,PPMTF)适合于修补筛板、筛凹、蝶骨平台或者鞍结节的漏口[47]。其血供来自蝶腭动脉的中鼻甲分支,位于中鼻甲后连接部。

获取该黏膜瓣需要由上向下翻起黏膜骨膜,从内侧和外侧暴露中鼻甲骨。去除鼻甲骨后,向其后方进一步翻起该瓣,显露蒂部,使其便于挪动,从周围附着点游离。游离越彻底,可旋转角度越大,长度越长。

该黏膜瓣的一个主要缺陷是其解剖变异大,导致游离过程技术难度大。正因如此,此黏膜瓣的表面积约为 5.6cm²。

### 颞顶筋膜瓣

颞顶筋膜瓣(temporoparietal fascia flap,TPFF)所包含的蒂血供来自颈外动脉的一个终末支-颞浅动脉。该瓣被用于头颈部多种缺损的重建,例如口腔内缺损、口鼻、鼻-皮肤瘘,也用于传统颅面部手术切除后的颅底重建[48]。

这一技术的实施需要充分暴露翼腭窝、颞下窝,穿经翼的通道需根据情况暴露翼突前部,用高速磨钻消减骨组织以扩大隧道,使筋膜瓣能转移入鼻腔。

常规冠状切口切开头皮,获取颞顶筋膜瓣。在眶外侧和翼突上颌裂上分离颞肌,形成隧道,将筋膜瓣转移至颞下窝。可将筋膜瓣拴在引导线上,在鼻内镜直视下导入,拉至鼻腔内。

该瓣血管解剖固定,可旋转角度大,血管蒂长,血供丰富,从而成活率高,即使条件不佳,也能愈合。该瓣可覆盖面积达 17cm×14cm[49]。

### 经额骨膜瓣

骨膜和帽状腱膜-骨膜瓣是传统前颅底手术重建常用的选择。这些瓣都是带蒂的轴位瓣,血供来自眶上动脉和滑车上动脉,可取面积大[50]。内镜颅底手术后,应用这些瓣需要将其通过鼻根点上方开骨窗导入鼻腔内。

骨膜瓣可通过传统冠状头皮切口获取,也可通过内镜辅助技术获取[51]。开放通道可能需要 Draf Ⅲ 额窦切开术,同时保证了额窦的引流。

### Oliver 带蒂腭瓣

Oliver 改良的带蒂腭瓣将带血管的硬腭黏膜骨膜组织通过腭大孔导入鼻腔[52]。

它能覆盖的面积为 12~18.5cm²,蒂长,可到达颅底多数区域[53]。

当内镜经鼻扩大入路和(或)颅底开放手术后颅底重建排除了所有其他选择之后,该瓣成为很好的备选。该瓣一种可能的并发症是口鼻瘘。为避免此并发症,可将鼻腔底部黏膜剥离并保留下来备用。另外一个问题是,该瓣膜可能将口腔细菌群落带入手术区域。

### 微血管游离瓣

这些瓣的进一步改进是微血管游离瓣。瓣的蒂分离、切断后,可以转移至远隔部位,与受体部位的血管进行微血管吻合。一般来说,颈外动脉系统的分支,特别是面动脉,较容易从瓣上获取应用。颈外静脉及其分支,例如面后静脉,很适合用于静脉吻合。颞浅动静脉接近侧颅底,是微血管游离瓣的可供选择的受体。但是,此动脉,尤其静脉,可能因为管径不足或质量较差,而不可靠。因为颅底重建所用游离瓣大多有较长的蒂,颈部血管管径较大,无须应用颞浅血管,不需要静脉跳跃移植[54]。

微血管游离瓣可用做持续性脑脊液漏的大面积硬脑膜缺损术后的修复手术。它们可以是筋膜-肌肉-皮肤瓣,通常用于软组织的重建,例如桡侧前臂皮瓣、股前外侧瓣、背阔瓣、腹直肌瓣及斜方肌瓣。除此之外,也可以用骨-肌-皮肤瓣,通常用于联合骨重建,例如腓骨瓣、肩胛骨瓣及髂嵴瓣。

## 13.2.2 硬膜修补的指征和方法

硬膜修补的目的是修补硬膜缺损、避免脑脊液漏出。要求修补的标准是硬膜边缘对合。不论应用什么技术修补,准备阶段都必须恰当地显露硬膜缺损,可能的话,修正硬膜边缘,清理缺损边缘使其能与移植物/瓣粘连(图 13.4)。通常而言,要求操作精细以达到最佳结合,最好有专业手术团队来完成重建。

重建手术方法的主要分为:①游离移植物技术(包括"多层技术");②带蒂瓣,有些情况也可将两者结合起来应用。

### 游离移植物技术

#### 覆盖技术

最简单的重建技术就是覆盖技术,可用于嗅裂区域小的缺损(图 13.5)。此区域硬膜缺损部位组织的准备不需要将硬膜从骨缘剥离,因为此部位有嗅觉孔,硬膜极其脆弱,任何硬膜撕裂都意味着缺损变得更大。移植物多为同侧或对侧鼻腔获取的肌软骨膜或肌骨膜,放置于缺损区,黏膜面朝向鼻腔,固定牢靠,从中心向外周施压,赶出

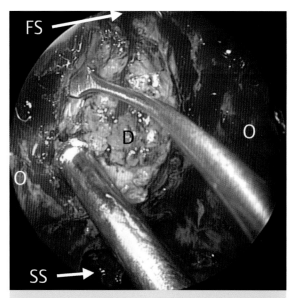

图 13.4 内镜经鼻颅底手术图，45°4mm 镜。鼻中隔已切除，切除筛顶，范围为从额窦(FS)至蝶窦(SS)，从眼眶(O)至眼眶，鸡冠也一并切除。在切开硬膜(D)前，很重要的是剥离出硬膜外空间，电凝、切断筛动脉，为放置颅内硬膜外修补材料提供空间。

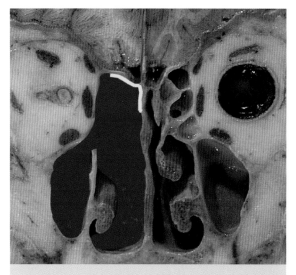

图 13.5 嗅裂小的硬膜缺损修补示意图。在黄线处铺放颅外层覆盖物。红线所示为硬膜。

夹在移植物和缺损中间的空气。任何覆盖技术在放置移植物/瓣之前，需将受体部位的黏膜层剔除。如果使用纤维蛋白胶，就涂在移植物边缘，不能涂在其下方，以免在移植物与受体部位之间形成间隙。

颅底良性的纤维骨肿瘤或内翻型乳头状瘤切除后，偶尔需要加固看似完好的脑膜，可用游

离的黏膜软骨膜或黏膜骨膜覆盖[55]。这种操作最常用于切除肿瘤时磨开了嗅裂而未打开硬膜。从嗅裂溢出少量液体时，可以应用覆盖移植物的方法使其得到控制。

### 衬垫技术

衬垫技术是将(游离)移植物放置于硬膜与颅底骨质(硬膜外)或硬膜与脑(硬膜下)之间。推荐衬垫移植物的直径大于硬膜缺损，以完全覆盖住缺损区，并抵消愈合过程中的移植物皱缩。

### 多层技术

多层技术是指衬垫和覆盖移植物，或瓣与颅内硬膜内移植物相结合。游离组织移植不仅可以为经蝶手术等较小缺损的患者提供妥善的、可重复的修补，也可以用大的筋膜移植物，为内镜经鼻前颅底手术等较大缺损的患者进行修补。

多层重建的基本原则是重建组织屏障。这一技术通常需要应用以下三层组织：

第一层，一般由筋膜(阔筋膜或颞筋膜)或硬膜替代物放置于颅内硬膜内，作为成纤维细胞迁徙的引导。这一层必须比硬膜缺损大 1/3。

第二层，为颅内硬膜外层(衬垫层)，保证移植物有更大的稳定性。将筋膜边缘插入硬膜外间隙时遇到的任何困难都可以借助鼻腔或耳廓取下的自体骨或软骨解决。将骨或软骨裁剪成合适的形状，将筋膜推送至合适位置。但是，接受这种方式重建颅底的患者不能推荐其进行放射治疗，因为有导致死骨及坏死的风险。

第三层，为颅外鼻腔内层(覆盖层)，通过引导鼻腔黏膜的修复机制，促进移植物愈合。这一层可用筋膜或鼻中隔黏膜软骨膜或鼻甲黏膜骨膜游离瓣(图 13.6)。值得一提的是，黏膜软骨膜用作第三层，创面愈合和表皮再生的速度比阔筋膜快很多，后者有时 1~2 个月后甚至可能坏死。

"脂肪塞"技术是多层技术的一种，是将脂肪小叶当作颅内硬膜内植入物[56,57]。

"垫圈密封"技术是另一种多层重建方法。通常用于蝶筛平面水平和斜坡水平(中、后颅窝)，这些区域邻近神经血管结构(视神经、视交叉、垂体上动脉、第 VI 对脑神经)，硬膜潜行更加危险(图 13.7)。

这一技术不但可将移植物边缘固定于硬膜

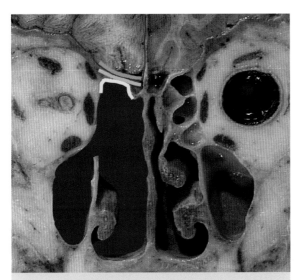

图 13.6 多层重建技术中三层正确放置示意图。第一层，绿线为颅内硬膜内，第二层，淡蓝线为颅内硬膜外，第三层，黄线为颅外硬膜外。红线所示为硬膜。颅内两层均应大于缺损面积的30%。

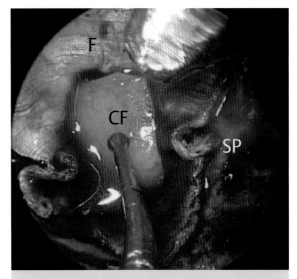

图 13.8 筛骨平台(SP)硬膜缺损修补的内镜视图(45° 4mm 镜)。软骨片(CF)盖在第一层筋膜(F)表面，使其保持在缺损区外面。将软骨片边缘插入到缺损区周边稳定了硬膜修补材料。

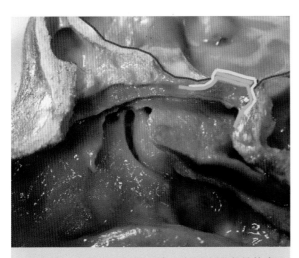

图 13.7 在危险的解剖区域，应用垫圈密封技术使筋膜层保持在缺损面外侧，避免重要结构受到硬膜修补材料的破坏。软骨的边缘插入到缺损区(绿线)从而把第一层(黄线)固定住。第三层(淡蓝色线)用于支撑住硬膜的修补材料。红线为硬膜。

内，同时避免了对这些神经血管结构的损伤。为此，将移植物放置在硬膜缺损上，其中心部位用修剪成合适形状的鼻中隔或耳廓软骨推进缺损以内，固定在硬膜边缘以外起到密闭作用，筋膜边缘则要置于颅底外面[58](图 13.8)。与其他关闭技术一样，鼻腔或鼻窦黏膜不应埋放在任何移植物或瓣下，以避免形成黏液囊肿。

淘汰的技术：以往术中发生脑脊液漏经常用填塞蝶窦腔的方法，由于脂肪被吸收后容易再发鼻漏和(或)炎性并发症。我们曾经观察过2例中颅窝蛛网膜囊肿，Sternberg 管的骨质被压迫形成缺损，未行处理。多层硬膜修补技术可将这种病例的骨质缺损直接闭合。这也正是我们更倾向于多层技术，而不是简单地将脂肪填塞于窦腔。

**内镜经鼻前颅底手术后颅底重建**

此处颅底重建用于从一侧眶至另一侧眶、从额隐窝至蝶骨平台范围内大的颅底缺损(图 13.9)。颅底重建的关键是在硬膜切除之前将硬膜剥离下来，向颅底侧方到眶顶壁，向后方到蝶骨平台，前方到额窦后壁。然后将硬膜电凝、切断，用弯剪刀圆形切除，范围尽可能大，远超出肿瘤可能侵犯的范围(宽游离缘)。

通常三层所采用的材料均为阔筋膜或髂胫束；由于术后很可能辅助放疗，所以骨或软骨应避免使用。

第一层，硬膜内层，移植物应大于硬膜缺损30%，以补偿愈合时的皱缩，对于双额底打开的病例，需要将移植物从中间劈开以适应大脑镰[59]。有时候必须将大脑镰切断才能将第一层硬膜内层移植物放进去。

第二层，颅内硬膜外层，需要精确裁剪，固定

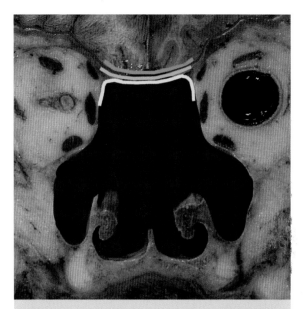

**图 13.9**　内镜经鼻颅底手术后用三层材料修补硬膜。第一层,硬膜内层(绿色),比硬膜缺损大 30%。第二层,颅内硬膜外(淡蓝色),嵌在第一层与骨窗之间。第三层(黄色)为颅外层,覆盖了暴露出来的前颅底的全部范围。红线为硬膜。

在先前硬膜内层与残留的前颅底骨质之间。然后将脂肪块填塞在第二层与第三层之间,以消灭无效腔,使残留的裸露前颅底变平。

第三层,颅外层,需覆盖住所有暴露的前颅底,但不能盖住额窦和(或)蝶窦开放开口。

每一层都要用纤维蛋白胶涂在边缘将其固定稳妥,最后一层用氧化纤维素固定,从中心向外周抚平,保证更紧密贴附,以发挥毛细粘连作用。这正是为什么其他的固定装置,如球囊,即使在其他中心常规使用[60],我们仍有疑问。

最后,进行额窦开放术(Draf Ⅲ),用卷曲的 Silastic 鞘(Dow Corning 公司,Midland 市,美国密歇根州)支撑,以便于接着进行额窦清理,无损伤硬膜重建的风险,避免引起放疗的患者瘢痕形成。

为防止术中和术后硬膜移植物移位,有人试图在内镜下将其与硬膜缺损周围或残留的硬膜缝合。有人采用本来用于心血管吻合的特殊 U 形吻合装置用于硬膜缝合[61]。

## 带血管瓣技术

对于前、中、后颅窝的大的缺损,虽然不是唯一选择,但首选 HB 瓣。中、下鼻甲瓣最适合颅底单一部位的局限性缺损。下鼻甲带蒂瓣的面积和形状限制了它的应用,最好用于后部和下部的缺损,例如斜坡。为增加其覆盖面积,可以获取双侧下鼻甲后部瓣,或其他带蒂瓣与下鼻甲带蒂瓣联合使用。中鼻甲瓣位置靠上,比下鼻甲后部瓣更适合修补筛板、蝶骨平台、蝶鞍和筛骨凹区域的缺损。

对于缺损更大的患者,颅骨骨膜瓣和颞顶筋膜瓣更适合。经筛骨切除手术后的颅底前部缺损的理想修补瓣是经额颅骨骨膜瓣。经额颅骨骨膜瓣的蒂的位置决定了它最适合筛板、蝶骨平台的缺损修补;不过,也可以延长,覆盖鞍区和斜坡的缺损。斜坡后部或中颅窝的缺损,最好应用颞顶筋膜瓣;因此,颞顶筋膜瓣是蝶骨平台、鞍区、斜坡和颅颈交界区较大缺损的可选修补材料。如果这些瓣都无法获取,可以用 Oliver 腭瓣覆盖蝶骨平台、蝶鞍和斜坡,甚至枕骨大孔。

尽管带蒂瓣的广泛应用已经提高了硬膜修补的效果,每一个重建技术的选择都必须遵循以下规范。

### 解剖和机械因素

这与缺损的部位及其边缘有关,因为边缘的对合非常重要。3 个颅窝因毗邻结构不同而处理方法不同。为了确保成功,处理好其边缘很关键,尤其是处理颅内移植物的时候:

在前颅窝,硬膜外分离并不很难,而且很有必要,可以为置入颅内硬膜外移植物提供空间并保证了硬膜重建后的愈合。嗅裂是一个例外,因为此区域无法剥离硬膜外层(嗅孔)而不撕裂硬膜。因此,只能采用覆盖技术。此外,筛骨顶壁部位的硬膜可以向外侧和向后方分离,额窦内侧的广泛切开及鸡冠切除之后,平台前部硬膜也有可能剥离开。

在中颅窝,主要问题是视神经、视交叉,其血供来自垂体上动脉结构(事实上,即使对这些血管有最轻的损伤也可能使视力受损)、垂体柄(细小损伤或操作可能导致功能受损)和颈内动脉。此区域硬膜外分离必须十分轻柔或可避免,也可用"垫圈密封"技术。

在后颅窝,需要注意的关键点包括第 Ⅵ 对脑神经经过 Dorello 管的位置,基底动脉的影响,脑脊液压力增大,重力导致的移植物空间排列不一致。

考虑到这些因素,证据表明,用游离移植物多层技术更容易在前颅底实现。

有争议的问题是,是否应用自体骨或软骨移植物或硬质的同种异体移植物来支撑重建或预防脑疝出[62]。目前看来,对迟发性脑疝出的担心更多的是理论上的,而非实践上的,因为这种现象非常罕见,在大宗病例中并未发现[63]。

**生物学因素**

对于良性与恶性肿瘤切除术后的硬膜重建必须区别对待。恶性肿瘤可能局部扩散,或通过淋巴或神经周围系统转移,或因为部位多发(例如腺样囊性癌),建议不从鼻腔获取重建材料(因为鼻腔组织可能含肿瘤成分)。从统计学分析的角度,恶性肿瘤最常影响前颅窝,良性或个别低度恶性肿瘤,例如脑膜瘤、垂体腺瘤、胶质瘤,常影响中、后颅窝。垂体腺瘤切除后如果术前或术中没有脑脊液鼻漏,甚至不需要硬膜修补。移植物通常是自体的,筋膜特别有助于组织整合,在硬膜修补后可以诱导"细胞迁徙"。

如果需要放疗,游离骨或软骨瓣很容易出现放疗后坏死,不宜采用。相反,筋膜出现放疗后坏死的很罕见。例如,在中、后颅窝,只有预计不需放疗的情况下,才可应用"垫圈"密封技术。需要谨记的是,有些不常见的有交界恶性行为的病变(例如血管外皮细胞瘤)有可能需要术后放疗[64]。

## 13.3 术后管理和随访

文献中,对于鼻腔填塞、卧床时间及是否需要放置腰大池引流观点不一[65]。在 Varese/Brescia 耳鼻喉科,患者术后直接到普通病房,不需重症监护,除非患者全身情况不佳或接受扩大颅底内镜入路手术。鼻腔内不可吸收填塞物一般在术后 1~2 天取出,卧床休息 2 天,躯干和头部抬高 25°。术后卧床休息的作用以前明显高估了,目前没有找到文献明确推荐。

预防性应用抗生素从全身麻醉诱导开始,鼻腔填塞取出后停止,持续 24~48 小时。单一覆盖革兰阳性菌的药物(广谱头孢菌素,例如头孢唑啉,除非有青霉素过敏史)可足够用于预防严重的中枢神经系统感染。除了住院期间静脉给予抗生素,出院后,全部患者应用覆盖革兰阴性菌的氨基糖甙类抗生素鼻腔喷雾剂或软膏(通常为庆大霉素),直到术腔完全愈合(术后 2~3 个月)[66]。

术后 1、5、10 天行全面血液检查,每天查关键指标(体温)。术后 24 小时内检查头颅 CT 以及时发现术后颅内积气,必要时复查。如果使用鼻中隔瓣后进行对比剂增强扫描检查,一旦发现瓣自身无强化,可能提示需要重新探查或移除鼻腔填塞物减压[67]。

住院期间每天进行经鼻内镜检查,术后定期门诊复查(7、14、21 天,1、3、6、12 个月),目的是清洗结痂的鼻腔,清除瘢痕组织。根据每个人的个体化需求,继续内镜检查是合理的。偶尔需要在鼻腔内层表面放置可降解海绵为颅底修复材料提供额外支撑。

腰大池引流的指征尚不明确,文献中没有统一意见。对于相似的适应证,常规使用腰大池引流的作者与不常用或从来不用腰大池引流的作者相比,似乎并没有(统计学上)获得更好的效果[68,69]。我们的经验是,如果没有颅高压,不使用腰大池引流。

如果术后第一天发现早期可疑脑脊液漏,可以放置腰大池引流,以降低颅内压,促进愈合。但是,如果脑脊液漏是确定的,就需要立即重新进行硬膜修补。

出院后,通常建议患者至少 1 个月内避免擤鼻、弯腰、参加体育活动。随后肿瘤多学科团队(耳鼻喉科、神经外科、颌面外科、肿瘤内科、放疗科、内分泌科医生)应对患者密切随访。术后根据肿瘤病理,前 5 年应每 6 个月检查一次头颅增强 MRI(T1、T2、FLAIR、CISS、脂肪饱和序列),然后每年一次,直至术后 10~15 年。显而易见,每位患者需要一份个体化的随访计划。

## 13.4 结果

2010 年发表的《欧洲鼻、鼻窦及颅底肿瘤内镜手术意见书》对颅底重建进行了文献综述[65]。其对 1991—2009 年欧洲各中心治疗的共 1123 例病例进行了总结,包括诊断评估、手术方法、颅底重建类型及并发症。

单独应用和联合应用移植材料对预后似乎没有显著影响。24 位作者报道第一次成功率超过 90%,7 位作者报道为 87.5%~89.6%,1 位作者报道为 67%,另一位作者报道为 50%。19 篇文献报道第二次手术成功率为 100%,6 篇文献报道为 93.4%~97%。

我们 219 例肿瘤切除后颅底重建首次成功率为 90.4%患者(纯内镜手术成功率为 91.1%,显微镜–内镜联合入路成功率为 88.7%)。15 例患者接受手术颅底修补调整术,6 例接受腰大池引流,成功率达 100%(术后并发症详见第 14 章)。

## 13.5 结论

外科技术和材料的最佳选择取决于文献报道的经验以及每个医生自身的专长。几乎所有自体移植材料都很好用,而对于同种异体材料的文献报道则是断断续续的。文献报道明显倾向于应用自体材料,尤其是阔筋膜,获取容易,面积大。它的质地和密度与硬膜相似,避免了异体移植所有潜在风险。

"理想"的硬膜修补术必须考虑到多个影响手术技术选择的因素。缺损的大小只是要考虑的因素之一。缺损的部位、肿瘤的组织学类型和生物学行为同样重要,尤其与是否需要术后放疗有关。

根据我们的经验,前颅底重建最安全的方法是多层重建技术,应用髂胫束,即使术后放疗也不影响。

当硬膜修补部位靠近中、后颅窝的重要或关键的神经血管结构时,轻柔操作非常必要,需要微创外科技术(例如"垫圈"密封技术、脂肪"浴缸塞")可供选择以避免损伤。

对于中、后颅窝缺损,多层重建技术必须能方便地与鼻中隔瓣结合应用。HB 瓣(HDF 为原文笔误)的应用明显减少了术后脑脊液漏,改变

了肿瘤切除的预后。如果需要术后放疗,骨和软骨移植物切勿应用(表 13.1)。

对于大的缺损进行重新修补时,必须考虑微血管游离瓣。它们最适合于:①既往帽状腱膜–骨膜瓣已经被用过;②额骨缺损和严重颅内感染的二次重建;③需重建邻近的面部结构,如眶、鼻和上颌;④既往放疗过的严重缺损[70]。进行大的硬膜切除和(或)经硬膜手术之前,必须有丰富的内镜脑脊液漏修补术的经验。

**表 13.1 颅底不同部位推荐的重建方法**

| 病变部位 | 病变性质 | 推荐的颅底重建方法 |
| --- | --- | --- |
| 嗅裂 | 良性 | 覆盖游离瓣 |
| | | 覆盖带蒂瓣 |
| 筛顶 | 良性 | 多层游离瓣±带蒂瓣 |
| | 恶性 | 多层筋膜 |
| 前颅底 | 良性 | 多层游离瓣±带蒂瓣 |
| | 恶性 | 多层筋膜 |
| 中/后颅底 | 良性 | 多层游离瓣(垫圈技术)±带蒂瓣(HB 瓣) |
| | 恶性 | 多层筋膜±带蒂瓣(HB 瓣) |

**经验和教训**

• 理想的硬膜修补材料应当具备的特点:①自体来源的;②无生物学危害;③能促进成纤维细胞迁徙和结缔组织沉积;④费用–效益比良好。

• 合适的自体游离移植材料包括:阔筋膜、颞筋膜、肌骨膜或肌软骨膜、黏膜、脂肪、软骨、骨。

• 同种异体材料,如牛或人低压冻干的硬膜或阔筋膜;人工合成材料,如 Gore-Tex 补片、多孔聚乙烯植入物;骨替代材料,如羟磷灰石,可以用,但是不推荐,因为无法整合,容易感染。

• 带蒂黏膜或筋膜瓣推荐用于较大的颅底缺损,因为其可靠性最好。

• 带血管的瓣常用的有:HB 瓣、下鼻甲后部带蒂黏膜瓣、中鼻甲后部带蒂黏膜瓣、颞顶筋膜瓣、经额骨膜瓣和 Oliver 带蒂腭瓣。

●有放疗史的患者,如果有较大的颅底缺损或持续的脑脊液鼻漏,常规方法修补失败,必须考虑微血管游离瓣。

●有适应证的情况下,硬膜重建应该采用三层材料多层重建技术。

●第一层,筋膜(阔筋膜或颞筋膜)或硬膜替代物置于颅内硬膜内。第一层必须比硬膜缺损大 1/3。

●第二层,将筋膜(阔筋膜或颞筋膜)放置于颅内硬膜外。

●第三层为筋膜或鼻中隔黏膜软骨膜、鼻中隔或鼻甲黏膜骨膜的游离瓣,铺在颅外鼻腔内。

(高大宽 伊西才 译 刘卫平 校)

# 参考文献

[1] Shah JP, Kraus DH, Bilsky MH, Gutin PH, Harrison LH, Strong EW. Craniofacial resection for malignant tumors involving the anterior skull base. Arch Otolaryngol Head Neck Surg 1997; 123: 1312–1317

[2] Smith RR, Klopp CT, Williams JM. Surgical treatment of cancer of the frontal sinus and adjacent areas. Cancer 1954; 7: 991–994

[3] Cantù G, Riccio S, Bimbi G et al. Craniofacial resection for malignant tumours involving the anterior skull base. Eur Arch Otorhinolaryngol 2006; 263: 647–652

[4] Ganly I, Patel SG, Singh B et al. Craniofacial resection for malignant paranasal sinus tumors: Report of an International Collaborative Study. Head Neck 2005; 27: 575–584

[5] Ganly I, Patel SG, Singh B et al. Complications of craniofacial resection for malignant tumors of the skull base: report of an International Collaborative Study. Head Neck 2005; 27: 445–451

[6] Lund VJ. Extended applications of endoscopic sinus surgery—the territorial imperative. J Laryngol Otol 1997; 111: 313–315

[7] Castelnuovo P, Dallan I, Battaglia P, Bignami M. Endoscopic endonasal skull base surgery: past, present and future. Eur Arch Otorhinolaryngol 2010; 267: 649–663

[8] Jorissen M. The role of endoscopy in the management of paranasal sinus tumours. Acta Otorhinolaryngol Belg 1995; 49: 225–228

[9] Stammberger H, Anderhuber W, Walch C, Papaefthymiou G. Possibilities and limitations of endoscopic management of nasal and paranasal sinus malignancies. Acta Otorhinolaryngol Belg 1999; 53: 199–205

[10] Castelnuovo P, Battaglia P, Locatelli D, Delù G, Sberze F, Bignami M. Endonasal micro-endoscopic treatment of malignant tumors of the paranasal sinuses and anterior skull base. Oper Tech Otolaryngol Head Neck Surg 2006; 17: 152–167

[11] Nicolai P, Castelnuovo P, Lombardi D et al. Role of endoscopic surgery in the management of selected malignant epithelial neoplasms of the naso-ethmoidal complex. Head Neck 2007; 29: 1075–1082

[12] Zada G, Kelly DF, Cohan P, Wang C, Swerdloff R. Endonasal transsphenoidal approach for pituitary adenomas and other sellar lesions: an assessment of efficacy, safety, and patient impressions. J Neurosurg 2003; 98: 350–358

[13] Kassam A, Carrau RL, Snyderman CH, Gardner P, Mintz A. Evolution of reconstructive techniques following endoscopic expanded endonasal approaches. Neurosurg Focus 2005; 19: E8

[14] May M, Hoffmann DF, Sobol SM. Video endoscopic sinus surgery: a two-handed technique. Laryngoscope 1990; 100: 430–432

[15] Briner HR, Simmen D, Jones N. Endoscopic sinus surgery: advantages of the bimanual technique. Am J Rhinol 2005; 19: 269–273

[16] Kassam AB, Gardner P, Snyderman C, Mintz A, Carrau R. Expanded endonasal approach: fully endoscopic, completely transnasal approach to the middle third of the clivus, petrous bone, middle cranial fossa, and infratemporal fossa. Neurosurg Focus 2005; 19: E6

[17] Frank G, Sciarretta V, Mazzatenta D, Farneti G, Modugno GC. Pasquini E. Transsphenoidal endoscopic approach in the treatment of Rathke's cleft cyst. Neurosurgery 2005; 56: 124–128; discussion 129

[18] de Divitiis E, Cappabianca P, Cavallo LM. Endoscopic transsphenoidal approach: adaptability of the procedure to different sellar lesions. Neurosurgery 2002; 51: 699–705; discussion 705–707

[19] Castelnuovo P, Pistochini A, Locatelli D. Different surgical approaches to the sellar region: focusing on the "two nostrils four hands technique". Rhinology 2006; 44: 2–7

[20] Locatelli D, Canevari FR, Acchiardi I, Castelnuovo P. The endoscopic diving technique in pituitary and cranial base surgery: technical note. Neurosurgery 2010; 66: E400–E401, discussion E401

[21] Cantù G, Solero CL, Pizzi N, Nardo L, Mattavelli F. Skull base reconstruction after anterior craniofacial resection. J Craniomaxillofac Surg 1999; 27: 228–234

[22] Patel SG, Singh B, Polluri A et al. Craniofacial surgery for malignant skull base tumors: report of an international collaborative study. Cancer 2003; 98: 1179–1187

[23] Neligan PC, Mulholland S, Irish J et al. Flap selection in cranial base reconstruction. Plast Reconstr Surg 1996; 98: 1159–1166; discussion 1167–1168

[24] Hegazy HM, Carrau RL, Snyderman CH, Kassam A, Zweig J. Transnasal endoscopic repair of cerebrospinal fluid rhinorrhea: a meta-analysis. Laryngoscope 2000; 110: 1166–1172

[25] Castelnuovo PG, Delú G, Locatelli D et al. Endonasal endoscopic duraplasty: our experience. Skull Base 2006; 16: 19–24

[26] Harvey RJ, Nogueira JF, Schlosser RJ, Patel SJ, Vellutini E, Stamm AC. Closure of large skull base defects after endoscopic transnasal craniotomy. Clinical article. J Neurosurg 2009; 111: 371–379

[27] Freije JE, Gluckman JL, Vanloveren H, McDonough JJ, Shumrick KA. Reconstruction of the anterior skull base after craniofacial resection. Skull Base Surg 1992; 2: 17–21

[28] El-Sayed IH, Roediger FC, Goldberg AN, Parsa AT, McDermott MW. Endoscopic reconstruction of skull base defects with the nasal septal flap. Skull Base 2008; 18: 385–394

[29] Dandy W. Pneumocephalus (intracranial pneumatocele or aerocele). Arch Surg 1926; 12: 949–982

[30] Dohlman G. Spontaneous cerebrospinal rhinorrhoea; case operated by rhinologic methods. Acta Otolaryngol Suppl 1948; 67: 20–23

[31] Hirsch O. Successful closure of cerebrospinal fluid rhinorrhea by endonasal surgery. Arch Otolaryngol 1952; 56: 1–12

[32] Barbolt TA, Odin M, Léger M, Kangas L, Hoiste J, Liu SH. Biocompatibility evaluation of dura mater substitutes in an animal model. Neurol Res 2001; 23: 813–820

[33] Schick B, Wolf G, Romeike BF, Mestres P, Praetorius M, Plinkert PK. Dural cell culture. A new approach to study duraplasty. Cells Tissues Organs 2003; 173: 129–137

[34] Sade B, Oya S, Lee JH. Non-watertight dural reconstruction in meningioma surgery: results in 439 consecutive patients and a review of the literature. Clinical article. J Neurosurg 2011; 114: 714–718

[35] El Majdoub F, Löhr M, Maarouf M, Brunn A, Stenzel W, Ernestus RI. Transmigration of fibrino-purulent inflammation and malignant cells into an artificial dura substitute (Neuro-Patch): report of two cases. Acta Neurochir (Wien) 2009; 151: 833–835

[36] Anand VK, Murali RK, Glasgold MJ. Surgical decisions in the management of cerebrospinal fluid rhinorrhoea. Rhinology 1995; 33: 212–218

[37] Birnbaum K, Siebert CH, Pandorf T, Schopphoff E, Prescher A, Niethard FU. Anatomical and biomechanical investigations of the iliotibial tract. Surg Radiol Anat 2004; 26: 433–446

[38] Goh LA, Chhem RK, Wang SC, Chee T. Iliotibial band thickness: sonographic measurements in asymptomatic volunteers. J Clin Ultrasound 2003; 31: 239–244

[39] Cappabianca P, Esposito F, Cavallo LM et al. Use of equine collagen foil as dura mater substitute in endoscopic endonasal transsphenoidal surgery. Surg Neurol 2006; 65: 144–148; discussion 149

[40] Ismail AS, Costantino PD, Sen C. Transnasal Transsphenoidal Endo-scopic Repair of CSF Leakage Using Multilayer Acellular Dermis. Skull Base 2007; 17: 125–132

[41] Hadad G, Bassagasteguy L, Carrau RL et al. A novel reconstructive technique after endoscopic expanded endonasal approaches: vascu-lar pedicle nasoseptal flap. Laryngoscope 2006; 116: 1882–1886

[42] Shah RN, Surowitz JB, Patel MR et al. Endoscopic pedicled nasoseptal flap reconstruction for pediatric skull base defects. Laryngoscope 2009; 119: 1067–1075

[43] Kassam AB, Thomas A, Carrau RL et al. Endoscopic reconstruction of the cranial base using a pedicled nasoseptal flap. Neurosurgery 2008; 63 Suppl 1: ONS44–ONS52; discussion ONS52–ONS53

[44] Nyquist GG, Anand VK, Singh A, Schwartz TH. Janus flap: bilateral nasoseptal flaps for anterior skull base reconstruction. Otolaryngol Head Neck Surg 2010; 142: 327–331

[45] Murakami CS, Kriet JD, Ierokomos AP. Nasal reconstruction using the inferior turbinate mucosal flap. Arch Facial Plast Surg 1999; 1: 97–100

[46] Fortes FSG, Carrau RL, Snyderman CH et al. The posterior pedicle inferior turbinate flap: a new vascularized flap for skull base reconstruction. Laryngoscope 2007; 117: 1329–1332

[47] Prevedello DM, Barges-Coll J, Fernandez-Miranda JC et al. Middle tur-binate flap for skull base reconstruction: cadaveric feasibility study. Laryngoscope 2009; 119: 2094–2098

[48] Fallah DM, Baur DA, Ferguson HW, Helman JI. Clinical application of the temporoparietal-galeal flap in closure of a chronic oronasal fis-tula: review of the anatomy, surgical technique, and report of a case. J Oral Maxillofac Surg 2003; 61: 1228–1230

[49] Fortes FS, Carrau RL, Snyderman CH et al. Transpterygoid transposi-tion of a temporoparietal fascia flap: a new method for skull base reconstruction after endoscopic expanded endonasal approaches. Laryngoscope 2007; 117: 970–976

[50] Yoshioka N, Rhoton AL. Vascular anatomy of the anteriorly based pericranial flap. Neurosurgery 2005; 57 Suppl: 11–16, discussion 11–16

[51] Zanation AM, Snyderman CH, Carrau RL, Kassam AB, Gardner PA, Pre-vedello DM. Minimally invasive endoscopic pericranial flap: a new method for endonasal skull base reconstruction. Laryngoscope 2009; 119: 13–18

[52] Oliver CL, Hackman TG, Carrau RL et al. Palatal flap modifications allow pedicled reconstruction of the skull base. Laryngoscope 2008; 118: 2102–2106

[53] Hackman T, Chicoine MR, Uppaluri R. Novel application of the palatal island flap for endoscopic skull base reconstruction. Laryngoscope 2009; 119: 1463–1466

[54] Aviv JE, Sultan MR. Free flaps in skull base surgery. In: Donald PJ, ed. Surgery of the Skull Base. Philadelphia: Lippincott-Raven; 1998:607–621

[55] Bignami M, Pistochini A, Meloni F, Delehaye E, Castelnuovo P. A rare case of oncocytic Schneiderian papilloma with intradural and intra-orbital extension with notes of operative techniques. Rhinology 2009; 47: 316–319

[56] Wormald PJ, McDonogh M. 'Bath-plug' technique for the endoscopic management of cerebrospinal fluid leaks. J Laryngol Otol 1997; 111: 1042–1046

[57] Wormald PJ, McDonogh M. The bath-plug closure of anterior skull base cerebrospinal fluid leaks. Am J Rhinol 2003; 17: 299–305

[58] Leng LZ, Brown S, Anand VK, Schwartz TH. 'Gasket-seal' watertight closure in minimal-access endoscopic cranial base surgery. Neuro-surgery 2008; 62: 342–343

[59] Villaret AB, Yakirevitch A, Bizzoni A et al. Endoscopic transnasal cra-niectomy in the management of selected sinonasal malignancies. Am J Rhinol Allergy 2010; 24: 60–65

[60] Snyderman CH, Kassam AB, Carrau R, Mintz A. Endoscopic reconstruction of cranial base defects following endonasal skull base surgery. Skull Base 2007; 17: 73–78

[61] Gardner P, Kassam A, Snyderman C, Mintz A, Carrau R, Moossy JJ. Endoscopic endonasal suturing of dural reconstruction grafts: a novel application of the U-Clip technology. Technical note. J Neurosurg 2008; 108: 395–400

[62] Neovius E, Engstrand T. Craniofacial reconstruction with bone and biomaterials: review over the last 11 years. J Plast Reconstr Aesthet Surg 2010; 63: 1615–1623

[63] Nicolai P, Battaglia P, Bignami M et al. Endoscopic surgery for malig-nant tumors of the sinonasal tract and adjacent skull base: a 10-year experience. Am J Rhinol 2008; 22: 308–316

[64] Schiariti M, Goetz P, El-Maghraby H, Tailor J, Kitchen N. Hemangio-pericytoma: long-term outcome revisited. Clinical article. J Neurosurg 2011; 114: 747–755

[65] Lund VJ, Stammberger H, Nicolai P et al. European Position Paper on Endoscopic Management of Tumors of the Nose, Paranasal Sinuses and Skull Base. Rhinol Suppl 2010; 1: 1–143

[66] Brown SM, Anand VK, Tabaee A, Schwartz TH. Role of perioperative antibiotics in endoscopic skull base surgery. Laryngoscope 2007; 117: 1528–1532

[67] Kang MD, Escott E, Thomas AJ et al. The MR imaging appearance of the vascular pedicle nasoseptal flap. AJNR Am J Neuroradiol 2009; 30: 781–786

[68] Gendeh BS, Mazita A, Selladurai BM, Jegan T, Jeevanan J, Misiran K. Endonasal endoscopic repair of anterior skull-base fistulas: the Kuala Lumpur experience. J Laryngol Otol 2005; 119: 866–874

[69] Muscatello L, Lenzi R, Dallan I, Seccia V, Marchetti M, Sellari-France-schini S. Endoscopic transnasal management of cerebrospinal fluid leaks of the sphenoid sinus. J Craniomaxillofac Surg 2010; 38: 396–402

[70] Califano J, Cordeiro PG, Disa JJ et al. Anterior cranial base recons-truction using free tissue transfer: changing trends. Head Neck 2003; 25: 89–96

# 第 14 章 并发症的预防和处理

Ernesto Pasquini, Giorgio Frank

## 14.1 概述

近十年来,随着内镜扩大入路的出现,内镜经鼻手术已经从一个针对鞍区病变的手术入路,升级为颅底手术入路[1]。为了发挥这项新技术的优势,外科医生需要通过训练来熟悉二维图像、内镜下的解剖、各种常用手术入路和新的器械[2]。

在这一章中,我们将介绍内镜颅底手术中最常见的并发症,以及预防其发生和应用内镜技术对其进行处理的方法。避免并发症的第一步就是医生只做充分训练过的手术。正如 Snyderman 等[2]在 2007 年提出的那样,训练计划是帮助外科医生处理手术中递增的和模块化手术困难的有益工具。

并发症可分为血管性、神经性、内分泌性、脑脊液漏和感染。

## 14.2 血管性并发症

血管性并发症可发生在手术入路阶段,也可能发生在肿瘤切除时分离血管的过程中,可分为动脉性出血和静脉性出血。

### 14.2.1 手术入路阶段的血管并发症

#### 动脉性出血

动脉性出血多来自于颈外动脉的分支,来自颈内动脉的比较少见(1%)[3,4]。上颌动脉及其分支——蝶腭动脉,属于颈外动脉系统,在内镜颅底手术中被涉及较多。

蝶腭动脉的主干(图 14.1)或其分支(鼻中隔支和鼻后支或外支),都可能成为出血的来源(图14.2)。在中线经蝶入路中,扩大蝶窦开口时,可能

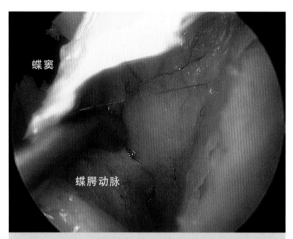

**图 14.1** 尸体解剖:将附着在腭骨垂直突和翼突的黏膜、骨膜移位后,容易辨认蝶腭动脉的主干。

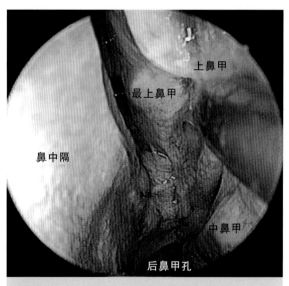

**图 14.2** 尸体解剖:在上鼻甲和最上鼻甲之间,蝶腭动脉的鼻支清晰可见,同时可观察其与后鼻孔、鼻中隔以及蝶窦开口的关系。

会意外损伤鼻中隔支;切除中鼻甲时,则可能在中鼻甲根部切断鼻外支[5]。相反,在筛-翼-蝶入路中,蝶腭动脉的主干会被有计划地离断[6]。蝶腭动

脉通过位于上颌窦后上角中鼻甲附着处内侧的蝶腭孔到达鼻腔。要暴露蝶腭动脉的主干，需用咬骨钳将蝶腭孔打开，将蝶腭动脉电凝或夹闭，然后将其离断。在所有的病例中，蝶腭动脉主干或其分支的出血必须细致地止血，不仅是为了防止失血，而且还要预防迟发性鼻衄的发生。

在翼腭窝和颞下窝的内镜手术中（图 14.3），例如在切除青少年血管纤维瘤时，可能出现上颌动脉主干或其分支的出血。实际上，在手术中需要预先辨认，电凝并离断上颌动脉，能够减少切除肿瘤时出血或减少肿瘤的血供。单纯的电凝往往不足以控制上颌动脉的出血，通常需要对血管干进行夹闭。

### 来自颈内动脉的出血

颈内动脉出血是经蝶手术的罕见并发症[3,4]。经蝶手术的血管出血发生率为 0.4%~1.4%，其中熟练的医生为 0.4%，不熟练的医生为 1.4%[3]。Raymond[7]指出，经蝶垂体手术中或术后，颈内动脉出血的发生率为 1%，并发症发生率为 24%，死亡率达 14%。

有些解剖学变异可能会导致颈内动脉出血这一严重并发症的发生，其中最重要的解剖学变异有[8]：

• 颈内动脉可能会在鞍旁束水平突入蝶窦内，其中 4%伴有骨壁的缺失。

• 蝶窦分隔插入颈内动脉的突出部位。

• 两侧颈内动脉之间的距离减小。

• 三叉动脉的留存，并伴有颈内-椎动脉系统的交通（图 14.4 和图 14.5）。

• 血管性异常，如动脉瘤（图 14.6 和图 14.7）。

其他可能会诱发出血的因素包括：肿瘤侵犯动脉壁，前次手术或放疗遗留的瘢痕组织。

虽然颈内动脉损伤在传统经蝶手术中较为罕见，但在扩大入路，需要沿着颈内动脉行径、紧贴颈内动脉进行解剖时，情况则会有所不同。Kassam 等[9-11]依据与颈内动脉 4 个主要分段（咽旁上升段、岩骨水平段、斜坡旁/鞍旁垂直段和床突旁段）的关系，介绍了暴露腹侧颅底的各种手术入路。

在应用这些手术入路时，为了避免血管性并发症，熟悉颈内动脉的行径及相关解剖标志极为重要。其中最主要的解剖标志有：用于辨认颈内动脉床突旁段的内侧床突，标志着颈内动脉岩骨水平段和斜坡旁垂直段交界处的翼管，以及标志着颈内动脉咽旁段的咽鼓管（图 14.6）。

神经导航[12]（图 14.8）和超声多普勒[13]等仪器有助于早期辨认血管结构。在正常解剖结构中，这些仪器只起到证实已被辨认出的解剖结构的作用，但当存在解剖变异时，例如存在异常的血管行径，这些仪器对于选择安全的手术入路，辨认非常规位置的血管结构则有极其重要的作用。

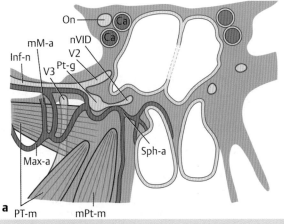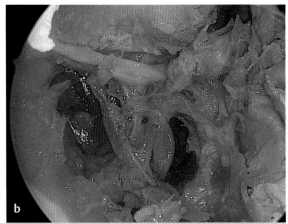

**图 14.3** 翼腭窝和颞下窝的模式图（a）与标本解剖图（b）。

Ca，颈内动脉；Inf-I，眶下神经；Max-a，上颌动脉；mM-a，脑膜中动脉；mPt-m，翼内肌；nVID，翼管神经；ON，视神经；Pt-g，翼腭神经节；PT-m，翼肌；Sph-a，蝶腭动脉。

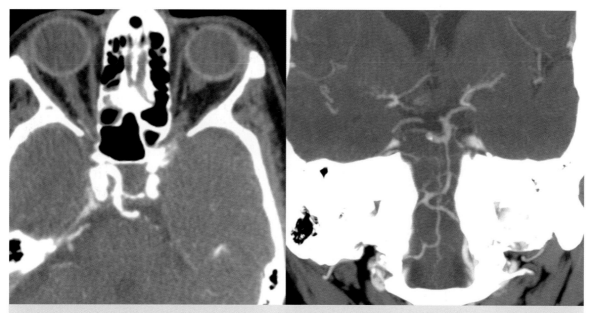

图 14.4　CTA 显示连续的三叉动脉：图中可见三叉动脉跨过鞍区，止于基底动脉，在此交汇处后，基底动脉的中部和下部发育不全。

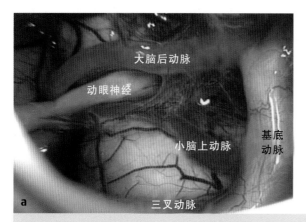
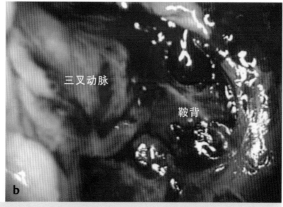

图 14.5　内镜下肿瘤切术后的鞍内视野(a)。鞍上可清楚看到连接基底动脉上部、行走于海绵窦内侧壁后方的三叉动脉(b)。

cn，脑神经。

　　当颈内动脉出血发生时，外科医生应该具备控制出血的能力。在这种危急情况下，主刀和助手之间的合作极其重要。在实际操作中，助手需要注意内镜与出血点的距离，既能保持清晰的视野，又能通过吸引器清除术野内的血液。另一方面，主刀医生应通过棉片压迫血管以控制出血。然后移动棉片，用双极电凝对出血处的边缘进行止血[14]。如果电凝不能控制出血，和(或)当出血来源在硬膜外且硬膜完整时，应考虑进行填塞止血。相反，硬膜打开后，应避免进行术区填塞，以

防止出血变为硬膜内。麻醉师的协助对此操作过程极为关键，必须通过维持血压和血容量来保持足够的脑灌注。为了达到同样的目的，若患者处于半坐位和(或)头部抬高，应恢复仰卧位以使头降低到心脏水平。

　　出血控制之后，应行血管造影确认在血管损伤部位是否形成了假性动脉瘤，或侧支循环是否有效[7]。首选治疗方法是通过血管内治疗置入支架修复血管，从而封闭血管壁的破口并维持血流。其次可以通过介入永久闭塞包括出血部位在

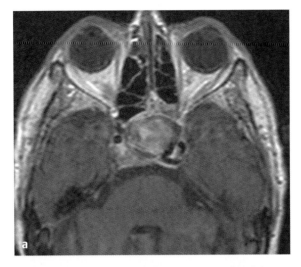
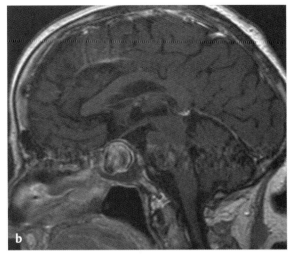
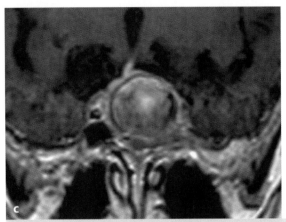

图14.6  (a–c)MRI 示 70 岁女性,垂体腺瘤伴有轻度全垂体功能低下。(a)轴位;(b)矢状位;(c)冠状位。

内的颈内动脉[7,15]。这种方式只有在侧支循环充分的前提下进行,否则应在栓塞血管前行旁路血管搭桥手术。

术前常规进行球囊闭塞试验的价值仍存在反对意见[16]。因为此操作的侵袭性,所以仅在颈内动脉损伤的风险大于试验的风险时,才建议施行。

### 静脉出血

在颅底手术中,因静脉结构位于手术路径上,静脉出血虽然可以预见,但有些难以避免[8]。

在中线经蝶手术中,若存在宽大的海绵间窦,当打开鞍区硬膜时,静脉出血就难以避免。类似的,在一些扩大经蝶入路中,也会因为静脉窦的横断造成出血;在鞍隔上入路中,为了处理鞍隔、暴露垂体柄,会有计划的横断上海绵间窦[17];

在经斜坡入路中,为了打开硬膜进入硬膜内,必须横断基底静脉丛。双极电凝一般有效,特别是在硬膜打开之后。如果效果不佳,有些止血材料有助于控制静脉出血 (Floseal、Avitene、Gelfoam)。

有些静脉出血是无法预计和避免的。当通过错误的手术路径,无意中打开海绵窦时,就会发生类似的情况。为了避免这种并发症,必须在中线位置打开硬膜,牢记解剖标志(蝶窦分隔、鞍旁颈内动脉隆突和视神经颈内动脉隐窝),和(或)应用神经导航等辅助装置。对于控制海绵窦的出血,双极电凝可能会带来负面的效果,电凝过的边缘收缩会使裂缝增大。这时,最好使用止血材料(Avitene、Floseal、Gelfoam)进行止血。有些止血材料(Avitene 和 Floseal)可以很方便地通过冲洗去除,不影响对术野的观察。

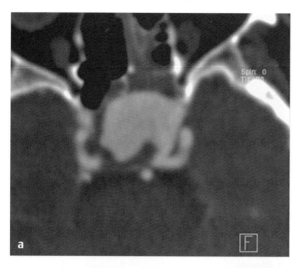

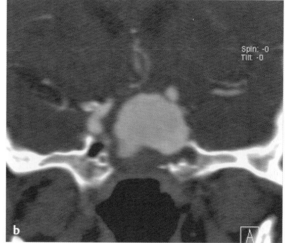

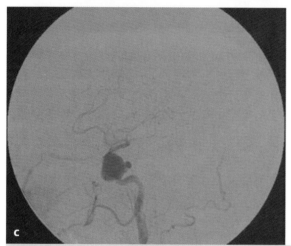

图 14.7 轴位和冠状位(分别为 a、b)CTA 和血管造影,可见右侧颈内动脉瘤。

## 14.2.2 肿瘤切除阶段的血管性并发症

显微外科的原则同样适用于内镜神经外科[14,18]。通过双手操作,一手进行吸引,一手进行解剖分离;瘤内减压需锐性的包膜外分离,此后,才能切除肿瘤。不幸的是,即使我们遵守所有这些准则,出血还是可能发生,因此我们还是要把很多注意力放在止血上面。在此阶段,处理硬膜外动脉性或静脉性出血的原则与暴露阶段相同。但是对于硬膜内出血,则更需要外科医生的直觉,兼顾各种止血措施的可行性和便利性。止血的措施包括简单的填塞、温水冲洗(对静脉渗血有效)、应用止血材料(对静脉出血和小的动脉出血有效)和应用双极电凝(对动脉出血非常必要)。术者的经验往往决定

了止血措施的选择,因为每一项措施都各有利弊。填塞-等待-冲洗的策略耗时较长,主要对少量的静脉渗血有效。另一方面,止血材料的应用虽然对静脉出血有效,但是有些难以去除的止血材料会掩盖向脑内的逆行出血。双极电凝是动脉性出血的首选,但必须顾及出血血管供血区域的神经功能。

虽然术中止血可以做到细致入微,但完全避免术后血肿的形成是不可能的[4]。术后常规的神经影像学检查(CT 或 MRI)偶然发现无症状的术区血肿并不少见,虽然这些血肿无须处理,但还是要对其进行随访,直至血肿消失。与之相反,有症状的血肿则需要积极处理:内镜下再次干预可以解决某些问题,但有时,特别是怀疑有主要动脉出血时,则需行开颅手术。

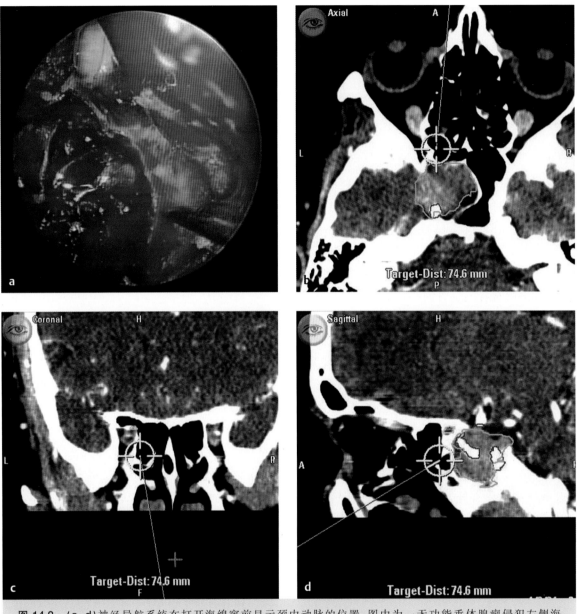

**图 14.8** (a-d)神经导航系统在打开海绵窦前显示颈内动脉的位置,图中为一无功能垂体腺瘤侵犯左侧海绵窦。

## 14.3 其他并发症

### 14.3.1 神经功能并发症

神经功能并发症可继发于血管损伤,或直接损伤神经组织(例如,刮匙穿破鞍隔、刺入神经组织)和神经。一般认为,内镜颅底手术较开颅手术更为保守。虽然腹侧颅底的开颅手术通过增加颅底骨质的磨除来减少对脑组织的影响,但不能避免对脑组织进行操作。另外,开颅手术的路径方向是从外侧到内侧,为了暴露中线结构不得不将病灶周围移位的血管神经结构进行解剖分离。相反,内镜颅底手术则在硬膜外直接到达腹侧颅底,避免了对脑组织的操作和血管神经结构的分离。正是由于以上这些原因,内镜入路才被广泛接受,并被认为是一种微侵袭的手术方式。

接下来,我们将介绍内镜入路中最常涉及的脑神经以及与之相关的风险。

**嗅神经**

双侧嗅神经损伤和(或)嗅黏膜的切除会造

成嗅觉缺失症。双侧嗅神经损伤在本入路中较为少见，更常见的是由于肿瘤本身影响了嗅觉传导通路而引起嗅觉缺失。单侧的嗅神经损伤很少引起功能性后果，然而，应保护位于筛板、上鼻甲内侧壁的嗅黏膜，从而保护患者的嗅觉功能。

## 视神经和视交叉损伤

鞍区和鞍上区在其外上方、后方受到视神经和视交叉的限制。在内镜手术中，视神经管处视神经损伤的风险最大。视神经可受直接或者间接损伤的影响，其恢复能力很差。因此，必须极其谨慎地避免视神经损伤，包括直接损伤和间接损伤，例如磨除视神经管骨质结构时所造成的热损伤。当应用经筛窦入路暴露至鞍区时，应注意有无后组筛房的 Onodi 变异，因为此种解剖变异会增加直接损伤视神经的风险。在扩大经鞍结节入路中，视神经管清晰可见，应作为开口的外侧界限，并予以保护[17]。另外，若需在经鞍结节入路中打开鞍上区的硬膜，应特别注意视交叉的移位，因为视交叉可能已受压紧贴在硬膜后方而易于损伤[17]（图 14.9）。最后，脑膜垂体上动脉作为视交叉的主要血供来源，应特别注意在肿瘤切除过程中予以保护。保护此动脉最简单的方法，就是保持完整的蛛网膜界面，因为它正是此动脉及其终末支的所在。

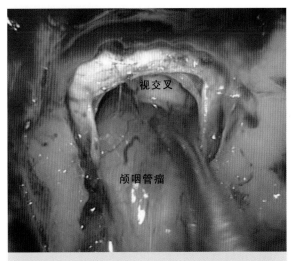

**图 14.9**　经鞍结节鞍隔上入路：将颅咽管瘤与视交叉分离。

视交叉

颅咽管瘤

## 动眼神经、滑车神经和展神经损伤

动眼神经、滑车神经以及展神经的损伤会引起眼肌麻痹。损伤多发生在海绵窦内[13]。第 Ⅲ、Ⅳ 脑神经走行于海绵窦外侧壁，位于构成海绵窦外侧壁的骨膜层和硬膜层之间，受到良好的保护。第 Ⅵ 脑神经则游离走行于海绵窦内，由内向外，逐渐升高，进入眶上裂。打开斜坡处硬膜时，也可能损伤展神经。此时，打开硬膜应在中线并尽量从斜坡下部开始，椎-基底动脉交界上方数毫米处，展神经更易辨认。

## 三叉神经损伤

三叉神经分支的损伤会引起神经痛、感觉麻木，或两者同时存在（疼痛性麻木）。不同分支易受损伤的区域不同。

三叉神经第一支分支，眼支，有可能在其走行于海绵窦外侧壁的鞍旁区域受损伤；可避免切开外侧壁，对其进行保护。三叉神经第二支和第三支，即上颌支和下颌支，分别在经上颌窦至翼腭窝和颞下窝的手术中易受损伤[19]。在此入路中，眶下神经的走行是切除上颌窦后壁的外侧界限。眶下神经是三叉神经上颌支的分支，沿其行径可追溯至上颌神经。上颌神经自圆孔出颅，行走于蝶窦外侧壁，被一骨性隆起（三叉神经隆起）所覆盖。三叉神经下颌支自卵圆孔出颅，进入颞下窝，自上而下走行于颈内动脉水平岩骨段的骨性管道前方。

## 翼管神经损伤

翼管神经的神经纤维有两个来源，一是起自膝状神经节处面神经的岩浅大神经，二是来源于颈内动脉交感神经丛的岩深神经（图 14.2）。翼管神经在正常泪液分泌和鼻咽生理功能中起到重要作用。由于副交感神经纤维的破坏，翼管神经损伤会造成泪液减少，角膜干燥及鼻腔干燥。翼管神经与翼管动脉一同走行于翼管之中。翼管位于蝶窦底部，在气化良好的蝶窦内可见由翼管形成的凸起。但在鞍前型和甲介型蝶窦中此凸起并不可见，因此其暴露应起自翼突水平。在沿着翼突表面的骨膜下入路中，翼管位于蝶腭孔后内侧

5~6mm 处。翼管后端位于颈内动脉岩骨段和斜坡旁段交界的膝部。这对于颈内动脉，间接的对于三叉神经半月节(其内侧为颈内动脉斜坡旁段，下方是颈内动脉水平段，外侧为三叉神经上颌支，上方为展神经)是重要的解剖标志。Kassam 建议在 3 点到 9 点方向磨除翼管的腹侧壁，以避免磨钻损伤颈内动脉[20](译者注：原文有误，其将颈内动脉水平段和斜坡旁段分别写成三叉神经半月节的内侧和下方，在翻译时，予以更正)。

### 面神经和前庭耳蜗神经

面神经和前庭耳蜗神经因其位置过于偏外，在内镜经鼻入路中很难涉及，除非在少数特例中，肿瘤的生长方向到达内听道。

### 舌咽神经、迷走神经和舌下神经

舌咽神经、迷走神经和舌下神经的位置在正常情况下同样远离内镜经鼻入路的手术通道。在颈静脉孔区和枕骨大孔区手术中，术者应注意它们。在枕骨大孔区的手术中，应注意保护枕髁的后半部，以避免舌下神经的损伤[10]。

## 14.3.2 内分泌并发症

处理鞍区、鞍上病变的内镜颅底手术中，涉及垂体、垂体柄和下丘脑时，可能会引起内分泌并发症，加重术后病情。其发生并不与手术方式的选择(如内镜手术或是显微镜手术，经蝶手术或是开颅手术)严格相关，还与术者的经验[3]、病变的类型(非垂体病变更容易引起垂体功能低下和(或)尿崩)相关。因此，患者术后应接受包括内分泌科医生[21,22]在内的多学科团队的严格随访。术后早期，优先评价垂体–肾上腺轴；其他轴，包括垂体–甲状腺轴、垂体–性腺轴、垂体生长激素轴等的情况，可稍后评估，因其功能不全并非致命性的。大多数中心都会在术后常规进行糖皮质激素的替代治疗。然而，即便如此，还是建议在术后第 2 天或第 3 天，开始减量替代治疗并监测晨起血清皮质醇水平，以便评估是否需要进一步的替代治疗[21]。如果晨起血清皮质醇浓度位于交界水平，我们建议继续替代治疗，并于

术后 1 个月对垂体–肾上腺轴进行确定性的刺激性试验[23]。

任何垂体后叶、垂体柄和(或)下丘脑的损伤都可能引起水平衡障碍[21]。水平衡受抗利尿激素(antidiuretic hormone，ADH)控制，后者在下丘脑的视上核与室旁核合成，被转运至垂体后叶储存，并释放进入血液循环。抗利尿激素产生的减少会引起尿崩，由于尿液浓缩功能的障碍，临床表现为大量稀释尿液的排出。进而血浆渗透压升高，患者产生明显口渴。如果不能通过有效的水摄入来补偿排尿失水，血清渗透压与血钠就会上升。尿崩多起病于术后 48 小时以内。尿崩可自愈、复发、永久存在(三相型)。有时，在尿崩的缓解期和复发期之间，由于存储的激素释放，会发生一过性的抗利尿激素的不正常分泌。

垂体后叶或下丘脑的分泌性神经元损伤，会造成过多的抗利尿激素分泌，引起抗利尿激素分泌不当综合征(SIADH)，临床表现为尿量减少(此时为浓缩的尿液)和水潴留；进而，低钠血症和血浆低渗透压加剧。SIADH 一般发生在术后 7 天左右[21]，多为一过性。

这两种水代谢紊乱的发生率因病理类型而异，在非腺瘤性病变中更为常见[24]。在经蝶手术治疗的垂体腺瘤病例中，住院期间需要血管升压素治疗的一过性尿崩的发生率为 12.4%[24]，需长期治疗的患者占 2%。

SIADH 多以亚临床、一过性的形式发生；有症状 SIADH 的发生率估计在 2.1% 左右[25]。为了避免致命性并发症的发生，对水代谢紊乱必须早期诊断和治疗。因此，对于所有接受鞍区、鞍上区手术的患者，都需要 24 小时连续监测出入量、尿比重和血清电解质水平。对于尿崩症，血钠持续升高的程度需要应用血管升压素治疗；相反，对于 SIADH，针对低钠血症，则需要限制水分的摄入。

## 14.3.3 脑脊液漏

脑脊液由蛛网膜下隙进入鼻旁窦，最终进入鼻腔，会造成脑膜炎、气颅等灾难性的颅内并发症。因此脑脊液漏必须进行修补。一般来说，垂体手术后脑脊液漏的发生率约为 2.3%[26]，在扩大经

蝶入路中则更高[27]。

脑脊液漏可发生在术中或术后。术中脑脊液漏,表现为清亮液体自鞍上池流出。有时漏口不易发现,脑脊液从肉眼下完好的蛛网膜缓慢渗出;建议在所有病例中应用 Valsalva 试验确认脑脊液漏的存在。术后脑脊液漏一般发生在术后数日内。迟发型脑脊液漏发生的主要原因是此前完好的鞍上膜结构的撕裂,或者是颅底重建材料的移位。其诱发因素多为无法控制的呼气反射,例如打喷嚏、咳嗽或呕吐。平稳顺利的麻醉苏醒和术前即指导患者张口打喷嚏有助于避免类似事件的发生。

可以通过几种不同的方法来明确术后脑脊液漏的诊断。如果发现清亮液体自鼻腔流出,可以通过倾斜试验(头部屈曲)来判断。但是,要确定流出液体为脑脊液,只能通过 β-2 转铁蛋白试验或 β-微量蛋白试验来实现[28]。遗憾的是,这两种基于脑脊液特有标志物的高敏感度试验并没有得到普及。鞘内荧光素试验也可以用于明确脑脊液漏。强烈建议用这一方法在手术中寻找漏口位置,评估修补效果[29]。对于术中或术后早期的脑脊液漏,影像学检查(高分辨率 CT 和(或)磁共振脑池成像[30,31])意义不大。

**颅底缺损的处理**

根据 Esposito-Dusik 分类[32],我们认为应根据脑脊液漏的程度进行相应的修补:0 级,无脑脊液漏(无须修补);1 级,轻微的脑脊液漏,无明显的鞍隔缺损(用脂肪和(或)来自中鼻甲或鼻中隔的黏膜骨膜简单加固即可);2 级,中等量脑脊液漏并有明确的鞍隔缺损 (建议进行多层重建:脂肪+阔筋膜+黏膜骨膜);3 级,大的鞍隔或硬膜缺损(需行多层重建或带蒂黏膜瓣修补[27],图 14.10)。修补材料既可以是异体的,也可以是自体的。目前,我们倾向于只使用自体材料,因其保证了不同材料的稳定愈合。腰大池引流的放置仍然存在争议。

仅在以下两种情况下,我们才会使用这一保守治疗措施:①修补后复发的轻微脑脊液漏;②脑脊液压力偏高,建议通过引流减少对移植物的压力,有助于修补。

需要注意的是,腰大池引流可能会引起一种罕见而严重的并发症——张力性气颅。气颅一般伴随脑脊液漏发生,间接说明同时发生了脑脊液外流和气体内流。气颅一般不产生症状。罕有报道认为腰大池引流会增加气体流入量,引发颅内压升高和患者状况的恶化。这时,必须拔除腰大池引流管,并直接修补漏口[33]。

### 14.3.4 感染

内镜手术相关的感染主要有两种:全身性感染(泌尿生殖系统、肺、心脏的感染)和局部感染。前者主要与手术时间、恢复时间、卧床时间以及与患者全身健康状况相关,预防性应用抗生素对其影响不大[34]。全身性感染的治疗属于一般医疗的内容,此处不做赘述。

相反,手术区域的感染(鼻窦炎、脑膜炎)则与手术操作有关。经鼻颅底手术属于清洁-污染手术[35]。鼻腔与颅腔的直接沟通,手术器械多次从相对污染的区域通过,在经鼻手术中不可避免。尽管在理论上,鼻窦腔内的菌群会很容易进入颅内引起污染,随着经验的逐渐积累,鼻窦炎和中枢神经系统感染的发生率在逐渐下降。

4 个因素与术区感染发生率的下降有关:预防性应用抗生素,硬膜缺损的严密封闭,积极处理术后脑脊液漏以及术中、术后对鼻窦腔的处理。

**预防性应用抗生素**

抗生素[35]可以预防感染,降低"感染负荷",因此,作为清洁-污染手术,我们高度推荐在内镜颅底手术中预防性应用抗生素。规范的预防性应用抗生素可以保持较低的术后感染率,降低耐药性病原体引发感染、过敏反应和副作用。抗生素相关并发症,如难辨梭菌性肠炎,以及静脉输液引起的血栓性静脉炎。抗生素的选择应考虑多方面因素,其中主要包括患者的人口学特征和手术操作的性质。

我们预防性应用抗生素的方案是短期预防性应用头孢唑林(初始剂量 2g,术后每 6 小时 1g)。对于青霉素过敏的患者,选择克林霉素。对于存在感染的病例,则必须应用抗生素进行治疗。

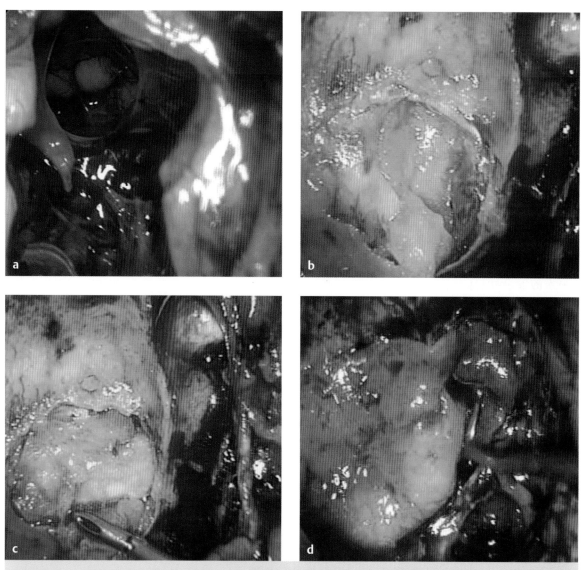

**图 14.10** 垂体腺瘤切除后的多层重建:(a)鞍隔缺损;(b)将腹部脂肪填入鞍内;(c)将骨板嵌入硬膜和鞍区骨质之间;(d)用取自中鼻甲的黏膜骨瓣覆盖骨性缺损。

## 硬膜缺损的密封关闭和术后脑脊液漏的处理

一旦怀疑或确实存在脑脊液漏,就必须对暴露的硬膜缺损进行仔细的不透水的修补。存在明显或长期的脑脊液漏时,我们建议尽快进行修补,以减少鼻窦内菌群与颅腔内的接触时间。根据我们的经验,所有术后脑膜炎都发生在术后脑脊液漏的病例中[5,13]。

## 鼻窦腔的术中和术后处理

所有黏膜的手术损伤都会降低鼻腔和鼻窦腔黏膜纤毛的运输作用。另外,如果将鼻窦黏膜完全去除,新生的上皮组织没有纤毛,从而使分泌物的流动不畅。如果不能保持鼻窦腔天然开口的开放,很可能会引发急性或者更常见的慢性鼻窦炎,并最终引起术后黏膜囊肿。因此,为了预防急性或慢性鼻窦和鼻腔功能的改变、感染以及术后黏液囊肿的发生,就必须避免不必要的黏膜剥除,保持窦腔引流的通畅,复原手术中侧移的中鼻甲,以免压迫筛房。

术后,我们建议经常应用低渗盐水对鼻腔进行清洗,并在术后 3~4 周进行经鼻内镜检查。对于应用扩大入路或有明显鼻窦相关症状(如流鼻涕、异味、鼻腔阻塞等)的病例,则应早期进行鼻内镜检查。

# 14.4 结论

内镜颅底外科是内镜经蝶手术的最新进展,以扩大经鼻入路为基础。其广为接受的原因在于直接从脑外暴露腹侧颅底,避免了对脑组织的牵拉和血管神经结构的分离。在其他方面,内镜手术同样遵循显微外科的各项原则。这项技术带来了良好的治疗效果,但也给外科医生设置了许多陷阱。遵守以下重要原则,有助于保障手术的安全性:①只进行经过良好训练的手术;②严格遵守技术标准,预防并发症的发生;③随时准备治疗各种并发症,仔细、谨慎的处理,因为即使最优秀的外科医生也无法完全避免它们的发生。最后一条意味着,这些手术必须由具备资质的医生或中心来承担,即能够随时转为开颅手术,能尽快地进行血管内治疗,并配备重症监护室。

## 经验和教训

- 为避免严重并发症的发生,需要正确地选择病例,并拥有一支从内镜角度掌握颅底解剖,能进行精细的解剖分离并能承担细致入微的围术期管理的手术团队。
- 双手操作和对肿瘤尽可能小的牵引,有助于避免不经意间对周围血管造成的撕裂损伤。
- 牺牲或损伤脑干和视交叉的小穿支血管,常会造成缺血性神经功能损伤,因为这些血管的血供非常重要。
- 小血管出血最好用双极电凝或温水(40°~42°)冲洗数分钟。
- 多种止血材料(Floseal,Tachosil,Avitene,Gelfoam,Tabotamp)可帮助控制静脉窦出血。
- 不建议通过麻醉降低血压来控制出血,因其会降低脑灌注压。
- 紧急处理大血管损伤的措施包括双极电凝血管,直接压迫或压迫性填塞血管,缝合破损,应用动脉瘤夹进行重建、环扎或夹闭出

血血管。但是,临床和实验室证据表明,应用压碎的肌肉组织进行局部压迫,是控制灾难性动脉出血,稳定患者病情,以保证进一步转运至介入手术室的最好方法。

- 手术中大血管损伤后,必须立即行血管造影。多数患者需一定程度的介入干预(如球囊闭合破口或血管栓塞)。再次行血管造影可排除迟发性假性动脉瘤。
- 神经功能障碍可由直接的神经组织损伤引起,也可由血管损伤(缺血和出血)造成。
- 内分泌并发症多发生在涉及垂体、垂体柄和下丘脑的操作中。
- 减少术区感染发生率的影响因素主要有4个:预防性应用抗生素,硬膜缺损的密闭,术后脑脊液漏的积极处理以及术中、术后对鼻窦腔的处理。

(孙崇璟 译 张晓彪 校)

## 参考文献

[1] Cappabianca P, Cavallo LM, Esposito F, De Divitiis O, Messina A, De Divitiis E. Extended endoscopic endonasal approach to the midline skull base: the evolving role of transsphenoidal surgery. Adv Tech Stand Neurosurg 2008; 33: 151–199

[2] Snyderman C, Kassam A, Carrau R, Mintz A, Gardner P, Prevedello DM. Acquisition of surgical skills for endonasal skull base surgery: a training program. Laryngoscope 2007; 117: 699–705

[3] Ciric I, Ragin A, Baumgartner C, Pierce D. Complications of transsphenoidal surgery: results of a national survey, review of the literature, and personal experience. Neurosurgery 1997; 40: 225–236; discussion 236–237

[4] Laws ER, Jr. Vascular complications of transsphenoidal surgery. Pituitary 1999; 2: 163–170

[5] Frank G, Pasquini E, Farneti G et al. The endoscopic versus the traditional approach in pituitary surgery. Neuroendocrinology 2006; 83: 240–248

[6] Pasquini E, Sciarretta V, Farneti G, Mazzatenta D, Modugno GC. Frank G. Endoscopic treatment of encephaloceles of the lateral wall of the sphenoid sinus. Minim Invasive Neurosurg 2004; 47: 209–213

[7] Raymond J, Hardy J, Czepko R, Roy D. Arterial injuries in transsphenoidal surgery for pituitary adenoma; the role of angiography and endovascular treatment. AJNR Am J Neuroradiol 1997; 18: 655–665

[8] Renn WH, Rhoton AL, Jr. Microsurgical anatomy of the sellar region. J Neurosurg 1975; 43: 288–298

[9] Kassam A, Snyderman CH, Mintz A, Gardner P, Carrau RL. Expanded endonasal approach: the rostrocaudal axis. Part I. Crista galli to the sella turcica. Neurosurg Focus 2005; 19: E3

[10] Kassam A, Snyderman CH, Mintz A, Gardner P, Carrau RL. Expanded endonasal approach: the rostrocaudal axis. Part II. Posterior clinoids to the foramen magnum. Neurosurg Focus 2005; 19: E4

[11] Kassam AB, Gardner P, Snyderman C, Mintz A, Carrau R. Expanded endonasal approach: fully endoscopic, completely transnasal approach to the middle third of the clivus, petrous bone, middle cranial fossa, and infratemporal fossa. Neurosurg Focus 2005; 19: E6

[12] Lasio G, Ferroli P, Felisati G, Broggi G. Image-guided endoscopic trans-nasal removal of recurrent pituitary adenomas. Neurosurgery 2002; 51: 132–136; discussion 136–137

[13] Frank G, Pasquini E. Endoscopic endonasal cavernous sinus surgery, with special reference to pituitary adenomas. Front Horm Res 2006; 34: 64–82

[14] Kassam A, Snyderman CH, Carrau RL, Gardner P, Mintz A. Endoneuro-surgical hemostasis techniques: lessons learned from 400 cases. Neurosurg Focus 2005; 19: E7

[15] Archondakis E, Pero G, Valvassori L, Boccardi E, Scialfa G. Angio-graphic follow-up of traumatic carotid cavernous fistulas treated with endovascular stent graft placement. Am J Neuroradiol 2007; 28: 342–347

[16] Sorteberg A, Bakke SJ, Boysen M, Sorteberg W. Angiographic balloon test occlusion and therapeutic sacrifice of major arteries to the brain. Neurosurgery 2008; 63: 651–660, 660–661

[17] Frank G, Pasquini E, Doglietto F et al. The endoscopic extended trans-sphenoidal approach for craniopharyngiomas. Neurosurgery 2006; 59 Suppl 1: ONS75–ONS83; discussion ONS75–ONS83

[18] Snyderman CH, Carrau RL, Kassam AB et al. Endoscopic skull base surgery: principles of endonasal oncological surgery. J Surg Oncol 2008; 97: 658–664

[19] Pasquini E, Sciarretta V, Farneti G, Ippolito A, Mazzatenta D, Frank G. Endoscopic endonasal approach for the treatment of benign schwan-noma of the sinonasal tract and pterygopalatine fossa. Am J Rhinol 2002; 16: 113–118

[20] Kassam AB, Vescan AD, Carrau RL et al. Expanded endonasal approach: vidian canal as a landmark to the petrous internal carotid artery. J Neurosurg 2008; 108: 177–183

[21] Ausiello JC, Bruce JN, Freda PU. Postoperative assessment of the patient after transsphenoidal pituitary surgery. Pituitary 2008; 11: 391–401

[22] Vance ML. Perioperative management of patients undergoing pitui-tary surgery. Endocrinol Metab Clin North Am 2003; 32: 355–365

[23] Agha A, Tomlinson JW, Clark PM, Holder G, Stewart PM. The long-term predictive accuracy of the short synacthen (corticotropin) stim-ulation test for assessment of the hypothalamic-pituitary-adrenal axis. J Clin Endocrinol Metab 2006; 91: 43–47

[24] Nemergut EC, Zuo Z, Jane JA, Jr, Laws ER, Jr. Predictors of diabetes insipidus after transsphenoidal surgery: a review of 881 patients. J Neurosurg 2005; 103: 448–454

[25] Hensen J, Henig A, Fahlbusch R, Meyer M, Boehnert M, Buchfelder M. Prevalence, predictors and patterns of postoperative polyuria and hyponatraemia in the immediate course after transsphenoidal sur-gery for pituitary adenomas. Clin Endocrinol (Oxf) 1999; 50: 431–439

[26] Cappabianca P, Cavallo LM, Esposito F, Valente V, De Divitiis E. Sellar repair in endoscopic endonasal transsphenoidal surgery: results of 170 cases. Neurosurgery 2002; 51: 1365–1371; discussion 1371–1372

[27] Kassam AB, Thomas A, Carrau RL et al. Endoscopic reconstruction of the cranial base using a pedicled nasoseptal flap. Neurosurgery 2008; 63 Suppl 1: ONS44–ONS52; discussion ONS52–ONS53

[28] Bachmann-Harildstad G. Diagnostic values of beta-2 transferrin and beta-trace protein as markers for cerebrospinal fluid fistula. Rhinol-ogy 2008; 46: 82–85

[29] Stammberger H, Greistorfer K, Wolf G, Luxenberger W. Surgical occlusion of cerebrospinal fistulas of the anterior skull base using intrathecal sodium fluorescein [in German] Laryngorhinootologie 1997; 76: 595–607

[30] El Gammal T, Sobol W, Wadlington VR et al. Cerebrospinal fluid fistula: detection with MR cisternography. AJNR Am J Neuroradiol 1998; 19: 627–631

[31] Lloyd KM, DelGaudio JM, Hudgins PA. Imaging of skull base cerebro-spinal fluid leaks in adults. Radiology 2008; 248: 725–736

[32] Esposito F, Dusick JR, Fatemi N, Kelly DF. Graded repair of cranial base defects and cerebrospinal fluid leaks in transsphenoidal surgery. Neurosurgery 2007; 60 Suppl 2: 295–303; discussion 303–304

[33] Candrina R, Galli G, Bollati AJ. Subdural and intraventricular tension pneumocephalus after transsphenoidal operation. J Neurol Neuro-surg Psychiatry 1988; 51: 1005–1006

[34] Carrau RL, Snyderman C, Janecka IP, Sekhar L, Sen C, D'Amico F. Antibiotic prophylaxis in cranial base surgery. Head Neck 1991; 13: 311–317

[35] Brown SM, Anand VK, Tabaee A, Schwartz TH. Role of perioperative antibiotics in endoscopic skull base surgery. Laryngoscope 2007; 117: 1528–1532

# 第 **15** 章  手术疗效分析

## 15.1 经鼻切除鼻颅底恶性肿瘤的疗效

Ulrike Bockmühl, Wolfgang Draf†

### 15.1.1 概述

鼻内镜技术应用于鼻窦及前和中央颅底疾病的治疗是在颅底外科实践中最显著的变化之一。在 20 世纪 80 年代后期,Wolfgang Draf 率先应用显微镜和(或)内镜经鼻切除鼻窦与前颅底病变。在 30 多年中,他致力于鼻内径路外科技术的发展、完善和提高,特别是额窦病变的处理,提出了微侵袭功能外科的概念。他卓有远见的应用鼻内径路外科技术处理鼻窦良恶性肿瘤,促进了外科治疗的变革。Wolfgang Draf 在实践经验、外科技巧、解剖学知识的基础上,联合应用精巧器械与导航系统,向世界各地的学者传授技术,特别在额窦及前颅底肿瘤外科领域;并创建了"富尔达学校"。他的科室为德国鼻内径路外科技术的领导者。作为曾经与他工作多年的资深医生,我在德国 Kassel 继续贯彻他的理念。

在本章节中,我们总结了在德国富尔达 10 年中治疗的 151 例患者资料。我们对经鼻内镜技术与鼻外径路治疗结果进行了比较。

### 15.1.2 鼻内径路肿瘤手术的外科及肿瘤学原则

如第 8 章所述,鼻内径路肿瘤外科的关键在于建立充分的外科通道。需要适当的扩大进路,同时能够避免鼻外径路所导致的并发症。我们应用直径为 4mm 硬质内镜(0°和 45°)或者联合应用显微镜,配合视频采录设备(照相机、监视器和

录像系统),选择合适的直的、带角度或者双向角度的器械,微切削系统、长柄或弯钻系统、鼻腔内多普勒超声系统以及手术导航系统。

经鼻肿瘤手术的主要目标是在保证阴性切缘的前提下完整切除肿瘤,因此,我们应遵循以下 2 个主要原则。

- 整块(En bloc)切除:只有小肿瘤或者肿瘤充满鼻腔但根基局限于鼻筛复合体区域的恶性肿瘤能够做到整块切除。这意味着需要围绕肿瘤从四周正常的解剖结构(外侧、底部以及颅底)进行,从而达到整体切除的目的,参见图15.1。
- 分块切除:准确辨别正常和病变黏膜的分界前提下,将肿瘤分块、分层次的切除,以便于获取足够的安全界,参见图 15.2。

总体上,我们经鼻内径路肿瘤切除从前部开始,由以下步骤构成:

- 肿瘤分块切除,准确的辨别其起源位置和前颅底。
- 应用双极电凝处理蝶腭动脉鼻腔分支。
- 扩大额窦引流通道 (根据 Draf 分型的 Draf Ⅲ 型[1])。在病变为单侧的情况下,Draf Ⅱ 型也是足够的。
- 切除鼻中隔后的 2/3,从蝶嘴处去除犁状骨,做更大的蝶窦开窗术。
- 将蝶筛复合体做骨膜下切除(如图 15.3 所示的单侧病变行一侧即可)。
- 必要时,可以做包括上颌骨内侧部分和鼻泪管的扩大切除。
- 将外科标本(切除组织)经鼻或经口取出。
- 常规应用术中病理学检查(冰冻切片)。
- 只有在被肿瘤侵袭的情况下,可以去除纸样板、筛板、鸡冠或嗅球。

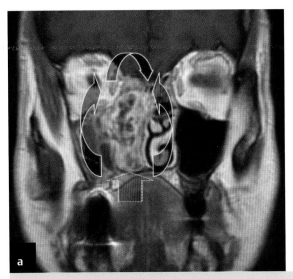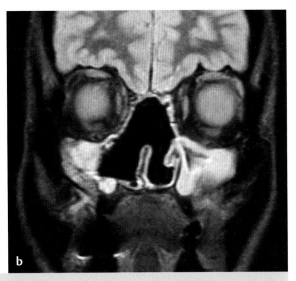

图 15.1　(a,b)右侧筛窦腺样囊性癌累及前颅底区域的"整块"切除。(a)冠状位 MRI 中的蓝色箭头显示围绕正常解剖结构制订切除边界;(b)冠状位 MRI 显示术后 4 年无复发征象。

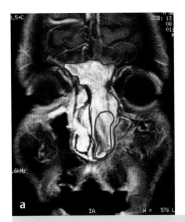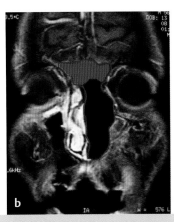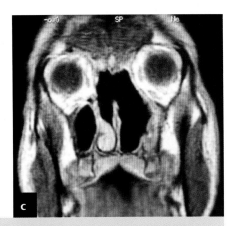

图 15.2　(a-c)显示鳞状细胞癌合并内翻性乳头状瘤的分块分层切除。(a)冠状位 MRI,红线标志肿瘤累及范围;(b)冠状位 MRI,显示逐次的肿瘤分块切除(黑色和蓝色区域);(c)冠状位 MRI,显示术后 3 年无复发征象。

● 我们应用自体的阔筋膜"三层修复"的方法完成硬脑膜成形术,包括硬脑膜内层、颅内硬脑膜层(衬层)、硬脑膜外层(外层),然后应用纤维蛋白胶固定。我们并不常规应用带血管蒂的鼻中隔瓣,因为鼻中隔经常被肿瘤累及。

### 15.1.3 鼻内径路恶性肿瘤外科治疗的结果

#### 患者及肿瘤学特征

1995 年 1 月至 2004 年 12 月,共有 151 例鼻窦及前颅底恶性肿瘤患者在德国富尔达马尔堡菲利普大学教学医院耳鼻咽喉科接受手术治疗。其中,61 例只应用内镜和(或)显微镜手术治疗。鼻内径路肿瘤切除的患者组就诊时平均年龄为 56.8 岁(中位年龄为 55 岁,年龄范围为 22~90 岁);鼻外径路肿瘤切除组患者平均年龄为 54.7 岁(中位年龄为 56 岁,年龄范围为 16~78 岁)。鼻内径路组男女比例为 35:26,鼻外径路组男女比例为 60:30。所有患者在治疗完成后行门诊随访,随访时间范围为 29~215 个月(两组随访时间均值分别为 60 个月与 70 个月,中位数分别为 62 个月与 66 个月)。在随访的第一年,患者需要在 3、6、12 个月复诊,之后,每年随访一次。随访主要

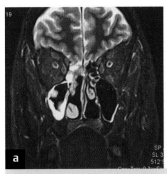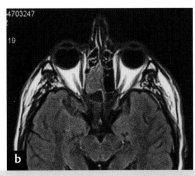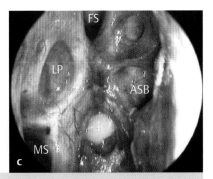

图 15.3 (a-c)显示右侧前颅底局限性的腺样囊性癌。(a)术前冠状位 MRI;(b)术前水平位 MRI;(c)术后 3 年的内镜观察,显示手术应用单侧前颅底切除与小范围的 Ⅱ 型额窦开放。ASB:前颅底;FS:额窦;LP:纸样板;MS:上颌窦开口。

采用鼻内镜与每年一次 MRI。怀疑肿瘤复发的区域进行病理活检。死亡病例在富尔达的教学医院通过尸体解剖或临床检查确定死因。

除脊索瘤和转移外,肿瘤分期应用国际抗癌联盟(UICC)分期系统[1]。通过影像学检查(CT 和 MRI)、术中所见、组织学检查确定肿瘤位置、鼻窦侵犯程度(特别是侵犯蝶窦)、眼眶及脑部的浸润范围。肿瘤临床病理学特征参见表 15.1。肿瘤侵犯脑部和眼眶分别有 20 例及 22 例。这些病变通过鼻外径路予以切除,主要有面中掀翻入路、颅下入路(Raveh 方法)[2]、鼻侧切开术,联合眶内容切除术和其他手术。55 例患者发现蝶窦受累,其中 15 例应用鼻内径路切除,40 例应用鼻外径路切除。只有 15 例就诊时发现局部或远处转移。41 例手术肿瘤切除不彻底,即阳性切缘(15 例鼻内径路,26 例鼻外径路)。

## 生存结果

所有患者纳入生存分析,引入临床病理学参数及外科径路指标。统计学分析采用 SPSS10.0(芝加哥,伊利诺斯,美国)。生存曲线应用 Kaplan-Meier 乘积极限法,分别检验单一参数与疾病相关存活率及无病生存率(无复发与无转移)关系;参见(图 15.4 和图 15.5)。生存曲线差异应用时序检验统计分析。$P<0.05$ 认为具有统计学差异。除原致病肿瘤或复发/转移外的其他原因造成的死亡不被认为治疗失败,这些患者在涉及生存时间的分析中有所考虑。

Cox 比例风险回归模型[3]用于检测变量的相

表 15.1 肿瘤临床病理学特征

| 特征 | 外科入路 | | 总数(151 例) |
|---|---|---|---|
| | 鼻内入路 (61 例) | 鼻外入路 (90 例) | |
| 组织学 | | | |
| 腺癌 | 12 | 21 | 33 |
| 鳞状细胞癌 | 10 | 22 | 32 |
| 鼻腔神经胶质瘤 | 10 | 14 | 24 |
| 腺样囊性癌癌 | 2 | 9 | 11 |
| 脊索瘤 | 3 | 10 | 13 |
| 肉瘤 | 4 | 6 | 10 |
| 黑色素瘤 | 3 | 3 | 6 |
| 其他 | 17 | 5 | 22 |
| 分期 | | | |
| pT1 | – | – | – |
| pT2 | 16 | 12 | 28 |
| pT3 | 21 | 14 | 35 |
| pT4a | 15 | 37 | 52 |
| pT4b | – | 14 | 14 |
| 脊索瘤/转移 | 9 | 13 | 22 |
| 就诊时疾病分型 | | | |
| 原发肿瘤 | 35 | 58 | 93 |
| 肿瘤残留 | 8 | 8 | 16 |
| 复发 | 10 | 23 | 33 |
| 转移 | 8 | 1 | 9 |
| 肿瘤起源 | | | |
| 鼻腔 | 14 | 10 | 24 |
| 上颌窦 | 1 | 15 | 16 |
| 筛房 | 28 | 40 | 68 |
| 蝶窦 | 5 | 1 | 6 |
| 嗅球/上皮 | 10 | 14 | 24 |
| 斜坡 | 3 | 10 | 13 |

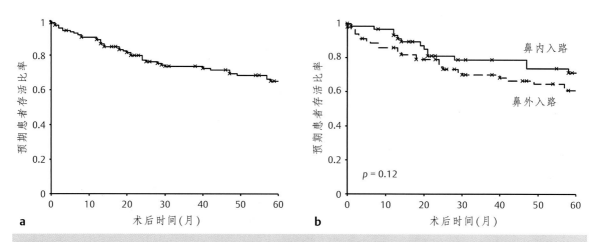

**图 15.4**　(a,b)Kaplan-Meier 图。(a)显示本研究中鼻窦恶性肿瘤疾病相关存活率;(b)显示不同外科入路相关结果。

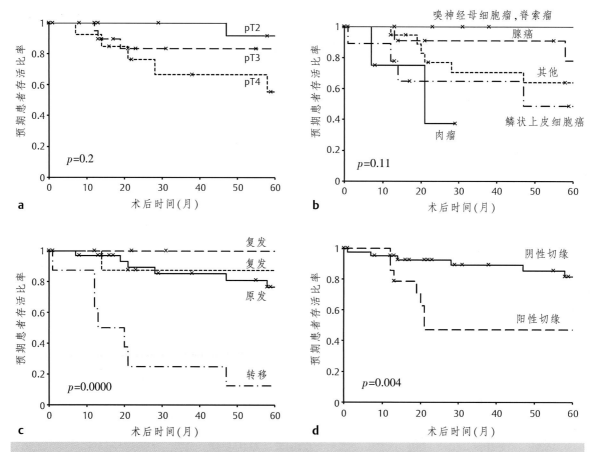

**图 15.5**　(a-d)Kaplan-Menier 曲线显示鼻内入路肿瘤切除组的疾病相关存活率。(a)pT 分期;(b)肿瘤组织学类型;(c)疾病类型;(d)外科切缘状态。
Meta:转移;PT:原发肿瘤;Rec:复发肿瘤;Res:肿瘤残留。

关影响,检验单一变量是否有统计学意义或者对结局的影响。在 Cox 模型中,SPSS 软件能够进行向前或向后的逐步分析,可以进一步减少变量个数。为了评估比较 Cox 模型,Wald 检验用于变量的纳入与排除,检验水准为 0.05。

在研究终止期,151 例患者中,共有 51 例死于肿瘤,其中 36 例死于肿瘤复发,15 例肿瘤转移扩散。死亡病例中,鼻内径路组 16 例,其中 12 例出现肿瘤局部复发,4 例出现转移;鼻外径路组 35 例,24 例出现局部复发,11 例出现转移。共有 16 例行挽救性手术。5 例死于其他病因。随访过程中,共有 87 例无瘤生存,8 例带瘤生存。研究组整体 5 年疾病相关生存率为 67%(图 15.4)。在鼻内径路手术组 5 年疾病相关生存率为 72%,鼻外径路手术组为 60%(图 15.4)。但是,时序检验统计发现两组并没有差异。

在整个研究组中,单因素 Kaplan-Meier 分析结果显示 pT 分期、组织学、手术切缘与疾病相关生存率具有统计学意义,侵犯眼眶、脑部和(或)蝶窦这一因素也具有统计学意义。在鼻外径路组中,时序检验统计显示肿瘤组织学类型、疾病状态(原发或复发/肿瘤残留)、脑部和(或)蝶窦侵犯与疾病相关生存率明显关联(图 15.5c)。在鼻内径路组中,只有疾病状态与手术切缘具有统计学意义(图 15.5c,d)。而蝶窦侵犯和 pT 分期与疾病相关生存率具有一定相关趋势 (图 15.5a)。对于组织学而言,我们分析发现,在主要的肿瘤类型中,嗅神经母细胞瘤预后最好,其次是腺样囊性癌。相反,鳞状细胞癌 5 年生存率仅为 50%(图 15.5b)。

多元 Cox 回归分析发现明显影响结局的因素。对疾病相关复发与无转移生存而言,通过向后/向前顺序可以纳入或排除系列因素(见表 15.2)。其中,独立预期生存因素为 pT 分期、手术切缘及脑部侵犯。

## 总结

鼻窦恶性肿瘤是少见肿瘤,占头颈部癌的 3%~5%。而且,其早期症状与鼻窦炎相似,因此经常进展到晚期才得到诊断。鼻窦恶性肿瘤的其他特点包括组织学的异质性和组织学上地域分布差异[4-8]。

颅面切除联合辅助放疗或化疗仍然被作为治疗鼻窦及前颅底恶性肿瘤的金标准[5,9-19]。在过去的 15 年中, 鼻内镜外科已经拓展应用到治疗恶性肿瘤, 这项技术清楚的展现出降低死亡率、并发症、住院时间的特点,同外径路手术相比,内镜手术具有相同的成功率[5,7,20-22]。

**表 15.2　多元 Cox 回归分析结果**

| | 全部组(P 值; 肿瘤切除径路 n=151) | (P 值) | |
| --- | --- | --- | --- |
| | | 鼻内入路 (n=61) | 鼻外入路 (n=90) |
| **疾病相关生存率** | | | |
| pT 分期(UICC) | 0.004 | – | – |
| 疾病类型 | 0.0003 | – | 0.003 |
| 外科切缘 | – | 0.031 | – |
| 脑部侵犯 | – | – | 0.011 |
| **无复发生存** | | | |
| pT 分期(UICC) | – | – | 0.036 |
| 疾病类型 | 0.025 | – | 0.006 |
| 外科切缘 | 0.035 | – | 0.046 |
| 脑部侵犯 | 0.022 | – | – |
| **无转移生存** | | | |
| pT 分期(UICC) | 0.038 | – | 0.006 |
| 疾病类型 | 0.002 | – | 0.002 |
| 脑部侵犯 | 0.033 | – | – |

\* 仅显示了具有统计学意义的 P 值。
UICC:国际抗癌联盟。

手术方式的选择根据患者的并发症、肿瘤特点和手术团队的技术经验水平而定。是否需要外径路手术或者联合径路手术可以通过术前影像学判断,但在一些情况下,只有在手术过程中才能确定具体的手术径路。因此,术前必须向患者强调有从内镜径路向鼻外径路手术转换的可能性。

同外径路手术一样,鼻内径路肿瘤外科的目标是完整切除肿瘤,获得阴性切缘。然而,手术目的实现与肿瘤的组织学及范围有关。在许多鳞状细胞癌、腺癌或嗅神经母细胞瘤中,鼻内镜手术可以做到根治性切除。而因为外周神经的侵犯,通常不可能完整切除累及到颅底的腺样囊性癌。在这些病例, 手术目的是尽可能地切除肿瘤,保护眶或脑神经功能。然后,辅助放疗是治疗的重要组成部分。对于侵犯关键结构,如大脑、视神经、颈动脉或海绵窦的高分期恶性肿瘤,不能完全手术切除时,规范的根治性放化疗作为首要选择。外科挽救性手术可以应用于残留肿瘤,如鼻咽癌的治疗。而且,内镜分块切除肿瘤可以作为减轻症状的治疗方式,如疼痛、出血、鼻塞、视力丧失以及继发于压迫而出现的脑神经病。

据报道,应用传统颅面部切除方式治疗鼻窦及前颅底恶性肿瘤的 5 年生存率波动为 44%~61%[5,8,9,12-14]。前瞻性研究比较鼻内径路与传统颅面切除是不能的,因为病例稀少,而且伦理学上亦不可行, 我们只能试图通过回顾性分析比较两种技术[23]。"富尔达学校"中,应用鼻内径路行肿瘤切除手术 5 年疾病相关生存率为 72%,鼻外径路手术切除组为 60%(平均随访时间>60 个月)。Eloy 等分析了肿瘤累及前颅底的患者治疗情况,分为经鼻内镜组(n=18)与颅面切除组(n=48),结果显示鼻内镜组 3 年总体生存率为 94.4%,颅面切除组为 83.3%,两组间并无统计学差异。另外,两组大宗病例研究报道(分别为 184[7]例与 120 例[21]),分别行单纯内镜手术或联合额部/额下开颅术治疗鼻窦与前颅底癌。平均随访时间为 34.1 个月和 37 个月, 两组 5 年疾病相关生存率相似,分别为 81.9%和 87%。但是,当评估 5 年疾病相关生存率与组织学的关系时, 存在显著性差异(表 15.3)。同鼻外径路手术一样,完全切除肿瘤对于鼻内径路手术至关重要,生存率与肿瘤分期及肿瘤周围结构侵犯程度有关[7,21,23]。

在我们的实践中,鼻内径路手术的禁忌证主要包括肿瘤侵犯脑部、眶部深部或硬腭、鼻骨侵犯,以及肿瘤累及额窦的前壁或上外侧部分。

## 结论

总之,除一些不足之外(如组织学的异质性以及病例数量受限),我们 5 年的疾病相关生存率提示,鼻内径路手术是除常规鼻外径路手术之外的另一种有效方式,可以作为治疗鼻窦及前颅底恶性肿瘤的一线治疗方法[18]。然而, 手术范围不能因为内镜技术的应用而折中。治疗方式的选择需要个性化,必须高度重视多模式治疗,以期得到肿瘤根治性的完全治疗,同时减少致残率,保护患者生活质量。

如何通过组织学和肿瘤分期评价长期治疗结果与生存率分层,仍旧是一个未解决的问题。其他治疗方法,如放射治疗、化学治疗、联合放化疗、生物调节治疗的作用还需要进一步研究。生活质量需要在术前和术后评估。因此,目前鼻内径路肿瘤外科治疗的证据水平主要为 3 级(病例系列)与 4 级(专家意见)[22]。为了得到更高的证据水平, 将来需要进行随机、合作的、国际多中心试验研究;这也将是今后十年面临的挑战。

**经验和教训**

- 鼻窦恶性肿瘤占头颈部癌的 3%~5%。
- 大多数鼻窦恶性肿瘤表现为单侧鼻塞、流涕、嗅觉丧失、鼻出血与头痛。
- UICC 分期系统适用于大多数鼻窦恶性肿瘤。改良 Kadish 分期系统最常用于嗅神经母细胞瘤。
- 鳞状细胞癌是最常见的鼻窦恶性肿瘤,而在中南部欧洲,腺样囊性癌占大多数。
- 鼻内径路治疗恶性肿瘤 5 年疾病相关

**表 15.3 鼻窦及前颅底恶性肿瘤行不同手术入路治疗的 5 年疾病相关生存率**

| 肿瘤组织学类型 | 5 年疾病相关生存率(%) | | | | |
| --- | --- | --- | --- | --- | --- |
| | 传统颅面切除手术 | | | 鼻内入路手术 | |
| | Shah 等 | Ganly 等 | Patel 等 | Nicolai 等 | Fulda 学校 |
| 腺癌 | 57 | 52 | 57.5 | 80.4 | 75 |
| 鳞状细胞癌 | 51 | 43.6 | 53 | 60.7 | 50 |
| 嗅神经母细胞瘤 | 100 | – | 82.6 | 100 | 100 |
| 所有肿瘤 | 58 | 53.3 | 60 | 91.4 | 72 |
| 平均随访期(月) | 55 | 19 | 25 | 34.1 | 65 |
| 患者例数 | 115 | 334 | 1307 | 134 | 61 |

生存率波动为 70%~90%，传统颅面切除方法为 50%~70%。但这种差异很大程度上是由于明显的选择偏倚。

- 5 年疾病相关生存率提示，对于选择恰当的鼻窦及前颅底恶性肿瘤的患者，经鼻内镜手术技术是治疗的首要选择。

- 我们的研究发现，对于鼻内入路而言，外科切缘被认为是生存率的独立预期因素。

- 我们的分析研究发现，在不考虑手术入路的情况下，pT 分期与疾病类型（原发肿瘤、肿瘤残留等）是疾病相关生存率的独立预期因素。疾病类型、手术切缘情况、脑部侵犯与否是无复发生存与无转移生存的独立预期因素。

- 我们发现，在不同肿瘤组织学类型中，预后最好的为嗅神经母细胞瘤。

- 手术治疗目标需要根据肿瘤组织病理学和侵犯范围而定。

- 鼻内入路肿瘤手术治疗的禁忌证为：脑部受累、眶内软组织或皮肤受累、硬腭或鼻骨受侵，以及肿瘤侵犯额窦前壁或上外侧部分。

（王奎吉 译　张罗 校）

# 15.2 内镜下鼻窦及颅底肿瘤切除

Paolo Castelnuovo, Mario Turri-Zanoni, Paolo Battaglia, Piero Nicolai

## 15.2.1 介绍

随着影像技术发展和内镜外科经验增加，使得对鼻窦及毗邻颅底的良恶性肿瘤的治疗再次受到关注。由于可以多角度并放大显示手术术野、手术器械的改良，以及肿瘤附着处定位的手术策略，致使鼻腔鼻窦肿瘤内镜下切除的适应证在近几年已经扩大。相对于鼻外径路，这一进步减少了并发症，缩短了住院时间，而手术成功率却相似。

近 15 年的文献回顾表明，内镜下切除鼻腔鼻窦及颅底的良恶性肿瘤是可行和安全的[22]。从 20 世纪 90 年代初到 2010 年 12 月，我们在瓦雷泽、帕维亚和布雷西亚大学耳鼻喉科扩展内镜治疗鼻腔鼻窦及颅底病变临床实践也证实了上述观点。

目前，大多数鼻腔鼻窦良恶性肿瘤都可以通过单独内镜鼻内径路获得与传统鼻外径路手术相似的疗效，但仍然有一些病例需要鼻外径路或联合径路手术。

总体而言，颅底手术的要点是根据病变情况选择最好的手术径路[24]。实际上，选择安全，能充分处理病变并避免穿越脑神经和其他重要结构的手术径路最为重要。当内镜鼻内径路能最直接到达颅底病变，并对神经和血管影响最小时，应当首选。因此，如果达到病变需要处理神经和血管的时候，也应考虑其他手术径路[25]。我们认为，手术团队应该能够施行各种手术方式，对每个特定患者应该制订适合的手术方案。

手术方式的选择取决于患者的并发症、肿瘤特征以及外科医生技能和信心水平。是否需要鼻外或联合径路可以参考术前影像学结果，但有的病例，只有在术中才可以做出明确选择。因此，术前就必须和患者讨论由鼻内镜手术改鼻外径路手术的可能性。

因此，对于累及前颅底的肿瘤，手术组必须包括耳鼻喉科和神经外科医生，要求其对所有相关技术都有经验并能够施行多入路手术。而且，为达到最好效果，内镜切除鼻腔鼻窦颅底肿瘤的手术组成员应该具有内镜处理炎性疾病及脑脊液漏的丰富经验，并熟稳恶性肿瘤处置的全面肿瘤外科原则。

## 15.2.2 纤维骨性病变

良性纤维骨性病变是发展缓慢的疾病，包括数种临床和组织学特征有一定相似性的不同疾病。在这些疾病中，最常见的组织学类型是骨瘤，其次是骨纤维异常增殖症和骨化性纤维瘤。

### 外科技术

虽然普遍认为"等待和观察"是小而无症状的纤维骨性病变的标准治疗，那些有症状的病变仍然需要手术处理[22]。传统的鼻外径路手术切除鼻腔鼻窦纤维骨性病变在外观上尚可接受，且有非常低的复发率[26,27]。而且，切除额窦纤维骨性病变标准术式仍然是鼻外径路手术[28]。鼻外径路优点是术野良好，可能更短的手术时间；缺点是患者接受度较低、手术瘢痕和住院时间较长。

近年来,大小、部位合适的纤维骨性病变越来越多地采用内镜经鼻手术(图 15.6)。内镜入路手术不仅用于切除筛、上颌窦的纤维骨性病变,也用于处理额隐窝和额窦的病变。1992 年,首次报道内镜下切除额窦骨瘤[29]。随后,由于手术技术和专用器械的改良,内镜手术的适应证逐渐扩大。病变累及筛窦、蝶窦、上颌窦内侧壁,甚至眶下壁和内侧壁也可以内镜经鼻切除。如果额窦病变位于纸样板矢状面内侧,或起源于额窦后壁下部,或额窦前后径大于 10mm,单纯内镜经鼻内切除是合适的[30]。2001 年,Schick 和 Draf 报道了一组很有意义的 34 例额筛骨瘤病例系列,其中 68%经由内镜切除,只有 3 例内镜下没有完全切除[31]。为了界定内镜鼻内径路额窦手术的适应证,Chiu 等 2005 年提出了额窦骨瘤的分级系统,建议内镜下切除 Ⅰ、Ⅱ级病变,鼻外径路切除 Ⅲ和Ⅳ级病变[32]。2007 年,我们报道了我们处理 26例额窦骨瘤的经验,其中 11 例行单纯内镜手术,经过平均 40 个月的随访观察,无复发[30]。

最近,随着多角度内镜和钻,四手/双鼻孔技术,连同 Draf Ⅲ 型额窦手术,以前不能切除的一些靠近外侧的病灶变得可以切除。在这方面,Seiberling 和 Wormald 的 2009 年的研究显示,靠外侧的、充满整个额窦的大骨瘤也可经鼻切除,平均随访 3 年无复发。此外,Ledderose 和 Leunig 在 2010 年报道 24 例额隐窝和额窦骨瘤的经验也证实了单纯内镜鼻内径路切除靠外侧额窦病变的可能性[34]。

## 经鼻内手术的结果

在过去几年,我们处理鼻腔鼻窦纤维骨性病变的经验逐渐增加,自 1996 年 6 月到 2010 年12 月,我们在 Varese、Pavia 和 Brescia 大学耳鼻喉科治疗了 129 例这样的患者,包括 61 名男性和 68 名女性,手术年龄从 11~85 岁(平均为 44.2岁)。主要的症状是头面部疼痛(63%)。额窦是最常见的部位(64/129、49.6%),其次是筛窦 37 例(28.6%),额筛窦同时发病的有 20 例(15.5%),而上颌窦(3 例,2.4%)、蝶窦(1 例,0.8%)很少涉及;6 例(4.6%)病变涉及眶区。

单纯内镜入路的病例有 87 例(67.5%),33例(25.6%)使用联合径路,而 9 例(6.9%)使用了单纯鼻外径路手术(8 例使用冠状切口骨成形额皮瓣,1 例使用 Howard-Lynch 额筛切除术)。内镜入路手术组平均住院时间为 3.9 天(3~7 天),而联合入路和鼻外入路组平均住院天数为 5.3 天(4~13 天)。没有严重的即刻或持续性术后并发症。在单纯内镜手术组,有 5 例术前评估表明颅底有累及,术前告知患者,并在切除骨瘤时做了硬脑膜成形术的准备。此外 2 例(1.6%)术后有残余骨瘤,残留病变(1mm 和 1.4mm)位于额窦底。

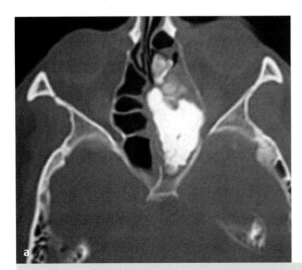
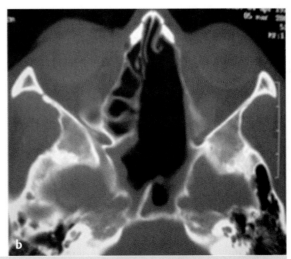

**图 15.6**  术前和术后影像学资料显示内镜经鼻入路切除左侧前后组筛窦大骨瘤的结果。(a)术前矢状位 CT 成像;(b)内镜经鼻入路切除病变(a)的结果。

目前这 2 例残余病灶大小稳定,并行 CT 随访。到撰写本文时,平均随访为 67.5 个月(4~184 个月)全切患者都没有复发。

我们这组病例中,肿瘤最大径为 6~60mm,中位大小为 19mm。肿瘤中位数大小在内镜组与联合入路、鼻外入路组间经独立样本 T 检验没有统计学差异(P=0.14),证明肿瘤大小不是选择手术入路的首要因素。

我们试图术前通过 CT 密度评估骨瘤的硬度,但只有术中才能准确判断。事实上,我们的病例中有 2 例(2/129)位置比较靠外的额窦骨瘤因肿瘤过硬,角度钻转速不够,而从内镜鼻内入路手术改成了联合鼻外入路手术。未来数年,随着多角度钻的使用,将可以解决这一问题。

病变位置对选择最合适手术方法来暴露病变及其范围是最重要的[35]。值得注意的是,如果我们按手术年份分层分析我们的数据,可以观察到,从 2008 开始通过使用四手/双鼻孔技术、多角度内镜器械、Draf III 型额窦手术技术,我们可以在内镜下经鼻处理眶板外侧的病变。现在眶内病变甚至也不是内镜手术的禁忌,可以选择合适的病例避免鼻外入路。

然而,单纯内镜鼻内径路常不能完全切除病变包括:额窦较大但入口前后径较小(这样的病例带角度的器械在窦内难以操作);侵袭额窦后壁和颅内的大分叶状骨瘤;突破额窦前壁的病变;额骨外伤后解剖异常;累及眶外、上壁的病变。后面所说的病变可以通过骨成形皮瓣鼻窦切除术,联合或不联合内镜更好地暴露和根治性切

除病变。骨瘤基底大部分插入到额窦前壁或后壁会使单纯内镜鼻内径路切除骨瘤变得困难,但也不应是内镜手术的绝对禁忌。这样的病例,如果需要的话,我们根据成腔技术尝试经鼻切除病变,也同时准备使用联合鼻外入路手术。然而,对病变大范围侵蚀额窦前壁或后壁的情况下,通常推荐鼻外入路,并重建骨壁以保持正常的正面轮廓并封闭后面与颅内的交通。

## 结论

目前我们认为内镜下切除大的、位置不佳的鼻颅底骨瘤是可行的、安全的和有效的,在大多数情况下可以根治性切除,且与鼻外径路成功率相似。此外内镜技术能缩短住院时间,保留自然的鼻内引流通道,但需要更长时间的外科训练和更多的手术经验[34]。最后,值得注意的是,即使通过鼻外径路切除骨瘤,内镜手术也可有助于保护或修复自然引流通道,特别是额窦区[36]。

## 15.2.3 鼻内翻性乳头状瘤

### 手术技巧

传统上来讲,鼻内翻性乳头状瘤治疗的金标准是鼻外径路手术(鼻侧切开、Caldwell-Lue 术式,或面中部揭翻术)和上颌骨切除术[37]。Vrabec 报道,通过鼻侧切开联合改良式 Weber-Ferguson 切口治疗鼻内翻性乳头状瘤的复发率只有 2%(平均随访为 8.9 年)[38]。随后,内镜切除术受到越来越多的关注,因为该术式避免了鼻外手术的并

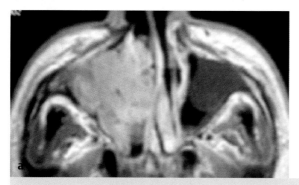
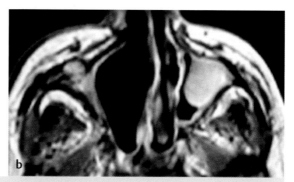

**图 15.7** 术前和术后的影像学显示,内镜经鼻入路切除右侧上颌窦 T3(Krouse 分级系统)内翻性乳头状瘤的结果。(a)MRI 显示典型的"脑回柱形"表现;(b)MRI 显示 II 型内镜切除病变(a)的结果。

发症(图 15.7)。内镜手术的优势在于没有面部切口，几乎无面部肿胀，住院时间短，能够减轻术后疼痛和感觉障碍[22]。另外，内镜下视野更清晰，可以更好地区分肿瘤与正常组织。

在鼻内镜技术发展的初始阶段，上颌窦的前壁和底壁很难到达，Caldwell-Luc 式手术仍然应用于切除这些区域的病变黏膜。但目前，上颌窦的整个边缘都可以在鼻内镜下切除，这一技术已经在绝大多数病例中取代了 Caldwell-Luc 式手术[39]。同样，鼻内镜下很难完全切除的额窦病变黏膜的问题，也通过 Draf Ⅲ型[31,40]手术或改良内镜 Lothrop 术式得到了解决[41]。

然而，当向眶外侧极度扩展的眶上筛房黏膜广泛受侵，或额窦黏膜广泛受侵，需要通过冠状切口骨成形瓣手术切除所有病变黏膜。

## 鼻内手术的结果

在我们的经验介绍中，包括了自 1991 年 11 月至 2010 年 12 月，瓦雷泽、帕维亚和布雷西亚 3 所大学的耳鼻咽喉科收治的 348 名鼻内翻性乳头状瘤患者。只有单纯鼻内镜手术或联合手术（鼻内镜手术联合鼻外部手术）并完成至少 3 年随访的患者才纳入本研究。患者中符合纳入标准的有 212 名（男 167，女 45），平均行手术年龄为 56.5 岁（20~86 岁）。据我们所知，这是迄今英文期刊发表的鼻内镜手术治疗鼻内翻性乳头状瘤文献中数量最大的病例报告。其中 56 名（26.4%）曾经在院外接受过鼻内镜手术（21.4%）或鼻外径路手术（5%）治疗。89.9%患者主诉为单侧鼻塞；其他症状包括嗅觉减退或完全丧失（18.7%）、鼻溢液（18.2%）、头痛（17.3%）、鼻出血（11.8%）和溢泪（6%）。7 名患者无症状（3%），是偶然诊断出的。100 名患者（47.2%）的病变起源于鼻筛复合体，92 名患者（43.4%）病变起源于上颌窦，11 名为（5.2%）起源于额窦，9 名（4.2%）起源于蝶窦。病变分级根据 Krouse [42]分期：T1 为 16（7.5%）例，T2 为 78（36.8%）例，T3 为 104（49.1%）例，T4 为 14（6.6%）例。198 例（93.4%）行单纯鼻内镜手术，88 例（44.4%）行Ⅰ型切除术，62 例（31.3%）行Ⅱ型切除术（其中 38 例合并鼻泪管切除术），48 例（24.3%）行Ⅲ型切除术。不同类型的鼻内镜手

术已在之前发表的文章中详细介绍[43]。14 例行鼻内镜手术联合骨成形瓣手术。主要并发症为脑脊液漏（2.8%），术中发现并行内镜下硬脑膜成形术修补。

鼻内镜手术要达到完全切除，可以将病变分为几个区域，首先切除鼻内部分，再逐渐切除附近区域病变，切除要沿骨膜下进行并磨除部分骨质[44]。这种切除模式是要使所有可能的微浸润灶或浸润性鳞状上皮癌亚区都能够切除并行确定性的组织学检查。大量文献报道，鼻内翻性乳头状瘤相关的鳞状上皮癌变率相差很大，从 0[45]~53%[46]。一项 63 例的病例系列报道了鼻内翻性乳头状瘤的病理学变化的发生率，伴细胞异形性的占 1.1%，伴不典型增生占 1.9%，伴同期癌变的为 7.1%，平均 52 个月（6~180 个月）间发生异时癌变的占 3.6%。

我们的病例中，确定性组织学检查发现 3 例（1.4%）轻度不典型增生，2 例（0.9%）中度不典型增生。3 例（1.4%）原位癌，8 例（3.8%）鳞状细胞癌。其中 5/8 的鳞状细胞癌的患者，对原发部位行辅助性术后放疗（60~65 Gy）。

值得注意的是，我们必须考虑到复发性病例的恶变可能性增加到 11%[22]。最近，一些学者强调需要根据鼻内翻性乳头状瘤的附着部位和扩展范围来调整手术方式，以减少复发[48]。值得注意的是，"复发"在多数病例中仅指残余病变，与手术进路及何种方式切除鼻内翻性乳头状瘤直接相关[49]。因此，复发应是因为术者没能完全切除肿瘤，而不是因为肿瘤本身的性质。与本观点一致的一项近期报道证实，与治疗结果相关的是病变黏膜是否完全切除[22]。事实上，Bielamowicz 等观察了内侧上颌骨切除术和保守切除手术的患者的复发情况（20%:47%），发现两者之间存在显著统计学差异[50]。

此外，Mirza 等[47]回顾了 63 个鼻内翻性乳头状瘤切除的病例系列（共 2109 例），发现行鼻内镜手术的复发率为 12.8%（484 例），鼻侧切开内侧上颌骨切除术的复发率为 17.0%（1025 例），有限切除手术如鼻息肉切除的复发率为 34.2%（600 例）。我们的病例系列到 2010 年 12 月，199 例（93.9%）经平均 65.8 个月的随访（36~204 个

月)无复发,另外 13 例(6.1%)发现复发。手术与诊断复发的平均间隔为 29 个月(6~70 个月)。所有复发病变均位于原发部位和内镜下切除的部位。复发患者治疗行单纯内镜手术 11 例,其余 2 例为联合径路手术。我们的病例系列 212 例患者的复发率为 6.1%,与其他文献报道的内镜和鼻外径路手术的复发率(4%~22%)相当[51,52]。

对内镜手术和鼻外径路手术进行比较时,应该注意到内镜术后的随访时间(平均为 3 年)比鼻外径路手术(平均为 5 年)要短。然而,与 Buchwald 的报道相似[53],我们强调最可能复发的时间为术后 9~12 个月内。这一情况在我们的研究中也得到证实,大多数复发(8/13,61.5%)诊断发生在 36 个月内。但我们仍推荐随访时间至少是 5 年。最后,Busquets 的荟萃分析[54]也支持内镜手术切除鼻内翻性乳头状瘤的远期有效性,其复发率(12%)要低于非内镜治疗组(20%)。

### 结论

总而言之,文献回顾表明内镜下切除鼻内翻性乳头状瘤,经过恰当的手术方案和技术熟练的术者,可以达到与鼻外径路手术相似或者更好的效果[22]。

## 15.2.4 青少年鼻咽纤维血管瘤

### 手术技巧

手术在治疗青少年鼻咽纤维血管瘤(JNA)中起关键作用已是业界共识。现在报道有很多手术入路(舌骨上入路、口底入路、鼻侧切开或面中掀翻上颌骨入路、面部翻转入路、Le Fort I 型入路、颞下入路、颅面联合入路),但是没有一个手术方式能适用所有病变,因此术者应该能够根据病变范围不同选择不同的手术方式。

近年来,内镜经鼻手术因为具有多角度高清术野、面部无疤痕、无须截骨、住院时间短等优点,已经成为处理中小 JNA 可靠的开放入路替换方案。20 世纪 90 年代首次报道内镜下低分期 JNA(Andrews I 期和 II 期)切除,结果显示,该入路是可行的,复发率和开放手术类似,但降低了风险和并发症[55]。

这些年,随着经验的增长,我们内镜入路选择策略也发生着变化,从开始单纯 Andrews I 期和 II 期病变到某些选择性 III A 期和 III B 期病变。基本上,所有侵犯鼻咽、翼腭窝、鼻腔、蝶窦、上颌窦、筛窦、颞下窝、蝶骨底及鞍旁区域的病变都是可以考虑选择内镜手术的[56]。

内镜手术的禁忌证还有很大争议,但我们认为,如果肿瘤血供大量来自颈内动脉,其边界或肿瘤已扩展颅内至斜坡段颈内动脉外侧,最好选择面中掀翻或者颞下开颅,以充分暴露颈内动脉水平段[57]。而且,某些关键部位(颈内动脉、视神经、海绵窦、硬脑膜)有肿瘤残留时,这些部位的粘连导致切除时增加不可控严重并发症的风险,也是内镜手术的禁忌。

### 放疗

放疗作为手术的替换方案,在青少年中施行是否安全目前仍有很大争议,因为放疗可能诱发残余病变肉瘤样变,或者在放疗后数十年发生肿瘤样变性。Kuppersmith 等[57]认为,调强放疗治疗病变大而顽固的鼻咽纤维血管瘤可以减少对重要部位的辐射。他们的研究报道无急性毒性反应发生,只有 2 例迟发性毒性反应:鼻出血和持续性鼻炎,无复发(即肿瘤未继续生长)。Reddy[58]等报道,用放疗治疗了 15 例晚期病变(Andrews III b 和 IV 期),局部控制率为 85%,2 例局部无改善,5 例(33%)有晚期并发症,包括白内障、短暂性中枢神经系统综合征和皮肤基底细胞癌。我们认为,放疗可以作为不可切除肿瘤、肿瘤全切失败或者颅内侵犯患者的辅助治疗。

### 内镜手术结果

我们随访了 1994 年 1 月至 2010 年 12 月瓦雷泽大学、帕维亚大学和布雷西亚大学 93 例单纯接受内镜切除的 JNA 患者,所有人都是白人男性患者,年龄从 10~49 岁(平均 17.6 岁)。其中,侵犯翼腭窝有 81 例(87%),侵犯蝶窦的有 58 例(62.4%),侵犯颞下窝的有 35 例(37.6%),侵犯上颌窦的有 9 例(9.7%),侵犯筛窦的只有 5 例(5.4%),有 14 例(15%)有颅内硬膜外侵犯,眶内侵犯的有 4 例(4.3%)。按照 Andrews[59]分期,I 期的有 7 例(7.5%)，Ⅱ期的有 44 例(47.5%)，ⅢA 期的有 28 例（30%，图.15.8)，ⅢB 期的有 14 例(15%)。这些单纯内镜手术的患者平均住院时间为 6.8 天(2~36 天)。没有术后并发症发生,目前这些患者仍在随访中(1~197 个月,平均为 74.5 个月)。

JNA 切除术中,出血量取决于肿瘤的血供和术前栓塞的质量[56]。在栓塞术出现以前的年代,术中出血量太大了,以至于 JNA 的手术对医生来说都是一个巨大挑战,而且残留率和并发症也很高。在 20 世纪 70 年代早期,栓塞被引进到 JNA 手术中[60],通常在术前 48 小时进行,使得鼻咽纤维血管瘤手术发生很大的变化,明显减少了术中出血(60%~70%)[61],而且让肿瘤的边界变得更加明确。Glad 等[61]报道,栓塞组术中出血为 650mL,而非栓塞组平均为 1200mL($P<0.05$)。同样,栓塞组前输血率也明显低($P<0.005$)[61]。栓塞能够很好地阻断肿瘤血供。肿瘤血供一般为颌内动脉及其分支以及咽升动脉,如果来自颈内动脉,栓塞和严重的神经系统并发症相关[62]。一旦肿瘤包绕颈内动脉（目前这种病例已经很罕见了）,球囊阻断试验、牺牲一侧颈内动脉或者颈内动脉内置入支架都是可以考虑的[63]。也有部分学者,如 Lloyd 等反对栓塞,其认为,栓塞可能使肿瘤边界辨认困难而导致肿瘤残留风险增加,特别是在蝶骨底周围[64]。

考虑到血管再生的问题,我们的病例里有 19 例(20.4%)栓塞后出现了对侧颈外动脉系统的供血,为上颌动脉、蝶腭动脉和(或)咽升动脉。而且,28 例(30.1%)有颈内动脉供血,通过虹吸部、下颌动脉和(或)眼动脉。86 例患者(92.5%)栓塞过程顺利,而 7 例(7.5%)患者因为病变较小没有向外侧侵犯,没有行栓塞,因此,手术时,先暴露翼腭窝,然后用双极电凝凝闭或结扎上颌动脉。我们病例组里术中或术后需要输血的有 25 例(26.9%)。

现在,内镜切除 JNA 的安全性和有效性已经被近年多篇发表的文章证实。内镜手术复发率为 0%(Schick[65]报道 5 例,Wormald[66]报道 7 例,Gupta[67]报道 28 例)到 36.3%(Munoz del Castillo[68])。

内镜切除体积较大的 JNA 时,逐步分块切除是很有帮助的,为手术区域器械的活动和肿瘤边界的暴露提供了更大的区域。

显而易见,所有已经报道的文献中分期早的肿瘤残留和复发率非常少,而随肿瘤增大,残留和复发率增高。但复发率更和一些特殊部位受累有关,比如:蝶骨底、翼腭窝、前颅底、海绵窦和颞下窝。在一篇包含术前 CT 和 MRI 资料的 72 例患者的综述中,Lloyd 等证明 93% 的复发发生在影像学显示蝶骨松质骨受侵(通过翼管)的病例[64]。

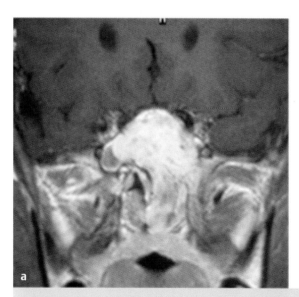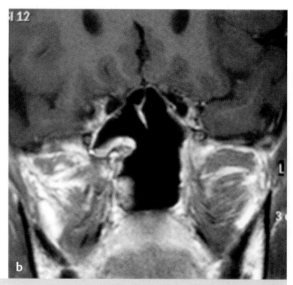

图 15.8　(a,b)1 例经内镜手术的 Andrews Ⅲ期 JNA 患者术前和术后影像学资料。(a)术前的冠状位 MRI；(b)术后的 MRI 成像。

避免复发最重要的是用骨钻将蝶骨底特别是翼管周围的松质骨磨除干净,以完全切除一些不能立即发现的残余病变[67]。

2006 年以前,我们所有患者都遵循以下方案:术后 4 个月时行内镜和 MRI 检查,然后,每 6 个月复查一次内镜和 MRI 以发现残余病变或复发。近年来,我们根据 Kania 等的报道改变了随访策略[70],去除鼻腔填塞物当天或者第二天我们就给患者行 MRI 以尽早发现一些可疑病变。早期术后 MRI 并不显示任何炎性改变,而 3~4 个月以后辨认小的残留和疤痕组织还是比较困难的。到目前为止,还没有患者术后早期 MRI 显示有病变残余,后期的 MRI 检查也没有。

我们的病例中,术后 MRI 发现 9 例有关键部位的残余病变(9.7%),包括蝶骨底、翼突根、海绵窦或前颅底。对于残余病变最好的治疗方案及随访策略仍有很大争议。至写作本书时为止,只有 2 例残余病变因为持续生长而需要内镜再次手术,其他 7 例几乎稳定未继续生长并一直行 MRI 定期复查。事实上,Önerci[71]建议对于颅内残留患者来讲,观察比颞下开颅手术更合适。另外,近期一篇有趣的病例报道再次提出了"JNA 自然退化"的概念,这个病例没有接受任何治疗,随访了 8 年,肿瘤体积一直在变小[72]。这方面 Reddy 等发现残余病变可以在 3 年后退化[58]。

鼻外开放和内镜入路手术的复发率、出血量以及住院时间的比较受到一些偏倚的影响,主要指疾病分期分层及随访方法。然而,20 世纪 90 年代报道的数目相近的病例组鼻外入路复发率为 36%~40%[64,73]。近期,Danesi 等证明,经面部入路(鼻侧切开或者面中掀翻)的结果良好,颅外和颅内残余病变发生率分别仅为 13.5% 和 18.2%[74]。

### 结论

根据我们自己的数据与其他学者们的报道基本一致,我们的结论是内镜入路手术不仅在 Andrews Ⅰ 期和 Ⅱ 期,而且在 Ⅲa 和 Ⅲb 期都能取得很好的结果,没有大的并发症,总体残余率可以接受(我们的数据为 9.7%)。而且,内镜手术因为有多角度视野,对 JNA 的暴露更好,避免了不雅的疤痕,避免干扰颅面骨的发育,降低了术后疼痛及住院时间。随着手术技术及器械的发展,内镜手术的适应证将可能扩大到颅内硬膜外受侵的病例。

## 15.2.5 鼻腔鼻窦和相邻颅底恶性肿瘤

### 外科技术

20 世纪 60 年代,Ketcham 等介绍了颅面联合切除术,标志着鼻腔鼻窦恶性肿瘤处理的重要进展[75]。这种手术方式通过前颅底切除极大地提高了侵犯筛顶的肿瘤的局部控制率。然而这种手术方法的并发症风险和围术期的死亡必须引起重视。

现今,根据肿瘤的范围及生物侵袭性,颅面切除伴或不伴术后辅助放疗,仍然是侵及或侵透前颅底的恶性病变治疗的"金标准"。Patel 等[15]报道了一个基于 1307 名接受标准的前颅面联合切除术患者的国际协作研究,其中 39% 的病例接受辅助治疗,显示 5 年总体生存率为 54% 和 5 年疾病特异性生存率为 60%。

随着外科医生内镜技术提高,影像技术发展提高了术前诊断的准确性,以及内镜设备的改良,都有助于逐步扩大内镜入路切除经选择的恶性肿瘤的适应证[76]。第一次内镜下治疗鼻腔鼻窦恶性肿瘤出现在 20 世纪 60 年代末期[77,78],当时的病变仅限于侵及鼻筛区而并未侵犯前颅底。

过去十年来,来自世界多个中心的数据已经证明,内镜下切除鼻腔鼻窦恶性肿瘤可扩展至包括前颅底的硬脑膜(内镜下经鼻颅骨切除术),从额窦后壁向后至蝶骨和眶之间的平面[79]。此外,内镜下切除术已被证明可以精确定位肿瘤起源,而以往术式因为肿瘤填满鼻腔而很难发现肿瘤起源部位。因此,内镜下切除术的范围可以根据特定肿瘤的特征(组织分型、起源部位及临界区)而定,保护未侵及的结构,从而减少继发的功能性后遗症。

数个研究证明,内镜下手术显示出可接受的并发症率和结局,表明其可以是治疗这种恶性肿瘤的外科选择之一。然而,所有计划做内镜下经鼻颅骨切除术的患者,必须被告知这样一种可能性,就是如果有意外的更广泛硬脑膜侵犯,手术可能转为开颅与内镜联合手术方式。事实上,如果术前或术中发现紧邻筛骨眶板或眶顶壁的硬脑膜受侵,也要求采取内镜与开颅联合的手术方式(开颅-内镜联合切除术)[15]。

当时,肿瘤扩展到额窦,侵犯泪道或上颌窦骨壁(内壁未受累),侵蚀鼻凹板,扩展进翼腭窝或颞下窝,侵犯眶腔,以及侵蚀颅底,都被视为单独内镜手术的禁忌证[80]。另一方面,肿瘤仅单纯接触到"高危区",如纸样板、筛板或筛窦顶,而没有影像学证据显示骨侵蚀以及侵犯范围,并非内镜手术禁忌。

## 鼻内手术的结果

大多数分析内镜下手术治疗鼻腔鼻窦癌的效果的文章集中于一个特定组织学患者的同质队列。嗅神经母细胞瘤的特点是晚期复发,因此需要长期随访,通常联合术后放疗,对其内镜手术治疗结局极需谨慎判读。Folbe 等[81]近期报道了在两个美国研究中心共 23 名患者(改良 Kadish 分级:10.5%为 A 级,58.9%为 B 级,26.3%为 C 级,5.3%为 D 级)的研究结果。其中仅有 1 例患者要求联合经颅径路完全切除眶上硬膜的阳性切缘,其他所有患者经内镜下切除肿瘤。16 例患者行术后放疗。平均随访45.2 个月后,所有患者原发部位都未见复发。

Bogaerts 等[8]报道过腺癌的内镜手术治疗加放射治疗的疗效,共包括 44 例患者,T1 分期 1 例,T2 分期 26 例,T3 分期 5 例,T4a 蝶窦受侵 9 例,T4b 硬膜有限受侵 3 例。最后随访时患者仍然存活的随访中位数为 36 个月。值得注意的是,如果肿瘤为单侧则不做对侧切除,也很少包括硬脑膜平面。初次治疗后 24 个月内诊断局部复发 8 例,共 12 例(27%)有局部复发。再次治疗包括 9 例患者行二次内镜手术,3 例患者行颅面联合切除术。5 年疾病特异性生存率为 83%,且并不受局部复发或 T 分期的影响。鉴于观察到局部复发部位和初次发现部位明显不同,我们建议手术切除范围应为整个双侧筛迷路。皮革或木尘暴露常被认为与腺癌相关,其可使整个鼻筛复合体黏膜都易于发生腺癌,也支持这一现象。另一个样本量小(n=12)的腺癌(T2 期 6 例、T3 期 5 例、T4

期 1 例)报道,中位随访 30 个月,5 年无病生存率为 91.6%[82]。

几乎同时发表的两个样本量最大的病例系列报道分别包括 184[7]例和 120[21]例患者,做了内镜入路切除鼻窦和前颅底恶性肿瘤。前者是我们两个三级大型意大利医院的经验,后者是总结了休斯敦 MD 安德森肿瘤中心治疗的为期超过 16 年的病例队列。这两个研究中患者做的是单独内镜手术(72.8%,77.5%),或联合额侧或额下开颅术(27.2%,22.5%)。患者肿瘤的组织学分布反映了组织学流行情况有地区差异性。意大利的研究中,腺癌(37%)是最常见的类型,而美国的研究中嗅神经母细胞瘤(17%)是最常见的类型。两个研究的平均随访时间(34.1 个月:37 个月)差别不大,5 年疾病特异性生存率也非常相近,分别是81.9%和 87%。

我们经内镜治疗鼻窦和颅底恶性肿瘤的经验逐年增加,到 2010 年 12 月病例总数已经达到 320 例(男 220 例,女 100 例)。在此队列中,内镜下切除术为 260 例(81.3%),其余 60 例(18.7%)为内镜-开颅联合手术。260 例内镜手术中,137 例行单纯的内镜下切除术而未行经鼻开颅术,123 例行内镜下切除合并经鼻开颅术。肿瘤的 T 分期如下:77 例(24.1%)T1(73 例内镜下切除,4 例内镜-开颅联合手术);70 例(21.9%)T2(69 例单纯内镜下切除而未行经鼻开颅术,1 例内镜-开颅联合手术);58 例(18.1%)T3(45 例内镜下切除,13 例内镜-开颅联合手术);38 例(11.8%)T4a(28 例内镜下切除术,10 例内镜-开颅联合手术);以及 77 例(24.1%)T4b(45 例内镜下切除术,32 例内镜-开颅联合手术)。我们的病例中最常见的组织学分型是腺癌(43.4%),其次是鳞状细胞癌(11.9%)、嗅神经母细胞瘤(11.9%,图 15.9)、黏膜黑色素瘤(7.8%)和腺样囊性癌(7.8%)。平均住院时间内镜下切除组为 3.4 天(范围为 1~10 天),而内镜-开颅联合手术组为13.4 天(范围为 10~35 天)。

全部患者中的 158 例(49.3%)接受了某种形式的辅助治疗。明显颅底侵犯(pT3)患者,颅内扩展和硬脑膜浸润(pT4a-b)患者,边界紧靠眶内容或额窦,以及有不能切除残余病变的患者,给予

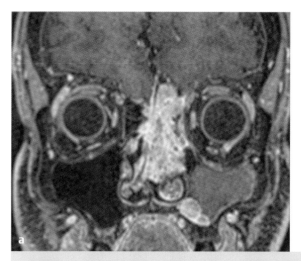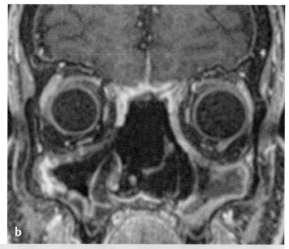

**图 15.9**　(a,b)术前和术后的影像结果：内镜经鼻入路切除左侧嗅神经母细胞瘤(T4bN0M0,Kadish C)。(a)术前使用动态 3D–VIBE 序列的冠状位 MRI；(b)内镜下经鼻内开颅术(ERTC)加辅助放疗(66Gy)术后 6 个月的 MRI。

术后放疗。所有嗅神经母细胞瘤患者,除了未扩展到颅底的,都接受辅助放疗。除了黑色素瘤,所有初始治疗为内镜–开颅联合手术的患者都接受术后放疗。内镜下切除术和内镜–开颅联合手术组的有全身扩散的高风险患者,放疗都加行化疗。骨肉瘤、尤文肉瘤、复发的非霍奇金病,以及复发的未分化癌患者单独给予化疗。

所有患者都根据治疗方案进行前瞻性随访,包括第 1 年每 4 个月行内镜检查和 MRI；第 2 年每 2 个月和 6 个月行内镜和 MRI；此后,每 6 个月重复内镜检查及 MRI。所有病例随访期限为 1~157 个月(平均为 43.8 个月)。整个研究的 5 年总体生存率为 72.5%,内镜切除术和内镜–开颅联合手术分别为 79% 和 48.3%($P$=0.036)(图 15.10a)。而且根据 Hanna 等的观察,我们发现单纯内镜手术和内镜–开颅联合手术患者的 5 年疾病特异性生存率无显著统计学差异(87.2%:63%,$P$=0.5)。5 年疾病特异性生存率估计与组织学分型相关,根据相近的生物学侵袭性(上皮和非上皮来源,如腺癌、鳞状细胞癌和腺样囊性癌；嗅神经母细胞瘤；黑色素瘤；混合细胞性的),将病例分层为 4 组,我们发现有显著的统计学差异(分别为 88.8%、100%、41.3%、82.3%；$P$<0.0001)(图 15.10c)。

我们的队列中,术后 2~83 个月(平均为 22.7

个月)随访发现有 22.9%病变复发。内镜下经鼻开颅术、未开颅的内镜下切除术和内镜–开颅联合手术的 5 年未复发生存率分别为 78.6%、72.7%、48.8%(图 15.10d)。我们的病例系列总体并发症发生率为 13.1%(内镜下切除术组为 8.8%,内镜–开颅联合手术组为 31.6%),与 Hanna 等[21]报道的并发症率为 11%相近。我们的病例共 2 例死亡,分别是经内镜–开颅联合手术治疗的 T4b 病变和扩展浸润硬脑膜的病例,而 MD 安德森肿瘤中心的报道无死亡发生。并非意外,这 2 个病例系列中最常见的主要并发症都是脑脊液(CSF)漏,我们的是 4.6%,Hanna 的是 3%[21]。近期对我们的接受内镜下切除肿瘤和硬脑膜(内镜下经鼻开颅术)的 62 例患者的病例亚组分析表明,脑脊液漏的发生明显与手术小组的学习曲线,以及手术技巧的精致程度有关[79]。

因为比较内镜手术和颅面联合切除术结局的前瞻性研究并不现实可行,鼻窦肿瘤比较罕见,以及伦理学的原因,所以一些学者试图回顾性比较这两种手术方式。Eloy 等[20]分析了同一所学院治疗的侵犯前颅底的肿瘤,一组经鼻内镜手术(n=18),另一组经颅面联合切除术(n=48)。发现中位数住院时间(3.5:7.0 天)和中位数手术时间(261.5:625.5 分钟)内镜切除术组占优,而两组的围术期并发症率(27.8%:25.0%)相似。因为两

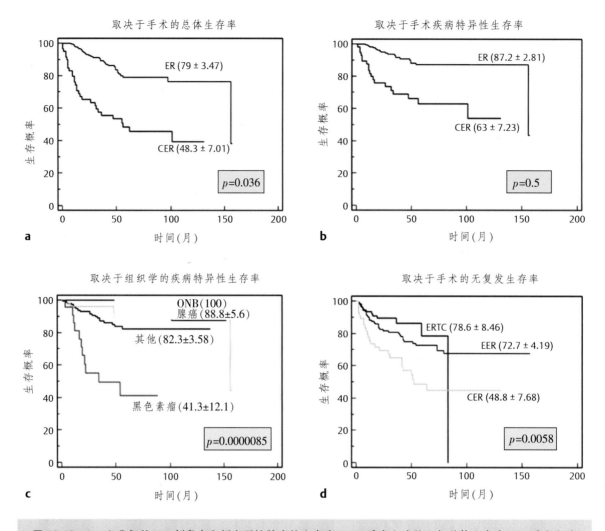

**图 15.10** (a–d)我们的 320 例鼻窦和颅底恶性肿瘤的生存率。(a)手术方式的 5 年总体生存率;(b)手术方式的 5 年疾病特异性生存率;(c)根据组织学类型的 5 年疾病特异性生存率;(d)手术方式的 5 年无复发率。P≤0.05 认为有统计学意义。

CER,开颅–内镜联合切除术;EER,无内镜下开颅的单纯内镜下切除术;ER,内镜下切除术(有或无经鼻内开颅术);ERIC,内镜下切除联合经鼻内开颅术;ONB,嗅神经母细胞瘤。

组总体生存率没有统计学差异,作者认为经鼻内镜切除术治疗早期和中期前颅底恶性肿瘤是安全和成功的。然而,肿瘤局部范围和组织学分型具有显著差异,嗅神经母细胞瘤和鳞状细胞癌分别是内镜手术组和颅面联合切除术组最常见的组织分型。Devaiah 和 Andreoli[83]对 1992–2008 年期间治疗的 361 例嗅神经母细胞瘤患者做了 meta 分析。虽然内镜手术较之开放性手术显示了具有统计学意义的更好的生存率,但此结果必须解释,因为随访时间和 Kadish 分期在两组中的分布是不同的。又因为病例系列的肿瘤组织分型、分期和随访时间不同而形成的异质性,我们

最终还是认为,内镜手术和颅面联合手术预后的精确比较还不可靠。

然而,当从整体上评价长期结果时,内镜切除术一方面与传统的外切口手术(比如面中部掀翻术或鼻外侧切开术治疗未触及前颅底的肿瘤)相比较,另一方面与颅面联合切除术治疗侵及或侵透前颅底的肿瘤相比较,内镜切除术效果都是不差的[9]。

免于面部切开和骨切开、术后疼痛轻、住院时间短、肿瘤边界更好的可视性,以及并发症发生率和死亡率更少,都经常被认为是内镜手术相对于外部入路手术的主要优势。而且,当经鼻切

除颅底时,可避免额叶牵拉而导致并发症的可能性。另外,就像我们的病例系列所显示的,切除硬脑膜和继之的硬脑膜成形术增加 CSF 漏的可能。

## 结论

总而言之,虽然我们及其他学者报道都有一些局限性(即组织学异质性和因为病例罕见而导致的队列病例有限),5 年总体生存率和疾病特异性生存率似乎都指出,内镜手术(单独或合并辅助治疗)经适当设计和熟练的外科医生施行,可有效替代治疗选择性鼻窦恶性肿瘤的标准手术方式[9]。因此,从达到根治及病理学彻底治疗肿瘤并将并发症最小化的肿瘤多方面治疗角度看,现今内镜入路已经被认可为治疗经严格选择的鼻窦和颅底恶性肿瘤有效方法之一。同其他手术方式及放、化疗一样,内镜入路是必须被考虑的治疗选择之一。

然而,临床实践的改变应该基于方法学正确的证据。目前内镜肿瘤手术的证据级别主要是 3 级(病例系列)和 4 级(专家意见)。下个 10 年,我们需要获得更高级别的证据。为达到这一目的,第一步是建立良恶性鼻窦和颅底肿瘤的大型数据库,收集患者的临床病史、影像学资料、病理资料、手术方式及术后治疗方式[22]。网站可以收集大量的病例,特别是罕见肿瘤,这将使我们更了解其生物学行为。最后一步是进行多中心合作的随机对照临床试验来比较内镜手术和传统手术治疗良恶性鼻窦和颅底肿瘤的差别[22]。国际间和多学科合作是唯一的机会,其将使大范围的鼻窦和颅底肿瘤患者受益。

实际上,仍存在许多开放性问题有待解决。对那些复发期超过常规 5 年的肿瘤,需要更长期的随访以提供有意义的肿瘤结果信息。为更好地理解各种变量对于结果的影响,需要根据组织学分型和分期对生存资料进行分层分析。辅助治疗(放疗、化疗、生物治疗)的作用尚待进一步探索,鉴别出能从这些治疗中获益的患者,以避免过度治疗侵袭性小的肿瘤患者。可通过特殊生物标志物的深入研究来辅助靶向治疗。在术前和术后对患者的评估中,应该包括前瞻性生活质量评估。

---

**经验和教训**

- 单侧鼻塞是良恶性鼻窦肿瘤的最常见表现,绝不应忽视此主诉,应注意排查肿瘤。

- 对可疑鼻窦肿瘤的患者,增强 CT 和 MRI 是标准检查方法。

- 内翻性乳头状瘤、骨瘤和青少年鼻咽血管纤维瘤是最常见的良性肿瘤。

- 腺癌、鼻腔神经胶质瘤、鳞状细胞癌、腺样囊性癌和恶性黑色素瘤是最常见的恶性肿瘤,是内镜手术的适应证。

- 我们的病例系列的总体并发症发生率为 13.1%(内镜手术组为 8.8%,内镜联合开颅手术组为 31.6%)。

- 我们的病例系列最常见的主要并发症是脑脊液漏,发生率为 4.6%。近期对我们施行内镜肿瘤切除合并硬脑膜切除的患者亚组分析表明,脑脊液漏的发生明显与手术小组的学习曲线以及手术技巧的精致程度相关。

- 单独内镜手术和内镜–开颅联合切除术患者组的 5 年疾病特异性生存率分别为 87.2%和 63%。

- 单独内镜手术和内镜–开颅联合切除术患者组的 5 年无复发存活率分别为 72.7%和 48.8%。

- 无论良性和恶性肿瘤,内镜入路手术的一般禁忌证包括:泪道严重受侵,扩展到上颌窦壁(内壁除外),眶软组织受侵,侵及额窦的上部及外侧部,侵及鼻腔底,侵犯脑组织。

- 同开放性入路手术一样,晚期恶性肿瘤在内镜手术后,也需要辅助治疗(放疗加或不加化疗)。

(魏永祥 译)

## 参考文献

[1] Draf W. Endonasal frontal sinus drainage type I–III according to Draf. In: Kountakis S, Senior B, Draf W, eds. The Frontal Sinus. Berlin Heidelberg New York: Springer; 2005:219–232

[2] Kaplan E, Meier P. Nonparametric estimation from incomplete observations. Journal of the American Statistical Association 1958; 53: 457–481

[3] Cox D. Regression models and life tables (with discussion). J R Stat Soc, B 1972; 34: 187–220

[4] Barnes L, Eveson JW, Reichart P, Sidransky D. World Health Organization Classification of Tumours: Pathology and Genetics Head and

Neck Tumours. Lyon, France: IARC; 2005

[5] Nicolai P, Villaret AB, Bottazzoli M, Rossi E, Valsecchi MG. Ethmoid adenocarcinoma—from craniofacial to endoscopic resections: a single-institution experience over 25 years. Otolaryngol Head Neck Surg 2011; 145: 330–337

[6] Cantu G, Solero CL, Mariani L et al. Intestinal type adenocarcinoma of the ethmoid sinus in wood and leather workers: a retrospective study of 153 cases. Head Neck 2011; 33: 535–542

[7] Nicolai P, Battaglia P, Bignami M et al. Endoscopic surgery for malignant tumors of the sinonasal tract and adjacent skull base: a 10-year experience. Am J Rhinol 2008; 22: 308–316

[8] Bogaerts S, Vander Poorten V, Nuyts S, Van den Bogaert W, Jorissen M. Results of endoscopic resection followed by radiotherapy for primarily diagnosed adenocarcinomas of the paranasal sinuses. Head Neck 2008; 30: 728–736

[9] Nicolai P, Castelnuovo P, Bolzoni Villaret A. Endoscopic resection of sinonasal malignancies. Curr Oncol Rep 2011; 13: 138–144

[10] Ganly I, Patel SG, Singh B et al. Craniofacial resection for malignant tumors involving the skull base in the elderly: an international collaborative study. Cancer 2011; 117: 563–571

[11] Shah JP, Sundaresan N, Galicich J, Strong EW. Craniofacial resections for tumors involving the base of the skull. Am J Surg 1987; 154: 352–358

[12] Harvey RJ, Dalgorf DM. Chapter 10: Sinonasal malignancies. Am J Rhinol Allergy 2013; 27 Suppl 1: S35–S38

[13] van der Laan TP, Bij HP, van Hemel BM et al. The importance of multimodality therapy in the treatment of sinonasal neuroendocrine carcinoma. Eur Arch Otorhinolaryngol 2013; 270: 2565–2568

[14] Chi A, Nguyen NP, Tse W, Sobremonte G, Concannon P, Zhu A. Intensity modulated radiotherapy for sinonasal malignancies with a focus on optic pathway preservation. J Hematol Oncol 2013; 6: 4–8

[15] Patel SG, Singh B, Polluri A et al. Craniofacial surgery for malignant skull base tumors: report of an international collaborative study. Cancer 2003; 98: 1179–1187

[16] Shah JP, Kraus DH, Bilsky MH, Gutin PH, Harrison LH, Strong EW. Craniofacial resection for malignant tumors involving the anterior skull base. Arch Otolaryngol Head Neck Surg 1997; 123: 1312–1317

[17] Suarez C, Llorente JL, Fernandez De Leon R, Maseda E, Lopez A. Prognostic factors in sinonasal tumors involving the anterior skull base. Head Neck 2004; 26: 136–144

[18] Ganly I, Patel SG, Singh B et al. Craniofacial resection for malignant paranasal sinus tumors: Report of an International Collaborative Study. Head Neck 2005; 27: 575–584

[19] Bockmühl U. Malignant tumors of the paranasal sinuses and the anterior skull base. In: Anniko M, Bernal-Sprekelsen M, Bonkowsky V, Bradley P, Iurato S, eds. Otorhinolaryngology, Head and Neck Surgery. Berlin Heidelberg New York: Springer; 2010:297–305

[20] Eloy JA, Vivero RJ, Hoang K et al. Comparison of transnasal endoscopic and open craniofacial resection for malignant tumors of the anterior skull base. Laryngoscope 2009; 119: 834–840

[21] Hanna E, DeMonte F, Ibrahim S, Roberts D, Levine N, Kupferman M. Endoscopic resection of sinonasal cancers with and without craniotomy: oncologic results. Arch Otolaryngol Head Neck Surg 2009; 135: 1219–1224

[22] Lund VJ, Stammberger H, Nicolai P et al. European Rhinologic Society Advisory Board on Endoscopic Techniques in the Management of Nose, Paranasal Sinus and Skull Base Tumours. European Position Paper on Endoscopic Management of Tumours of the Nose, Paranasal Sinuses and Skull Base. Rhinol Suppl 2010: 1–143

[23] Bockmühl U, Minovi A, Kratzsch B, Hendus J, Draf W. Stellenwert der Endonasalen micro-endoscopic tumor surgery: state of the art [in German]. Laryngorhinootologie 2005; 84: 884–891

[24] Castelnuovo P, Dallan I, Battaglia P, Bignami M. Endoscopic endonasal skull base surgery: past, present and future. Eur Arch Otorhinolaryngol 2010; 267: 649–663

[25] Snyderman CH, Pant H, Carrau RL, Prevedello D, Gardner P, Kassam AB. What are the limits of endoscopic sinus surgery?: the expanded endonasal approach to the skull base. Keio J Med 2009; 58: 152–160Review

[26] Strek P, Zagólski O, Składzień J, Kurzyński M, Dyduch G. Osteomas of the paranasal sinuses: surgical treatment options. Med Sci Monit 2007; 13: CR244–CR250

[27] Mugliston TA, Stafford NJ. A cranio-facial approach to large osteomas of the fronto-ethmoidal region. J Laryngol Otol 1985; 99: 979–983

[28] Dubin MG, Kuhn FA. Preservation of natural frontal sinus outflow in the management of frontal sinus osteomas. Otolaryngol Head Neck Surg 2006; 134: 18–24

[29] Busch RF. Frontal sinus osteoma: complete removal via endoscopic sinus surgery and frontal sinus trephination. Am J Rhinol 1992; 4: 139–143

[30] Bignami M, Dallan I, Terranova P, Battaglia P, Miceli S, Castelnuovo P. Frontal sinus osteomas: the window of endonasal endoscopic approach. Rhinology 2007; 45: 315–320

[31] Schick B, Steigerwald C, el Rahman el Tahan A, Draf W. The role of endonasal surgery in the management of frontoethmoidal osteomas. Rhinology 2001; 39: 66–70

[32] Chiu AG, Schipor I, Cohen NA, Kennedy DW, Palmer JN. Surgical decisions in the management of frontal sinus osteomas. Am J Rhinol 2005; 19: 191–197

[33] Seiberling K, Floreani S, Robinson S, Wormald PJ. Endoscopic management of frontal sinus osteomas revisited. Am J Rhinol Allergy 2009; 23: 331–336

[34] Ledderose GJ, Betz CS, Stelter K, Leunig A. Surgical management of osteomas of the frontal recess and sinus: extending the limits of the endoscopic approach. Eur Arch Otorhinolaryngol 2011; 268: 525–532

[35] Georgalas C, Goudakos J, Fokkens WJ. Osteoma of the skull base and sinuses. Otolaryngol Clin North Am 2011; 44: 875–890, vii

[36] Castelnuovo P, Giovannetti F, Bignami M, Ungari C, Iannetti G. Open surgery versus endoscopic surgery in benign neoplasm involving the frontal sinus. J Craniofac Surg 2009; 20: 180–183

[37] Calcaterra TC, Thompson JW, Paglia DE. Inverting papillomas of the nose and paranasal sinuses. Laryngoscope 1980; 90: 53–60

[38] Vrabec DP. The inverted Schneiderian papilloma: a 25-year study. Laryngoscope 1994; 104: 582–605

[39] Tanna N, Edwards JD, Aghdam H, Sadeghi N. Transnasal endoscopic medial maxillectomy as the initial oncologic approach to sinonasal neoplasms: the anatomic basis. Arch Otolaryngol Head Neck Surg 2007; 133: 1139–1142

[40] Yoon BN, Batra PS, Citardi MJ, Roh HJ. Frontal sinus inverted papilloma: surgical strategy based on the site of attachment. Am J Rhinol Allergy 2009; 23: 337–341

[41] Chen C, Selva D, Wormald PJ. Endoscopic modified lothrop procedure: an alternative for frontal osteoma excision. Rhinology 2004; 42: 239–243

[42] Krouse JH. Development of a staging system for inverted papilloma. Laryngoscope 2000; 110: 965–968

[43] Tomenzoli D, Castelnuovo P, Pagella F et al. Different endoscopic surgical strategies in the management of inverted papilloma of the sinonasal tract: experience with 47 patients. Laryngoscope 2004; 114: 193–200

[44] Lombardi D, Tomenzoli D, Buttà L et al. Limitations and complications of endoscopic surgery for treatment for sinonasal inverted papilloma: A reassessment after 212 cases. Head Neck 2011; 33: 1154–1161

[45] Mansell NJ, Bates GJ. The inverted Schneiderian papilloma: a review and literature report of 43 new cases. Rhinology 2000; 38: 97–101

[46] Yamaguchi KT, Shapshay SM, Incze JS, Vaughan CW, Strong MS. Inverted papilloma and squamous cell carcinoma. J Otolaryngol 1979; 8: 171–178

[47] Mirza S, Bradley PJ, Acharya A, Stacey M, Jones NS. Sinonasal inverted papillomas: recurrence, and synchronous and metachronous malignancy. J Laryngol Otol 2007; 121: 857–864

[48] Landsberg R. Attachment-oriented endoscopic surgical approach for sinonasal inverted papilloma. Oper Tech Otolaryngol Head Neck Surg 2006; 17: 87–96

[49] Lund VJ. Optimum management of inverted papilloma. J Laryngol Otol 2000; 114: 194–197

[50] Bielamowicz S, Calcaterra TC, Watson D. Inverting papilloma of the head and neck: the UCLA update. Otolaryngol Head Neck Surg 1993; 109: 71–76

[51] Lawson W, Patel ZM. The evolution of management for inverted papilloma: an analysis of 200 cases. Otolaryngol Head Neck Surg 2009; 140: 330–335

[52] Minovi A, Kollert M, Draf W, Bockmühl U. Inverted papilloma: feasibility of endonasal surgery and long-term results of 87 cases. Rhinology 2006; 44: 205–210

[53] Von Buchwald C, Larsen AS. Endoscopic surgery of inverted papillomas under image guidance—a prospective study of 42 consecutive

cases at a Danish university clinic. Otolaryngol Head Neck Surg 2005; 132: 602–607

[54] Busquets JM, Hwang PH. Endoscopic resection of sinonasal inverted papilloma: a meta-analysis. Otolaryngol Head Neck Surg 2006; 134: 476–482

[55] Kamel RH. Transnasal endoscopic surgery in juvenile nasopharyngeal angiofibroma. J Laryngol Otol 1996; 110: 962–968

[56] Nicolai P, Villaret AB, Farina D et al. Endoscopic surgery for juvenile angiofibroma: a critical review of indications after 46 cases. Am J Rhinol Allergy 2010; 24: e67–e72

[57] Kuppersmith RB, Teh BS, Donovan DT et al. The use of intensity modulated radiotherapy for the treatment of extensive and recurrent juvenile angiofibroma. Int J Pediatr Otorhinolaryngol 2000; 52: 261–268

[58] Reddy KA, Mendenhall WM, Amdur RJ, Stringer SP, Cassisi NJ. Long-term results of radiation therapy for juvenile nasopharyngeal angiofibroma. Am J Otolaryngol 2001; 22: 172–175

[59] Andrews JC, Fisch U, Valavanis A, Aeppli U, Makek MS. The surgical management of extensive nasopharyngeal angiofibromas with the infratemporal fossa approach. Laryngoscope 1989; 99: 429–437

[60] Roberson GH, Biller H, Sessions DG, Ogura JH. Presurgical internal maxillary artery embolization in juvenile angiofibroma. Laryngoscope 1972; 82: 1524–1532

[61] Glad H, Vainer B, Buchwald C et al. Juvenile nasopharyngeal angiofibromas in Denmark 1981–2003: diagnosis, incidence, and treatment. Acta Otolaryngol 2007; 127: 292–299

[62] Casasco A, Houdart E, Biondi A et al. Major complications of percutaneous embolization of skull-base tumors. AJNR Am J Neuroradiol 1999; 20: 179–181

[63] Sanna M, Khrais T, Menozi R, Piaza P. Surgical removal of jugular paragangliomas after stenting of the intratemporal internal carotid artery: a preliminary report. Laryngoscope 2006; 116: 742–746

[64] Lloyd G, Howard D, Phelps P, Cheesman A. Juvenile angiofibroma: the lessons of 20 years of modern imaging. J Laryngol Otol 1999; 113: 127–134

[65] Schick B, el Rahman el Tahan A, Brors D, Kahle G, Draf W. Experiences with endonasal surgery in angiofibroma. Rhinology 1999; 37: 80–85

[66] Wormald PJ, Van Hasselt A. Endoscopic removal of juvenile angiofibromas. Otolaryngol Head Neck Surg 2003; 129: 684–691

[67] Gupta AK, Rajiniganth MG, Gupta AK. Endoscopic approach to juvenile nasopharyngeal angiofibroma: our experience at a tertiary care centre. J Laryngol Otol 2008; 122: 1185–1189

[68] Muñoz del Castillo F, Jurado Ramos A, Bravo-Rodríguez F, Delgado Acosta F, López Villarejo P. [Endoscopic surgery of nasopharyngeal angiofibroma] Acta Otorrinolaringol Esp 2004; 55: 369–375

[69] Howard DJ, Lloyd G, Lund V. Recurrence and its avoidance in juvenile angiofibroma. Laryngoscope 2001; 111: 1509–1511

[70] Kania RE, Sauvaget E, Guichard JP, Chapot R, Huy PT, Herman P. Early postoperative CT scanning for juvenile nasopharyngeal angiofibroma: detection of residual disease. AJNR Am J Neuroradiol 2005; 26: 82–88

[71] Onerci M, Oğretmenoğlu O, Yücel T. Juvenile nasopharyngeal angiofibroma: a revised staging system. Rhinology 2006; 44: 39–45

[72] Spielmann PM, Adamson R, Cheng K, Sanderson RJ. Juvenile nasopharyngeal angiofibroma: spontaneous resolution. Ear Nose Throat J 2008; 87: 521–523

[73] Gullane PJ, Davidson J, O'Dwyer T, Forte V. Juvenile angiofibroma: a review of the literature and a case series report. Laryngoscope 1992; 102: 928–933

[74] Danesi G, Panciera DT, Harvey RJ, Agostinis C. Juvenile nasopharyngeal angiofibroma: evaluation and surgical management of advanced disease. Otolaryngol Head Neck Surg 2008; 138: 581–586

[75] Ketcham AS, Wilkins RH, Vanburen JM, Smith RR. A combined intracranial facial approach to the paranasal sinuses. Am J Surg 1963; 106: 698–703

[76] Ong YK, Solares CA, Carrau RL, Snyderman CH. New developments in transnasal endoscopic surgery for malignancies of the sinonasal tract and adjacent skull base. Curr Opin Otolaryngol Head Neck Surg 2010; 18: 107–113

[77] Thaler ER, Kotapka M, Lanza DC, Kennedy DW. Endoscopically assisted anterior cranial skull base resection of sinonasal tumors. Am J Rhinol 1999; 13: 303–310

[78] Stammberger H, Anderhuber W, Walch C, Papaefthymiou G. Possibilities and limitations of endoscopic management of nasal and paranasal sinus malignancies. Acta Otorhinolaryngol Belg 1999; 53: 199–205

[79] Villaret AB, Yakirevitch A, Bizzoni A et al. Endoscopic transnasal craniectomy in the management of selected sinonasal malignancies. Am J Rhinol Allergy 2010; 24: 60–65

[80] Nicolai P, Castelnuovo P, Lombardi D et al. Role of endoscopic surgery in the management of selected malignant epithelial neoplasms of the naso-ethmoidal complex. Head Neck 2007; 29: 1075–1082

[81] Folbe A, Herzallah I, Duvvuri U et al. Endoscopic endonasal resection of esthesioneuroblastoma: a multicenter study. Am J Rhinol Allergy 2009; 23: 91–94

[82] Jardeleza C, Seiberling K, Floreani S, Wormald PJ. Surgical outcomes of endoscopic management of adenocarcinoma of the sinonasal cavity. Rhinology 2009; 47: 354–361

[83] Devaiah AK, Andreoli MT. Treatment of esthesioneuroblastoma: a 16-year meta-analysis of 361 patients. Laryngoscope 2009; 119: 1412–1416

# 索 引